普通高等教育"十一五"国家级规划教材
全国医药院校高职高专教材

·供药学类专业用·

临 床 药 学

主　编　刘蜀宝　李晓阳　朱照静
主　审　屠锡德
副主编　唐　强　张　媛
编　者　(以姓氏笔画为序)
　　　　史奎章（河南信阳职业技术学院）
　　　　朱照静（重庆医药高等专科学校）
　　　　刘蜀宝（湖南怀化医学高等专科学校）
　　　　李晓阳（湖南怀化医学高等专科学校）
　　　　肖廷超（重庆医科大学）
　　　　张　媛（浙江金华职业技术学院）
　　　　张贵岑（广西卫生管理干部学院）
　　　　侯飞燕（湖南怀化医学高等专科学校）
　　　　唐　强（湖南怀化医学高等专科学校附属医院）

北京大学医学出版社

图书在版编目(CIP)数据

临床药学/刘蜀宝,李晓阳,朱照静主编. —北京：北京大学医学出版社,2009.1(2020.4重印)

普通高等教育"十一五"国家级规划教材. 全国医药院校高职高专教材

ISBN 978-7-81116-655-2

Ⅰ. 临… Ⅱ. ①刘…②李…③朱… Ⅲ. 药物学—高等学校：技术学校—教材 Ⅳ. R9

中国版本图书馆 CIP 数据核字(2008)第 180560 号

临床药学

主　　编：	刘蜀宝　李晓阳　朱照静
出版发行：	北京大学医学出版社
地　　址：	(100191)北京市海淀区学院路 38 号　北京大学医学部院内
电　　话：	发行部：010-82802230；图书邮购：010-82802495
网　　址：	http://www.pumpress.com.cn
E - mail：	booksale@bjmu.edu.cn
印　　刷：	北京瑞达方舟印务有限公司
经　　销：	新华书店
责任编辑：	张彩虹　责任校对：杜　悦　责任印制：罗德刚
开　　本：	787mm×1092mm　1/16　印张：20.75　字数：538 千字
版　　次：	2009 年 1 月第 1 版　2020 年 4 月第 6 次印刷
书　　号：	ISBN 978-7-81116-655-2
定　　价：	35.00 元

版权所有，违者必究

(凡属质量问题请与本社发行部联系退换)

序

自 20 世纪 80 年代初我国开展临床药学工作以来，已有二十多年的历史。这期间有条件的医院都设立了临床药学室，配合医疗实践开展以合理用药为中心的临床药学工作，其内容主要有：临床药师审核处方或用药医嘱，直接参与临床药物治疗工作，并依据临床诊断和药动学、药效学的特点设计个体化给药方案；对重点患者和药品进行治疗药物监测；研究药物相互作用；药品不良反应报告和监测；临床药物中毒的解救；开展药物利用评价的研究及药品信息咨询等。这些工作对避免不合理用药、提高治疗水平和医疗质量起到极大的作用，为推动和促进我国临床药学工作打下了坚实基础。

随着现代医药学的迅速发展，新药的研发和合理用药，以及开展临床药学工作的必要性和迫切性都需要大量的这方面人才。为了培养系统地掌握医药学知识的从事临床药学工作的人才，刘蜀宝教授在他所在学校领导的关心和支持下组织 6 所高等医药院校的教授及中青年专家编写了医药高职高专层次的普通高等教育"十一五"国家级规划教材《临床药学》。作者收集了大量的文献资料并结合各自多年来从事教学、科研工作及实践的经验和知识的积累，对《临床药学》的各章节内容、基本理论和最新进展等方面进行了系统的论述。本书具有较强的理论性、系统性、先进性、科学性和实用性，且可读性好。

本书对培养临床合理用药的高级技术应用性专门人才大有益处，因此，除了作为高职高专药学类专业教学用书外，对临床医师、药师以及广大医药卫生工作者也是一本很好的参考书，对进一步推动我国临床药学工作必将产生一定的影响。临床药学目前在我国仍处于发展阶段，同时国家新的政策法规也在不断出台，许多规律性的科学知识，尚需在实践中不断总结提高、逐步完善。

中国药科大学

屠锡德

2008 年 7 月 8 日

前　言

近年来，我国医院药学飞速发展，对传统的医院药学模式和理论带来了巨大冲击，其中临床药学的崛起，使药学真正走上了与临床治疗相结合的道路。临床药学已经成为集实用性与科学性为一体，具有鲜明特色的、令人瞩目的新兴学科，它强调以人为本，运用客观科学的指标具体研究不同患者的合理用药。

临床药学是一门药学与医学、社会学、法学、心理学、经济学、教育学及管理学等学科相互交叉、渗透形成的内容丰富多彩的综合性药学学科。顺应社会发展的潮流、医疗改革的要求、自身发展的规律，我国以临床药学为重点的医院药学转型发展符合世界医院药学发展的方向。同时，随着我国医药卫生体制改革不断深入和患者对医疗服务水平要求的不断提高，医院药师的职能也在发生着深刻的变化，尤其是新颁布的《处方管理办法》的实施，强化了药师在药品治疗管理中的作用，因此开展临床药学工作也是对药师的专业水平、知识结构、工作能力提出了更高的要求，并有利于建立临床药师制。

目前全国医药高职高专教育药学类专业中尚无《临床药学》这门课程的规划教材，国内同类教材也比较缺乏，为了给药学类专业学生今后的实习和工作打下一个良好的基础，我们根据有关资料及实践经验编写了这本医药高职高专层次的普遍高等教育"十一五"国家级规划教材。全书分为十三章，其内容的深度、广度、新度适宜，尽可能做到深入浅出，简明精练，力求达到科学性、先进性、系统性、思想性和实用性的原则。坚持理论"必需、够用"的同时，有效整合药学与医学知识，对课程各章节进行了有效融合。例如在"药物相互作用"一章中强调了抗菌药物间的相互作用及化学药与中药的相互作用；"药品不良反应报告和监测"一章中补充了抗菌药物及中药的不良反应；"合理用药"一章中介绍了临床上不合理用药的主要表现，较详细地叙述临床常用药品的基本注意事项，并突出抗菌药物及中药的合理应用；对目前国内公开发行的药学期刊一百余种逐一按照刊名（包括创刊）、刊期、主管、主办、出版、地址、E-mail、网址整理成简表等。在编写内容上也尽量注重新颖性，补充了"中药药动学"的内容；对"药学文献计量学"作了简介；将"循证药学"单独作为一章叙述等。本教材是对药学专业的课程体系和教学内容的一次改革（非指南），不仅适用于药学专业教学之用，而且亦可作为临床医师、药学专业技术人员的参考书。

本书编写过程中，承蒙教育部高教司、专家、北京大学医学出版社及各编者单位的大力支持；怀化医学高等专科学校刘琨、曾昭晖老师协助主编做了许多编务工作。书稿完成后，由中国药科大学屠锡德教授主审，在此，倾感不胜。因临床药学是一门新兴学科，而该教材只是全国部分高职高专院校老师参加了编写工作，鉴于资料不多，水平有限，时间仓促，书中难免会有错误与遗漏之处，敬请使用本教材的师生及医院临床医师、药师不吝提出宝贵意见，以便进一步修订提高。

刘蜀宝　李晓阳　朱照静
二〇〇八年八月八日

目 录

第一章　绪论 …………………………………………………………………………（1）
第一节　概述 …………………………………………………………………………（1）
一、临床药学的概念 …………………………………………………………………（1）
二、我国开展临床药学的重要性 ……………………………………………………（1）
第二节　临床药学的发展和现状 ……………………………………………………（2）
一、国外临床药学的发展与现状 ……………………………………………………（2）
二、国内临床药学的发展和现状 ……………………………………………………（3）
第三节　临床药学与临床药理学及临床药剂学的关系 ……………………………（4）
一、临床药理学 ………………………………………………………………………（4）
二、临床药剂学 ………………………………………………………………………（4）
三、三个学科研究内容的相同点与差异点 …………………………………………（4）
四、三个学科之间的相互关系 ………………………………………………………（4）
第四节　临床药学的研究内容、具体任务及工作方式 ……………………………（5）
一、临床药学的研究内容 ……………………………………………………………（5）
二、临床药学的具体任务 ……………………………………………………………（7）
三、临床药学的工作方式 ……………………………………………………………（9）
第五节　我国临床药学的展望 ………………………………………………………（12）
一、健全实行临床药学的法律法规 …………………………………………………（13）
二、坚持发展以育为本的临床药学 …………………………………………………（13）
三、不断提高临床药学应用水准 ……………………………………………………（14）
四、深入研究临床药学基本问题 ……………………………………………………（15）
五、稳步推行全程化药学服务 ………………………………………………………（16）
六、逐步建立、实行临床药师制 ……………………………………………………（16）

第二章　临床药动学 …………………………………………………………………（18）
第一节　概述 …………………………………………………………………………（18）
第二节　药动学基本参数 ……………………………………………………………（19）
一、转运速率常数 ……………………………………………………………………（19）
二、峰时间和峰浓度 …………………………………………………………………（19）
三、生物半衰期 ………………………………………………………………………（19）
四、表观分布容积 ……………………………………………………………………（20）
五、稳态血药浓度 ……………………………………………………………………（21）
六、清除率 ……………………………………………………………………………（21）
七、生物利用度 ………………………………………………………………………（21）

第三节　房室模型 ……………………………………………………………………（22）
一、单室模型 ……………………………………………………………………（22）
二、多室模型 ……………………………………………………………………（29）
三、多剂量给药 …………………………………………………………………（32）
四、隔室模型的判别 ……………………………………………………………（33）

第四节　非线性药动学 ………………………………………………………………（35）
一、非线性药动学特点 …………………………………………………………（35）
二、非线性药动学的识别 ………………………………………………………（36）
三、Michaelis-Menten 型非线性药动学 ………………………………………（36）
四、具有非线性药动学特征的药物 ……………………………………………（38）

第五节　统计矩原理在药动学中的应用 ……………………………………………（38）
一、统计矩的基本概念 …………………………………………………………（39）
二、采用统计矩估算药动学参数 ………………………………………………（39）
三、非房室模型的优点 …………………………………………………………（41）

第六节　群体药动学 …………………………………………………………………（41）
一、群体药动学的基本概念 ……………………………………………………（41）
二、群体药动学的特点 …………………………………………………………（41）
三、群体药动学参数的估算方法 ………………………………………………（41）
四、NONMEM 法简介 …………………………………………………………（42）
五、个体给药方案的制订——Bayesian 法 ……………………………………（43）
六、群体药动学的应用 …………………………………………………………（44）

第七节　生理药动学模型简介 ………………………………………………………（44）
一、生理药动学模型概述 ………………………………………………………（44）
二、生理药动学模型的特点 ……………………………………………………（45）

第八节　中药药动学 …………………………………………………………………（45）
一、血药浓度法 …………………………………………………………………（45）
二、生物效应法 …………………………………………………………………（47）
三、微生物指标法 ………………………………………………………………（48）
四、新方法与新技术 ……………………………………………………………（48）
五、中药药动学在中药新剂型中的应用 ………………………………………（49）
六、中药药动学研究中存在的问题 ……………………………………………（49）

第三章　药物相互作用 …………………………………………………………………（51）
第一节　概述 …………………………………………………………………………（51）
第二节　药物在体外的相互作用 ……………………………………………………（51）
一、药物理化性质的改变 ………………………………………………………（51）
二、药物生物利用度的改变 ……………………………………………………（57）

第三节　药物在体内的相互作用 ……………………………………………………（57）
一、药物在药动学方面的相互作用 ……………………………………………（57）

二、药物在药效学方面的相互作用 …………………………………………………… (59)
　　三、掩盖不良反应的相互作用 …………………………………………………… (60)
　第四节　抗菌药物间的相互作用 …………………………………………………… (60)
　　一、抗菌药物的联用指征 …………………………………………………… (60)
　　二、抗菌药物的联用原则 …………………………………………………… (61)
　第五节　中药与化学药间的相互作用 …………………………………………………… (62)
　　一、概述 …………………………………………………… (62)
　　二、中药与化学药有益的相互作用 …………………………………………………… (62)
　　三、中药与化学药的不合理配伍 …………………………………………………… (64)
　第六节　体内药物相互作用研究进展简介 …………………………………………………… (65)
　　一、药物体内代谢研究简介 …………………………………………………… (66)
　　二、药物不良相互作用的预防 …………………………………………………… (69)

第四章　药品不良反应报告和监测 …………………………………………………… (71)
　第一节　概述 …………………………………………………… (71)
　　一、药品不良反应的概念 …………………………………………………… (71)
　　二、药品不良反应的危害 …………………………………………………… (71)
　第二节　药品不良反应分类 …………………………………………………… (73)
　　一、按药品不良反应的特点分型 …………………………………………………… (73)
　　二、按药品不良反应量效分型 …………………………………………………… (74)
　　三、按药品不良反应发生机制分型 …………………………………………………… (74)
　第三节　药品不良反应的临床表现与防治 …………………………………………………… (76)
　　一、药品不良反应的临床表现 …………………………………………………… (76)
　　二、药品不良反应的防治 …………………………………………………… (78)
　第四节　药品不良反应程度 …………………………………………………… (79)
　第五节　影响药品不良反应产生和发展的因素 …………………………………………………… (80)
　　一、药品因素 …………………………………………………… (80)
　　二、机体因素 …………………………………………………… (81)
　　三、给药方法 …………………………………………………… (82)
　　四、药物相互作用 …………………………………………………… (82)
　第六节　抗菌药物的不良反应 …………………………………………………… (83)
　　一、抗菌药物不良反应概述 …………………………………………………… (83)
　　二、主要抗菌药物的不良反应 …………………………………………………… (83)
　第七节　中药不良反应 …………………………………………………… (86)
　　一、中药不良反应概述 …………………………………………………… (86)
　　二、中药不良反应的临床表现 …………………………………………………… (87)
　　三、中药不良反应发生的主要原因 …………………………………………………… (87)
　第八节　药品不良反应的判断与监测 …………………………………………………… (89)
　　一、个例药品不良反应的判断 …………………………………………………… (89)

  二、药品不良反应报告和监测 …………………………………………………… (93)
  三、药品不良反应监测机构的性质和职责 …………………………………… (93)
  四、药品不良反应监测方法 …………………………………………………… (95)
  五、药品不良反应报告和监测工作的规定和要求 …………………………… (95)

第五章　药源性疾病 …………………………………………………………… (101)
 第一节　概述 ……………………………………………………………………… (101)
  一、药源性疾病的概念 ………………………………………………………… (101)
  二、药源性疾病的分布特点 …………………………………………………… (101)
  三、药源性疾病的发病因素 …………………………………………………… (104)
 第二节　药源性疾病的分类与常见类型 ………………………………………… (105)
  一、药源性疾病的分类 ………………………………………………………… (105)
  二、常见药源性疾病的类型 …………………………………………………… (106)
 第三节　药源性疾病的诊断与处理原则 ………………………………………… (107)
  一、药源性疾病的诊断 ………………………………………………………… (107)
  二、药源性疾病的处理原则 …………………………………………………… (108)
 第四节　药源性疾病的监督 ……………………………………………………… (108)

第六章　药物警戒与药品上市后评价 ………………………………………… (110)
 第一节　药物警戒 ………………………………………………………………… (110)
  一、概述 ………………………………………………………………………… (110)
  二、药物警戒的目标与目的 …………………………………………………… (111)
  三、药物警戒计划 ……………………………………………………………… (111)
 第二节　药品上市后评价 ………………………………………………………… (113)
  一、概述 ………………………………………………………………………… (113)
  二、国际上药品上市后评价的现状与发展 …………………………………… (114)
  三、我国药品上市后评价的现状与进展 ……………………………………… (115)
  四、建立符合我国国情的药品上市后评价技术体系 ………………………… (117)
  五、药品上市后评价的新内容与研究课题 …………………………………… (118)
  六、临床药师在药品上市后评价中的作用及实践 …………………………… (120)

第七章　治疗药物监测 ………………………………………………………… (121)
 第一节　概述 ……………………………………………………………………… (121)
  一、治疗药物监测的概念 ……………………………………………………… (121)
  二、治疗药物监测的必要性 …………………………………………………… (121)
  三、治疗药物监测的临床意义 ………………………………………………… (122)
 第二节　常用体液中药物浓度测定方法 ………………………………………… (123)
  一、体液中药物浓度的测定特点 ……………………………………………… (123)
  二、药物浓度监测的体液样品 ………………………………………………… (123)

三、体内药物浓度监测的对象 ……………………………………………………… (124)
　　四、常用药物浓度测定方法 ………………………………………………………… (124)
　第三节　体内药物分析方法的建立与质量控制 ………………………………………… (125)
　　一、体内药物分析方法的建立 ……………………………………………………… (125)
　　二、体内药物分析测定方法的质量控制 …………………………………………… (126)
　第四节　治疗药物监测的程序及影响因素 ……………………………………………… (126)
　　一、治疗药物监测的程序 …………………………………………………………… (126)
　　二、治疗药物监测的影响因素 ……………………………………………………… (129)
　第五节　治疗药物监测的临床应用 ……………………………………………………… (129)
　　一、需要进行治疗药物监测的药品 ………………………………………………… (129)
　　二、治疗药物监测的临床应用 ……………………………………………………… (130)
　　三、临床常用药物的血药浓度监测 ………………………………………………… (131)
　第六节　TDM 的新方法与新进展 ……………………………………………………… (136)
　　一、治疗药物监测的网络模型 ……………………………………………………… (136)
　　二、新理论与新方法的应用 ………………………………………………………… (136)

第八章　临床给药方案设计 …………………………………………………………… (139)
　第一节　给药方案设计的一般步骤 ……………………………………………………… (139)
　　一、拟订初步给药方案 ……………………………………………………………… (139)
　　二、确立有效血药浓度范围 ………………………………………………………… (140)
　　三、参考有关文献资料 ……………………………………………………………… (141)
　　四、综合判断，确定给药方案 ……………………………………………………… (141)
　第二节　临床常用的给药方案设计 ……………………………………………………… (142)
　　一、根据生物半衰期设计给药方案 ………………………………………………… (142)
　　二、根据血药浓度测定调整给药方案 ……………………………………………… (144)
　　三、根据药效学指标设计和调整给药方案 ………………………………………… (145)
　第三节　特殊生理和病理状况下给药方案的调整 ……………………………………… (147)
　　一、特殊生理状况下给药方案的调整 ……………………………………………… (147)
　　二、病理状况下给药方案的调整 …………………………………………………… (152)
　第四节　临床常用监测药物给药方案设计举例 ………………………………………… (154)
　　一、根据稳态血药浓度的需要来确定给药方案 …………………………………… (154)
　　二、根据稳态的血药浓度范围来确定给药方案 …………………………………… (155)
　　三、根据 C_{max} 或 C_{min} 来确定给药方案 ……………………………………………… (155)
　　四、根据血药浓度测定结果来确定给药方案 ……………………………………… (156)
　第五节　个体化给药方案设计的新进展 ………………………………………………… (156)

第九章　药学服务 ……………………………………………………………………… (159)
　第一节　概述 ……………………………………………………………………………… (159)
　　一、药学服务的概念 ………………………………………………………………… (159)

二、药学服务的哲学思想 …………………………………………………………… (159)
　　三、开展药学服务的意义 …………………………………………………………… (160)
　　四、药学服务的功能 ………………………………………………………………… (161)
　　五、药学服务与临床药学的区别 …………………………………………………… (161)
　第二节　开展药学服务的必要性 ……………………………………………………… (161)
　第三节　药学服务的基本条件与实践方法 …………………………………………… (162)
　　一、开展药学服务的基本条件 ……………………………………………………… (162)
　　二、实施药学服务的实践方法 ……………………………………………………… (163)
　第四节　药学服务的发展趋势 ………………………………………………………… (164)

第十章　临床常见药物急性中毒与解救 …………………………………………… (166)
　第一节　概述 …………………………………………………………………………… (166)
　　一、药物、毒物和中毒的概念 ……………………………………………………… (166)
　　二、毒物的分类 ……………………………………………………………………… (167)
　　三、毒物的毒性分级 ………………………………………………………………… (167)
　　四、中毒发生的机制 ………………………………………………………………… (168)
　　五、急性中毒的一般处理原则 ……………………………………………………… (169)
　第二节　临床常见药物急性中毒的解救 ……………………………………………… (173)
　　一、化学药物急性中毒的救治 ……………………………………………………… (173)
　　二、常见中药急性中毒的救治 ……………………………………………………… (183)

第十一章　合理用药 …………………………………………………………………… (192)
　第一节　概述 …………………………………………………………………………… (192)
　　一、合理用药的概念 ………………………………………………………………… (192)
　　二、合理用药的基本要素 …………………………………………………………… (193)
　第二节　不合理用药 …………………………………………………………………… (193)
　　一、临床上不合理用药的主要表现 ………………………………………………… (193)
　　二、不合理用药的后果 ……………………………………………………………… (196)
　第三节　合理用药 ……………………………………………………………………… (197)
　　一、影响合理用药的因素及其模式 ………………………………………………… (197)
　　二、合理用药的相关内容 …………………………………………………………… (198)
　　三、合理用药的具体原则 …………………………………………………………… (200)
　　四、临床常用药品的基本注意事项 ………………………………………………… (201)
　　五、抗菌药物的合理应用 …………………………………………………………… (229)
　　六、中药的合理使用 ………………………………………………………………… (235)
　　七、特殊人群的合理用药 …………………………………………………………… (239)

第十二章　循证药学 …………………………………………………………………… (246)
　第一节　概述 …………………………………………………………………………… (246)

一、循证药学的概念 ………………………………………………… (246)
　　二、循证药学与传统药学的区别 …………………………………… (247)
　　三、循证药学的作用 ………………………………………………… (247)
第二节　循证药学的方法 ………………………………………………… (249)
　　一、循证药学基础 …………………………………………………… (249)
　　二、循证药学研究的一般过程 ……………………………………… (250)
　　三、确定需要解决的临床问题 ……………………………………… (250)
第三节　循证药学中药物临床研究证据分类、等级及检索方案 ……… (250)
　　一、循证药学中药物临床研究证据分类 …………………………… (251)
　　二、循证药学中药物临床研究证据的分级 ………………………… (252)
　　三、循证药学中药物临床研究证据检索方案 ……………………… (252)
　　四、Cochrane图书馆简介 …………………………………………… (255)
第四节　循证药学证据评价 ……………………………………………… (256)
　　一、临床药物治疗研究证据评价 …………………………………… (257)
　　二、证据偏倚的原因 ………………………………………………… (257)
　　三、证据的研究方法 ………………………………………………… (259)
　　四、结果报告的评价原则 …………………………………………… (259)
第五节　系统评价的基本方法 …………………………………………… (260)
　　一、提出拟解决的问题 ……………………………………………… (260)
　　二、文献检索 ………………………………………………………… (261)
　　三、确定文献的纳入和排除标准 …………………………………… (261)
　　四、评估文献质量 …………………………………………………… (261)
　　五、收集数据 ………………………………………………………… (261)
　　六、统计学处理 ……………………………………………………… (262)
　　七、结果分析 ………………………………………………………… (263)
　　八、结果解释及更新 ………………………………………………… (263)
第六节　循证药学在药学中的应用 ……………………………………… (264)
　　一、指导药物临床试验 ……………………………………………… (264)
　　二、指导基本药物遴选及新药准入基本药物 ……………………… (264)
　　三、指导新药的临床准入 …………………………………………… (264)
　　四、指导药品应用评价 ……………………………………………… (264)
　　五、指导临床药学实践 ……………………………………………… (265)
　　六、指导药物经济学研究 …………………………………………… (265)
　　七、在其他药学领域的应用 ………………………………………… (266)

第十三章　药品信息管理 ………………………………………………… (267)
　第一节　药学信息 ……………………………………………………… (267)
　　一、药学信息学的概念与特点 ……………………………………… (267)
　　二、药学信息分类 …………………………………………………… (268)

三、药学信息服务目的 …………………………………………………………（268）
　　四、药学信息服务的质量要求 …………………………………………………（269）
　　五、药学信息服务与临床药学的关系 …………………………………………（270）
　第二节　药学文献计量学简介 ……………………………………………………（270）
　　一、文献计量学的概念 …………………………………………………………（270）
　　二、文献计量学的特点 …………………………………………………………（271）
　　三、文献计量学的研究对象 ……………………………………………………（271）
　　四、文献计量学的研究内容 ……………………………………………………（273）
　　五、药学文献计量学的应用研究 ………………………………………………（273）
　第三节　药品信息 …………………………………………………………………（276）
　　一、药品信息的概念 ……………………………………………………………（276）
　　二、药品信息工作的意义和作用 ………………………………………………（276）
　　三、药品信息的整理和保管 ……………………………………………………（277）
　　四、药品信息的类别 ……………………………………………………………（277）
　　五、药品信息的来源 ……………………………………………………………（285）
　　六、药品信息的收集 ……………………………………………………………（304）
　　七、药品信息的传递 ……………………………………………………………（305）
参考文献 ……………………………………………………………………………（310）

第一章 绪 论

> **学习要点**
> 1. 掌握临床药学的概念；我国开展临床药学的重要性；临床药学与临床药理学及临床药剂学的关系；临床药学的具体任务及我国临床药学的展望。
> 2. 熟悉临床药学与临床药理学及临床药剂学研究内容的相同点与差异点；我国临床药学的工作方式。
> 3. 了解临床药学的发展和现状；临床药学的研究内容。

第一节 概 述

一、临床药学的概念

临床药学（clinical pharmacy）是运用现代药学知识，结合临床，以患者为对象研究药品及其制剂与机体相互作用和应用规律的综合性药学分支学科，旨在用客观科学的指标来研究具体患者的合理用药。其核心问题是最大限度地发挥药品的临床疗效，确保患者的合理用药。

临床药学是随着医药科学的发展而兴起和发展的。随着实践的发展，今后医疗机构担负的患者卫生保健（health care）任务，将由医师、药师和护士组成的医疗队伍完成，形成医师负责医疗保健（medical care）、药师负责药疗保健（pharmaceutical care）及护士负责护理保健（nursing care）的新的专业分工，构成医、药、护三足鼎立的新格局。所以说临床药学也是现代药学与临床医学密切结合的产物，是医药实践和社会发展的必然结果。

二、我国开展临床药学的重要性

临床药学在医院药学中占有核心地位，尽管它的兴起和发展只有短短二十多年时间，但它在临床药物治疗中的地位却日益提高。

1. **促进临床患者合理用药** 临床药学通常以患者为对象，为适应复杂多变的病情防治的需要，以生物药剂学和药动学为基础理论支持，以合理用药为核心进行研究。通过药师审核处方、深入临床、参与临床、密切结合患者的状况，探讨用药规律，监测用药过程，保证患者安全、有效、经济、适当地使用药品。

2. **顺应社会发展的潮流** 疾病及其研究不断发展，要求医院药学与之相适应。临床用药研究辨证施治，正确用药不但要在正确诊断疾病的基础上使用有针对性的高质量药品，还要制订合理的给药方案。当前，减少药害，保证用药安全为世界关注；节约医药资源，合理使用药品成为全球的社会难题。为此，临床药学要勇敢地担负此历史责任，在实践中促进其发展与完善。

3. 顺应医疗改革的要求　我国的医疗改革促使医疗机构正在由社会福利型转为市场竞争型，而医药分业和经济独立核算促进医院药学必须向以临床药学为重心的趋势转移。为提高医院的综合竞争力和提高医疗服务质量，增强医院药学技术服务已成为医院整体建设的重要方面。

4. 顺应自身发展的规律　全球医院药学学科发展迅速，方向明确。我国以临床药学为重点的医院药学转型发展符合世界医院药学发展的方向。但我们必须结合国情，对学科的自身地位和出路不断进行科学的再思考，不断提高医院药学自身的"含金量"，实现临床药学的可持续发展。

5. 拓宽医院药学的学科领域　临床药学的内容丰富，从药物对疾病的治疗、药品不良反应报告和监测、药物警戒、药品上市后评价、药品信息咨询直至药品的质量控制和新制剂的研制等，涉及范围很广，大大拓宽了医院药学的学科领域。

6. 扩展药师的工作范围　医院药学专业技术人员除完成传统的药品供应、分发、调配等工作外，还要深入到临床，协助临床合理选药，制订个体化给药方案，提高疗效，降低不良反应的发生率，防止药源性疾病的发生等。积极开展临床药学工作能大大提高药师的综合业务素质，扩展药师的工作范围，同时也可提供丰富的科研题材。

第二节　临床药学的发展和现状

第二次世界大战以来，随着化学合成、生物工程等科学技术的发展，制药工业生产突飞猛进，成千上万种药品源源不断地应用于临床，因此药品使用和选用的复杂问题也随之而来。同时，随着新药大量涌现，药学文献浩如烟海，药费上升，药疗失误率增高，患者住院日延长等问题的出现，临床医师应接不暇，于是临床药学应运而生。

一、国外临床药学的发展与现状

药师参与临床药学工作，国外最早始于18世纪。当时在法国的医院中，药师和医师一起巡视病房，参与药物治疗，但那时还没有发展成为临床药学。在1953年首先由美国提出了"临床药学"这一新名词，而至20世纪60年代才逐渐推广，20世纪70年代基本定型，直到1977年在荷兰海牙市召开了"临床药学国际学术会议"，讨论了临床药学的概念、近况和发展，并公开出版"临床药学进展"论文集，把过去传统的药学教育重点由"药"转向"人"。与此同时，临床药学教育也得到飞速发展，1970年，美国对全国药学院的学生实行强制性的临床药学教育；1975年出版了第一部临床药学教科书，1978年又出版了另一种不同风格的教科书，目前这两本教科书都已经多次修订和再版。通过药学教育的改革，造就了一大批能够胜任临床实践工作的临床药师，至今已培养了16 000余名临床药师（药学博士，pharm. D）。截至2005年3月，全美91所药学院校均可授予pharm. D学位，其中30所药学院还提供学士学位后pharm. D学位教育。目前在医院工作的临床药师已达药师总数的25%以上，说明药师培养明显向临床倾斜，并在60%以上的州医院设有临床药学服务中心。1997年由美国药学院校联合会（American Association of Colleges of Pharmacy，AACP）和欧洲临床药学学会共同主办的临床药学国际交流大会在美国召开。由于美国药学界的成功实践，世界许多国家都纷纷效仿，如加拿大、英国、德国、法国、瑞士、挪威、澳大利亚、西班牙、古巴、智利、尼泊尔、印度、韩国等已实施或即将实施 pharm.D 学位教育及临床药师培训制度。临床药学人才培养已成为国际药学教育的发展趋势。目前，大多数医药学专家认为这是医药学发展的必然结果。

二、国内临床药学的发展和现状

我国 20 世纪 60 年代初对临床药学就有所倡导，当时上海的医院药师就提出了"临床药剂学"以至"临床药学"的问题。1963 年，在制订国家科技 12 年规划有关药剂学课题时，曾列入了"临床药剂学内容"。1964 年全国药剂学研究工作经验交流会在上海召开，在会上首先提出了在国内医院开展临床药学工作的建议，但因故国内一直未能开展。1982 年卫生部在"全国医院工作条例及医院药剂工作条例"中首次列入临床药学内容。1983 年原上海第一医学院药学系和原南京药学院举办了临床药学进修班；1983 年中国药学会在黄山召开了全国首届临床药学学术论文研讨会。1986 年原上海医科大学药学院试办临床药学硕士研究生班。1987 年卫生部批准 12 家重点医院作为全国临床药学试点单位；1987 年原国家教委将临床药学专业作为试办专业列入国家普通高等学校医药本科专业目录。1989 年卫生部与 WHO 在哈尔滨举办了临床药学学习班。从 1989 年起，华西医科大学（现为四川大学华西药学院）开始正式招收五年制临床药学专业本科学生，共招收了 10 届 192 名学生；继后，北京大学药学院、沈阳药科大学、大连医科大学、徐州医学院和中国药科大学等院校开始招收临床药学专业本科生，各校在开设课程方面多数仿美国 pharm.D 专业学位的课程设置。1991 年卫生部在医院分级管理文件中首次规定三级医院中必须开展临床药学工作，且列出治疗药物监测项目，并作为考核标准之一；1991 年卫生部批准原上海医科大学药学院成立卫生部上海临床药学研究培训中心。继后，卫生部在全国先后分两批设立了五十余个临床药师培训基地，对现有医院药学专业技术人员进行培训。1992 年 6 月由中国药学会主办、原上海医科大学承办的《中国临床药学杂志》创刊发行。南京军区总医院等编写了《治疗药物监测》专著。中国药学会和各省市药学分会都成立了相应的临床药学专业委员会或专业组，使国内的临床药学出现了非常好的发展势头，尤以北京、上海、南京、哈尔滨、湖南、湖北等省、市工作较为突出，同时有关临床药学的论文在国内相关药学期刊杂志上占有较大比重。1999 年中国药科大学承担的教育部面向 21 世纪教学内容的课程体系改革项目"临床药学课程体系与内容研究"通过结题。2003 年由复旦大学药学院主办的"全国临床药学教育与实践研讨会"在上海召开。2005 年由中国药学会医院药学专业委员会、《中国药学杂志》主办的"临床药学高端论坛——我国临床药学第一阶段的目标与路径研讨会"在北京召开，此研讨会的主题是立足于人才建设和人员培养，注重强化培训、教育转轨等技术准备，力争在政策方针和管理制度的综合引领下，使我国的临床药学能够稳步、协调的发展。2008 年 3 月由中国药学会医院药学专业委员会主办、《中国药学杂志》承办的"临床药学实践案例分析与合理用药学术研讨会——贯彻执行《处方管理办法》经验交流及分析"在北京召开。此次研讨会分析探讨了药品咨询工作的方法、经验和案例，提高以合理用药为核心的水平，增强临床药学服务意识，使医院药学工作者充分发挥核心竞争力。所有这些都有力地推动了国内临床药学工作全面而深入地展开。目前在一定规模县级以上医院药剂科（药学部）都相继建立了临床药学室，在不同水平上开展了各具特色的临床药学实践，有的还进行了群体药动学研究，充分显示了临床药学在防止不合理用药和滥用药品所造成的危害、减少药源性疾病的发生、提高药物治疗水平和医疗质量等方面的积极作用。

第三节 临床药学与临床药理学及临床药剂学的关系

一、临床药理学

临床药理学（clinical pharmacology）是研究药物在人体内转运与转化规律以及人体与药物之间的相互作用过程的一门新兴学科。它是药理学联系临床医学的桥梁，是药理学与临床医学结合的产物，也是药理学研究的最后综合阶段，因此仍属于药理学范畴，是药理学的一个分支。主要研究新药的疗效、体内转运与转化规律、毒副作用的性质，药物的相互作用及机制，并根据结果制订合理给药方案，指导临床合理用药，最后作出科学的评价。

二、临床药剂学

临床药剂学（clinical pharmaceutics）是应用现代医药理论和技术，紧密结合临床实践，研究药物制剂及合理用药的一门应用科学。它仍属于药剂学的范畴，是研究合理用药的科学，其焦点集中在药物的剂型及使用方法上，而剂型的设计及质量又与给药方案有密切的联系。临床药剂学的性质在于它的医药结合性和实践性。

三、三个学科研究内容的相同点与差异点

三个学科研究内容的相同之处在于都涉及临床药动学、临床药效学、药物相互作用、药品不良反应监测、治疗药物监测和给药方案设计等。三个学科研究内容的差异之处在于：临床药学侧重于急救药学、药学服务、治疗药物监测方面；临床药理学侧重于各类药物的药理作用、新药评价、药物治疗学方面；临床药剂学侧重于生物药剂学、临床制剂、剂型设计和临床给药方案的设计等方面。

四、三个学科之间的相互关系

（一）临床药学与临床药理学的关系

临床药理学是通过运用药理学的基本理论和方法及生物医学知识来研究药物在人体内的作用规律，进而阐明药动学、药效学、药品不良反应及相互作用，从而为新药剂型的有效性与安全性的评价提供科学依据，为科学用药提供指导，故它研究的主要目的是评价新药；它的基础是临床药效学、临床药动学及毒理学，并通过临床试用，评价新药的疗效与不良反应。

临床药学是以患者为对象，研究安全、有效、经济、简便、适当地使用药品的一门学科，是现代药学与临床相结合的产物。它利用多学科的理论和成果，结合患者的具体情况，通过设计、生产的制剂实现用药个体化，提高用药水平。临床药理学与临床药学的区别见表1-1。

表 1-1　临床药理学与临床药学的区别

区别点	临床药理学	临床药学
研究对象	群体的正常人或患者	个体化的临床患者
应用理论	药理学与生物医学	药理学、生物医学与临床药理学等的研究成果
研究目的	新药的临床评价，即安全性及有效性	指导合理用药，提供药学服务
研究范畴	多限于新药	主要为已上市药品
实施方法	通过一定统计学方法设计的实验室或临床试验	以药师深入临床参与合理用药实践为主

（二）临床药学与临床药剂学的关系

临床药剂学是研究合理用药的学科，其研究目的主要集中于药物剂型及使用方法这两方面。它的一个重要内容就是将临床药理学的理论和成果运用到药物的剂型设计和给药方案上。因此，临床药剂学与临床药理学同样是临床药学的基础，其目的是培养临床药师开展临床药学工作的能力。

临床药学是在药剂学迅猛发展的基础上发展起来的，随着医院药学的发展，许多医院的药剂科改为药学部，所以医院药学的研究重点应该是临床药学。

（三）三个学科之间的关系

临床药学与临床药理学及临床药剂学的关系密不可分，它们之间既相互渗透，又存在差别。三者有共同的内容和特点，但又都有各自的侧重点。临床药理学和临床药剂学分别属于药理学和药剂学的分支，同时也是临床药学的基础；临床药学则是应用学科，通过设计、生产的制剂实现用药个体化，以提高用药水平为主要目的，其对象是患者，其核心是合理用药。

第四节　临床药学的研究内容、具体任务及工作方式

一、临床药学的研究内容

临床药学的研究内容主要有：临床药动学、临床药效学、药物相互作用、药物利用评价、药物过量、药品不良反应监测、新制剂的开发和评价、药物经济学、药学服务及药品信息等。

（一）临床药动学

临床药动学是在药动学的基础上，利用简单的计算公式和方法研究药物及其制剂在患者体内的吸收、分布、代谢和排泄的量变规律，特别是研究血药浓度随时间变化规律的一门学科。它不仅对提高药物治疗的有效性和安全性具有十分重要的作用，而且对指导新药设计、改进剂型及优选给药方案、减少不良反应等方面都有重要意义。具体包括：①确定每个患者的给药方法（用量用法、用药剂型、给药途径及给药间隔时间等）。②对药品不良反应做出定量的解释。③可以发现生物等效性和未知药物的相互作用。④根据生物等效性算出特殊药物的动力学参数，可得出给患者投药时有用的数值。药动学是临床药学的最重要内容，而血药浓度监测、生物半衰期（消除半衰期）及肝、肾功能状态测定所提供的数据则是进行药动学研究的基础。

（二）临床药效学

药效学是以研究药物的作用和反应（包括不良反应）为主要内容，重点是药物作用和作

用机制。临床药效学通过药动学和药效学模型,定量评价、分析和预测药效与浓度之间的关系,求出药效学参数,预估药效起始和持续时间以及药效强度的动态变化,从而制订给药方案,精确计算具体患者达到所需药效的给药剂量。因此,也可以说临床药效学是研究药物在人体内效应部位的浓度与药效之间关系的一门科学。它与临床药动学结合在一起,成为现代药物治疗学的理论基础;为正确选药提供依据,从而更好地为临床制订给药方案服务,避免和减少药疗事故及药源性疾病的发生,科学地对新药进行临床评价,为临床合理用药和优选药品提供科学依据等。

（三）药物相互作用

两种以上药品同时并用或先后序贯应用时,药物的作用和效应因此发生了变化,称之为药物相互作用。药物相互作用可使药物作用增加或减弱,作用时间延长或缩短,后果可以表现为有益的治疗作用或有害的不良反应。随着临床合并用药的增加,研究药物相互作用就更具有现实意义。

药物相互作用主要包括药动学环节的相互作用和药效学环节的相互作用及药物体外的配伍变化。药动学相互作用可能发生于药物的吸收、分布、代谢及排泄等环节;药效学相互作用包含对靶位的相互作用、对电解质平衡的相互作用以及对同一生理系统或生化代谢系统的相互作用。

（四）药物利用评价

药物利用评价就是对全社会的药品市场、供给、处方及使用进行研究,重点研究药品引起的医疗、社会和经济后果以及各种药物和非药物因素对药物利用的影响。目的就是用药合理化,包括从医疗方面评价防病治疗的效果以及从社会、经济等方面评价其合理性以获得最大的社会、经济效益。

（五）药物过量

包括不合理用药引起的药物过量和生活性中毒机制、解救方法的研究。利用药学、化学和现代分析技术开展体内药物和毒物分析,对于临床合理用药,提高医疗水平及协助急性中毒的诊疗具有重要作用。

（六）药品不良反应报告和监测

药品不良反应可由多种原因引起,最常见原因是药物的药理作用、剂量、剂型以及相互作用。对药品不良反应的监测可以及时发现并预防严重的不良反应,提高用药的安全性、有效性。新药开发时的临床研究,由于受到研究病例的限制,因此难以发现一些新的药品不良反应。临床用药时,进行不良反应监测可以发现某些药物临床研究时未能预测的、严重的、新的药品不良反应,提高用药水平。

（七）新制剂的开发和评价

医院可按《医疗机构制剂配制质量管理规范》设立制剂室,须经所在地省、自治区、直辖市人民政府卫生行政部门审核同意,由省、自治区、直辖市食品药品监督管理局验收合格取得《医疗机构制剂许可证》、注册批准后,结合临床研制和配制市场上未有的特色制剂和专科制剂;还可对长期临床应用证明安全、有效的医院制剂进行新药的研究开发,以取得科研成果。

（八）药物经济学

药物经济学起源于20世纪80年代初,是以卫生经济学为基础而建立发展起来的一门新兴边缘学科,是将经济学原理、方法和分析技术用于评价临床药物利用过程,并从经济学角度指导临床医师和药师制订合理用药处方的应用科学。药物经济学的评估为药品资源的优化配置、新药的研制开发、临床药学服务、合理用药、药监管理和医疗保险等提供科学的信息基础和决策依据，也是一门应用性评价科学。

（九）药学服务

药学服务既是临床药学的组成部分，也是临床药学的发展方向。临床药师在实施药学服务实践中，对患者承担更多的药物治疗责任，从参与合理用药走向被授权处理与药物治疗有关的问题，进一步结合临床直接接触患者和指导患者药物治疗，更好地为患者服务。

（十）药品信息

收集各类药品的不良反应、合理用药、药物相互作用等信息，以便及时提供给临床医师，使用药合理化。此外，还应包括新药介绍、推广等方面的信息。

二、临床药学的具体任务

临床药学的主要任务就是要运用现代医学和药学科学知识，围绕合理用药这一核心问题，不断提高临床药物治疗水平。根据目前国内外工作开展和发展趋势，其具体任务有以下几个方面。

（一）参与合理用药

我国在《医疗机构药事管理暂行规定》中提出，医院药师必须开展以合理用药为核心的临床药学工作。

1. 分析医师处方　以《医疗机构药事管理暂行规定》（2002年1月）、《抗菌药物临床应用指导原则》（2004年8月）及《处方管理办法》（2007年2月）为依据，建立药品合理性标准及处方点评制度。

（1）药品合理性标准　①适应证：所选用药品的作用、适应证应与所治疗疾病的病理、生理学病因及诊断相符合，制订最佳的药品治疗方案。②药品：所选用的药品应是合格药品，并符合安全、有效、经济的原则。③患者：患者对所选用的药品无禁忌证，能接受所给予药品发生不良反应的可能性极小或为一般反应。④信息：医师和药师应当为患者提供与其所患疾病和用药相关的正确、重要和清楚的信息。⑤监测：医师、药师和护士应注意监测患者用药后的预期以及可能发生意外的药物效应和对策预案。

（2）处方评价方法

1）审核医师处方：药师应当对处方用药适宜性进行审核，审核内容包括：①规定必须做皮试的药品，处方医师是否注明过敏试验及结果的判定。②处方用药与临床诊断的相符性。③剂量、用法的正确性。④选用剂型与给药途径的合理性。⑤是否有重复给药现象。⑥是否有潜在临床意义的药物相互作用和配伍禁忌。⑦其他用药不适宜情况。此外，随着临床用药日趋复杂，药师需掌握和运用细胞色素P450、外向转运载体、P-糖蛋白及细胞因子（cytokine）等方面的知识提高审核合理用药水平，减少可预见性药品不良反应发生。药师经处方审核后，认为存在用药不适宜时，应当告知处方医师，请其确认或者重新开具处方。药师发现严重不合理用药或者用药错误，应当拒绝调剂，及时告知处方医师，并作好记录，按照有关规定报告。

2）建立处方点评制度：建立医师处方评价制度，提高处方质量，促进合理用药。①处方评价的形式：包括对处方格式、书写规范的评价及对处方用药合理性的评价。不合格处方数为格式、书写规范有误的处方数及不合理用药的处方数的总和。②处方用药合理性的评价依据：药品说明书及各种文献资料，如遇到文献资料与药品说明书不符时，应以药品说明书为准。③处方评价的标准：《处方管理办法》。凡存在下列问题之一者，为不合格处方：a. 处方书写不规范：开具处方时，处方前记、正文、后记规定的各项目中有缺项，或与病历记载不一致；开具处方时使用了规定外的红笔、铅笔及易褪色的笔；每张处方未限于一名患者的用药；处方书写字迹难以辨认，或修改处缺签名或未加盖专用签章及未注明修改日期，或修改超过两处；处方药品名称用不规范的药品名称书写或自行编制药品缩写名或用代号；药品剂型、规格、用法、用量书写欠准确、规范或不清楚，如使用"遵医嘱"、"自用"、"备用"等含糊不清的字句；年龄未写实足年龄，婴幼儿未写日、月龄；西药、中成药与中药饮片未分别开具处方；西药、中成药处方，每一种药品未另起一行；中药饮片处方的书写，未按照"君、臣、佐、使"的顺序排列；饮片调剂、煎煮的特殊要求未注明在药品右上方，并未加括号，如布包、先煎、后下等；对中药饮片的产地、炮制有特殊要求的，未在药品名称之前写明；开具处方后的空白处未划一斜线以示处方完毕；处方医师的签名式样和专用签章与在院内药学部门留样备查的式样不一致，或任意改动而又未重新登记备案，或处方签名字体与处方正文字体明显不一致；除特殊情况外，未用规范的中文名称注明临床诊断。b. 处方用药不合理：对规定必须做过敏试验的药品，处方医师未注明过敏试验及结果的判定；药品的适应证与临床主要诊断明显不符合；单张处方超过5种药品或针对性不强的"大包围"用药；药品超剂量使用未注明原因及再次签名，普通处方超过7日用量；急诊处方超过3日用量；慢性病、老年病或特殊情况适当延长处方用药日数未注明理由；麻醉药品、精神药品用法用量不合要求；药品用法用量欠妥，包括剂型与给药途径不合理、药品剂量与用法不准确（与常用剂量相比，给药剂量不足或剂量过大、给药间隔时间不合理等）；特殊情况需要超剂量或改变使用方法时，未做到"分别在病历和处方上注明理由并在相应处签名"；有重复用药现象；有潜在临床意义的药物相互作用和配伍禁忌；选择药品不合理，存在用药禁忌；抗感染药物滥用，如"单纯上呼吸道感染"使用第三代、第四代头孢菌素类或碳青霉烯类抗菌药物等。c. 其他：非本院注册医师开具的处方；未取得麻醉药品和第一类精神药品处方资格的医师擅自开具了麻醉药品和第一类精神药品；不具备使用限制使用或特殊使用品种抗菌药物资格的医师开具了限制使用或特殊使用抗菌药物品种处方（紧急情况除外）。④处方评价的方法：依据卫生部《处方管理办法》中"处方评价表"认真进行填写，对处方实施动态监测及超常预警，登记并通报不合理处方，对不合理用药及时予以干预；具体采用逐日全检和月底随机抽检不合格处方的方式，并由专职药师负责登记；医务科和药剂科（药学部）组织专业技术人员定期对处方用药不合理的情况进行点评，并对不合理用药的医嘱提出建议；定期汇总各类不合格处方的频次，并通过医院内部刊物《药讯》等方式进行通报公示。⑤进行适当奖惩：对书写不合格处方的医师进行处罚；对审核处方的药师进行有效的激励和制约，从而确保其"处方评价的公正性"与责任感；对表现最好的药师进行奖励，而对未及时发现不合格处方的药师进行处罚。

2. 深入临床实践　参与临床用药决策，正确地选择和使用药品，是临床药学最基本和最重要的工作。临床药师深入临床第一线，与医护人员一起查房、会诊、抢救、参加病案讨论会等，运用其掌握的药物知识、最新药品信息资料和药物检测手段，为提高疗效，减少药品不良反应的发生，在用药和品种选择上提出见解，供临床医师制订药品治疗方案时参考。向临床医护人员提供药品咨询服务；对患者进行用药指导，建立药历，对药物治疗的全过程进行监护和处理。同时，临床药师深入临床实践尚可发现问题，提出研究课题。

（二）治疗药物监测

治疗药物监测是开展临床药学工作的重要手段，目前一些较大医院都配备了专门的仪器设备和人员来承担此项任务。利用现代检测手段，对一些重点药物和个别患者进行体液，特别是血药浓度与疗效和不良反应关系的监测和分析，制订最佳给药方案，做到合理用药。

（三）药品不良反应报告和监测

开展药品不良反应报告和监测工作，有利于尽早发现各种类型的不良反应，且可将分散的不良反应病例资料汇集起来，进行因果关系和诱发因素的分析及评价，使药品管理部门和医疗卫生人员及时了解有关不良反应的情况并采取必要的预防措施，以保障公众用药安全，维护人民身体健康。

（四）药品信息的收集与咨询服务

临床药物治疗的合理性必然建立在及时掌握大量和最新药品信息的基础上，因此临床药师应经常收集有关药物治疗方面的资料，以便针对治疗工作中的问题，提供药品信息。药品信息工作是临床药学的基本内容，关系到医疗质量的好坏，通过药品信息咨询，可以促进医药合作，使用药更加合理。同时还应进行药品知识的科普宣传，以增强全民的合理用药意识。

（五）药物利用评价

药物利用评价从经济学的角度出发，结合临床疗效，对药品的合理使用进行评价，对卫生咨询、药品使用的社会和经济效益进行综合评估。可针对某一类药物，或具有某些特性的药物，或某一疾病的药物治疗方案进行对照和评价，探讨其使用的合理性。

（六）临床新制剂的研究

因医院制剂来自临床并经过临床验证，肯定有确切的疗效，这就为新药开发的筛选提供了雄厚的物质基础，可避免盲目寻找，少走弯路，缩短新药开发周期和减少研究费用。所以根据临床需要积极研究化学药及中药的新制剂，为我国开发新药提供了一条特有的捷径。

（七）新药的临床评价与药品上市后评价

随着医药科学的发展，新药品种和数量日益增多，在这种情况下通过临床用药评价新药，对药品上市后评价，淘汰那些危害严重、无疗效或疗效不确切及组方不合理的药品。

（八）结合临床开展有关科学研究

1. 开展临床药动学和药效学研究　寻找药物在患者体内的代谢规律和处置状况，寻找体内血药浓度和药物疗效之间的关系，为患者的合理用药提供科学依据。

2. 开展生物利用度及生物等效性研究　结合临床治疗进行生物利用度的观察研究，对临床所应用的各种剂型进行生物等效性评价，提出合理的给药方案。

3. 开展药物相互作用和配伍研究　根据临床药物治疗中多种药品合并应用的情况，对各种联合用药的方案做出科学评价；探讨临床药品配伍的可能性，特别是注射药物的混合使用，避免配伍禁忌，保证药品使用的安全性、有效性。

三、临床药学的工作方式

一定的组织形式和工作方式是保证临床药学工作顺利开展的必备条件。根据我国国情，我国临床药学的基本工作方式是建立由临床调剂、临床用药组、临床药学研究室、临床药剂四个层次的临床药学工作系统。

（一）第一层次

在调剂岗位的药学专业技术人员为第一层次的临床药学工作人员，是临床药学工作的前沿，也是联系医护人员、患者的纽带。其任务如下：

（1）医师处方的调剂　药师应当对处方用药适宜性进行审核，在调剂处方时必须做到"四查十对"。

1）查处方，对科别、姓名、年龄：患者年龄应当填写实足年龄，新生儿、婴幼儿写日、月龄，必要时要注明体质量。

2）查药品，对药名、剂型、规格、数量：药品名称应当使用规范的中文名称书写，即经药品监督管理部门批准并公布的药品通用名称、新活性化合物的专利药品名称和复方制剂药品名称；没有中文名称的可以使用规范的英文名称书写。

3）查配伍禁忌，对药品性状、用法用量：药品用法用量应当按照药品说明书规定的常规用法用量使用，特殊情况需要超剂量使用时，应当注明原因并再次签名；药品用法可用规范的中文、英文、拉丁文或者缩写体书写，但不得使用"遵医嘱"、"自用"等含糊不清字句。

4）查用药合理性，对临床诊断：如医师临床诊断为失眠症，而处方用药为丙戊酸钠片，该药品为癫痫全面性发作的首选药，也可用于部分性发作、Lennox-Gastaut综合征、热性惊厥、偏头痛及双相精神病，但尚未见报道用于失眠症，显然处方用药与临床诊断不符合。又如临床诊断为传染性单核细胞增多症，医师开具处方为阿莫西林胶囊，而该病患者服用此药易发生皮疹，因此，应避免使用。又如咳嗽气喘、痰量较多伴发热的患者不宜用磷酸可待因等。

（2）向医护人员、患者提供有关的药物治疗信息咨询服务，并对患者进行用药指导。

（3）对患者用药进行监护，并收集不良反应个案病例。

（4）严格管理麻醉药品、精神药品、医疗用毒性药品、放射性药品。

（5）对各病区的药品进行管理指导和检查。

（二）第二层次

第二层次的工作由既有较全面的临床药学知识，又有一定临床医学知识的主管药师或主管药师以上的人员及临床药师组成的临床用药组完成。其任务如下：

（1）深入到指定病房，重点科室定点深入，一般科室定期深入、节假日深入，参与查房、会诊、抢救、病案讨论，并结合临床实际参与患者给药方案的制订、治疗药物的遴选、合理用药会诊和指导。

（2）指导医师正确地使用体液检测参数及结果分析或文献报道的个体或群体药动学参数，制订合理的个人给药方案。

（3）向医护人员、患者提供药品信息咨询，并对患者进行用药指导。

（4）编制和建立药历

1）患者基本信息：①患者情况：记录患者的姓名、性别、年龄、体质量、既往过敏史、既往药品不良反应史、饮酒、吸烟、特殊体质、妊娠与哺乳等情况。②病情特点：包括临床诊断、基础疾病情况以及病情摘要。药师了解患者的病情特征、明确诊断有助于药师为医师提供药学服务。③入院前药品使用情况：包括处方药及非处方药的使用情况。

住院药历（患者基本信息）见表1-2。

表1-2 住院药历(患者基本信息)

姓名		性别		出生日期		体质量	
住址		联系电话		科室及住院号		入院日期	
临床诊断				基础疾病			
过敏史	食物		药品		其他:如环境		
既往ADR史	有		无		详情		
入院前用药	OTC药品名称		用法用量			使用时间	
	处方药品名称		用法用量			使用时间	
饮酒	几乎每日	时常	偶尔	不饮酒	体质	易便秘	易腹泻 易出疹 无特别
哺乳妊娠	哺乳期	妊娠中	有可能妊娠	不符该项	吸烟	不吸烟	吸烟:___支/日
其他							
病情小结							

2)住院期间用药情况及观察记录:记录患者在住院期间的药品治疗经过,也是药学实践中的临床药学内容的逐日记录,包括:①患者每日的用药情况:如具体的用法用量,药品使用的具体时间,同一日的记录中可将长期用药、治疗性药品记录在前,辅助用药记录在后。药师在记录的同时亦可检查医嘱内容、药品的使用是否合理。②用药后的观察记录:一为病情的变化,二为药品的安全性监护。不同的疾病有不同的观察指标,需要药师根据病情特点拟订药品治疗的观察指标,如感染性疾病,可设置观察指标为患者的体温、血象变化、局部感染灶的变化等;对于药品使用过程中可能出现的不良反应,药师也应注意观察并进行记录,将药师对患者提供的药学服务内容体现在此部分记录中(表1-3)。

表1-3 住院期间用药情况及观察记录

日期	医嘱内容	使用日期	用药后病情观察记录

3)出院及随访记录:①出院处方内容及针对处方内容所做的患者教育:包括患者药品不良反应知识教育,药品的正确使用及贮存方法等;提醒患者定期门诊随访。②患者出院后随访记录:出院后药师与患者的及时沟通交流、适当的用药指导对于增加患者的依从性,实现合理用药,减少不必要的医疗开支是十分必要和恰当的(表1-4)。

表1-4 出院及随访记录

处方内容		患者用药教育	
日期	随访对象	内容	

4) 药品治疗方案评价：药师针对患者住院期间的药品治疗方案进行简述，可依据药品治疗原则，如抗感染治疗依据《抗菌药物临床应用指导原则》及医院的实施细则从药品选择、适应证、用法用量、禁忌证、注意事项、联合用药、药物经济学以及发生药品不良反应后的处置等几方面进行总结和评价，从而使药师在临床药学实践中逐步培养和建立药品治疗的临床思维。

（三）第三层次

第三层次的工作由临床药学研究室承担。根据前两个层次的反馈和临床要求开展工作，其主要任务如下：

（1）进行临床用药配伍和相互作用的试验研究和咨询，以解决临床药物制剂配伍的实际问题，指导合理用药。

（2）与临床用药组协调，及时对其在深入实践中提出的问题进行试验研究。

（3）开展治疗药物体液浓度监测工作，并依据测得参数作出结果分析，供临床制订给药方案参考。

（4）对第一、第二层次的工作提供依据，并进行指导。

（5）进行临床某些药品的溶出度或释放度、药动学、药效学及生物利用度的研究。

（6）进行药物与膳食关系的合理性研究。

（7）对临床新制剂的工艺、质量标准、药理、药效、稳定性等项目进行研究，从而进行新药开发。

（四）第四层次

第四层次的临床药学工作为临床药剂，其主要任务如下：

（1）研制确具疗效的具有特色的医院新制剂。

（2）组织新制剂的制备，满足临床及科研需要。

（3）监控、保证药品质量。

（4）建立全胃肠外静脉营养室、静脉药物配制中心、化疗药物配制中心等，能更好地实施药学服务。

此外，为规范日常临床药学工作，需制订临床药学研究工作制度；临床药学工作人员岗位职责，如临床药师工作职责、临床药师职业道德规范、药品不良反应监测与报告工作职责等。

第五节 我国临床药学的展望

二十余年来，我国的临床药学经历了从无到有、规模由小到大的发展过程。各级各类医院在不同层面上开展了各具特色的临床药学实践，在认识程度、管理方法、工作内容等方面都有了很大的进步，而且在某些方面已经出现与国际接轨的雏形，但是无论从其深度、广度还是普及程度看，都还参差不齐、不尽如人意。我国实施医疗保险和控制医药费支出，2003年发生 SARS 之后，国家和社会更加重视合理用药；周边亚洲国家临床药学发展很快，这是我国发展临床药学的天时。只要政府协调、调研周密、注重实践，我国临床药学事业必将迎来一个欣欣向荣的发展前景。

一、健全实行临床药学的法律法规

卫生部和国家食品药品监督管理局在《全国医院工作条例》、《医院药剂工作条例》、《医疗机构药事管理暂行规定》及《执业药师暂行规定》等文件中都列入了临床药学内容。1991年卫生部进一步将是否开展临床药学工作列为医院的等级考核标准之一，其中规定三级医院必须开展临床药学工作，并列出治疗药物监测项目。2005年卫生部、国家中医药管理局发起的"医院管理年"活动，为药师走进临床提供了一个很好的契机，对医院开展临床药学工作起到了积极的推动作用。在政策方针和管理制度的综合引领下，将有力地推动我国的临床药学稳步、协调、快速的发展。

二、坚持发展以育为本的临床药学

在以经济全球化、网络化和知识化为特征的当今时代，21世纪全球医药产业伴随着生命科学的突飞猛进得到了迅速发展，新药不断涌现，临床用药的选择范围也不断扩大，不合理用药的问题日渐严重，因此，为保证药品使用的安全性、有效性、经济性与适当性，临床药师的培养已经成为药学教育的迫切任务。目前，药学人才的竞争将由数量型转向质量型，只有教育在先，才能有人才，从而促进临床药学的发展。

（一）**设置临床药学专业**

我国自20世纪80年代初开展临床药学工作以来，由于药学工作者缺乏系统的临床医学知识、对药物缺乏深入的了解等，故不能适应临床药师工作的需要。目前，中国高等医药院校有近300所，但只有24所院校招收5年制临床药学专业本科生，因此须扩大招生，并设置6年制临床药学专业，毕业生授予理学硕士学位（临床药学专业）或招收3年制临床药学专业理学硕士研究生。新的专业必然会造就出新的人才。并且高等医药院校与临床医疗单位合作，实现临床药学教育与临床药学实践的有机结合是共赢的机制，是解决我国现有合格临床药师缺乏问题的有效途径。

（二）**建立新的药学教育模式**

长期以来，我国药学教育以化学模式培养出来的药师脱离临床，难以适应临床药师工作的需要，必须建立新的药学教育模式。在课程设置上要减少化学基础课和相关化学专业课的教学内容，加强医学与药学、化学和药学相互交叉渗透的教学内容，教育的内容要向生物、心理、社会医学的模式转化。尚可在非学位课程中增加临床课程，以补充非临床专业学生欠缺的临床知识；亦可增加一些新兴的学科交叉的课程，如病理生理学、临床药理学、临床药动学、药物经济学、循证药学、药物利用、医药信息学等。此外，由于临床药师要深入临床直接向医师和患者提供服务，特别要注意维护患者隐私、独立、保密和声誉的权利。因此，也需要开设相应临床职业道德教育课程。

（三）**在职临床药学人员培训**

目前从事临床药学的药师绝大多数是药学或制药专业毕业的，因缺乏临床医学知识，故适应临床有一定难度，因此，应加大现职临床药学人员继续教育的力度。

1. **设立临床药学培训中心** 在有条件的高等医药院校设立临床药学培训中心，该中心承担现有具本科学历的医院药师的培训工作，对临床药师的培养要更加职业化，可尝试药学本科毕业后再脱产学习临床医学2~3年或医学本科毕业后再脱产学习医院药学2~3年，回医院后再进行规范化培训临床药师的培养方法。

2. 建立临床药师培训基地　现在的临床药师知识结构的不匹配已成为阻挠临床药学工作深入开展的一大障碍。因此，有必要在有条件的大医院建立临床药师培训基地，开展规范化培训工作。

（1）培训目标　培养掌握培训专业专科主要疾病的临床诊断及药物治疗原则，具有临床药物治疗方案设计与评估能力及较好的医患沟通能力，能参与临床药物治疗工作并能及时发现、解决、预防潜在的或实际存在的用药问题的专业临床药师。

（2）培训内容及方式　培训内容主要包括以下四方面：①临床药品知识与临床用药实践技能。②临床工作能力。③沟通与交流技能。④药品信息检索、咨询及临床药学科研能力。培训可采取理论授课与选修课程的方式，并且在课堂教学和临床实践之间，提倡"模拟临床，师生互动，注重实用，培养能力"的互动式教学方法。

3. 药师知识转型的临床培训　大中专学生毕业走上药师岗位后，实际工作中更多强调的是具体操作技能与集体完成工作能力的培养，脱离临床，远离患者。在职药师不仅缺乏临床相关的医学知识，也同样缺乏药学相关的知识，更缺乏临床思维和临床决策及独立承担任务的综合能力。因此，绝大部分从事临床药学工作的药师转型，第一步就是在本单位进行临床培训。临床的特点是以患者为主体，患者个体差异大，病情可能瞬息万变。药师进入临床，补充基本的医学知识，增加其临床知识含金量，还能在临床实践中养成临床系统的思维方式。同时，药师通过临床实践活动，可加强对药品作用、不良反应及药物相互作用的认知与理解，发现问题，增强所掌握的知识在临床的应用能力；在临床培训中运用基于问题学习法，就是由导师引入一个临床问题，再通过该方法来学习隐藏于问题背后的医学、药学知识，以提高解决临床问题的能力。

三、不断提高临床药学应用水准

临床药学是医院药学发展和实践的组成部分，其核心是面向临床研究合理用药。

（一）进一步深入临床实践

临床药师直接参与临床的药物治疗过程是临床药学最基本的业务活动，也是临床药学最重要的内容。临床药师通过参加临床科室查房，参与临床抢救、会诊、死亡病例讨论、对典型病例个体化给药方案的制订、执行、修改及评价等活动，充分发挥自己在选药、用药上的专业之长，并不断总结临床治疗经验，使药学理论与临床用药实践得到进一步的结合。深入临床的同时，还应关注相关学科内的研究进展，掌握专业相关的课题研究方向，不断加强科研素质的培养与能力的提高，在参与临床的实践中，寻找与合理用药相关的科研项目；与医师合作，解决医师深层次上的需要。

（二）积极开展药品信息咨询服务

药品信息咨询服务的特点是以患者为中心，以知识为基础，以高科技为依托。因此，临床药物治疗的合理性必须建立在及时掌握大量和最新药品信息的基础上，向临床提供药品信息服务，通过开展药品咨询、提供药品资料、交流药学信息、促进医药合作，以提高其用药水平和效果。

（三）药品不良反应报告和监测法制化、规范化、制度化

药品不良反应报告和监测是临床药学工作的一项重要内容，必须纳入临床药师的职责。遵照卫生部和国家食品药品监督管理局颁布的《药品不良反应报告和监测管理办法》（2004年3月4日），进一步完善药品不良反应报告和监测长效机制，开展重点品种的集中监测，

加强药品上市后评价工作；建立用药干预机制，加强用药环节的监督；积极在药品不良反应报告和监测的广度和深度方面下工夫，全面提高用药水平，以保障用药安全。

（四）新制剂的研制

因医院制剂具有信息密集、用药动态快速、临床验证敏捷等独特优势，所以为适应临床药学研究和临床治疗的需要，开展制剂和剂型的改良及研制工作，既可为临床提供方便快捷、安全有效的药品，也可大大拓宽医师对药品的选择范围，以促进药品的合理使用。

（五）其他

(1) 在有条件的医院开展患者用药全过程（包括门诊、住院、家庭）的监护。
(2) 开展毒物分析和参加中毒患者的抢救等。

四、深入研究临床药学基本问题

（一）开展治疗药物监测

目前国内不少医院，尤其是三级医院已建立了不同的治疗药物监测方法，其最终目的是对临床合理用药进行指导，如获取个体药动学参数、制订给药方案、指导剂量调整等。但在研究内容和测定药物上还需作深入的探索：①药动学结合药效学的效应模型研究。②监测物的研究方向将向检测游离药物浓度、活性代谢物、对映体药物、药物受体作用部位、生物制品的体内分析方法及代谢等深入探索。③治疗药物监测方法将朝着样品微量化、检测快速化、患者负担得起的方向发展，其期待的方法是不取血样、无创伤的方法。④实行治疗药物监测网络化将有助于临床药师积极主动地参与到给药方案的制订和临床治疗中去。

（二）群体药动学的研究

群体药动学在研究方法、程序上都在不断拓宽，应用范围也在不断扩大，极大地促进了合理化、个体化给药，药动学-药效学研究、药物相互作用研究的进程，对新药研究和临床评价也有很大的指导意义。①群体药动学数学模型的建立：主要包括药动学统计学模型、固定效应模型、随机效应模型和时间参数模型等，对结果的可靠性至关重要。②数据分析方法：用于群体药动学数据分析的方法可分为参数法和非参数法。群体药动学数据处理都是采用编制的软件工具数据包，如 NONMEM、PCNONLIN、MKMODEL、SIPHAR、Pk-fit 等，其中用 Fortran 语言汇编而成的 NONMEM 程序是群体药动学研究最为流行和重要的程序。群体药动学的研究方法已逐渐成为临床药动学研究的重要手段，并将发挥越来越重要的作用。

（三）药物利用评价的研究

药物利用评价是评价、分析在一个特定保健系统中的标准用药模式（比率和费用），其目的是达到开具处方合理、提高治疗质量和降低患者费用。药物利用评价着眼于从整体上探求合理用药和纠正不适当用药，它不仅涉及处方用药，也涉及药品在社会市场中的分配（销售）。因此，药物利用评价在指导合理用药方面已由药物治疗的个体化发展到整个用药模式的研究。

（四）进一步开展临床药动学的研究

药动学最基本的任务是测定体液与组织内不同时间的药物浓度（主要是血药浓度）的变化，建立浓度变化的数学公式（数学模型），并由数学公式推算出各种药动学参数。而临床药动学则将药动学基本原理和方法应用于临床实践中，侧重临床合理用药。结合我国情况，下列课题值得研究：①有临床实用价值的药动学模型，如腹膜透析药动学模型，可用于调节肾病患者腹膜透析时药品剂量；药物首关效应（首过效应）的药动学模型等。②将线性药动学参数计算进行规范化，以便临床应用。③某些被滥用的药品和有依赖性药品的药动学特征。④药动学参数立体选择性等。

（五）药物人体生物利用度的研究

生物利用度是保证药品内在质量的重要指标。生物利用度可显著影响血药浓度，从而影响药效。虽然已经对药物生物利用度进行了一些研究，但研究工作仍需要深入，尤其是生物样液中药物分析方法的建立，其质量控制标准如灵敏度、特异性、精密度、准确性、标准曲线等外，还要在微量、灵敏性等方面作一些探索工作；在进行生物利用度研究评价时可供选择的方法；此外，研究影响人体生物利用度的因素等。

（六）重视膳食结构与药物间的相互作用

由于膳食结构不当造成药品功效降低或增加药品不良反应的情况屡有报道，应引起重视。为了提高药物的治疗作用，降低不良反应，研究膳食结构与药物吸收、不良反应及疗效的相互关系是必要的。

（七）药物相互作用的研究

药物相互作用包括体外的和体内的。体外药物相互作用已从理化性质，尤其是配伍禁忌的研究进入到生物利用度改变的研究。体内药物相互作用主要是药动学和药效学的相互作用，临床常见的是药动学相互作用，其中代谢环节上的药物相互作用约占40%，随着细胞色素P450酶系统（CYD酶系）对药物代谢影响的研究，发现酶抑制作用远大于酶诱导作用，约占代谢性相互作用的70%。其次是药物转运蛋白，尤其是对P-糖蛋白（P-gp）的研究。随着老龄化社会的到来，以及多种基础疾病共存必将导致临床联合用药普遍化和常规化，药物相互作用，特别是潜在临床意义的药物相互作用将是临床药学的研究热点。

五、稳步推行全程化药学服务

药学服务是临床药学的深化和升华，是现代医院药学的重要标志，是医院药学发展的一个新的里程碑。药学服务强调面向患者提供直接与药物治疗相关的保健，真正实现了从"以药品为中心"到"以患者为中心"的转变。临床药师在实施药学服务实践中，是以"一对一"为活动单元，要求对患者承担更多的药物治疗效果的责任，包括道义上的信任和履行职责；从参与合理用药走向被授权处理与药物治疗有关的问题，进一步结合临床，直接接触患者和指导患者药物治疗，其效果是突出改善患者的生命质量。随着临床药学的不断深入，应大力提倡全程化药学服务实践。

六、逐步建立、实行临床药师制

临床药师（clinical pharmacist）要具有高等医药院校大学本科临床药学专业或全日制药学专业本科毕业以上学历，通过规范化培训并经考核合格取得临床药师专业技术职称。临床药师平均每年参加临床实践工作的时间不得少于40周，平均参与临床用药相关工作的实践时间不得少于80%。临床药师工作的主要职责如下：①深入临床，了解药品应用情况，直接参与临床药物治疗工作，审核用药医嘱或处方，与临床医师共同进行药品治疗方案设计、实施与监护。②参与日常性医疗查房和会诊，参加危重患者的救治和病案讨论，协助临床医师做好药品鉴别、遴选工作。③对用药难度大的患者，应实施药学监护、查房和书写药历。④根据临床药物治疗的需要进行治疗药物监测，并依据其临床诊断和药动学、药效学的特点设计个体化给药方案。⑤指导护士做好药品请领、保管和正确使用工作。⑥掌握与临床用药有关的药品信息，为医务人员和患者提供及时、准确、完整的用药信息及咨询服务。⑦开展合理用药教育，指导患者安全用药。⑧协助临床医师共同做好各类药品临床观察，特别是新药上市后的安全性和有效性监测，并进行相关资料的收集、整理、分析、评估和反馈工作。⑨结合临床药物治疗实践，进行用药调查，开展合理用药、药物评价和药物利用的研究。

伴随临床药师制的建立，制订考核标准应同步进行，这对开展临床药学工作有非常重要的意义。另外，应通过立法明确临床药师的地位、职责、权利、待遇及法律责任，以调动从事临床药学工作人员的积极性。

我国的临床药学工作方兴未艾。有各级主管领导对临床药学的殷切关注，药学教育单位的大力支持，药学专业技术人员的不懈努力，以及人民群众的迫切愿望，临床药学事业必将有一个更新的发展。

【思考题】
1. 何谓临床药学？
2. 我国为什么要开展临床药学？
3. 临床药学与临床药理学及临床药剂学的关系如何？
4. 简述我国临床药学的具体任务及工作方式。
5. 概述我国临床药学的展望。

（刘蜀宝）

第二章　临床药动学

> **学习要点**
> 1. 掌握临床药动学、转运速率常数、生物半衰期、表观分布容积、生物利用度、群体药动学的概念及其意义；单室模型药物静脉注射、静脉滴注药动学参数的含义及血药浓度数据计算方法；MRT 的概念。
> 2. 熟悉单室模型药物血管外给药、双室模型药物给药后的血药浓度经时过程公式及药动学参数计算公式；非线性药动学的特点、识别及米曼方程；统计矩原理估算药动学参数的方法；NONMEM 法。
> 3. 了解群体药动学估算参数的方法及在临床的应用；生理药动学模型；中药药动学的研究方法及其应用。

第一节　概　述

药动学（pharmacokinetics）全称为药物动力学、药代动力学或药物代谢动力学，是应用动力学原理与数学处理方法，定量研究药物及其代谢产物在生物体内吸收、分布、代谢和排泄（简称体内过程）规律的一门科学。

临床药动学（clinical pharmacokinetics）是药动学原理在临床治疗中的应用，利用血药浓度检测数据对个体患者给药剂量进行调整，使临床用药更加安全有效。

药动学参数通常来源于健康志愿者或没有吸收或代谢方面疾病的正常人群。药品说明书中推荐的剂量适用于一般人群，但在临床上由于每位患者的生理、病理状况有所不同，对药物在体内的吸收、分布、代谢、排泄过程会产生一定的影响，因此按照药品说明书中推荐的剂量给药对有吸收或代谢、排泄等方面障碍的患者，常因血药浓度达不到有效的治疗浓度而不能取得应有的疗效，或血药浓度超过中毒浓度而出现毒性反应，所以开展临床药动学的研究十分必要。

临床药动学研究开始于 20 世纪 60 年代。20 世纪 80 年代以后，相继出版了临床药动学专著，如 Evans 等编写的 *Applied Pharmacokinetics*、Rowland 等编写的 *Clinical Pharmacokinetics Concept and Application*、Winter 编写的 *Basic Clinical Pharmacokinetics*、Mangall 等编写的 *Clinical Pharmacokinetics* 等。我国于 20 世纪 70 年代末开始开展临床药动学研究工作，目前已经积累了相当丰富的经验，在新药和药物新制剂的研究开发及治疗药物监测、合理用药等方面取得了令人瞩目的成绩。

第二节 药动学基本参数

一、转运速率常数

速率常数（rate constant，k）是描述速率变化过程的重要动力学参数。速率常数的大小可以定量地比较药物转运速率的快慢，速率常数越大，转运越快。速率常数常以"时间"的倒数为单位，如 $\min^{-1}$ 或 h^{-1}。

一定量的药物在人体内从一个部位转运到另一个部位，其转运速率与转运药物量关系的数学公式为：

$$\frac{dx}{dt} = -kx^n \tag{2-1}$$

式中，dx/dt 表示药物的转运速率；x 表示药物量；k 表示转运速率常数；n 为级数，当 $n=1$ 时，k 为一级转运速率常数；当 $n=0$ 时，k 为零级转运速率常数。

二、峰时间和峰浓度

药物经血管外给药吸收后出现的血药浓度最大值称为峰浓度（C_{max}），达到药峰浓度所需的时间为达峰时（t_{max}），又称为峰时间，如图 2-1 所示。两者是反映药物在体内吸收的速度和程度的两个重要指标，常被用于药物吸收速率的质量评价。与吸收速率常数相比，它们可更直观和准确地反映药物的吸收速率，因此更具有实际意义。药物的吸收速率快，则峰浓度高，峰时间短，反之亦然。如图 2-2 所示，A、B、C 三个制剂的吸收程度相似，但吸收速率不同，其中吸收速率 A>B>C。由此可见吸收速率是影响药物疗效或毒性的一个重要因素。

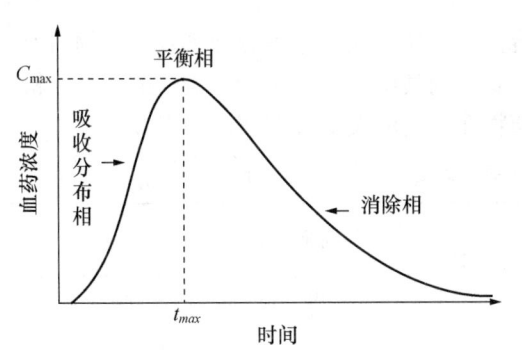

图 2-1　血管外给药吸收曲线

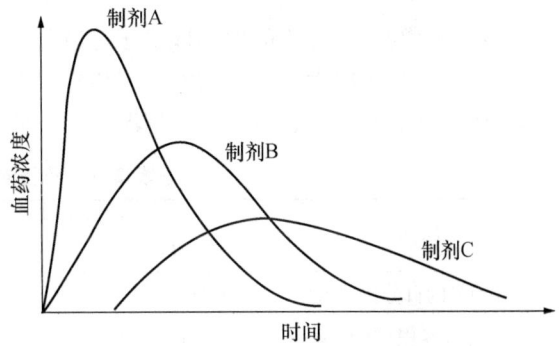

图 2-2　不同制剂的吸收速率曲线

三、生物半衰期

1. **生物半衰期的概念**　生物半衰期（biological half-life，$t_{1/2}$）又称为消除半衰期，指药物在体内的量或浓度降低一半所需要的时间。生物半衰期是衡量一种药物从体内消除速度的指标。一般来说，代谢快、排泄快的药物，其生物半衰期短；代谢慢、排泄慢的药物，其生物半衰期长。

(1) 一级动力学的消除半衰期

$$t_{1/2}=\frac{0.693}{k} \tag{2-2}$$

(2) 零级动力学的消除半衰期

$$t_{1/2}=\frac{0.5C_0}{k_0} \tag{2-3}$$

(3) 米曼（非线性药动学）消除半衰期

$$t_{1/2}=\frac{C_0+1.386K_m}{2V_m} \tag{2-4}$$

2. 生物半衰期的临床意义

(1) 药物生物半衰期是在疾病状态下调整给药剂量的主要参考依据。它可明确药物在体内的停留时间、积蓄程度，据此可确定重复用药的给药间隔以及器官病变时调整给药方案。

(2) 生物半衰期改变可反映消除器官的功能状态，可用肌酐或菊粉检测肾的功能状态。

(3) 生物半衰期是反映药物从体内消除快慢的指标，其长短与原血药浓度无关，但单位时间内消除的药量则随血药浓度的变化而变化。

四、表观分布容积

表观分布容积（apparent volume of distribution，V 或 V_d）指药物在体内达到动态平衡时，体内药量与血药浓度相互关系的一个比例常数，不代表药物在体内真实的容积，无直接的生理学意义，仅反映药物在体内分布的程度，因而称为表观分布容积，单位为 L 或 L/kg。对于单室模型的药物而言，表观分布容积（V）与体内药量（X）和血药浓度（C）之间的关系为：

$$V=X/C \tag{2-5}$$

药物表观分布容积的大小取决于药物的脂溶性、膜通透性、组织分配系数及药物与血浆蛋白的结合率等因素。如药物的血浆蛋白结合率高，则其组织分布较少，血药浓度高。根据药物的表观分布容积、体液分布情况，可推测药物在体内的大致分布情况（表 2-1）。

表 2-1 药物的表观分布容积

体液	细胞外液		细胞内液	总计
	血浆	血管外液		
占体质量的百分比（%）	4～5	15～20	40～45	60～70
表观分布容积（L）	3	12	30	45

例如：①双香豆素的 V 为 3～5L，与血浆容积相似，说明双香豆素主要分布于血液，并与血浆蛋白大量结合。②甘露醇的 V 为 14L，约等于细胞外液，则说明甘露醇主要分布于细胞外液，说明药物不易通过细胞膜，无法进入细胞内液。③安替比林的 V 为40L，说明安替比林可以分布于血浆和细胞内、外液，在体内有广泛分布。

假如药物被组织细胞选择性摄取，则表观分布容积远远大于体液总量。如硫喷妥钠具有较高的脂溶性，可大量地分布于脂肪组织，其表观分布容积为 2.5±1.0L/kg，肥胖者可达 7.9L/kg。

表观分布容积在临床药动学中的意义如下：

(1) 表观分布容积表示药物在体内分布的程度。
(2) 表观分布容积数值的变动可直接影响血药浓度和消除半衰期的长短。
(3) 表观分布容积的改变可影响临床药动学各参数的计算。

五、稳态血药浓度

按一定剂量、一定时间间隔多次给药后，体内血药浓度将达到稳定状态，这时的血药浓度为稳态血药浓度（C_{ss}）。在达到稳态血药浓度时，体内药物的清除速率等于药物的输入速率。

六、清除率

体内总清除率（total body clearance，TBCL）或清除率（clearance，CL）是指单位时间内，从体内消除的药物表观分布容积数或从体内消除的含药血浆体积。清除率表示从血液或血浆中清除药物的速率或效率，并不表示实际被清除的药物量。清除率（CL）与消除速率常数（k）和表观分布容积（V）之间的关系可用 $CL=k \cdot V$ 表示。清除率的单位用 L/h 或 L/(h·kg)（$L \cdot h^{-1} \cdot kg^{-1}$）。

多数药物通过肝的生物转化或肾排泄从体内清除，因而药物的总清除率等于肝清除率（CL_h）与肾清除率（CL_r）之和。

$$CL=CL_h+CL_r \tag{2-6}$$

七、生物利用度

（一）生物利用度的概念

生物利用度（bioavailability，F）是指制剂中药物被吸收进入人体循环的速率与程度。它是评价药物吸收程度的重要指标。生物利用速度用吸收速率常数（k_a）表示，用于衡量药物进入血液循环的快慢。生物利用度可用药时曲线下面积表示，以反映药物进入血液循环的多少，其达峰时间可比较制剂间的吸收快慢。

生物利用度分为绝对生物利用度和相对生物利用度。绝对生物利用度（absolute bioavailability，F_{abs}）是以静脉注射制剂作为参比制剂，通常用于原料药及新剂型的研究，可比较两种给药途径的吸收差异。相对生物利用度（relative bioavailability，F_{rel}）主要用于比较同种药物不同剂型之间或不同药品生产企业生产的同种制剂之间的吸收差异，一般以吸收最好的制剂为参比标准。

$$F_{abs}=\frac{AUC_T}{AUC_{iv}} \cdot \frac{D_{iv}}{D_T} \times 100\% \tag{2-7}$$

式中，AUC_{iv} 和 AUC_T 分别为静注给药和血管外给药后的药时曲线下面积；D_{iv} 和 D_T 分别为静注给药和血管外给药的剂量。

$$F_{rel}=\frac{AUC_T}{AUC_R} \cdot \frac{D_R}{D_T} \times 100\% \tag{2-8}$$

式中，AUC_T 和 AUC_R 分别为服用受试制剂和参比制剂的药时曲线下面积；D_T 和 D_R 分别为受试制剂和参比制剂的剂量。

（二）生物利用度的临床意义

(1) 药物的吸收程度可用来衡量药物制剂中药物进入血液循环的量，即药物的吸收量　同一种药物不同的制剂，其吸收量有可能是不同的。同一制剂，不同药厂的产品吸收量往往也存在差异，甚至同一药厂的制剂，不同的生产批次也可出现吸收量的差异，从而影响药物疗效和安全性。如两种地高辛制剂均符合药典规定，但峰浓度相差59%，药时曲线下面积相差55%；水飞蓟素糊精包合物比普通制剂的生物利用度提高20倍。

（2）药物的疗效不但与吸收量有关，同时也与药物的吸收速率有密切关系　如果一种药物的吸收速率太慢，药物在体内不能达到有效的治疗浓度，即使药物全部被吸收，也达不能到治疗效果。因此，应该以峰浓度（C_{max}）、峰时间（t_{max}）和药时间曲线下面积（AUC）三个指标全面地评价制剂的生物利用度，衡量制剂的疗效差异，从而为临床合理用药提供重要依据。

第三节　房室模型

药动学研究的主要目的是揭示药物在体内动态变化的规律。药物在体内经历吸收（absorption）、分布（distribution）、代谢（metabolism）和排泄（excretion）过程（又称药物体内处置，简称 ADME 过程）。药物在血液中的浓度和在组织中的浓度自始至终都处于动态变化之中，且药物体内处置过程较为复杂，受到体内、外诸多因素的影响。为了揭示药物在体内的动态变化规律，常借助数学方法来阐明体内药量随时间而变化的规律，根据体内药量和时间的数据，建立一定的数学模型，求得相应的药动学参数，通过这些参数来描述药物体内过程的动态变化规律。

一、单室模型

单室模型药物静注给药后，药时曲线呈现出典型的指数函数的特征，即血药浓度的半对数与时间呈直线关系。

（一）单室模型药物单剂量静脉给药

1. 血药浓度经时过程公式

（1）单室模型药物单剂量静脉注射给药后的血药浓度经时过程指数公式：

$$C = C_0 \cdot e^{-kt} \quad (2-9)$$

（2）单室模型药物单剂量静脉注射给药后的血药浓度经时过程自然对数公式：

$$\ln C = -kt + \ln C_0 \quad (2-10)$$

（3）单室模型药物单剂量静脉注射给药后的血药浓度经时过程常用对数公式：

$$\lg C = -\frac{k}{2.303}t + \lg C_0 \quad (2-11)$$

2. 药动学参数计算

（1）生物半衰期

$$t_{1/2} = \frac{0.693}{k} \quad (2-12)$$

（2）清除率

$$CL = kV \quad (2-13)$$

（3）表观分布容积

$$V = \frac{X_0}{C_0} \quad (2-14)$$

(4) 药时曲线下面积

$$AUC = \frac{C_0}{k} = \frac{X_0}{kV} \quad (2-15)$$

常采用图解法与线性回归法获得以上药动学参数。

【例1】 给体质量 50 kg 的患者静脉注射某抗生素 6 mg/kg，得到下列数据：

t (h)	0.25	0.5	1.0	3.0	6.0	12.0	18.0
C (mg/L)	8.21	7.87	7.23	5.15	3.09	1.11	0.40

求算 k、$t_{1/2}$、V、AUC、CL 及药动学表达式。

【解】 (1) 作图法　根据公式 $\lg C = -\frac{k}{2.303}t + \lg C_0$，以血药浓度与时间在半对数坐标纸上作图，得直线。

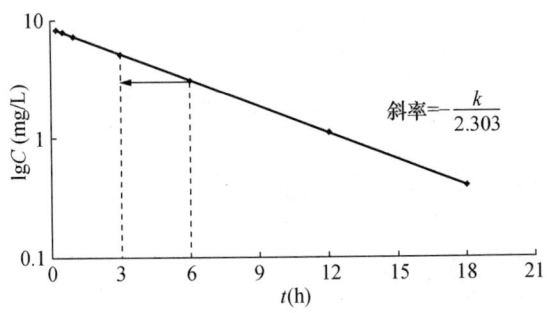

图 2-3　图解法求药动学参数

在直线上找两点求斜率：斜率 $= \frac{\lg C_2 - \lg C_1}{t_2 - t_1}$，即斜率 $= \frac{\lg 3.09 - \lg 5.15}{6-3} = -0.0739$

$k = -斜率 \times 2.303 = 0.1702 \text{ h}^{-1}$；$t_{1/2} = \frac{0.693}{k} = 4.07 \text{ h}$，$t_{1/2}$ 也可从图中直接读出。当 $t=0$ 时，取直线在对数坐标上的截距，得 $C_0 = 8.57$ mg/L

$$V = \frac{X_0}{C_0} = \frac{300}{8.57} = 35 \text{ L}$$

$$CL = kV = 0.1702 \times 35 = 5.96 \text{ L/h}$$

$$AUC = \frac{C_0}{k} = \frac{8.57}{0.1702} = 50.4 \text{ mg/(L·h)}$$

药动学表达式为：

$$\lg C = -\frac{k}{2.303}t + \lg C_0 = -\frac{0.1702}{2.303}t + \lg 8.57 = -0.0739t + 0.9330$$

(2) 线性回归法

将血药浓度与时间关系式 $\lg C = -\frac{k}{2.303}t + \lg C_0$ 与一般线性方程 $y = bx + a$ 比较可见：

$$y = \lg C \quad x = t \quad b = -\frac{k}{2.303}$$

根据一般线性回归方法，先将有关数据列表：

序号	x	y	x^2	y^2	xy
1	0.25	0.9143	0.0625	0.8360	0.2285
2	0.5	0.8960	0.25	0.8028	0.448
3	1.0	0.8591	1	0.7381	0.8591
4	3.0	0.7076	9	0.5007	2.1228
5	6.0	0.4899	36	0.2400	2.9397
6	12	0.0453	144	0.00205	0.5438
7	18	−0.3979	324	0.1583	−7.1629
$\sum$	40.75	3.5144	514.3125	3.2781	−0.0207

x 的残差平方和　$L_{xx} = \sum x^2 - (\sum x)^2 / N = 277.09$

y 的残差平方和　$L_{yy} = \sum y^2 - (\sum y)^2 / N = 1.5137$

x，y 残差乘积之和　$L_{xy} = \sum xy - \sum x \sum y / N = -20.4795$

$$b = \frac{L_{xy}}{L_{xx}} = \frac{-20.4795}{277.09} = -0.0739$$

$$a = \frac{\sum y}{N} - b \times \sum x / N = \frac{3.5144}{7} - \left(-0.0739 \times \frac{40.75}{7}\right) = 0.932$$

$$r = \left|\frac{L_{xy}}{\sqrt{L_{xx} L_{yy}}}\right| = 0.99998，相关性很好。$$

把 a、b 代入公式 $\lg C = -\frac{k}{2.303}t + \lg C_0$，得回归方程：$\lg C = -0.0739t + 0.932$，则

$$k = -2.303 \times (-0.0739) = 0.17 \text{ h}^{-1}$$

$$t_{1/2} = \frac{0.693}{0.17} = 4.07 \text{ h}$$

$$C_0 = \lg^{-1} 0.932 = 8.57 \text{ mg/L}$$

其他参数计算与作图法相同。

(二) 单室模型药物单剂量静脉注射尿排泄数据处理和清除率

1. **静脉注射尿排泄数据处理**　在某些情况下，血药浓度测定比较困难，如血药浓度过低，血液中物质干扰测定，不便对用药对象进行多次采血等。而尿药数据法取样对机体没有损伤，比较方便，因而在某些情况下，常采用尿排泄数据法。但此法要求有较多原型药物从尿中排出，肾排泄过程属于一级动力学过程，含量测定方法有专属性。其数据处理方法一般有两种：速度法和亏量法。

2. **清除率**　药物消除动力学理论是以速率概念为基础，用消除速率常数和生物半衰期来表达。但这一理论用于解剖学或生理学范围内，并对药物消除机制进行验证时，并不方便。因此，用清除率来表征药物的处置特性，更易于理解。

（1）器官清除率　某一药物的器官清除率为抽取比与血流速度的乘积：$CL_0 = Q \cdot ER$，其中 Q 为器官血流速度；ER 为抽取比。设进入器官动脉血内的药物浓度为 C_A，而离开器官时静脉血内的药物浓度为 C_V，则

$$\text{ER} = \frac{QC_A - QC_V}{QC_A} = \frac{Q(C_A - C_V)}{QC_A} = \frac{C_A - C_V}{C_A} \tag{2-16}$$

因为 QC_A 为药物进入器官的速度，而 QC_V 为药物离开器官的速度，故通过器官的消除速度为 $QC_A - QC_V$，所以抽取比实际上就是药物的消除速率与进入器官的速率之比。如果抽取比为 0.7，则表示通过器官的血流中有 70% 的药物被清除掉，所以器官清除率也可表示为：

$$\mathrm{CL}_0 = Q \cdot \mathrm{ER} = Q \cdot \frac{C_A - C_V}{C_A} \quad (2\text{-}17)$$

（2）肾清除率（renal clearance，CL_r） 肾清除率为单位时间内由肾完全清除所含药物的血浆体积，即单位时间内肾将多少毫升血浆中的药物全部清除排出。肾清除率的数学表达式为尿药排泄速率除以收集尿时间的中点时间的血药浓度。

$$\mathrm{CL}_r = \frac{\mathrm{d}X_u/\mathrm{d}t}{C} \quad (2\text{-}18)$$

【例2】 某药 0~0.5 h 内尿中排出量为 48.5 mg，在 0.25 h 时血浆内药物浓度测定为 12 mg/L，求 CL_r。

【解】 $\mathrm{CL}_r = \dfrac{\mathrm{d}X_u/\mathrm{d}t}{C} = \dfrac{(48.5 \times 1000)/0.5}{12} = 8083 \, \mathrm{ml/h} = 135 \, \mathrm{ml/min}$

又因为 $\dfrac{\mathrm{d}X_u}{\mathrm{d}t} = k_e X$，所以 $\mathrm{CL}_r = \dfrac{k_e X}{C} = k_e V$，将 $\mathrm{CL}_r = \dfrac{\mathrm{d}X_u/\mathrm{d}t}{C}$ 对时间（t）$0 \to \infty$ 积分，整理得：

$$\mathrm{CL}_r = \frac{X_u^\infty}{\int_0^\infty C \mathrm{d}t} = \frac{X_u^\infty}{\mathrm{AUC}}$$

人体流经肾的血流量约为 1200 ml/min，流经肾的血浆量约为 650 ml/min。肾小球滤过率为 120~130 ml/min。氨基马尿酸可用来测定肾血浆流量，菊粉可用来测定肾小球滤过率，菊粉清除率（CL_{in}）为 125 ml/min。药物通过肾排泄的机制包括肾小球滤过、肾小管重吸收和肾小管分泌。对药物肾清除机制，通过排泄比能够得到一个大致的判断：

$$排泄比 = \frac{药物清除率}{菊粉清除率} = \frac{\mathrm{CL}_r}{\mathrm{CL}_{in}}$$

$\dfrac{\mathrm{CL}_r}{\mathrm{CL}_{in}} < 1$，即 $\mathrm{CL}_r < 125 \, \mathrm{ml/min}$，可能有部分药物从肾小管重吸收。

$\dfrac{\mathrm{CL}_r}{\mathrm{CL}_{in}} = 1$，即 $\mathrm{CL}_r = 125 \, \mathrm{ml/min}$，药物只从肾小球滤过。

$\dfrac{\mathrm{CL}_r}{\mathrm{CL}_{in}} > 1$，即 $\mathrm{CL}_r > 125 \, \mathrm{ml/min}$，药物可能由肾小管分泌。

药物排泄比最大为 5，说明该药物的肾清除率等于通过肾的血浆流量。有些药物如葡萄糖排泄比为零，说明该药物全部被重吸收。

（3）总清除率 总清除率是药物在体内各个消除过程清除率的总和，它等于总的清除速率与血浆药物浓度之比：

$$\mathrm{CL} = \frac{\mathrm{d}X_E/\mathrm{d}t}{C} \quad (2\text{-}19)$$

式中，$\mathrm{d}X_E/\mathrm{d}t$ 为各种途径药物的清除速率。

整理上式可得：$\mathrm{d}X_E = \mathrm{CL} \cdot C \mathrm{d}t$，将此式对时间（$t$）$0 \to \infty$ 积分得：

$$(X_E)_0^\infty = \mathrm{CL} \int_0^\infty C \mathrm{d}t = \mathrm{CL} \cdot \mathrm{AUC} \quad (2\text{-}20)$$

$(X_E)_0^\infty$ 为药物消除总量，静注时 $(X_E)_0^\infty = X_0$，故式（2-20）又可写为：

$$CL = \frac{X_0}{AUC} \quad (2-21)$$

又因为 $AUC = \frac{X_0}{kV}$，所以

$$CL = \frac{X_0}{\frac{X_0}{kV}} = kV \quad (2-22)$$

清除率的单位为 ml/h 或 ml/min 或 L/h。

因多数药物以肝的生物转化和肾的排泄两种途径从体内消除，故药物的清除率（CL）等于肾清除率（CL_r）与肝清除率（CL_h）之和：

$$CL = CL_r + CL_h = k_e V + k_b V \quad (2-23)$$

（三）静脉滴注给药

静脉滴注是以恒定速度向血管内给药的方式，在临床上应用十分广泛，特别是在抢救危重患者，或特殊药物（如去甲肾上腺素、普鲁卡因等作用强、治疗指数小或生物半衰期短的药物）给药，可维持恒定的有效血药浓度，减少副作用或毒性反应。

（1）单室模型药物静脉滴注给药的血药浓度经时过程公式：

$$C = \frac{k_0}{kV}(1 - e^{-kt}) \quad (2-24)$$

（2）单室模型药物静脉滴注给药的稳态血药浓度经时求算公式：

$$C_{ss} = \frac{k_0}{kV} \quad (2-25)$$

从式（2-25）可以看出，单室模型静脉滴注给药稳态血药浓度与静脉滴注速度（k_0）成正比，滴注速度越快，稳态血药浓度将越大。

不论何种药物在体内达到某一血药浓度时，所需要的生物半衰期个数是相同的。例如达到 C_{ss} 的 90% 时需要 3.3 个 $t_{1/2}$，达到 C_{ss} 的 95% 时需要 4.3 个 $t_{1/2}$。这是因为：

$$kt = \frac{0.693}{t_{1/2}} \cdot nt_{1/2} = 0.693n \quad (2-26)$$

因为体内药物达到某一浓度 C 时，其值均小于稳态血药浓度，故任何时间的 C 值均可用 C_{ss} 的某一分数来表示，即达坪分数，以 f_{ss} 表示：

$$f_{ss} = \frac{C}{C_{ss}} = \frac{\frac{k_0}{kV}(1 - e^{-kt})}{\frac{k_0}{kV}} = 1 - e^{-kt} \quad (2-27)$$

因此实际工作中常需计算药物达稳态血药浓度某一分数时所需时间。

将式（2-26）、（2-27）整理可得：

$$n = -3.32 \lg(1 - f_{ss}) \quad (2-28)$$

式中，n 表示静脉滴注给药达到稳态血药浓度某一分数时所需 $t_{1/2}$ 的个数。

由此，可看出静脉滴注给药的动力学特征：

①从式（2-25）可以看出，稳态血药浓度水平高低取决于滴注速度常数，C_{ss} 与 k_0 成正比关系。

②达到稳态血药浓度水平所需要的时间取决于药物的消除半衰期，而与滴注速度无关，当 $t = 4.3 t_{1/2}$ 时，$C = 0.95 C_{ss}$，当 $t = 6.64 t_{1/2}$ 时，$C = 0.99 C_{ss}$，即经 $4.3 t_{1/2}$ 即可达到稳态血药

浓度的 95%；经 $6.64t_{1/2}$ 即可达到稳态血药浓度的 99%。

③期望稳态血药浓度水平确定后，滴注速度即可确定：

$$k_0 = C_{ss} V k \tag{2-29}$$

④静脉滴注开始时，血药浓度距稳态差别很大，若药物 $t_{1/2}=1\,h$，达到稳态血药浓度的 93.7% 时需要 4 h。因此临床需要先静注一个负荷剂量，使血药浓度立即达到或接近 C_{ss}。计算首剂剂量的方法是：

$$X_0^* = C_{ss} V \tag{2-30}$$

（四）单室模型药物单剂量血管外给药

1. 药动学参数求算公式　血管外给药一般是指静脉以外的给药途径，包括口服、肌内注射和直肠给药等途径。血管外给药后，药物需经过一个吸收过程才能进入血液循环，药物以接近一级吸收速度进入体内，按照一级速度消除。

（1）单室模型药物单剂量血管外给药后的血药浓度经时过程公式

$$C = \frac{k_a F X_0}{V(k_a - k)}(e^{-kt} - e^{-k_a t}) \tag{2-31}$$

令 $A = \dfrac{k_a F X_0}{V(k_a - k)}$，则

$$C = A(e^{-kt} - e^{-k_a t}) \tag{2-32}$$

（2）达峰时和峰浓度

1）单室模型药物单剂量血管外给药后达峰时求算公式

$$t_{\max} = \frac{2.303 \lg\left(\dfrac{k_a}{k}\right)}{k_a - k} \tag{2-33}$$

2）单室模型药物单剂量血管外给药后峰浓度求算公式

$$C_{\max} = \frac{F X_0}{V} e^{-k t_{\max}} \tag{2-34}$$

2. 药动学参数计算

【例3】 口服某单室模型药物 1 g 后数据如下：

时间 (h)	0.25	0.5	1.0	2.0	3.0	5.0	8.0	12.0
C (mg/L)	12.5	23.8	37.0	50.0	61.0	50.0	37.8	26.0

求 k、k_a、$t_{1/2}$、V、$t_{\max}$、$C_{\max}$、AUC、CL。（已知 $F=0.698$）

【解】（1）用残数法求 k、k_a，同时计算 $t_{1/2}$、$t_{1/2(a)}$。

根据式 (2-32)：$C = A(e^{-kt} - e^{-k_a t})$，一般 $k_a \gg k$，即吸收速率常数远大于消除速率常数，当 t 充分大时，$e^{-k_a t} \to 0$，得 $C = A e^{-kt}$，故

$$\lg C = -\frac{kt}{2.303} + \lg A$$

以 $\lg C$ 对 t 作图，得一条双指数曲线，而尾段几个点连成直线，从直线斜率求出 k。

$$斜率 = \frac{\lg C_2 - \lg C_1}{t_2 - t_1} = \frac{\lg 37.8 - \lg 61.0}{8 - 3} = -0.0416$$

$k = -斜率 \times 2.303 = -2.303 \times (-0.0416) = 0.0957\,h^{-1}$，$t_{1/2} = \dfrac{0.693}{k} = 7.24\,h$

该直线外推至零时间可得到截距，即 $A = 82\,mg/L$。

若 F、V 已知,可从截距中求 k_a。一般情况下,F、V 是未知的,可用残数法求 k_a。将 $C=A(e^{-kt}-e^{-k_at})$ 展开后移项得 $Ae^{-kt}-C=Ae^{-k_at}$,取对数得:

$$\lg(Ae^{-kt}-C)=-\frac{k_at}{2.303}+\lg A$$

式中,Ae^{-kt} 为外推浓度,如 1h 外推浓度可以将曲线尾段直线外推得外推线,以 1h 与浓度 37.0mg/L 的连线向上延长至外推线,便可得外推浓度($C_{外}=74$ mg/L)。吸收相其他各时间的外推浓度也可以用同样的方法求出。C 为实测浓度,以外推浓度减去实测浓度,便得残数浓度(C_r)。因此上式可写为:$\lg C_r=-\frac{k_at}{2.303}+\lg A$

将所得数据列表如下:

t (h)	0.25	0.5	1.0	2.0	3.0	5.0	8.0	12.0
C (mg/L)	12.5	23.8	37.0	50.0	61.0	50.0	37.8	26.0
$C_{外}$ (mg/L)	80	78	74	67				
C_r (mg/L)	67.5	54.2	37	17				

以 $\lg C_r$ 对 t 作图所得直线叫残数线(图2-4),从残数线的斜率便可求出 k_a。

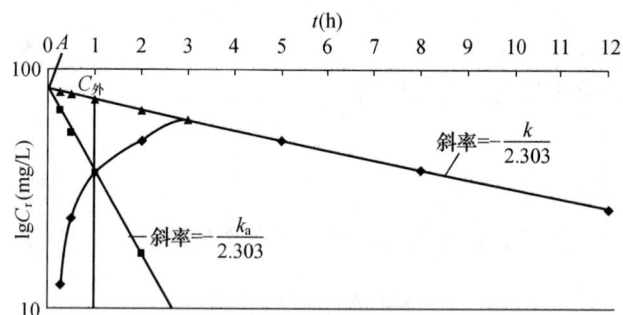

图 2-4 残数法求药动学参数

$$残数线斜率=\frac{\lg C_2-\lg C_1}{t_2-t_1}=\frac{\lg 17-\lg 67.5}{2-0.5}=-0.3422$$

所以 $k_a=-2.303\times(-0.3422)=0.788\ \text{h}^{-1}$

$$t_{1/2(a)}=\frac{0.693}{k_a}=0.88\ \text{h}$$

$t_{1/2(a)}$ 为吸收半衰期。

但用残数法求 k_a,必须在吸收相内测定足够的数据,至少有三点。残数法非常重要,凡二项指数式、三项指数式中有关参数均可用此法求出。为了便于掌握,现将此法操作步骤总结如下:

①作 $\lg C$-t 图。

②用消除相(曲线尾段)几个点作直线求 k。

③直线外推得外推线,求吸收相各时间 C_1,C_2,C_3…在外推线求得相应的外推浓度 $C_{1外}$,$C_{2外}$,$C_{3外}$…

④外推浓度-实测浓度=残数浓度(C_r)。

⑤作 $\lg C_r$-t 图得残数线,从残数线的斜率求出 k_a。

(2) 求 V、t_{max} 与 C_{max}

已知 $F=0.698$，$X_0=1\,g=1000\,mg$，$A=82\,mg/L$，则

表观分布容积 $(V)=\dfrac{k_a F X_0}{A(k_a-k)}=\dfrac{0.788\times0.698\times1000}{82(0.788-0.0957)}=9.689\,L$

峰时间 $(t_{max})=\dfrac{2.303\lg\left(\dfrac{k_a}{k}\right)}{k_a-k}=\dfrac{2.303\lg\left(\dfrac{0.788}{0.0957}\right)}{0.788-0.0957}=3.046\,h$

峰浓度 $(C_{max})=\dfrac{FX_0}{V}e^{-kt_{max}}=\dfrac{0.698\times1000}{9.689}e^{-0.0957\times3.046}=53.83\,mg/L$

药时曲线下面积 $AUC=\dfrac{FX_0}{Vk}=\dfrac{0.698\times1000}{9.689\times0.0957}=752.77\,mg/L$

总清除率 $(CL)=kV=0.0957\times9.089\times1000=927.24\,ml/h=15.45\,ml/min$

二、多室模型

(一) 双室模型药物单剂量静脉注射给药

1. 血药浓度经时过程公式　双室模型药物单剂量静脉注射给药后的血药浓度经时过程公式：

$$C=\dfrac{X_0(\alpha-k_{21})}{V_c(\alpha-\beta)}e^{-\alpha t}+\dfrac{X_0(k_{21}-\beta)}{V_c(\alpha-\beta)}e^{-\beta t} \quad (2-35)$$

简写成
$$C=Ae^{-\alpha t}+Be^{-\beta t} \quad (2-36)$$

其中，$A=\dfrac{X_0(\alpha-k_{21})}{V_c(\alpha-\beta)}$；$B=\dfrac{X_0(k_{21}-\beta)}{V_c(\alpha-\beta)}$

α 称为快处置速度常数，一般称为"分布速度常数"，它主要由分布过程来决定；β 称为慢处置速度常数，也称为"消除速度常数"，是由消除过程决定的。一般 $\alpha>\beta$，药物的生物半衰期由 β 来决定。α、β 又称混杂参数，与模型参数间存在以下关系：

$$\alpha+\beta=k_{12}+k_{21}+k_{10} \quad (2-37)$$
$$\alpha\beta=k_{21}k_{10} \quad (2-38)$$

2. 药动学参数计算　给药初期血药浓度迅速下降，主要由中央室向周边室分布，称之为分布相。然后进入缓慢下降的消除相或后分布相。此时，血浆中药物浓度与所有组织建立平衡，体内各组织和体液内药量按比例消除。通常 $\alpha>\beta$，$e^{-\alpha t}$ 值随时间增加趋于零，而 $e^{-\beta t}$ 仍为定值，于是 $C=Be^{-\beta t}$，即

$$\lg C=\lg B-\dfrac{\beta t}{2.303} \quad (2-39)$$

从斜率算出 β 值，从外推至纵轴的截距可算出 B 值，β 的单位为 min^{-1}，其相对应的生物半衰期为 $t_{1/2\beta}=0.693/\beta$，定义为消除相中任一浓度降低一半所需时间，与单室模型 $t_{1/2}$ 含义基本相同。

残数浓度
$$C_r=Ae^{-\alpha t} \quad (2-40)$$

即
$$\lg C_r=\lg A-\dfrac{\alpha t}{2.303} \quad (2-41)$$

由实测浓度值减去消除直线外推线浓度计算出相应的残数浓度 (C_r)，以 $\lg C_r$ 对 t 作图可得一直线，由该直线斜率求出 α 值，由截距求 A 值。

由混杂参数 α、β，A，B 可求出药动学隔室模型参数。

当 $t=0$ 时，$e^{-\alpha t}=1$，$e^{-\beta t}=1$，因此 $C_0=A+B$，$V_c=\dfrac{X_0}{C_0}=\dfrac{X_0}{A+B}$，代入可得

$$\mathrm{AUC}_{0\to\infty}=\int_0^{\infty}Cdt=\int_0^{\infty}(Ae^{-\alpha t}+B^{-\beta t})dt=\dfrac{A}{\alpha}+\dfrac{B}{\beta} \tag{2-42}$$

$$k_{10}=\dfrac{\alpha\beta}{k_{21}} \tag{2-43}$$

$$k_{12}=\alpha+\beta-k_{21}-k_{10} \tag{2-44}$$

$$k_{21}=\dfrac{A\beta+B\alpha}{A+B} \tag{2-45}$$

（二）双室模型药物静脉滴注

双室模型药物静脉滴注给药时，一方面药物以恒速 k_0 逐渐进入中央室，不断补充中央室的药物量；另一方面，药物同时也在中央室和周边室之间转运。

双室模型药物静脉滴注的血药浓度经时过程公式：

$$C=\dfrac{k_0}{V_ck_{10}}\left[1-\left(\dfrac{k_{10}-\beta}{\alpha-\beta}\right)e^{-\alpha t}-\left(\dfrac{\alpha-k_{10}}{\alpha-\beta}\right)e^{-\beta t}\right] \tag{2-46}$$

当 $t\to\infty$ 时，$e^{-\alpha t}$ 及 $e^{-\beta t}$ 均趋于 0，则其稳态血药浓度为：

$$C_{ss}=\dfrac{k_0}{V_ck_{10}} \tag{2-47}$$

设机体总表观分布容积为 V_β，则它与中央室表观分布容积 V_c 之间存在如下关系式：

$$V_\beta\beta=V_ck_{10} \tag{2-48}$$

因此当药物的总表观分布容积 V_β、总消除速度常数 β 已知后，可按临床所要求的理想血药浓度 C_{ss}，设计该药的静脉滴注速度：

$$k_0=C_{ss}V_\beta\beta \tag{2-49}$$

（三）双室模型药物血管外给药

双室模型药物血管外给药后的血药浓度经时过程公式：

$$C=\dfrac{k_aFX_0(k_{21}-k_a)}{V_c(\alpha-k_a)(\beta-k_a)}\cdot e^{-k_at}+\dfrac{k_aFX_0(k_{21}-\alpha)}{V_c(k_a-\alpha)(\beta-\alpha)}\cdot e^{-\alpha t}+\dfrac{k_aFX_0(k_{21}-\beta)}{V_c(k_a-\beta)(\alpha-\beta)}\cdot e^{-\beta t} \tag{2-50}$$

式（2-50）反映了双室模型药物血管外给药后，中央室内药物浓度与时间的变化规律。

令 $N=\dfrac{k_aFX_0(k_{21}-k_a)}{V_c(\alpha-k_a)(\beta-k_a)}$；$L=\dfrac{k_aFX_0(k_{21}-\alpha)}{V_c(k_a-\alpha)(\beta-\alpha)}$；$M=\dfrac{k_aFX_0(k_{21}-\beta)}{V_c(k_a-\beta)(\alpha-\beta)}$，上式可简写为：

$$C=N\cdot e^{-k_at}+L\cdot e^{-\alpha t}+M\cdot e^{-\beta t} \tag{2-51}$$

$$N+L+M=0 \tag{2-52}$$

（四）双室模型药物的药动学参数计算

由于双室模型比较复杂，为便于理解，通过以下实例，求算有关药动学参数。

【例4】 静注 100 mg 某双室模型药物，测得各个时间的血药浓度如下：

t (h)	0.165	0.5	1.0	2.5	3.0	5.0	7.5	10.0
C (mg/L)	65.03	28.69	10.04	4.93	2.29	1.36	0.71	0.38

求 α，β，$t_{1/2\alpha}$，$t_{1/2\beta}$，C_0，A，B，V_c，k_{21}，k_{10}，k_{12}。

【解】（1）在半对数坐标纸上以 $\lg C$ 对 t 作图。

（2）根据后 4 点构成直线外推，得各时间点对应的外推浓度（$C_{外}$），并外推至 y 轴交

点，得截距 $B=4.8\,\text{mg/L}$。

t (h)	0.165	0.5	1.0	2.5
$C_{外}$ (mg/L)	4.7	4.2	3.7	3.3

（3）根据实测浓度减去外推浓度得出残数浓度（C_r）。

t (h)	0.165	0.5	1.0	2.5
C_r (mg/L)	60.33	24.49	6.34	1.63

以 C_r 对 t 仍在这张坐标纸上作残数线（图2-5），并以残数线向上外推至 y 轴交点，得截距 $A=96\,\text{mg/L}$。

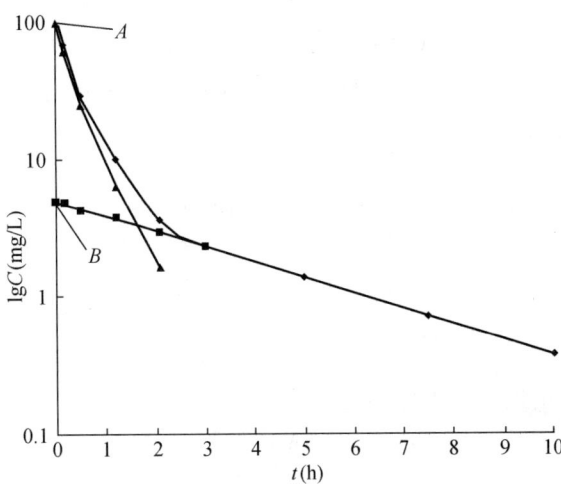

图2-5 双室模型药物静脉注射血药浓度-时间关系图

（4）计算

$$\alpha=-2.303\left(\frac{\lg 1.63-\lg 60.33}{1.5-0.165}\right)=2.7055\,\text{h}^{-1}$$

$$\beta=-2.303\left(\frac{\lg 0.38-\lg 2.29}{10-3}\right)=0.2566\,\text{h}^{-1}$$

$$t_{1/2\alpha}=\frac{0.693}{\alpha}=\frac{0.693}{2.7055}=0.2561\,\text{h} \quad t_{1/2\beta}=\frac{0.693}{\beta}=\frac{0.693}{0.2566}=2.7007\,\text{h}$$

$$C_0=A+B=96+4.8=100.8\,\text{mg/L} \quad V_c=\frac{X_0}{C_0}=\frac{100}{100.8}=0.9921\,\text{L}$$

$$k_{21}=\frac{A\beta+B\alpha}{A+B}=\frac{96\times 0.2566+4.8\times 2.7055}{100.8}=0.3732\,\text{h}^{-1}$$

$$k_{10}=\frac{\alpha\beta}{k_{21}}=\frac{0.2566\times 2.7055}{0.3732}=1.8602\,\text{h}^{-1}$$

$$k_{12}=\alpha+\beta-k_{21}-k_{10}=2.7055+0.2566-0.3732-1.8602=0.7287\,\text{h}^{-1}$$

（五）三室模型

1. **模型建立** 三室模型药物单剂量静脉注射，其模式图如图2-6所示。

三室模型药物单剂量静脉注射给药的血药浓度经时过程公式：

$$C=\frac{X_0\,(k_{21}-\pi)\,(k_{31}-\pi)}{V_c\,(\pi-\alpha)\,(\pi-\beta)}\cdot e^{-\pi t}+\frac{X_0\,(k_{21}-\alpha)\,(\alpha-k_{31})}{V_c\,(\pi-\alpha)\,(\pi-\beta)}\cdot e^{-\alpha t}+\frac{X_0\,(k_{21}-\beta)\,(k_{31}-\beta)}{V_c\,(\pi-\alpha)\,(\pi-\beta)}\cdot e^{-\beta t}$$

(2-80)

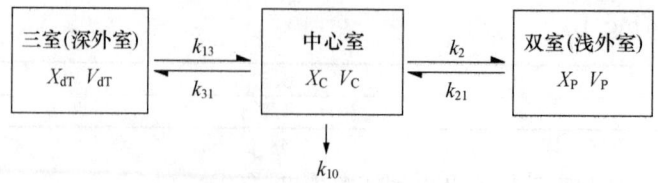

图 2-6　三室模型药物单剂量静脉注射给药示意图

k_{13}，k_{31} 分别为中心室与深外室之间的转运速率常数，其他符号与双室模型相同

令 $\dfrac{X_0\,(k_{21}-\pi)\,(k_{31}-\pi)}{V_c\,(\pi-\alpha)\,(\pi-\beta)}=P$；$\dfrac{X_0\,(k_{21}-\alpha)\,(\alpha-k_{31})}{V_c\,(\pi-\alpha)\,(\pi-\beta)}=A$；$\dfrac{X_0\,(k_{21}-\beta)\,(k_{31}-\beta)}{V_c\,(\pi-\alpha)\,(\pi-\beta)}=B$

则上式可简化为：

$$C=Pe^{-\pi t}+Ae^{-\alpha t}+Be^{-\beta t} \tag{2-53}$$

2. 药动学参数计算　用残数法可将混杂参数 P，A，B，α，β，π 求出，处理步骤与双室模型中三指数方程类似。

当 $t=0$ 时

$$C_0=P+A+B \tag{2-54}$$

因 $C_0=\dfrac{X_0}{V_c}$，故

$$V_c=\dfrac{X_0}{P+A+B} \tag{2-55}$$

其他药动学参数的求算可用下述公式：

$$\mathrm{AUC}=\dfrac{A}{\alpha}+\dfrac{B}{\beta}+\dfrac{P}{\pi} \tag{2-56}$$

$$k_{21}=\alpha+\dfrac{A\,(\pi-\alpha)\,(\alpha-\beta)}{(P+A+B)\,(\alpha-k_{31})} \tag{2-57}$$

$$k_{31}=\beta+\dfrac{B\,(\pi-\beta)\,(\alpha-\beta)}{(P+A+B)\,(k_{21}-\beta)} \tag{2-58}$$

$$k_{10}=\dfrac{\alpha\beta\pi}{k_{21}k_{31}} \tag{2-59}$$

$$k_{12}=\dfrac{(\alpha\beta+\alpha\pi+\beta\pi)-k_{21}\,(\alpha+\beta+\pi)-k_{10}k_{31}+k_{21}^{2}}{k_{31}-k_{21}} \tag{2-60}$$

$$k_{13}=(\alpha+\beta+\pi)-(k_{10}+k_{12}+k_{21}+k_{31}) \tag{2-61}$$

三、多剂量给药

多剂量给药又称重复给药，系指按一定剂量、一定给药间隔、多次重复给药，才能达到并保持在一定有效治疗血药浓度范围之内的给药方法。临床上许多疾病如心、肝、肾疾病及原发性高血压等，病程较长，需多次给药，以保证在较长时间维持有效血药浓度，而且可预防出现中毒血药浓度。

（一）单室模型药物多剂量静脉注射给药

（1）多剂量函数

$$r=\dfrac{1-e^{-nk\tau}}{1-e^{-k\tau}} \tag{2-62}$$

（2）通过多剂量函数，可求出第 n 次给药后体内最大、最小及体内血药浓度。

$$(C_n)_{\max} = \frac{X_0}{V} \cdot \frac{1-e^{-nk\tau}}{1-e^{-k\tau}} \tag{2-63}$$

$$(C_n)_{\min} = \frac{X_0}{V} \cdot \frac{1-e^{-nk\tau}}{1-e^{-k\tau}} \cdot e^{-k\tau} \tag{2-64}$$

$$C_n = \frac{X_0}{V} \cdot \frac{1-e^{-nk\tau}}{1-e^{-k\tau}} \cdot e^{-kt} \tag{2-65}$$

因此，若已知药物的表观分布容积及消除速率常数（可通过单剂量静脉注射后数据获得），则每隔 τ 时间静脉注射固定剂量的药品时，在某剂量给药后的任何时间的血药浓度都可以算出。

（二）单室模型药物多剂量口服给药

设 $A = \dfrac{k_a F X_0}{V(k_a-k)}$

(1) 单室模型药物多剂量口服给药后的血药浓度经时过程公式

$$C_n = A\left(\frac{1-e^{-nk\tau}}{1-e^{-k\tau}} \cdot e^{-kt} - \frac{1-e^{-nk_a\tau}}{1-e^{-k_a\tau}} \cdot e^{-k_a t}\right) \tag{2-66}$$

(2) 单室模型药物多剂量口服给药后的稳态血药浓度经时过程公式

$$C_{ss} = A\left(\frac{1}{1-e^{-k\tau}} \cdot e^{-kt} - \frac{1}{1-e^{-k_a\tau}} \cdot e^{-k_a t}\right) \tag{2-67}$$

(3) 单室模型药物多剂量口服给药达稳态后峰时间、峰浓度及谷浓度公式

$$t_{\max}^{ss} = \frac{2.303}{(k_a-k)} \lg\left[\frac{k_a(1-e^{-k\tau})}{k(1-e^{-k_a\tau})}\right] \tag{2-68}$$

$$C_{\max}^{ss} = \frac{FX_0}{V}\left(\frac{e^{-kt_{\max}^{ss}}}{1-e^{-k\tau}}\right) \tag{2-69}$$

$$C_{\min}^{ss} = \frac{FX_0}{V}\left(\frac{e^{-k\tau}}{1-e^{-k\tau}}\right) \tag{2-70}$$

（三）双室模型药物多剂量给药

(1) 多剂量静脉注射给药后血药浓度与时间的关系　n 次静脉注射给药后的血药浓度时间方程，可将双室模型给药后的血药浓度-时间方程式各项乘以多剂量函数，转变成多剂量函数。

$$C_n = A\left(\frac{1-e^{-n\alpha\tau}}{1-e^{-\alpha\tau}}\right)e^{-\alpha t} - B\left(\frac{1-e^{-n\beta\tau}}{1-e^{-\beta\tau}}\right)e^{-\beta t} \tag{2-71}$$

同理，可将双室模型一级吸收单剂量给药后的血药浓度-时间方程转变成：

$$C_n = L\left(\frac{1-e^{-n\alpha\tau}}{1-e^{-\alpha\tau}}\right)e^{-\alpha t} + M\left(\frac{1-e^{-n\beta\tau}}{1-e^{-\beta\tau}}\right)e^{-\beta t} + N\left(\frac{1-e^{-nk_a\tau}}{1-e^{-k_a\tau}}\right)e^{-k_a t} \tag{2-72}$$

(2) 达稳态后血药浓度与时间的关系　当 $n \to \infty$，即达到稳态时，$e^{-n\alpha\tau} \to 0$，$e^{-n\beta\tau} \to 0$，故达到稳态后静脉注射血药浓度-时间的关系式为：

$$C_{ss} = A\left(\frac{1}{1-e^{-\alpha\tau}}\right)e^{-\alpha t} - B\left(\frac{1}{1-e^{-\beta\tau}}\right)e^{-\beta t} \tag{2-73}$$

一级吸收稳态时的血药浓度-时间关系式为：

$$C_{ss} = L\left(\frac{1}{1-e^{-\alpha\tau}}\right)e^{-\alpha t} + M\left(\frac{1}{1-e^{-\beta\tau}}\right)e^{-\beta t} + N\left(\frac{1}{1-e^{-k_a\tau}}\right)e^{-k_a t} \tag{2-74}$$

四、隔室模型的判别

在药动学研究中，对试验测得的血药浓度或尿药数据进行处理，求算各种药动学参数

时,遇到的首要问题是这种药物属于哪种房室模型。目前,确定房室模型可按下述方法判定房室数。

【例5】 某药静脉注射血药浓度与时间关系的数据如下:

t (h)	0.25	0.5	1.0	1.5	2.0	4.0	8.0	12.0	16.0
C (mg/L)	43	32	20	14	11	6.5	2.8	1.2	0.52

判断该药属几室模型。

(一) 作图法

将试验所得血药浓度-时间数据在半对数坐标纸上描点(图2-7),根据线性关系选择。如果线性好的为单室模型,线性不好的为双室或三室模型。具体判断采用以下方法作进一步判断。

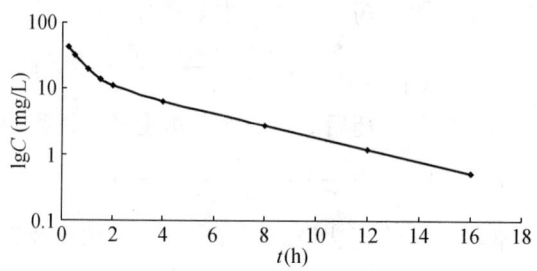

图2-7 某药物给药后的 lg C-t 曲线图

由于 lg$C$-t 曲线不呈直线,判断此药不是一室模型,可能是双室模型。

(二) 残差平方和 (SUM) 判断

将上述数据按双室模型处理,得其药动学方程为:

$$C = 45e^{-1.8014t} + 15^{-0.2105t}$$

根据所假定的模型计算出的血药浓度($\hat{C}_i$)值与试验所测得的血药浓度(C_i)值,计算残差平方和 (SUM) $= \sum_{i=1}^{n}(C_i - \hat{C}_i)^2 = 0.2369$,而按三室模型计算出的SUM=0.4317。计算结果 SUM 值越小,说明理论值与实测值的差别越小,所选择的模型能比较符合药物的体内过程,因此该药属于双室模型。

(三) 拟合度 (r^2) 法

应用拟合度法,可进一步判别所设置的房室模型是否适当。计算公式为:

$$r^2 = \frac{\sum_{i=1}^{n} C_i^2 - \sum_{i=1}^{n}(C_i - \hat{C}_i)^2}{\sum_{i=1}^{n} C_i^2} \tag{2-75}$$

上例按双室模型处理得 $r^2 = 0.999\,172$,而按三室模型处理得 $r^2 = 0.998\,043$。计算所得的 r^2 越大,则说明所选模型与该药有合适的拟合度,因此该药属于双室模型。残差平方和法与拟合度法判断结果一致。

(四) AIC 法

若采用上述方法仍不能很好地进行判断,采用 AIC (Akaike's information criterion) 法可较好地判断药动学模型。其公式为:

$$AIC = N\ln R_e + 2P \tag{2-76}$$

式中，N 为试验数据的个数；R_e 为残差平方和；P 是所设模型参数的个数。

R_e 与 P 的计算公式为：

$$R_e = \sum_{i=1}^{n} W_i (C_i - \hat{C}_i)^2 \tag{2-77}$$

$$P = 2n \tag{2-78}$$

式中，n 为隔室数；W_i 为权重系数，当高浓度数据的精密度高于低浓度数据的精密度时，则 $W_i = 1$，而当两者的精密度相近时，则假设 $W_i = 1/C_i^2$。AIC 值越小，则认为该模型拟合程度越好。当两种模型的残差平方和相近时，AIC 值较小的模型较为合适。

(五) F 检验 (F test)

可用于模型的判断，但需要查阅 F 值表。

$$F = \frac{R_{e1} - R_{e2}}{R_{e2}} \cdot \frac{df_2}{df_1 - df_2} \quad (df_1 > df_2) \tag{2-79}$$

式中，R_{e1}，R_{e2} 分别为由第一种和第二种模型得到的加权残差平方和；df 为自由度，即各自的试验数据的个数减去参数的数目。

F 值的显著性可由 F 值表中的自由度（$df_1 > df_2$）及 df_2 的 F 界值比较后进行判定。

实际工作中，主要根据 AIC 值来判断隔室模型，若用 AIC 法判断有困难时，可采用 F 检验、残差平方和等方法。

第四节 非线性药动学

临床使用的绝大多数药物在体内的动力学过程属于线性药动学（linear pharmacokinetics）。这类药物在体内的转运和消除速率常数呈现为剂量或浓度非依赖性（dose independent），表现为血药浓度或药时曲线下面积与剂量呈正比。但临床上某些药物存在非线性的吸收或分布（如维生素 C、萘普生等），某些药物（水杨酸、苯妥英钠和乙醇等）以非线性方式从体内消除。这主要是由于与药物生物转化及药物吸收、排泄有关的酶、载体等达到饱和，药物在体内的转运和消除速率常数呈现为剂量或浓度依赖性（dose dependent），此时药物的消除呈现非一级过程，其药动学参数如生物半衰期、清除率等不是常数，AUC、C_{max} 等也不再与剂量呈正比变化。上述情况在药动学上称为非线性药动学（nonlinear pharmacokinetics）。

非线性药动学的研究对临床上一些治疗指数较窄的药物（如苯妥英钠等）来说具有非常重大的意义，了解它们的药动学特征，有利于避免出现药品不良反应和保证临床疗效。目前新药的药动学研究中规定，必须对药动学性质进行研究，即研究不同剂量下药物的药动学行为是否发生变化，有时还需研究药品在中毒剂量下的药动学性质。

本节着重讨论药物的非线性消除问题，采用 Michaelis-Menten 方程分析血药浓度对生物半衰期和药时曲线下面积的影响，并介绍常用的米曼常数的计算方法和非线性药动学的临床应用。此外，对药物的非线性吸收及非线性药动学近年的研究进展作简单的介绍。

一、非线性药动学特点

非线性药动学特点可归纳如下：
(1) 动力学方程只能用非线性微分方程来描述。

(2) 血药浓度与给药剂量不呈正比关系。
(3) AUC 与给药剂量不呈正比关系。
(4) 消除半衰期随给药剂量增加而延长。
(5) 平均稳态血药浓度与给药剂量不呈正比关系。
(6) 其他药物可能竞争酶或载体系统，影响其动力学过程。
(7) 药物代谢物的组成比例可能由于剂量变化而变化。

二、非线性药动学的识别

临床上需要识别某种药物的体内过程是线性药动学或非线性药动学，有以下两种方法：

1. 图形观察法　注射药物静注后，作 $\lg C$-t 图，若呈明显的上凸曲线可考虑为非线性药动学，若为直线或下凹曲线则可初步判断为线性药动学，见图 2-8 所示。

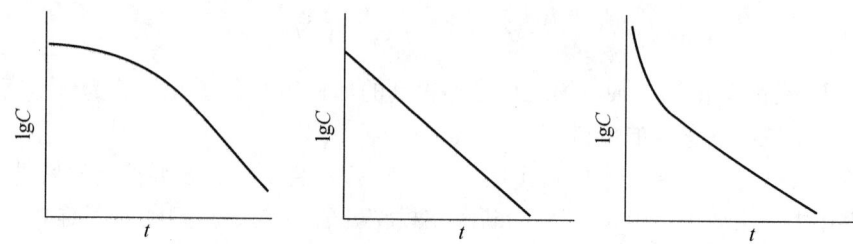

图 2-8　非线性药动学与线性药动学的 $\lg C$-t 图比较

2. 面积法　对同一受试者给予不同的剂量，分别计算 AUC 值，若 AUC 与 X_0 呈比例，说明为线性，否则为非线性。若 AUC 随剂量增加较快，可考虑为非线性消除；若 AUC 随剂量增加较慢，血管外给药的情况下可考虑为吸收出现饱和，即非线性吸收，如图 2-9 所示。

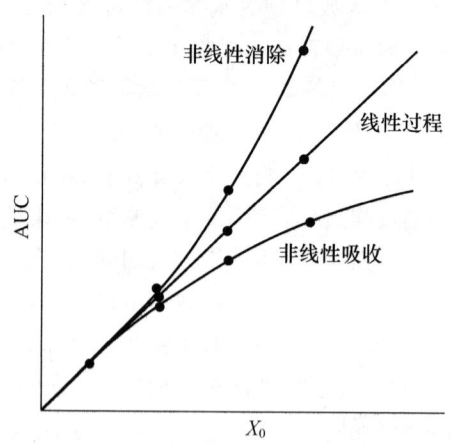

图 2-9　给药后药物 AUC 随剂量 X_0 变化图

三、Michaelis-Menten 型非线性药动学

Michaelis-Menten 型非线性药学的特征为：
(1) 高浓度时为零级过程。
(2) 低浓度时近似一级过程。

(3) 消除速率和生物半衰期不是常数,而与初浓度 C_0 有关。

(4) AUC 与剂量不呈比例。

1. Michaelis-Menten 型非线性药动学方程

$$-\frac{dC}{dt}=\frac{V_m C}{K_m+C} \quad (2-80)$$

式中,$\frac{dC}{dt}$ 为药物消除速度;V_m 为这一过程最大速度;K_m 为米曼常数,实际 K_m 等于速度为最大理论值一半时的药物浓度。

米曼方程有两种极端的情况:

(1) 若 $K_m \gg C$,该式可简化为:

$$-\frac{dC}{dt}=\frac{V_m}{K_m}C=KC \quad (2-81)$$

式中,因 V_m 和 K_m 都为常数,可用一个新的常数 K 来代替,得到表示一级速度过程的基本公式。对大多数药物而言,在治疗浓度范围内,其血药浓度均远大于 K_m,所以可用一级动力学方程来近似描述。

(2) 当 $C \gg K_m$ 时,该式可简化为:

$$-\frac{dC}{dt}=\frac{V_m C}{K_m+C}=\frac{V_m C}{C}=V_m \quad (2-82)$$

这时变化速度与药物浓度无关而以 V_m 的速度恒速进行,也就是零级速度进行。

2. 生物半衰期的计算公式

$$t_{1/2}=\frac{C_0-\frac{C_0}{2}+K_m\ln C_0 / \frac{C_0}{2}}{V_m}=\frac{\frac{C_0}{2}+K_m\ln 2}{V_m}=\frac{C_0+2K_m\ln 2}{2V_m}=\frac{0.5C_0+0.693K_m}{V_m} \quad (2-83)$$

由式(2-83)可知,在体内具有米曼动力学特征的药物,低浓度时,药物的生物半衰期与血药浓度无关,而高浓度时,$t_{1/2}$ 随血药浓度的增加而延长。

3. 稳态血药浓度 若按一定剂量、一定时间间隔多次给药后,体内血药浓度达到稳定状态,这时的血药浓度称为稳态血药浓度(C_{ss})。当达到稳态血药浓度时,药物从体内的消除速率 $-\frac{dC}{dt}$ 等于给药速率,用公式表示为:

$$-\frac{dC}{dt}=R \quad (2-84)$$

式中,R 为给药速率。

(1) 在静脉注射给药时,给药速率等于输注速率,即 $R=k_0$。

(2) 在多剂量口服给药时,$R=FX_0/\tau$。

(3) 静脉给药时,$R=\frac{X_0}{\tau}$;达到稳态血药浓度时 $C=C_{ss}$,代入式(2-80)整理后,可得:

$$C_{ss}=\frac{K_m X_0}{V_m \tau - X_0} \quad (2-85)$$

由此可见,当给药剂量稍有增加时,稳态血药浓度会较显著的增加。有报道,给予患者苯妥英钠 300 mg/d 来治疗癫痫,血药浓度为 4.6 mg/L,患者症状无改善;当剂量增加至 350 mg/d 时,血药浓度为 27 mg/L,出现中毒症状。由此可知,苯妥英钠剂量只增加 1.2 倍,但血药浓度却增加了 5 倍,说明具有非线性代谢性质的药物,血药浓度增加不与剂量呈正比。由此说明，进行血药浓度临床监测对于保证治疗效果、减少毒性反应是极为必要的，也可通过血药浓度监测，为医师调整给药方案提供试验依据。

4. AUC 对非线性药动学消除过程，其 AUC 与 X_0 不呈比例关系。

将米曼方程整理后可得：

$$Cdt = \frac{(K_m + C)}{V_m} dC \tag{2-86}$$

根据 AUC 的概念，将该式从 $t=0$，$C=C_0$ 到 $t \to \infty$，$C=0$ 积分，得：

$$\text{AUC} = \frac{C_0}{V_m}\left(K_m + \frac{C_0}{2}\right) \tag{2-87}$$

当剂量低到 $K_m \gg \frac{C_0}{2}$ 时，式（2-87）简化为：

$$\text{AUC} = \frac{K_m}{V_m} \cdot C_0 \tag{2-88}$$

此时 AUC 与初浓度或剂量呈正比。

当剂量很高时，$K_m \ll \frac{C_0}{2}$ 时，式（2-87）简化为：

$$\text{AUC} = \frac{C_0^2}{2V_m} \tag{2-89}$$

此时 AUC 与初浓度或剂量的平方呈正比，其关系为抛物线形式。稍增加剂量，即可使药时曲线下面积显著增加。

四、具有非线性药动学特征的药物

最早发现阿司匹林、地高辛、肝素、华法林、乙醇、苯妥英钠、乙酰唑胺、对氨基水杨酸、苯海拉明等药物具有典型的非线性药动学特征。

β-内酰胺类抗生素头孢呋辛钠具有非线性药动学特征，静脉给药后呈双室分布，主要消除途径为肾排泄，同时呈现肾小管重吸收饱和现象；口服给药后，该药在消化道被部分降解，吸收过程中有寡肽转运蛋白 PEPT1 参与，高剂量下吸收出现饱和；采用静脉注射和灌胃两种途径给药，在静注 1.78mg，8.9mg 和 17.8mg 头孢呋辛钠后，药物呈明显的非线性消除，随着剂量的增加，血浆清除率增大，药物的消除半衰期和平均滞留时间缩短，药时曲线下面积和给药剂量的比值 $\text{AUC}_{0 \to \infty}/X$ 由 30.78 h/L 减小至 20.87 h/L。近年报道的具有非线性药动学特征的药物有：抗微生物药伏立康唑（Voriconazole）、抗老年痴呆症药利斯的明（Rivastigmine）、抗肿瘤药表皮生长因子抗体 C225、DNA 拓扑异构酶抑制剂 NB-506、HIV-1 逆转录酶药 Efavirnz 等。

第五节 统计矩原理在药动学中的应用

非房室模型的统计矩方法以概率论和数理统计学中的统计矩（statistical moment）方法为理论基础，对数据进行解析，包括零阶矩、一阶矩和二阶矩，体现平均值、标准差等概念，反映了随机变量的数字特征。在药动学中，零阶矩为 AUC，与给药剂量呈正比，是一个反映量的函数；一阶矩为 MRT，反映药物分子在体内的平均滞留时间，是一个反映速度的函数；二阶矩为 VRT，反映药物分子在体内的平均滞留时间的差异大小。

经典房室模型计算公式多，原理抽象晦涩，解析繁杂，一些计算工作例如房室模型嵌合必须借助计算机才能处理。在实际工作中，由于情况复杂，而且模型嵌合具有不确定性，实际数据和房室模型经典理论有时吻合性非常差。因此，20 世纪 70 年代前后有人提出了用非房室模型来处理药动学数据，它不受经典房室模型限制，适用于任何房室，仅仅假设药物末端以单指数消除。虽然统计矩的公式推导依旧复杂，但是公式的使用与经典房室模型相比简单得多。目前，在对体内数据解析时，非房室模型已经成为主流处理方法，各国药品审评当局均推荐采用。

统计矩方法和房室模型各有优缺点、互为补充。由于统计矩方法在药动学研究中逐渐成为主流方法，特进行介绍。

一、统计矩的基本概念

1. 药时曲线下面积（AUC） 给药后血药浓度的经时过程可看成随机分布曲线，不管何种给药途径或何种房室模型，其零阶矩 AUC 的概念为：

$$S_0 = \text{AUC} = \int_0^\infty C(t)\,dt \tag{2-90}$$

在通常单剂量给药的药动学研究中，血药浓度只能观察至某一个时间 t，因此计算 $0 \sim \infty$ 时间内的药时曲线下面积 AUC 时可划分为两个阶段，从 $0 \sim t^*$ 时间曲线下的面积可用梯形法计算，再把 $t^* \sim \infty$ 时间曲线下面积与这块面积相加，所以

$$\text{AUC} = \int_0^\infty C(t)\,dt = \int_0^{t^*} C(t)\,dt + \int_{t^*}^\infty C(t)\,dt \tag{2-91}$$

2. 平均滞留时间（mean residence time, MRT）和平均滞留时间的方差（variance of mean residence time, VRT）

MRT 和 VRT 分别称为一阶原点矩和二阶中心矩。其计算方法如下：

$$\text{MRT} = \int_0^\infty \frac{tC}{\text{AUC}}\,dt = \frac{\text{AUMC}}{\text{AUC}} = \frac{S_1}{S_0} \tag{2-92}$$

$$S_1 = \text{AUMC} = \int_0^\infty tC\,dt \tag{2-93}$$

$$\text{VRT} = \int_0^\infty (t-\text{MRT})^2 C(t)\,dt/\text{AUC} = \int_0^\infty t^2 C(t)\,dt/\text{AUC} - \text{MRT}^2 \tag{2-94}$$

MRT 代表药物分子在体内的平均滞留时间，VRT 为其方差。零阶矩与一阶矩可用于药动学分析，VRT 为较高阶的矩，由于误差较大，结果难以肯定，应用价值很小。

MRT 的含义：一次给药含有无数个药物分子 [例如对于分子质量为 300 的药物，即使剂量只有 1 mg，也含有约 2×10^{18}（$= 0.001/300 \times 6.023 \times 10^{23}$）] 个药物分子，这些药物分子在体内停留的时间并不一致，有些被迅速排泄，而有些可能停留较长时间，极少数甚至可能停留终生。平均滞留时间（MRT）中的"平均"所指的就是这些药物分子停留时间的平均值。

对于线性药动学过程，符合指数函数衰减，其停留时间遵从"对数正态分布"。理论上，正态分布的累积曲线，平均值在样本总体的 50% 处，对数正态分布的累积曲线则在 63.2% 处。静注后 MRT 表示消除给药量的 63.2% 所需要的时间，但是如果存在吸收项，则 MRT 大于消除给药量的 63.2% 所需要的时间。

二、采用统计矩估算药动学参数

1. MRT 和生物半衰期的相互关系 静脉注射给药的 MRT 是一种类似于生物半衰期（$t_{1/2}$）的统计矩。前面已阐明了 MRT 代表给药剂量消除 63.2% 所需要的时间。

$$\mathrm{MRT_{iv}} = t_{0.632} = -\frac{1}{k}\ln\frac{(1-0.632)X_0}{X_0} = \frac{0.9997}{k} \approx \frac{1}{k}$$

将 $t_{1/2} = \dfrac{0.693}{k}$ 代入上式，整理得：

$$t_{1/2} = 0.693 \mathrm{MRT_{iv}} \tag{2-95}$$

式中，$\mathrm{MRT_{iv}}$ 为药物的有效生物半衰期。

若是快速静脉滴注给药，则

$$\mathrm{MRT_{inf}} = \mathrm{MRT_{iv}} + \frac{T}{2} \tag{2-96}$$

式中，T 为快速静脉滴注所需时间。

2. **稳态表观分布容积** 在药动学参数中，最重要的参数之一就是稳态表观分布容积（V_{ss}）。根据统计矩原理，V_{ss} 可在药物单剂量静注后通过清除率与平均滞留时间的简单相乘进行计算。

（1）静注给药

$$V_{ss} = \frac{X_0 \mathrm{AUMC}}{\mathrm{AUC}^2} \tag{2-97}$$

（2）静滴给药

$$V_{ss} = \frac{X_0 \mathrm{AUMC}}{\mathrm{AUC}^2} - \frac{X_0 T}{2\mathrm{AUC}} \tag{2-98}$$

（3）血管外给药

$$V_{ss} = \frac{FX_0}{\mathrm{AUC}}\left(\frac{\mathrm{AUMC}}{\mathrm{AUC}} - \frac{1}{k_a}\right) \tag{2-99}$$

以上三式中，X_0 均为给药剂量；AUC 和 AUMC 均可从药时曲线求得；F 为吸收分数；k_a 为表观一级吸收速率常数。

3. **吸收动力学** 应用统计矩的方法，通过计算不同给药方法的平均滞留时间之差，可估算口服或者肌内注射给药后的平均吸收时间（mean absorption time, MAT），即口服给药时，由于药物的释放、溶解扩散以及胃肠蠕动的不规则，药物的吸收常常不能简单地用一级过程来表征，一级吸收模型拟合所得的速率常数 k_a 仅为一表观值。如果能获取静脉注射的 $\mathrm{MRT_{iv}}$ 值，计算出 MAT 则更具有参考意义。

$$\mathrm{MAT} = \mathrm{MRT_{ni}} - \mathrm{MRT_{iv}} \tag{2-100}$$

将药物的吸收描述为一级速率过程，则

$$\mathrm{MAT} = \frac{1}{k_a} \tag{2-101}$$

此时药物 MAT 吸收半衰期为：

$$t_{1/2a} = 0.693$$

若药物的吸收为零级过程，则

$$\mathrm{MAT} = \frac{T}{2} \tag{2-102}$$

4. **清除率** 清除率是指单位时间内多少表观分布容积内的药物被清除掉。总清除率（CL）等于总消除速率常数（$\mathrm{d}x/\mathrm{d}t$）对全血或血浆药物浓度（C）的比值。

$$\mathrm{CL} = \frac{V_{ss}}{\mathrm{MRT_{iv}}} \tag{2-103}$$

三、非房室模型的优点

（1）限制性假设较少，只要求药时曲线的尾段符合指数消除。

（2）解决了不能用相同房室模型拟合全部试验数据的问题。例如，有的药动学数据符合一房室模型，有些符合二房室模型，各参数间很难比较。采用非房室模型分析，不管指数项有多少，都可以比较各组参数，如 AUC、MRT、CL 等。

第六节　群体药动学

一、群体药动学的基本概念

群体药动学（population pharmacokinetics，PPK）是将经典的药动学理论与统计模型结合起来的一种药动学理论，主要研究药物体内过程的群体规律，研究药动学参数的统计分布及影响因素的药动学分支学科。

药动学可以将患者的个体特征与药动学参数联系起来，作为患者临床个体化给药的依据。在群体药动学的研究过程中，通常把一些基本的药动学参数（如 CL，V，F 等）的平均值作为群体参数（population parameters）。将群体平均值与标准差结合构成药动学参数的群体分布（population distribution）。大量的研究证实，药动学参数的分布规律一般符合正态分布，或取对数后符合正态分布。将试验人群按年龄、性别、体质量、病种等分类后再进行统计分析，会发现对某类患者来说标准差显著变小。这些按体征分类后的药动学参数被称之为次群体药动学参数，利用次群体药动学参数作为患者用药剂量调整的依据时，必然会提高用药的准确度。

群体药动学的研究目的包括：

（1）观测患者群体的药动学和药效学的整体特征。

（2）观察相关因素对于群体药动学和药效学的影响，如观察患者个体生理因素（体质量、年龄、性别等）和病理因素（疾病的种类、程度等）对药动学和药效学的影响，鉴别个体差异的主要来源，保证患者用药安全。

（3）评估随机变异性的影响。

二、群体药动学的特点

（1）对于富集数据组与稀疏数据组均可进行分析。

（2）应用于临床前的群体数据分析以及种属之间的外推。

（3）可对不同期或不同次的试验结果进行同时分析。

（4）对于相关因素的分析可以为未来的试验设计、剂量选择提供指导。

（5）群体模型的建立可为临床试验计划的仿真提供基础。

（6）有助于临床各期试验中对于药动学-药效学相关关系的研究。

三、群体药动学参数的估算方法

1. 单纯集聚数据分析法（naive pooled data analysis，NPD）　将所有个体的原始血药浓度数据集中，共同对模型拟合数据，确定群体药动学参数。此法忽视个体差异，对参数估计比较粗略，得不到个体间变异数据。

2. 两步法（two-stage method，TS） 先对个体原始血药浓度数据分别进行曲线拟合，求得个体药动学参数；再将个体化参数进行统计分析，得到群体参数的均值及个体间和个体内变异参数，最后得到特定药动学参数与固定效应之间的关系，如消除速率常数与肾功能。该法要求取样点大，否则结果偏差较大，而且只能将青壮年人群作为目标人群，对患者针对性不够。

3. 非线性混合效应模型（nonlinear mixed effect model，NONMEM） 介于单纯集聚数据分析法和两步法之间，把患者的原始血药浓度时间数据集合在一起，同时考虑年龄、体质量、身高、肾功能等生理、病理情况及合并用药、吸烟、饮食等因素对药物体内处置的影响，把经典的药动学模型与各固定效应，个体间、个体自身变异的统计模型结合起来，一步求出群体药动学参数。

四、NONMEM 法简介

1. 方法简介 NONMEM 法是一种临床药动学参数计算方法。与传统的药动学计算方法不同的是，该法将传统的药动学模型和群体模型结合起来，将受试者的药时数据和生理、病理因素（如性别、年龄、身高、体质量、肝肾功能等）作为患者药动学参数变异的来源。在数据处理过程中，除个体误差外，还包括其他来源的误差，如测定误差、计算误差等，将其统称为偶然误差。

NONMEM 法只需对患者采集 2~3 次血样，与 NPD 法和 TS 法相比操作比较简便且更易为患者接受，通常 NONMEM 法所得参数的误差小于上述两种方法。国内学者在 20 世纪 90 年代初曾利用三种方法对茶碱的群体药动学参数进行了估算，结果三种方法所得参数值（k_a，k_e，V，T_0）比较一致。但由于 NONMEM 法取血点较少，而且能处理临床治疗药物监测中收集的非均匀的零散数据，更适合临床个体化给药。

NONMEM 法由于考虑的因素很多，将目标函数变得较为复杂，使计算机处理数据的工作量显著增大，需用大型计算机进行计算，从而使该法的应用受到一定的限制。但该法减少了数据采集和测定的工作量，故仍值得推广。

2. 研究步骤

（1）查阅文献并依据文献报道确定影响因素。

（2）建立包括各种影响因素（生理因素，如年龄、体质量、身高；病理因素，如肾功能、肝功能；其他因素，如合并用药、吸烟等）的数据库。

（3）建立固定效应模型，用 NONMEM 法求固定效应参数、实际个体的初剂量。

（4）患者给予初剂量后，取 1~2 点血药浓度，用 Bayesian 法反馈程序进行反馈处理，进一步求出患者的个体药动学参数，再根据个体药动学参数调整给药方案，将血药浓度控制在理想范围内。

3. 程序简介 NONMEM 程序是由 Fortran 语言编写的应用软件，可以在 Microsoft Windows、UNIX 等多种环境下使用。在 Windows 系统中，原装的 NONMEM 程序需要在 DOS 窗口内运行。近年来人们相继开发了一些 NONMEM 辅助程序，可以在 Windows 系统中控制 NONMEM 的文件编辑、运行，并作图分析其输出结果，使得 NONMEM 程序的使用更加方便、快捷和有效。NONMEM 程序由控制文件、数据文件、转换文件、核心文件和输出文件等几个部分组成，其基本关系如图 2-10 所示：

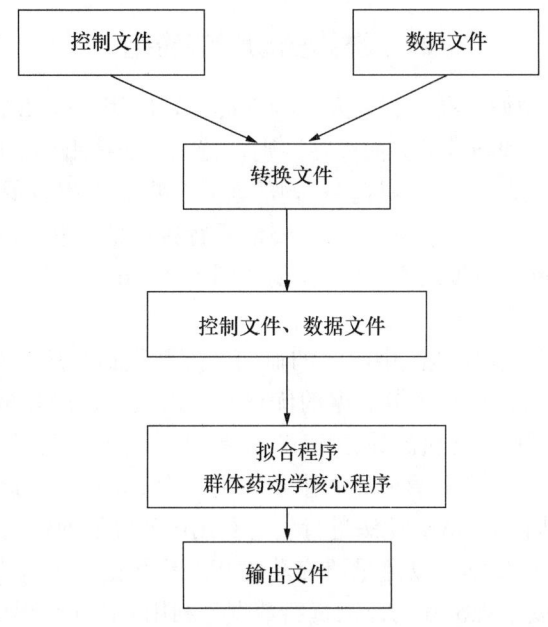

图 2-10　NONMEM 程序的基本组成及其关系

五、个体给药方案的制订——Bayesian 法

1. 原理　Bayesian 法是一种由群体药动学参数估算个体药动学参数的方法，可用于制订个体给药方案。它是在群体药动学参数的基础上，采用患者的 1~2 个血药浓度作为反馈，可得到较理想的个体药动学参数。该法通常用于研究治疗浓度范围狭窄的药物，如氨基糖苷类、环孢素、地高辛、利多卡因、苯妥英钠、锂盐、茶碱、华法林和一些抗肿瘤药物等。

2. Bayesian 法和 NONMEM 法结合应用（图 2-11）

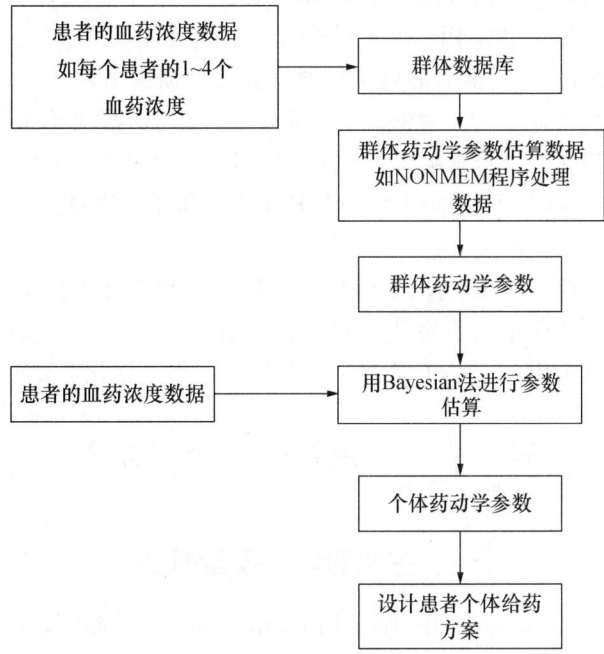

图 2-11　Bayesian 法和 NONMEM 法结合应用

六、群体药动学的应用

1. **特殊人群** 对于孕妇、婴儿、老人等特殊群体，应用 NONMEM 法能获得较理想的参数。婴儿与成人药动学和药效学方面存在区别，特别是身体组成及肝、肾功能成熟程度不同，婴儿在 3 周前肝功能较差，体内许多药物的血浆蛋白结合率较低，按单位体质量计算，新生儿的肾活性只有成人的 30%～50%，主要依靠肾排泄的药物，其消除半衰期将显著增加。如青霉素在成人消除半衰期为 0.5 h，在婴儿则为 3.2 h。因此对婴儿的给药方案应与成人不同，要特别注意。

2. **生物利用度** 利用临床监测中收集的血药浓度数据估算药物在患者体内的生物利用度，可以发挥 NONMEM 法处理零散数据的优点。有人用 NONMEM 法分析在临床患者中收集的零散数据，获得呼吸道和泌尿道感染患者国产氧氟沙星片的相对生物利用度为 91.7%±8.0%，获得依托度酸胶囊的相对生物利用度为 94.8%，与经典药动学分析方法比较基本无显著性差异。用 NONMEM 法进行生物利用度研究简便快捷，准确度较高。

3. **合并用药** 群体药动学可以定量研究药物相互作用的影响。有人通过采集 298 例儿童癫痫患者服用苯巴比妥常规治疗的监测资料数据，利用 CPKDP 程序分析药动学参数，结合 Bayesian 反馈法及两步迭代估算儿童个体药动学参数。发现儿童苯巴比妥群体药动学主要参数 k_p、V、CL 在单用苯巴比妥组分别为 $0.351\ h^{-1}$、0.452 L/kg 和 5.135 L/(h·kg)；与丙戊酸、氯硝西泮、托吡酯、苯妥英、卡马西平合并应用，可显著影响苯巴比妥清除率，其中丙戊酸、卡马西平和苯妥英均增加苯巴比妥的清除率，而氯硝西泮、托吡酯则降低苯巴比妥的清除率。

4. **药动药效学** 药动药效学研究使治疗药物浓度监测从单纯的血药浓度提升到浓度与效应相结合的高度，成为考察药效学的一个指标，利用 NONMEM 法研究药动药效学已经成为血药浓度监测的热点。我国对丙戊酸钠治疗癫痫患儿的临床数据进行 NONMEM 法处理，建立了中国癫痫儿童应用丙戊酸钠的群体药动学/药效学（PPK/PD）结合模型。齐多夫定、硫喷妥钠、肼屈嗪等也有 PPK/PD 结合模型的相关文献报道。

5. **新药开发** 新药临床试验中常采用经典的药动学研究方法，存在一定的局限，受试者是健康人群或一般患者，受试人数少，少有并发症，几乎不需要合并用药，这些结果不适合特殊人群如老人、婴儿、肾衰竭患者。NONMEM 法仅需采集 2～4 次血样，适合开展特殊人群的研究。美国 FDA 已经批准用 NONMEM 法对婴儿及肿瘤患者进行新药临床药动学研究。

6. **优化个体给药方案** 群体药动学已经广泛用于氨基糖苷类抗生素、抗癫痫药物、茶碱、地高辛等药物的个体化给药方案优化设计。如对 219 例门诊癫痫患者苯妥英的每日剂量、稳态血药浓度数据采用 NONMEM 法进行分析，获得了优化苯妥英个体化给药方案。

第七节　生理药动学模型简介

一、生理药动学模型概述

生理药动学模型（physiologically based pharmacokinetic model，PBPK model）是在现有的人类或其他动物的解剖和生理知识以及药物生物化学数据的基础上建立起来的。其模型由一系列代表器官或组织的房室组成，且假定器官或组织内药物浓度均匀分布，并将房室按一定的顺序排列构成一种流程。房室的选择要根据药动学、药效学和药物的生物化学特性以及机体解剖与生理学而定。每个室代表若干组织器官，如同真实人体一样，因此这样的模型结构便于人们理解。每个房室内药物的流入、流出、积累和消除均可加以描述，并可写出物质平衡微分方程，再利用计算机仿真求解。现有一些药物如巴比妥、利多卡因、毛果芸香碱、丙泊酚、茶碱、咪哒唑仑、硫喷妥钠等作为生理药动学模型进行了评估。由于计算机技术的发展，可以为更精细、复杂的生理药动学模型的发展提供研究开发空间。

二、生理药动学模型的特点

1. PBPK 模型的优点

（1）能真实反映任一组织器官内药物浓度的时间过程，因而能够更好地反映药物在体内的分布情况。

（2）其参数与真实的生理或解剖上的量具有对应关系，如器官血流速率和容积，若体内生理或病理学功能有变化，通过一些参数值的异常就可以预测药物的药动学。

（3）PBPK 模型可根据生物学的相似性而进行类推。

2. PBPK 模型的缺点

（1）模型的建立需要较多的参数值，包括药物相关的参数，生理、解剖学参数与生物化学参数，需要进行试验测量，成本较高。

（2）生理参数即使试验成本允许，试验对象也有限，例如不允许测量人体的相关值。

（3）模型的描述方程较为复杂，求解困难，计算成本较高。

第八节 中药药动学

中药药动学是应用药动学原理研究中药体内处置过程的一门学科，主要研究中药及其复方制剂在体内吸收、分布、代谢、排泄等过程及速率变化规律。进行中药药动学研究，可为揭示中药药性理论、作用机制、组方原理，新药开发、剂型改革，提高质量控制水平和临床合理用药等提供理论指导，对推动我国中医药走向世界，并最终实现中药现代化具有重要意义。

一、血药浓度法

（一）研究概述

对于化学成分或指标成分明确，且已经建立精确可靠的分析方法以检测此成分在生物体液中含量的中药及其制剂，可采用血药浓度法。其原理、方法与化学药物的动力学研究相同，即测定血、尿或其他体液、组织中指标成分含量，建立药时曲线，进行模型拟合，求算药动学参数。要求指标成分的测定方法灵敏度高、选择性强、准确度高、重现性好。

血药浓度法过去多用于某一中药提纯所得有效成分在体内药动学的研究，近年来逐渐用于含某一明确、可检测的指标成分的单味中药或中药复方制剂的药动学研究。如研究不同剂量的黄芩素在大鼠体内药动学行为时，发现黄芩苷的药时曲线均存在双峰现象，黄芩素剂量在 20~100 mg/kg，代谢产物黄芩苷的药动学行为呈线性关系；黄芩素剂量在 100~200 mg/kg，黄芩苷的药动学行为呈非线性关系。由于某一单一指标成分在体内的药动学性质不能完全代表含此指标成分的中药或复方制剂的药动学特征,因此在实际工作中不能完全指导单味药及复方制剂的临床应用。

近年来应用血药浓度法研究中药及其复方的药动学过程,阐述机体状态或方剂配伍对药动学的影响,提出了同一药物在不同症候的动物或人体内的药动学参数有显著性差异,如川芎嗪、阿魏酸在脾虚大鼠体内表观分布容积显著减小,消除速率显著降低,AUC 显著增加。虽然大黄酸在寒证和热证人体内的药动学过程无显著差异,但寒证志愿者服用大黄水提物后的不良反应率远高于热证者。

针对复方中药也曾提出复方药动学概念,主要反映复方中君、臣、佐、使和剂量的加减对药动学参数的影响。如郁金对川芎中阿魏酸药动学影响的研究,揭示了川芎单煎组、川芎郁金 1:1 和 1:2 组中阿魏酸在兔体内的动力学行为整体均符合双室模型,但川芎郁金 1:1 配伍时,有利于阿魏酸在家兔体内的转运;郁金用量较大时会使阿魏酸的吸收减慢。采用 HPLC 法测定分别以黄连与生地黄 1:0、1:1、1:4、1:8 水煎剂灌胃后大鼠体内小檗碱的血药浓度,结果小檗碱在大鼠体内的代谢过程符合一级双室模型,四组有显著差异($P<0.05$)。其中,黄连与生地黄 1:8 组的 C_{max} 和 AUC 最大,揭示黄连配伍大剂量的生地黄,可显著提高黄连中有效成分小檗碱的生物利用度。

(二) 检测方法

目前较好的体内药物浓度测定方法有紫外分光光度法、原子吸收分光光度法、高效液相色谱法、气相色谱法、高效毛细管电泳和免疫法,多采用联用技术以弥补单一技术的缺点。该类方法快速、简便、灵敏度高、专一性强、重现性好、回收率高。

1. 紫外分光光度法 紫外分光光度法在血药浓度检测中应用广泛,测定方法简单、快速。但其特异性低,常受到血浆中内源性物质和药物代谢产物的干扰。如测定板蓝根的药动学参数时,由于板蓝根主要成分靛玉红的吸收峰在 540 ± 1 nm 处,与血红素 572 ± 1 nm 的吸收峰相距较近,互相干扰,因此应选择另一特异性高的成分靛蓝为检测指标。

2. 原子吸收分光光度法 原子吸收分光光度法主要用于药物中微量金属元素的测定。采用该法可测定四物汤中微量元素 Cu、Zn、Fe 等在家兔体内的吸收及含量变化;测定六神丸和牛黄清心丸中的砷元素。

3. 高效液相色谱法 高效液相色谱法不受药物的热不稳定性和挥发性所限,具有样品适用范围广、预处理简单等优点,是一种常用的体内药物分析方法。采用高效液相色谱法测定黄芩苷、阿魏酸、葛根素等成分,结果均具有灵敏度高、特异性高、精密度高等优点。

4. 气相色谱法 气相色谱法是测定血清中有效成分的一种常用方法。随着气-液、气-质联用技术的不断发展,扩大了气相色谱法的应用范围,提高了灵敏度和专一性。尤其是气-质联用技术充分发挥了色谱分离与质谱定性定量的双重优点,成为研究药物代谢产物的重要工具。采用气-质联用方法测定了大鼠血浆样品中川芎嗪浓度,结果显示线性范围为 $2\sim60\ \mu g/L$,灵敏度为 $1\ \mu g/L$,回收率达 82%,日内日间 RSD 均小于 9.0%。

5. 高效毛细管电泳 高效毛细管电泳是电泳技术和层析技术结合的产物,兼有 HPLC 的高效率及高压电泳的高速、高分辨率等优点,其选择性与高效液相色谱层析有很大的互补性。高效毛细管电泳利用电渗流作用,将不能分离的物质带出柱外,避免污染毛细管柱。这一特点非常适合中药复方的成分分析。采用毛细管电泳测定兔血浆中苦参类生物碱的浓度,证实高效毛细管电泳在分辨率、分离效能及减少进样量方面优于高效液相色谱法。

6. 免疫法 免疫法取样量小、专一性强、灵敏度高,特别适用于体内药物的分析,常用的有放射免疫法和酶免疫法，其检测限达 0.01 ng。放射免疫分析法是将放射性同位素技术与免疫化学技术相结合，体外可测定超微量物质。小鼠静注 ^{3}H 标记川芎嗪后，用放射免疫分析法研究其药动学。酶免疫分析法是将抗原抗体反应和酶的高效催化作用机制有机结合的一种新的免疫学测定方法，仪器简单，速度快，易于自动化或半自动化测定，可用于中药药动学的研究。

此外，荧光色谱法、薄层色谱法、色谱-质谱联用法等也在中药药动学研究中发挥重要的作用，随着检测技术的不断进步，还会有更便捷、准确、专一的检测方法用于测定药物浓度，促进中药药动学研究的进步。

二、生物效应法

中药成分比较复杂，仅依据单一有效成分或指标来评价药物在体内的含量并不准确。同时，有的药物有效成分不明确，或缺乏灵敏可靠的化学定量方法，用血药浓度法难以测定其体内含量。20 世纪 50 年代初期产生了以药效为指标进行药动学研究的理论方法，即生物效应法。生物效应法主要包括药理效应法、药物累积法和微生物指标法。

（一）药理效应法

1975 年 Smolen 等提出以药理效应为指标测定药动学参数的方法，其基本思想是假定药效在体内呈线性关系。药物在作用部位的药量（Qt）与给药量（D）呈正比，而 Qt 又与药物效应强度（E）有对应的函数关系，即 $E(t) = f[Qt]$；$Qt \propto D$；$E(t) = f[D]$。由此进行模型分析和推算药动学参数，主要用于有效成分不完全清楚及成分复杂难以检测的中药复方制剂的药动学研究。

1. 建立量效曲线（绘制 E-D 曲线）及时效曲线（绘制 E-t 曲线）　从量效曲线上查出与时效曲线上各时间药效相当的剂量值，用此值将时效曲线改绘成剂量时程曲线（D-t 曲线），与药时曲线类似，可求得各药动学参数。

2. 效量半衰期法　效量半衰期是指体内有效药量减少一半的时间。效量半衰期法先通过试验测得药物的量效曲线和时效曲线，然后利用两曲线的截距和斜率求算 k（体内有效药量消除速率常数）和 $t_{1/2}$（效量半衰期），再计算其他药动学参数。

药理效应法是研究中药复方药动学的常用方法，它能体现中医药的整体性，符合中医药基础理论。由于中药及其方剂的药效作用是多方面的，某种作用的药动学过程并不能代表该药的全方位作用特点，必须用多个药动学指标来反映中药复方的作用规律。如分别以发汗、解热、抗炎和抑制肠蠕动为指标研究麻黄汤、桂枝汤、银翘散、桑菊饮解表作用的药动学规律，采用最低起效量、效应衰退半衰期、效应维持时间、效应达峰时间等考察指标，发现用不同指标测定的药动学参数相差较大。因此，选择药效指标应与临床用药目的一致。

（二）药物累积法

药物累积法又称毒理效应法，是利用动物急性累积死亡率来求算药动学参数的方法，采用药动学中血药浓度多点动态检测的原理，与测定动物急性累积死亡率的方法结合，研究中药药动学。该法具有非特异性，凡能急性致死动物的药物，皆可求算其药动学参数。因此，对于有效成分不明确或成分复杂或无合适化学定量方法的中药，是一种很好的药动学研究方法，主要适用于具有一定毒性的中药及中药复方的药动学研究。

药物累积法以动物急性死亡率为指标，明确可测，体现了中药制剂复方配伍的整体性，符合中医药基本理论，其参数能比较真实地表明制剂的体内动态变化规律。但累积法是以动物死亡率为指标，不一定与药效平行，试验所需的动物数较多，剂量也大于临床实际用量。因此，该法求得的药动学参数不一定与正常情况下药物实际动力学过程相符。

其测定方法为：

(1) 测定半数致死量（LD_{50}），绘制出剂量-死亡概率单位（D-P）直线。

(2) 根据 D-P 直线斜率（K）确定给药剂量，一般用 $1/2LD_{90}$。

(3) 选用各指标一致的多组试验动物，于首次给药后，各组按不同时间间隔第二次给药（给药剂量与第一次相同），观察各组用药后的死亡率。

(4) 药物体存百分率计算：体存百分率（%）$=\dfrac{\text{死亡率相应的函数剂量}-\text{第二次用量}}{\text{第一次用量}}\times 100$

(5) 绘制体存百分率对间隔时间曲线，得到第一次用药后体存百分率的动态变化。

(6) 计算药动学参数。

（三）LD_{50} 补量法

LD_{50} 补量法实际是对药物累积法的改进。由于药物累积法中 D-P 直线的精确度对结果影响较大，因此以体存量对间隔时间作图取代体存百分率对间隔时间曲线。首次注入药物 T 小时后在体内的存留量 $R_T=LD_{50}-LD_{50}(T)$，LD_{50} 代表首次给药 T 小时后使 T 时间组动物死亡 50% 所应追加的药量。

三、微生物指标法

微生物指标法又称琼脂扩散法，适用于具有抗菌活性的中药及其复方制剂。微生物指标方法简单，指标明确，需体液量少（3~5 μl），操作容易，重复性高，有较高的灵敏度，为成分复杂、有抗菌作用的中药药动学研究提供了一个新的思路。其方法是：选择适宜的菌株，根据待测体液样品在琼脂板上产生的抑菌圈直径，用对照品的浓度与抑菌圈直径大小作标准曲线，推算体液浓度。有人采用微生物法测定了家兔体内鹿蹄草素的药动学参数，以金黄色葡萄球菌为指示菌，表明鹿蹄草素在体内符合双室模型。但由于中药复方干扰因素多，同时血清有效成分很难达到抑菌浓度，因此微生物指标法在中药复方药动学研究中应用还不多。

四、新方法与新技术

（一）药动学和药效学结合模型（PK-PD 模型）

药物在体内受吸收、分布和代谢等过程的影响，其剂量与效应的相关性较低，调整药物剂量往往不能及时有效地控制药物效应。如果药物浓度和效应相关性良好，建立药物剂量与血药浓度对时间变化关系，通过数学计算，可以设计有效控制药物效应的给药方案。但已有试验证明药理作用强度常滞后于药物浓度，因此，为更精确地描述药物剂量与药物效应之间的关系，Shciner 等在经典隔室药动学模型中加入了效应室，建立了 PK-PD 模型。

用 PK-PD 模型研究苦参碱及氧化苦参碱静注后在兔体内的药动学，发现其药时曲线符合双室模型，效应-时间曲线符合一室模型，应用 PK-PD 模型发现药效与效应室浓度之间符合 S 形最大效应模型。PK-PD 模型将时间、浓度、药效结合起来，准确地评价药物在体内的动力学过程和药理效应的动态变化，正逐渐成为中药药动学研究的热点。

（二）生理药动学模型（PBPK 模型）

对冰片的药动学研究可完善中药药性（归经）理论。如合成冰片的药性为辛、苦、微寒，归心、脾、肺经，但天然冰片却只有性味，没有归经描述；利用 PBPK 模型预测冰片主要成分龙脑和异龙脑在器官或组织内的分布，推断天然冰片的归经特征以及探讨中药归经与中医脏腑之间的内在关系等。槐定碱的药动学过程研究也应用了 PBPK 模型，模型由 9 个组织室和 2 个血液室组成，通过肺连接成一个封闭循环系统。结果表明大鼠静脉注射 20 mg/kg 槐定碱后，组织、器官中药物浓度的模拟值与试验值趋向一致。

PBPK 模型注重机体整体对药动学性质的影响，符合中医用药整体的观念，对于物质基础不是很明确的中药复方制剂的药动学研究更具有积极的意义。但 PBPK 模型的建立和数据处理繁琐，还需改进。

（三）中药胃肠药动学

主要是研究中药复方制剂在胃肠内的动态变化过程，虽然这种变化是机体对药物的最初始作用，但它将影响到复方中各种成分在体内的全过程。研究中药胃肠药动学将为中药生物利用度研究提供理论依据。

五、中药药动学在中药新剂型中的应用

中药药动学除应用于传统剂型如散剂、丸剂等研究外，还在中药新剂型药动学研究中发挥了重要的作用。如水飞蓟素是菊科植物水飞蓟的果实经提取精制而得的混合物，其主要成分为水飞蓟宾、水飞蓟宁以及水飞蓟亭等。该药在保肝、降血脂、保护心肌、防治脑缺血、抗血小板聚集、防治动脉粥样硬化等方面显示出良好的疗效。但是，由于水飞蓟素难溶于水，口服吸收差，生物利用度低，从而影响了其临床疗效。当其制成水飞蓟素-环糊精包合物、水飞蓟素-磷脂酰胆碱复合物后，不仅能大大提高水飞蓟素的生物利用度，提高疗效，还具有清除自由基、抗脂质过氧化等多种作用。

采用中药药动学研究中药新制剂的药动学性质的意义体现在以下几方面：
(1) 有助于中药新制剂处方的设计、制备工艺的优化和辅料的筛选。
(2) 有助于中药剂型的筛选。
(3) 有助于中药制剂内在质量的评价。
(4) 有助于新药开发，为新药的研制开发提供依据。
(5) 可有效利用中药资源，促进中药现代化发展。

六、中药药动学研究中存在的问题

（一）中药成分复杂，确定检测指标难

中药即使是单味药，其所含的化学成分都有数百种，中药复方、整方所含成分就更加复杂，加之中药在炮制、制剂过程中经过多道程序，每种化学物质之间又可能发生化学反应，产生新的物质，因此要对每一种成分进行研究是不可能的。通常选择性质稳定、易检测、药效明确的成分作为指标成分。

（二）复方中有效成分含量低，难以检测

中药一般有效成分含量较低，进入血液循环的量更低，难以检测。解决这一问题需借助微量检测仪器和灵敏的检测方法。

（三）处方环境不确定，药动学研究难具规律性

中医讲究辨证施治，处方因证而异，经常同病异治或异病同治，同一味药在不同处方中起不同的作用，受影响因素较多，因此药动学研究难具规律性。

药动学的临床应用：

(1) 临床给药方案的设计　见第八章。

(2) 特殊人群的合理用药　见第十一章。

综上所述，临床药动学侧重紧扣临床合理用药。随着临床药动学知识的普及，其传统的给药方式将逐渐被科学的、因人而异、因病而异的药动学原则指导的方案所代替，更贴近临床，更有利于患者。

【思考题】

1. 生物半衰期有何临床意义？
2. 何谓房室模型？它在药动学研究中有何作用？
3. 给某患者静脉注射某一药品，剂量为 1.2g，测得不同时间的血药浓度如下：

t (h)	1	2	3	4	6	8
C (mg/L)	103.8	78.64	54.33	40.10	19.76	10.42

试求该药的 k，$t_{1/2}$，AUC。

4. 某一单室模型药物，生物半衰期为 8 h，静脉滴注达稳态血药浓度的 95% 需要多少时间？
5. 非线性药动学的特点有哪些？其研究在临床上有何意义？
6. 隔室模型的判别方法有哪几种？
7. 静脉注射 100 mg 某药（双室模型）后，由血药浓度数据获得该药的药动学方程如下：

$$C = 4.37e^{-8.27t} + 0.53e^{-0.16t} \quad (t \text{ 单位为 h，} C \text{ 单位为 mg/L})$$

求 k_{12}，k_{21}，$t_{1/2\alpha}$，$t_{1/2\beta}$ 及静注后 3 h 的血药浓度。

8. 以每 3 h 给予 150 mg（$k = 0.37\,\text{h}^{-1}$）药物时，首剂量应为多少才能使其首次最低血药浓度与稳态最低血药浓度相等？
9. 何谓平均滞留时间？不同给药途径的平均滞留时间有何区别？
10. 米曼方程有何特征？如何判别药物在体内存在非线性药动学过程？
11. 何谓群体药动学？它有何特点？
12. 简述中药药动学的研究方法。

(朱照静)

第三章 药物相互作用

> **学习要点**
> 1. 掌握药物相互作用与配伍禁忌的概念;药物在体内的相互作用;抗菌药物的联用指征与联用原则及中药与化学药之间的相互作用。
> 2. 熟悉药物在体外的相互作用及药物体内代谢的研究进展。
> 3. 了解体内药物不良相互作用的预防。

第一节 概 述

随着药品的品种日益增多,新药不断涌现,许多患者接受治疗时,常联合应用两种以上药品,由药物相互作用所带来的问题特别是药品不良反应问题也日益受到人们的关注。药物相互作用对合理的联合用药,发挥药品最大治疗效应,减少或避免药品不良反应及防止某些抗菌药物产生耐药性具有重要的临床意义。

药物相互作用(drug interaction)是指患者在药物治疗过程中同时或在一定时间内先后使用两种以上药品后所出现的复合效应,常不同于两种以上药品单独使用时所预测的作用。其效果分为有益和不良两种,前者称为临床期望得到的药物相互作用(clinically desirable drug interactions),使疗效提高或不良反应降低;后者称为不良的药物相互作用(adverse drug interactions),使疗效降低或不良反应增大,有时还会带来严重不良反应,如心搏骤停或心律失常、高血压危象、低血压或休克、呼吸麻痹(呼吸中枢抑制或呼吸肌麻痹)、惊厥、出血、低血糖昏迷、肝、肾、骨髓实质性器官损害等,临床上应密切关注。

药物相互作用主要发生在体内;少数情况在体外发生,从而影响药物进入体内。因此,药物相互作用的分类如下:

(1) 药物在体外的相互作用 包括药物理化性质的改变、药物生物利用度的改变。
(2) 药物在体内的相互作用 主要包括药物在药动学方面的相互作用、药物在药效学方面的相互作用。另外,还有掩盖不良反应的相互作用。

第二节 药物在体外的相互作用

药物在体外的相互作用指的是在患者用药之前(即药品尚未进入机体以前),药物相互之间发生作用,使药物性质发生改变,结果使药物疗效发生量变或质变。

一、药物理化性质的改变

1. 物理性配伍变化 指药品配伍时发生溶解度改变、潮解、分层、混浊或沉淀等。如地西泮注射液与5%葡萄糖注射液配伍时,由于地西泮只在乙醇中溶解,在水中几乎不溶,所以加入以水为溶剂的注射液中因不能混溶而出现絮状物或混浊；注射用盐酸万古霉素（5%水溶液的pH为2.5～4.5）与注射用亚胺培南-西司他丁钠注射液（pH 6.5～8.5）混合时，产生沉淀；氨茶碱注射液与乳酸环丙沙星氯化钠注射液配伍时，氨茶碱在pH<8时不稳定，在与低pH值的注射药物混合后析出茶碱结晶。

2. 化学性配伍变化 指药品配伍时发生水解、氧化还原等化学反应而致外观变化或药效改变。如注射用头孢曲松钠加入复方氯化钠注射液中，前者可与复方氯化钠注射液中钙离子形成头孢曲松钙的白色微混浊或沉淀；安达美注射液与维生素C注射液、甘油磷酸钠注射液或法莫替丁注射液配伍时，因安达美中含有多种微量元素，其中某一种微量元素可与配伍药品发生变色反应；维生素C注射液与注射用氨苄西林钠配伍，因维生素C含烯二醇结构，具有强还原性使氨苄西林钠分解破坏而降效。

配伍禁忌（incompatibility）是指在一定条件下，产生不利于生产、应用和治疗的而又不能纠正的不合理配伍变化，一般是指药品在体外配伍直接发生物理性或化学性的相互作用而影响药品疗效或发生不良反应，亦称药剂学的相互作用。在注射药物静脉滴注时尤应注意配伍禁忌。常见注射药物配伍禁忌见表3-1。

表3-1 常见注射药物配伍禁忌

注射药物1	注射药物2	配伍结果
青霉素	氧氟沙星	混浊
	氨茶碱	青霉素失活、降效
	碳酸氢钠	青霉素失活、降效
	葡萄糖	分解快
	间羟胺	混浊
	去氧肾上腺素	发生化学反应
	庆大霉素	庆大霉素失活、降效
	阿米卡星	阿米卡星失活、降效
	大环内酯类	有配伍禁忌
	维生素C	青霉素分解快、降效
	氢化可的松	青霉素降效
	黄芩注射液	沉淀
	黄连注射液	沉淀
氨苄西林-舒巴坦	10%葡萄糖注射液、5%葡萄糖氯化钠注射液	降效，室温内1h失效
	5%碳酸氢钠	降效，且外观有乳光
阿洛西林	维生素B_6	沉淀
	氨甲苯酸	沉淀
	维生素C	pH变化大于0.2，宜少配伍
	阿米卡星	pH变化大于0.2，宜少配伍
	小诺米星	pH变化大于0.2，宜少配伍
	庆大霉素	pH变化大于0.2，宜少配伍
	头孢唑啉	pH变化大于0.2，宜少配伍
	地塞米松	pH变化大于0.2，宜少配伍
	肌苷	pH变化大于0.2，宜少配伍
	依诺沙星	沉淀

续表

注射药物1	注射药物2	配伍结果
氨苄西林钠	0.5%甲硝唑	变色、沉淀
	氨茶碱	沉淀分解,失效
	庆大霉素	有配伍禁忌
氟氯西林钠	5%或10%葡萄糖注射液	降效
	氨茶碱	沉淀分解,失效
羧苄西林钠	0.5%甲硝唑	降效
	小诺米星	降效
美洛西林钠	环丙沙星	混浊
	甘草酸二铵	混浊
阿洛西林钠	5%或10%葡萄糖注射液	变色、降效(与温度、时间呈正比)
	5%葡萄糖氯化钠注射液	变色、降效(与温度、时间呈正比)
	氨茶碱	沉淀分解,失效
头孢噻肟钠	碳酸氢钠	变色、配伍禁忌、相互增加毒性
	甲硝唑	4h后瓶底有少量气泡且溶液颜色变深
	氟康唑	延迟混浊、变色
	5%葡萄糖注射液	白色混浊
头孢曲松钠	复方氯化钠	乳白色混浊
	氨茶碱	pH变化、降效
	氟康唑	沉淀
	万古霉素	沉淀
	莪术油葡萄糖	液体变为棕色
	氨基糖苷类	混浊
	呋塞米	混浊
	葡萄糖酸钙	混浊
头孢他啶	维生素C	维生素C含量下降
	氟康唑	沉淀
	5%碳酸氢钠	降效
头孢拉定	酚磺乙胺	混浊
	莪术油葡萄糖	液体变为棕色
	氨茶碱	分解失效
头孢唑林钠-舒巴坦钠	培氟沙星	白色混浊
头孢匹胺钠	培氟沙星	白色混浊、沉淀
头孢呋辛钠	氨基糖苷类	有理化配伍禁忌
头孢哌酮钠	5%碳酸氢钠	4h后变色、沉淀
	0.5%甲硝唑	4h后变色、沉淀
	奋乃静	变色、沉淀
	哌替啶	变色、沉淀
	环丙沙星	乳白色混浊
	西咪替丁	混浊
	拉贝洛尔	变色、沉淀
	氨基糖苷类	沉淀或降效

续表

注射药物1	注射药物2	配伍结果
	酚磺乙胺	混浊
	诺氟沙星	乳白色混浊
	葡萄糖酸钙	混浊
	氧氟沙星	白色混浊
	莪术油葡萄糖	液体变为棕色
	培氟沙星	白色混浊、沉淀
头孢哌酮钠-舒巴坦钠	阿米卡星	沉淀或降效
	盐酸氨溴索	白色混浊
阿米卡星	全静脉营养液	1h即出现脂肪乳的破乳现象
	铂化合物	肾毒性增加
	林可霉素	增加药品毒性反应
	两性霉素B	肾毒性增加
	多黏菌素	肾毒性增加
	呋塞米	耳毒性增加
	清开灵	混浊
小诺米星	右旋糖酐	毒性增强
	强利尿剂	耳毒性增加
	清开灵	混浊
奈替米星	维生素C	降效
	呋塞米	肾毒性增加
环丙沙星	青霉素钠	1h内形成大块沉淀
	氨茶碱	沉淀
	林可霉素	沉淀
	肝素	不相容
	氨苄西林钠	乳白色絮状沉淀
	复方丹参	立即产生黄色沉淀
	红霉素	沉淀
	呋塞米	混浊
	磷霉素	乳白色混浊沉淀
	碳酸氢钠	白色混浊
	阿米卡星	变色、沉淀
诺氟沙星	氨苄西林	沉淀
	苯唑西林	沉淀
培氟沙星	青霉素钠	1h内沉淀,降效
	复方丹参	混浊
氟罗沙星	氨茶碱	严重不良反应(何种反应资料未注明)
氧氟沙星	复方丹参	混浊、聚结成块状物
	呋塞米	混浊
左氧氟沙星	维生素C	pH升高,维生素C微细结构光谱改变
	三磷腺苷	显著变化,不能配伍
	复方丹参	乳白色混浊

续表

注射药物1	注射药物2	配伍结果
	呋塞米	混浊
磷霉素	酚磺乙胺	变色、降效、pH值改变
	复方丹参	混浊
	葡萄糖酸钙	沉淀
红霉素	维生素C	降效
	0.9%氯化钠注射液	析出结晶、沉淀
	林可霉素	拮抗作用、交叉耐药性
表柔比星	甲硝唑	降效
	5%葡萄糖氯化钠注射液或复方氯化钠注射液	不溶物呈红色漂浮状
	5%或10%葡萄糖注射液	降效
	17-氨基酸	降效
阿昔洛韦	5%或10%葡萄糖注射液	变色
	5%葡萄糖氯化钠注射液	变色
	门冬氨酸钾镁	白色絮状沉淀
	低分子右旋糖酐	变色
氟康唑	两性霉素B	延迟混浊,沉淀
	氨苄西林钠	延迟混浊,沉淀
	葡萄糖酸钙	延迟混浊,沉淀
	头孢呋辛钠	沉淀
	琥珀氯霉素	气体生成
	克林霉素	沉淀
	红霉素	沉淀
	哌拉西林钠	呈胶状
	呋塞米	延迟沉淀
	地西泮	沉淀
注射用双黄连（冻干）	阿米卡星	沉淀
	氨苄西林	颜色加深
	妥布霉素	混浊
	吉他霉素	混浊
	阿奇霉素	混浊
穿心莲内酯	吉他霉素	白色凝固
	维生素B_6	胶冻状
	氟罗沙星	白色混浊
穿琥宁	吉他霉素	乳白色混浊
	维生素B_6	乳白色混浊
	阿米卡星	沉淀
	氧氟沙星	沉淀
	西索米星	沉淀
	妥布霉素	沉淀
	庆大霉素	混浊
	环丙沙星	沉淀

续表

注射药物1	注射药物2	配伍结果
	培氟沙星	沉淀
	盐酸氨溴索	白色混浊
	葡萄糖酸钙	混浊
复方丹参	氯化钾	混浊
	西咪替丁	混浊
	阿奇霉素	混浊
	维生素 B_6	混浊
	抗癌药品	促进恶性肿瘤的转移
	细胞色素 C	颜色变深,混浊,降效
	培氟沙星	混浊
昂丹司琼	甘草酸二铵	混浊
	头孢拉定	混浊
	呋塞米	混浊
	复方丹参	混浊
	氟尿嘧啶	混浊
	肌苷	混浊
呋塞米	洛美沙星	混浊
	米力农	沉淀
	甲硝唑	沉淀
肌苷	盐酸氨溴索	混浊
5%碳酸氢钠	培氟沙星	白色混浊
	西咪替丁	混浊
地塞米松	异丙嗪	白色混浊
	普罗帕酮	混浊
维生素 K_1	维生素 C	维生素 K_1 失效
	甘油磷酸钠注射液	鹅绒黄色混浊
奥美拉唑	复合氨基酸	混浊
1,6-二磷酸果糖	碱性溶液或钙盐	可能有理化配伍禁忌
尿激酶	碱性药品	沉淀
吗啡	氯丙嗪	呼吸抑制
甲氧氯普胺	阿托品	拮抗
林可霉素	磺胺嘧啶钠	沉淀
肾上腺素	洋地黄类	易中毒
葡萄糖酸钙	洋地黄类	毒性增加
氨茶碱	酸性药品	有沉淀析出
庆大霉素	肝素钠	沉淀
布比卡因	碱性药品	沉淀
亚胺培南-西司他丁	含乳酸钠的溶液	不相容
黄芪注射液	维生素 B_6	混浊

目前,临床上主张多种注射药物静脉用药时分瓶滴注,避免配伍使用,除了注意配伍禁

忌外，还要考虑载体溶剂的选择、液体渗透压的改变、不同注射药物随同一液体进入体内给药速度也不一致等问题。

二、药物生物利用度的改变

过去出现由于制剂生物利用度不同而导致的不良事件，使人们认识到确有必要对制剂中活性成分生物利用度的一致性或可重现性进行验证，尤其是在含有相同活性成分的仿制产品要替代其原创制剂进入临床使用时的验证试验。

药物在其固体制剂中可与辅料发生相互作用，使药物的生物利用度因其制剂的不同配方而发生改变，如氢氯噻嗪的三种规格为100 mg的胶囊剂（①药物与聚维酮10 000共沉淀物；②药物只与聚维酮10 000机械地混合；③药物不加入辅料）口服后的排泄量不同，结果表明氢氯噻嗪的聚维酮10 000共沉淀物提高了氢氯噻嗪的生物利用度。又如20世纪60年代后期发生的苯妥英钠胶囊中毒事件，是由于药品生产企业将苯妥英钠胶囊的辅料硫酸钙改为乳糖，结果提高了制剂中苯妥英钠的生物利用度，使一批服用该制剂的癫痫患儿出现苯妥英钠的毒性反应。因此，不同药品生产企业生产的同一品种和同一规格的固体制剂可能有不同的生物利用度；同一种药物制剂由于变更辅料也可能改变其生物利用度。

第三节 药物在体内的相互作用

一、药物在药动学方面的相互作用

药物在药动学方面的相互作用，即两种以上的药物同时（或两种以上药物前后给药时间较短时）应用过程中的药动学相互作用，可影响药物在体内的吸收、分布、代谢和排泄过程。只要影响上述四个环节的任何一个环节，就会出现药物间的药动学相互作用，这样，就能直接或间接地影响药品的治疗效果，临床上这种类型的相互作用比较常见。

（一）影响药物吸收的相互作用

1. 药物之间生成螯合物、络合物或发生吸附作用　导致药物相互妨碍吸收，降低疗效或增加不良反应。如四环素类抗生素与含钙、镁、铝等二价、三价金属离子的药品同服易形成不溶解的螯合物或络合物，使抗生素的吸收减少，血药浓度下降，同时增加对胃肠道的刺激作用。又如维生素B_1与含鞣质的药品同服，两者可以永久结合，不被吸收而全部排出体外。

2. 消化液的分泌或消化道pH改变对药品的影响　药品联合使用时，胃肠道pH的变化可引起药品间溶解速度改变，影响药物的跨膜转运，从而影响吸收速度。多数药品为具有弱酸性或弱碱性的有机化合物。弱酸性药品在胃液中多呈非离子型，容易在胃部吸收，如苯巴比妥在胃肠道pH范围内基本都是结合型，脂溶性高，吸收快而完全。

3. 加速或延缓胃排空　口服给药通过胃肠道吸收。小肠内pH接近中性，又是主要吸收部位，小肠黏膜面积大，吸收面广，缓慢蠕动增加药物与黏膜接触机会。药品联用可影响胃肠蠕动的频率及胃排空的时间，从而影响药物进入小肠吸收。如止泻药、阿托品等松弛胃肠道平滑肌药物延缓胃排空，增加药物的吸收时间，加大其他药物吸收量。又如导泻药加速胃排空，减少药物的吸收时间，减少其他药物的吸收量。若地高辛片与乳果糖溶液、比沙可啶片、酚酞片等泻药合用，由于胃肠蠕动速度加快，使其不能充分溶解，吸收减少，血药浓度降低而影响疗效。

4. 皮下或肌内注射药物吸收速率取决于局部循环　局部热敷或按摩可加速吸收，注射药物中加入少量缩血管药，则可延长药品的局部作用。如局麻时为了延长局部麻醉药的作用，可加少量肾上腺素。

5. 皮肤给药后脂溶性药品可以通过皮肤缓慢吸收　加入促皮吸收剂可增加治疗药品的吸收，加大药品的治疗效果。如硝苯地平贴皮剂、伤风止痛膏、麝香止痛膏、骨质增生一贴灵等均加有促皮吸收剂。

（二）影响药物分布和转运的相互作用

药物进入血液循环后首先与血浆蛋白可逆性暂时结合。酸性药物多与清蛋白结合，碱性药物多与 α_1-酸性糖蛋白结合，少数药物与球蛋白结合。一般药物与血浆蛋白结合的量受药物浓度、血浆蛋白的质和量以及解离常数的影响。不同药物，血浆蛋白结合率有差别。可逆性药物与血浆蛋白结合后药理活性暂时消失，由于结合物分子变大不能通过毛细管壁，暂时"贮存"于血液中。而血浆蛋白结合点有限，两种药物因竞争同一蛋白结合部位而发生置换现象。如某药血浆蛋白结合率达95%，当被另一种药置换而下降10%时，则游离型（具有药理活性）药物浓度增加3倍，易导致中毒。但一般药物在被置换过程中，游离型药物会加速消除，血浆中游离型药物浓度难以持续增高。药物既可与内源性代谢物竞争又可与血浆蛋白结合，例如华法林与阿司匹林合用易发生自发性出血现象。

药物的 pK_a 及体液 pH 是决定药物分布的另一因素。细胞内液 pH（约为7.0）略低于细胞外液（约7.4），弱碱性药物在细胞内液浓度略高，弱酸性药物在细胞外液浓度略高。根据这一原理，弱酸性药物苯巴比妥中毒时用碳酸氢钠碱化血液及尿液可使脑细胞中药物向血浆转移并加速自尿排泄，达到解毒救治目的。

（三）影响药物生物转化的相互作用

体内药物主要在肝生物转化而失去药理活性，并转化为极性高的水溶性代谢物而利于排出体外。生物转化与排泄统称为消除。肝微粒体的细胞色素 P450 酶系统是促进药物生物转化的主要酶系统，故又简称肝药酶。此酶系统活性有限，在药物间容易发生竞争性抑制，多不稳定，个体差异大，且易受某药物的诱导或抑制作用的影响。

1. **酶促作用**　是指某些药物具有增强肝药酶活性的作用，可使药物代谢加快，从而造成药物消除半衰期缩短，疗效降低。现已知有两千多种药物具有酶促作用，如苯巴比妥能促进滑面肌浆网增生，其中 P450 酶系统活性增加，加速药物生物转化，使药物代谢加快，加速自体及其他药物的代谢而使药效减弱。又如乙醇也有酶促作用，若药酒与苯妥英钠、安乃近、甲苯磺丁脲同服，均可使上述药物在体内代谢加速，疗效降低。

2. **酶抑制作用**　是指某些药物具有抑制肝药酶活性的作用，可使药物代谢减慢，从而延长药物在体内停留的时间。如氯霉素、异烟肼抑制 P450 酶系统活性，可引起其他药物效应作用增强，前者可使苯妥英钠血药浓度升高。又如帕吉林（优降宁）有抑制单胺氧化酶的作用，使去甲肾上腺素、多巴胺、5-羟色胺等单胺类神经递质不被破坏，作用加强。

3. **双向调节作用**　某些药品在与不同药品联用或不同剂量时，对肝药酶有促进或抑制的双重作用。如"补肾复方"（含熟地黄、补骨脂、淫羊藿、山药等）汤剂，试验证明大剂量对小鼠肝药酶有抑制作用，小剂量对大鼠肝药酶有诱导作用。

4. **酶结合作用**　药物生物转化的第二步反应是结合。多数经过氧化反应的药物再经肝微粒体的葡萄糖醛酸转移酶作用，与葡萄糖醛酸结合，转化为无药理活性的、高极性的水溶性代谢物从肾排泄。如水合氯醛、地西泮、可待因等通过这种转化、结合作用后排出体外。

（四）影响药物排泄的相互作用

药物在体内最后的过程是排泄。肾是主要的排泄器官，药物及其代谢产物主要经肾排出体外，游离的药物通过肾小球过滤进入肾小管。随着原尿水分的重吸收，药物浓度上升，当超过血浆浓度时，那些极性低、脂溶性大的药物逆向血浆扩散（重吸收），排泄速度减慢。某些药物经过生物转化，可导致极性增高、水溶性增加的代谢物不被重吸收而顺利排出体外。

1. 尿液 pH　许多药物制剂酸化或碱化肾小管内尿液，从而影响药物的解离度，使其重吸收增加或减小，可使排泄减慢或加快。碱化尿液使酸性药物在尿中呈离子型，酸化尿液使碱性药物在尿中呈离子型，利用离子障原理阻止药物重吸收，加速其排泄，药物中毒可应用此原理解毒。如中药乌梅、山楂、五味子等可酸化尿液，增加酸性化学药物呋喃妥因、吲哚美辛、苯巴比妥等在肾小管的重吸收，可提高血药浓度，增强疗效。碱化尿液可促进弱酸性药物（水杨酸、巴比妥酸类）的排泄，如磺胺类与碱性药品同服，可防止在尿中形成结晶，减少结晶尿形成。

2. 肾小管的分泌作用　有些药物在近曲小管由载体主动转运入肾小管，加快排泄。肾小管有两个通道具有主动分泌功能：一个是弱碱类通道；另一个是弱酸类通道，分别由两类载体转运，同类药物间可能具竞争性抑制作用。如丙磺舒可抑制肾小管对青霉素、吲哚美辛、萘普生及氨苯砜的排出，使后者的血药浓度增大而加大毒性。

3. 消化道排泄　某些药物可自胆汁排泄。胃液 pH 低，某些生物碱注射给药也可向胃液扩散，因此洗胃是治疗药物中毒的一项措施。药物经胆汁排泄有酸性、碱性及中性三个主动排泄通道。有些药物在肝细胞与葡萄糖醛酸等结合后排入胆汁中，随胆汁到达小肠后被水解，游离型药物被重吸收，即肝肠循环（洋地黄等）。如口服考来烯胺与洋地黄形成络合物，中断洋地黄肝肠循环，加速其排泄。

二、药物在药效学方面的相互作用

药效学相互作用是指联合用药后药物的药理效应增强或减弱。其机制主要是影响药物与受体及递质作用的各种因素，而对药物的体内过程和血药浓度无明显影响。

（一）协同作用

多指两种或两种以上药物合用后可使药物的疗效增强或不良反应降低，较单一用药时有所改善。如左旋多巴在 L-芳香氨基酸脱羧酶的作用下，约 95% 在外周组织脱羧而进入脑组织的量甚少，卡比多巴是较强的 L-芳香氨基酸脱羧酶抑制剂，与左旋多巴合用，能减少后者的脱羧，增加左旋多巴进入脑组织，提高疗效。可产生协同作用的药物还有磺胺甲噁唑＋甲氧苄啶、克拉维酸＋β-内酰胺类、亚胺培南（在体内可被肾脱氢肽酶灭活而失效）＋西司他丁（为肾脱氢肽酶抑制剂）等。

（二）拮抗作用

指同时或先后应用两种或两种以上的药物，一种药物的作用被另一种药物所拮抗，使药物的作用减弱甚至消失。如 α 受体激动剂与 α 受体拮抗剂在血管方面的作用；甲氧氯普胺与阿托品合用，甲氧氯普胺具有止吐作用，而阿托品为解痉药，这两个药物作用相互拮抗；麻醉乙醚在麻醉过程中引起呼吸道分泌物增加的症状可被阿托品拮抗；提前给予异丙肾上腺素能减少乙酰半胱氨酸治疗黏痰患者所致的呼吸道刺激引起呛咳或支气管痉挛等副作用。

作用机制：①相同受体药物竞争机制：相同受体上的相互作用是受体激动剂和受体拮抗剂间的拮抗作用，例如阿托品能拮抗毛果芸香碱等，可拮抗M胆碱受体激动剂；纳洛酮可拮抗中药鸦片对阿片受体的作用，降低疗效。②不同受体药物竞争机制：如M受体激动药毛果芸香碱引起心动过缓，给予β受体激动药异丙肾上腺素而发挥拮抗作用。③干扰神经末梢递质的摄取和转运：如麻黄碱可与胍乙啶竞争氨泵而阻止其进入肾上腺素能神经元，从而使胍乙啶的降压作用逆转；麻黄碱是拟肾上腺素药，能使动脉、静脉收缩而升高血压，此类药品如与降压药合用，会影响降压药的疗效。④离子通道的药物竞争机制：如布比卡因中毒，用脂肪乳解救，布比卡因可抑制钠离子通道，抑制钠离子内流产生局麻作用，脂肪乳促进钠离子通道钠离子的内流，用于解救布比卡因逾量而引起的中毒。⑤不同功能的药物竞争机制：安定类有中枢抑制作用，引起昏睡；氨茶碱具有中枢兴奋作用，可催醒；吗啡类药物具有兴奋胆道括约肌作用，阿托品类可产生拮抗作用，降低胆道括约肌痉挛、缓解症状等。

（三）敏化作用

指一种药物可以使另一种药物对其相应作用部位的亲和力增强和敏感性提高，从而引起药物的效应增强。如利血平与洋地黄合用时，可提高心肌对后者的敏感性，导致心律失常；又如洋地黄类与钙剂、排钾性利尿药合用时，后者均能加大洋地黄类药物的心脏毒性反应。

三、掩盖不良反应的相互作用

掩盖不良反应并不是真正的药物相互作用，而是两种以上药品同时应用时，不涉及药品的正常治疗作用，只涉及某些药品的副作用或毒性反应，掩盖其不良反应的症状，从而造成更加严重的后果。如阿替洛尔等β-受体阻滞剂可掩盖降糖药引起的出汗、心悸等低血糖反应，导致患者虚脱。又如苯海拉明、赛庚啶等抗组胺类药物掩盖庆大霉素等氨基糖苷类药物的眩晕作用以及耳毒性，进而降低对其耳毒性的警惕。总之，警惕多种药品同时应用时的不良相互作用，无疑是合理用药的重要环节之一。

第四节 抗菌药物间的相互作用

一、抗菌药物的联用指征

抗菌药物的联合应用是为了发挥药物的协同抗菌作用以提高疗效；对混合感染或不能作细菌培养为诊断依据的病例，联合用药可扩大抗菌范围；联合用药还可减少各单品种药品的剂量，从而减少不良反应，延缓或减少耐药现象发生。但抗菌药物的联合应用要有明确指征。单一抗菌药物可有效治疗的感染不需联合用药，仅在下列情况时才有联合用药的指征：

（1）病原菌尚未查明的严重感染　如败血症、免疫缺陷者的严重感染、亚急性细菌性心内膜炎等。

（2）单一抗菌药物不能控制的需氧菌及厌氧菌混合感染　如慢性尿路感染、腹膜炎、肠穿孔后腹膜炎的致病菌常有多种需氧菌和厌氧菌、严重的创伤感染等，两种或两种以上病原菌感染。

（3）单一抗菌药物不能有效控制的感染，容易使细菌产生耐药性，为了减少或不发生耐药性，要联合用药　如治疗结核病不单用一种药品，应2~3种或3~4种抗结核病药合用，例如利福平、对氨基水杨酸、异烟肼、链霉素或乙胺丁醇等联用。又如深部真菌病、慢性尿路感染、慢性骨髓炎等均须联合用药，力求达到治疗目的。

（4）有些抗菌药物不易渗入感染病灶所在部位时应联合用药　如青霉素一般剂量不易透过血-脑脊液屏障，只有大剂量时才能进入。所以，在治疗流行性脑脊髓膜炎时常与其他易渗入脑脊液的抗菌药物联用。又如应用青霉素类、头孢菌素类抗生素治疗金葡菌所致的慢性骨髓炎时，可加用较易透入骨组织的克林霉素、喹诺酮类抗菌药物等。

（5）减少药品毒性反应，增加药品间协同抗菌作用的抗菌药物可联合应用　如两性霉素B和氟胞嘧啶合用治疗深部真菌感染（隐球菌脑膜炎）；链霉素和青霉素联合治疗大肠球菌感染，前者用量可减少，以减少毒性反应；青霉素类、头孢菌素类及其他β-内酰胺类与氨基糖苷类的联合用药，可减少毒性大的抗菌药物的剂量。又如为了防止双重感染，在使用广谱抗生素的同时常加用抗真菌药物治疗，以减少双重感染的机会。

（6）临床感染治疗两药联用即可，不必要三药联用或四药联用　三种以上药物联用仅适用于个别情况，如结核病治疗的联合用药，以延缓耐药性菌株产生。但联合用药后药品不良反应将增多，必须注意，应定期检查肝肾功能，防止药源性疾病的发生。

二、抗菌药物的联用原则

1. 联合用药时应结合四种类型的抗菌药物

（1）第一类为繁殖期杀菌药物　如青霉素类、头孢菌素类等。

（2）第二类为静止期杀菌药物　如氨基糖苷类、多黏菌素等，它们对静止期、繁殖期细菌均有杀灭作用。

（3）第三类为速效抑菌药物　如大环内酯类、氯霉素类与四环素类等。

（4）第四类为慢效抑菌药物　如磺胺类、环丝氨酸等。

第一类和第二类合用常可获得协同（增强）作用。如青霉素与链霉素或庆大霉素合用治疗肠球菌心内膜炎，青霉素破坏细菌细胞壁的完整性，有利于氨基糖苷类抗生素进入细胞内发挥作用。第一类与第三类合用可能出现拮抗作用。如青霉素类与氯霉素或四环素类合用，由于后两药使蛋白质合成迅速被抑制，细菌处于静止状态，致使繁殖期杀菌的青霉素干扰细胞壁合成的作用不能充分发挥，使其抗菌活性减弱。第二类和第三类合用可获得协同或相加作用。

一般，应按以上抗菌药物联用原则治疗感染性疾病，但在治疗具体感染时，要认真分析病情，以便对症下药。

2. 临床上联合用药可获良效的方案

（1）金葡菌严重感染的联合用药常选用头孢唑啉钠或氯唑西林钠加万古霉素或利福平，利福平加万古霉素；MRSA 严重感染的用药方案中需含万古霉素。

（2）肠球菌严重感染可选氨苄西林钠、青霉素或万古霉素加链霉素或庆大霉素（须进行肾功能测定及血药浓度监测，以调整给药剂量或给药间期等）。

（3）草绿色链球菌性心内膜炎选用青霉素加链霉素或庆大霉素。

（4）革兰阴性杆菌严重感染选用哌拉西林钠或第二、三代头孢菌素类加氨基糖苷类，或选用β-内酰胺类与β-内酰胺酶抑制药联合。

（5）结核病选用异烟肼、链霉素与利福平联合，或异烟肼、利福平与吡嗪酰胺联合。

（6）深部真菌严重感染可选用两性霉素B加氟胞嘧啶。

第五节 中药与化学药间的相互作用

一、概述

中药与化学药间的相互作用是指中药（单味、复方制剂、中成药、汤剂或中药提取制剂）与化学药品合用或先后序贯使用时所引起两类药物效应的变化。配伍不当可使治疗作用减弱，不良反应增加，对人造成不良后果。

由于中药为天然药物，其应用日趋广泛，受到全世界人们的关注。中药与化学药的合用增大了药动学和药效学的相互作用，这种相互作用发生率可能高于化学药品之间的相互作用，其原因可能为：①中药含有多种活性成分，每种成分或多或少都对药物相互作用有影响，直接增加了产生相互作用的机会。②大多数中药未经科学的临床前和临床评价；对其本身与化学药合用时的药效学、药动学知识了解甚少，故不能有效控制其药品合用的用量用法。③大多数中药缺乏良好的质量控制而无法确定其有效活性成分。④许多国家尚未设立综合监控体系以监控中药不良反应和中药与化学药的相互作用。

二、中药与化学药有益的相互作用

（一）中药与化学药有益的相互作用基本理论

1. **中药与化学药间配伍应用的目的** 中药与化学药各有其优点，其配伍应用的目的是要充分发挥各自优势，取得优于单独使用中药或化学药的综合疗效，使它们优势互补，兼顾全面，增强疗效，减轻或消除不良反应，缩短疗程，减少药品的用量，扩大药物的治疗范围。

2. **中药与化学药配伍应用的原则** 中药与化学药联合应用绝不是简单地将相同药效的中药、化学药品相加，必须根据中药、化学药各自的特点、基础理论进行配伍，取长补短，实现优势互补，发挥共同的疗效。

（1）确定用药基础理论 中药来源于天然动植物、矿物。特别是天然动植物，可能仍保留着某些生物调节的特性和基础，即便是单味药，也常常能发挥双向调节效应，如二花、连翘、板蓝根等清热解毒类药物除具有广谱抗菌作用外，对机体免疫系统也常有良好的调节功能。化学药是建立在试验基础之上的，治疗上致力于消除致病因子或抑制器官异常功能。但西医注重局部的效应、症状减轻或消除，而中医有明确的双重调节意识，注重阴阳调节、驱邪扶正等。这就说明中药与化学药是在两个不同的理论指导下应用，发挥各自效应的，如丹参注射液与硫酸镁注射液合用，丹参有祛瘀止痛、活血通经、清心除烦作用，能调节血管舒缩功能，改善体内血流量及轻度抑制中枢神经系统而降低神经兴奋性；注射给药的镁离子，可提高细胞外液镁离子浓度，抑制中枢神经系统，直接舒张周围血管平滑肌，从而产生镇静、解痉、松弛骨骼肌、降低血压、降低颅内压的作用。因此丹参与硫酸镁合用能增强舒张血管、镇痛、镇静作用，在治疗偏头痛、高血压脑病等方面有协同作用。

（2）减轻患者经济负担 中药与化学药联用应按提高疗效，降低药品成本，减轻患者经济负担的原则进行。

（3）注意联用配伍禁忌 中药与化学药联用要注意配伍禁忌，减少药品的不良反应。应用时注意各药的理化性质和功效特点，对禁忌尚未完全明了的中药、化学药，联用时要慎之又慎。应该及时了解中药、化学药配伍禁忌的研究进展，熟悉研究成果，避免配伍禁忌联用。

（4）慎重拟订用药方案 对联用中药与化学药品的主辅、剂量、给药时间、给药途径等诸多方面，应针对具体疾病予以充分考虑，确定最佳用药方案，以求获得理想的疗效。①对症下药，确定药品的主辅：如病毒感染，选用对抗病毒的中药为主要治疗药品，必要时辅以化学药对"症"处理。又如急性高血压脑病、急性心律失常患者，抢救治疗应以发挥疗效较快的化学药为主，中药为辅。②明确病情、确定用药剂量：药品联用应避免发生功效叠加的协同作用，出现药品的剂量"逾量"，如镇静催眠药有嗜睡等副作用，若与苓桂术甘汤合用，地西泮等药品用量只需常规用量的 1/3，既可达到镇静、催眠的作用又可以减轻嗜睡等副作用。③明确病情、确定给药顺序：在联用药物的过程中，中药与化学药最好错开使用。有许多中药或化学药，虽然从功效上分析，能联合应用，但就其所含的某些成分而言，可能存在配伍禁忌（因中药成分比较复杂）。④明确病情、确定给药途径：临床医师在拟订用药方案过程中，要按照中药与化学药不同的特点，采取不同的给药途径给药，可取得较为理想的疗效。如中药、化学药联用治疗荨麻疹，外搽抗过敏化学药，内服清热祛风治疗；又如风湿性关节炎，可外贴中药膏制剂，口服抗风湿化学药品等。

（二）中药与化学药有益配伍的临床意义

中药与化学药联合应用有着诸多的优势，一种疾病并非只有一种药品可以治疗，随着中西医结合工作的深入开展，中药与化学药的联合应用已为广大患者所接受，备受青睐，人们普遍认为中药的药性平和、安全、副作用较小，而化学药见效快，但副作用大。两者并用，"化学药治标、中药治本"双重保险，从而形成了中药与化学药合璧的用药模式。其临床意义在于：

1. 产生相互协同效应，增强疗效 中药与化学药联用后会加强功能，增强疗效，产生协同效应。中医讲阴阳，阴阳失调可用滋补、泻下予以纠正；化学药品讲兴奋与抑制作用，调整机体功能。如对于休克性低血压，应用生脉散和四逆汤与化学药间羟胺、去氧肾上腺素合用，除可加强升血压药的作用外，还可使血压稳定，比单用化学药效果好。

2. 影响排泄过程使药效增强 药物在肠腔内的停留时间对药物的吸收非常重要，直接影响药物的血药浓度而影响疗效，如四磨汤（乌药、人参、沉香、槟榔）主治气逆喘急，郁闷不食，抑制肠蠕动，延长食糜在肠道停留的时间；还有罂粟壳、砂仁、木香、肉豆蔻对肠道也有明显的抑制作用，可延长地高辛、维生素 B_{12} 等药物的吸收及作用。

3. 降低药物的不良反应 一些化学药物治疗作用明显而不良反应也较大，与中药配伍，既提高疗效又可减轻不良反应。如灰树花β多糖协同抗肿瘤药品增强其对肿瘤细胞的杀伤作用。灰树花是一种生长在亚热带至温带的大型药、食兼用珍稀食用菌，又名栗蘑、贝叶多孔菌等，其口味鲜美、营养丰富，含有众多活性物质。灰树花β多糖具有明显的抗肿瘤作用，能激活机体免疫细胞群如T淋巴细胞、巨噬细胞和自然杀伤细胞，增强肿瘤局部免疫反应，抑制肿瘤发生和转移。而细胞毒类药物（多柔比星）虽然对肿瘤细胞杀伤力强，但是毒性反应也十分明显，患者长期连续使用会严重影响其生活质量，也阻碍了治疗的深入进行。灰树花β多糖不但本身是一种帮助调节和恢复各种身体功能的真菌多糖类滋补品，而且还能在临床应用时帮助患者恢复整体功能，明显提高患者的生活质量，因此多柔比星与灰树花β多糖一起使用起到协同作用。又如碳酸锂治疗白细胞减少症近年来广泛用于临床，但因其具有胃肠反应，故应同时用白及、姜半夏、茯苓等复方中药，可减轻胃肠反应，使许多伴有胃肠疾患的白细胞减少症患者可以接受治疗。

4. 减少药品剂量，缩短疗程　中药、化学药联用可减小用药剂量，也能缩短疗程。如地西泮有嗜睡等副作用，若与苓桂术甘汤合用，地西泮用量只需常规用量的 1/3，嗜睡等副作用也可因此用法而消除。

三、中药与化学药的不合理配伍

中药与化学药联合使用应注意合理配伍，提高疗效、减少不良反应。若配伍不当，则会疗效降低，甚至引起毒性反应，产生严重的后果。一些医师并不清楚所开出的中成药是否含有化学药成分，而患者由于缺乏药学知识，不能辨认所使用中成药中的化学药成分，故认为只有化学药的不良反应大，而中药安全、不良反应小，即便多用也没关系，却忽略了某些中成药中还含有化学药成分。以下为常见的中药与化学药的不合理配伍。

（一）影响药动学方面的不合理配伍

1. 影响药物吸收方面的不合理配伍　如红霉素在酸性条件下以离子形式存在，吸收会减少，影响疗效，因此与山楂、乌梅等酸性中药合用，可发生沉淀或络合反应，从而影响吸收。又如三黄片中的大黄含有鞣酸，与化学药四环素、红霉素、阿托品、利血平、复方氢氧化铝、硫酸亚铁、洋地黄以及维生素、多酶片类等合用，可以产生鞣酸盐沉淀物而降低各自的疗效。其他若与改变胃肠蠕动的药物合用也会影响目标药的吸收。

2. 影响药物分布方面的不合理配伍　如硼砂及其制剂与氨基糖苷类合用，能使氨基糖苷类抗生素排泄减少，吸收增加，药物分布于脑中的浓度增加，因而影响前庭功能，使耳毒作用增强，导致暂时或永久性耳聋以及肌无力。

3. 影响药物生物转化方面的不合理配伍　如药酒若与三环类抗抑郁药多塞平等同服，会使代谢产物增加，增加后者的不良反应。又如药酒若与水合氯醛合用，能产生有毒的醇合三氯乙醛，严重者可以致死。

4. 影响药物排泄方面的不合理配伍　如山楂、乌梅等中药能酸化尿液，使维生素C、水杨酸类、巴比妥类、乳酸、左氧氟沙星等酸性药物吸收增加，加重肾脏的毒性反应；其与磺胺类药物同用，使磺胺溶解度降低，易在肾小管析出结晶，引起血尿、尿闭等症状。

（二）影响药效学方面的不合理配伍

中药、化学药均具有各自的药理作用，合用后药理作用相互加强可能会产生不良反应，如甲苯磺丁脲、格列本脲、格列吡嗪等磺酰脲类口服降糖药不宜与中药甘草、鹿茸及其制剂（复方甘草口服溶液、复方甘草片、鹿茸固本片、三宝胶囊等）配伍应用，因后者具糖皮质激素样作用，与前者同用时可升高血糖；麻醉药、氯氮䓬、地西泮等与苦杏仁合用，因后者含苦杏仁苷分解后产生氢氰酸，可抑制呼吸中枢，并损害肝、肾功能；单胺氧化酶抑制剂（呋喃唑酮、丙卡巴肼、苯乙肼、帕吉林）不宜与中药麻黄及其制剂（麻黄汤、清肺消炎丸、降气定喘丸、蛤贝胶囊、止咳平喘糖浆等）合用，因前者口服后可抑制单胺氧化酶的活性，使去甲肾上腺素等单胺类神经递质不被酶破坏而贮存于神经末梢中，而麻黄中的麻黄碱可使贮存于神经末梢中的去甲肾上腺素大量释放，严重时可致高血压危象。又如中药的蟾酥、罗布麻、夹竹桃及其制剂等含有强心苷成分，不宜与洋地黄、地高辛、毒毛花苷 K 等强心苷类同用，因强心苷有较强的抑制心肌细胞膜的 Na^+K^+ATP 酶的生理效应，若过量会引起心脏毒性反应。又如奎尼丁、普罗帕酮与中成药六神丸、麝香保心丸、益心丹等同服，增强对心脏的作用，可致心搏骤停。

（三）物理或化学性配伍禁忌

溴化物、碘化物不宜与含朱砂的中成药如朱砂安神丸、紫雪丹、七厘散等合用，它们化合后可生成具有毒性的溴化汞或碘化汞沉淀，引起赤痢样大便。尤其注射药物在静脉注射或静脉滴注时须注意配伍禁忌。

（1）药品的酸碱度 pH 不同混合后发生 pH 改变　如氨苄西林钠与双黄连注射液配伍溶液颜色加深，pH 下降。

（2）由于过度稀释影响助溶或增溶而改变药品的溶解度导致分解或沉淀　如双嘧达莫、维拉帕米注射液与刺五加注射液配伍后可有沉淀产生。

（3）由于药物的溶解状态被破坏　如头孢哌酮钠、头孢曲松钠、头孢拉定与莪术油葡萄糖注射液配伍后含量下降，溶液可变为棕色等。

由于中药、中成药的成分复杂，特别是在中西医结合治疗中存在中药、化学药物配伍问题。临床上盲目将中药与化学药配伍应用，致使疗效降低、不良反应增加的现象时有发生。作为药品生产企业，有责任在含有化学药成分的中成药说明书中将所含化学药成分列出，且标明含量、注意事项，提示患者用药时注意。临床医师与药师应熟知中成药中所含有的化学药成分及其含量、作用、不良反应与其他药品、食物间的相互作用，有责任提示患者用药时加以注意，以确保中药、化学药用药的安全性。

综上所述，中药、化学药在临床应用中，应遵循中药、化学药各方的科学理论，合理地选用药品配伍应用，以发挥中药与化学药结合在防治疾病中的互补作用，真正达到药物配伍应用的取长补短、增强疗效、减少不良反应的目的。

第六节　体内药物相互作用研究进展简介

随着中国加入世界贸易组织（World Trade Organization，WTO），我国已逐年提升对药物相互作用的研究步伐，逐步走向规范化、精细化和信息化，为我国人民的健康提供了宝贵的信息与资料。从 20 世纪 30 年代以来研究药物体内调控过程，从整体研究到分子水平、多学科渗透，再进入生物药学研究时期。

近年来随着科技的发展对生物膜的认识更加微观，在生物信息跨膜转运的机制以及相关问题如药物之间对离子的干扰作用，细胞膜离子通道拮抗、促进功能，药酶的抑制及诱导作用，受体的竞争及拮抗机制，以及药物在分子水平对生物体内调控过程方面均有新的认识，已取得新的成就。

在对药物相互作用研究的基础上，尤其是药物的体内相互作用引起的不良反应更加引起人们的重视，药物相互作用致死患者的报道时有发生，近几年来报道有所增加。据国外相关报道，1966—1996 年的研究统计表明，因药物相互作用的致死率占住院患者致死原因的第 4～6 位。这一问题的严重性引起了有关各界人士的关注，在 1980—1998 年的近 20 年中，FDA 先后将其批准问世的 13 种新药从市场上撤出。是什么原因使这些药品被撤出市场呢？因为陆续发现了未预料的严重不良反应，重要原因就是两种以上的药物联用后，发生严重的代谢性相互作用。

一、药物体内代谢研究简介

1. P450酶系 现代医药的不断发展以及治疗疾病的需要,大多数患者在对疾病治疗的过程中,普遍存在几种药物联合应用状况。从而导致药物相互作用引起的不良反应也日趋严重。体内药物相互作用一般分为药动学相互作用和药效学相互作用两大类。药动学相互作用可发生在吸收、分布、代谢、排泄4个阶段,其中代谢性相互作用发生率最高,约占药动学相互作用的40%,具有重要的临床意义。药物代谢的主要场所是肝脏。肝脏进行生物转化时要依赖微粒体中的多种酶系,其中最重要的是细胞色素P450混合功能氧化酶系统。细胞色素P450酶系分布广泛,在肝、肾、脑、皮肤、肺、胃肠道、胎盘组织、肾上腺、主动脉等组织的细胞内质网、线粒体和核膜内,但主要分布在肝脏。因此,由P450酶系催化的氧化还原反应可发生在体内许多部位,但以肝脏为主。肝P450酶系由3部分组成:血红素蛋白(P450)、黄素蛋白(NADPH-细胞色素C还原酶)以及磷脂(磷脂酰胆碱),相对分子量为45 000~55 000。代谢性相互作用的96%是由P450酶系介导。P450酶系简称药酶,1958年由Klingberf和Gorfinle鉴定出来,它在原状态下可与CO结合,并在波长为450 nm处有一最大吸收峰,故称P450。此酶除促使少数前体药物代谢后生成活性代谢物外,还可使绝大多数药物的作用减弱或消失,这就是肝脏的灭活解毒功能。P450酶系组成复杂,被称作P450基因超家族。涉及大多数药物代谢的酶系主要有CYP1、CYP2、CYP3三大家族(表3-2)。在药物代谢中,最重要的是CYP3A4亚族,约占全部药物的50%,CYP2D6约占30%,CYP2C9约占10%,CYP1A2约占4%,CYP2A6和CYP2C19分别占2%。因此,掌握主要被CYP3A4亚族代谢的药物对预防发生药物代谢性相互作用具有重要的临床意义。

P450酶诱导与抑制肝微粒体细胞色素P450混合功能酶系统,可受遗传、年龄、机体状态、营养、疾病、吸烟、饮酒等多种因素影响,尤其是药物,能够显著影响药酶的活性。诱导药酶活性增强(酶促作用)、使其他药物或本身代谢加速、导致药效减弱的药物,称为药酶诱导剂。抑制或减弱药酶活性(酶抑作用)、减慢其他药物代谢、导致药效增强的药物,称为药酶抑制剂(表3-3)。一般而言,酶抑制作用所致代谢性药物相互作用的临床意义远大于酶促作用,约占全部相互作用的70%,酶促作用占23%,其他为7%。所以掌握P450酶的抑制剂,尤其是CYP3A4亚族的抑制剂,可避免或减少药物代谢性相互作用的发生率。

在药物相互作用中,促使其他药物代谢改变的药物,称为促变药(precipitant drug),而被改变的药物称为受变药(object drug)。如依曲康唑每日200 mg与非洛地平每日5 mg并用4日后,因依曲康唑(促变药)抑制CYP3A4(酶抑作用),使非洛地平(主要被CYP3A4代谢,受变药)的血药浓度增高约8倍,消除半衰期延长约2倍,结果导致血压过度降低和心动过速。又如依曲康唑(促变药)使洛伐他汀(受变药)的AUC比安慰剂增加20倍以上,其活性代谢物——洛伐他汀酸的AUC增加约13倍,结果引发骨骼肌溶解等不良反应。类似作用还发生在环孢素或红霉素(均为促变药),而引起肌痛或肌溶解危险性增加。反之,利福平(促变药)可使咪达唑仑或三唑仑的血药浓度减少90%以上(酶促反应),导致药效显著减弱。

近年来对细胞色素P450氧化酶遗传多态性(genetic polymorphism)研究发现,药物代谢存在种族和个体差异,尤其是CYP2C19和CYP2D6。一般分为两种表型,即快代谢型(extensive metabolizer,EM)和慢代谢型(poor metabolizer,PM)。正常人群中有慢或快代谢型。如5%～10%白种人属于P4502D慢代谢者，而约1%的亚洲人该酶缺乏活性；日本人有18%、非洲籍美国人有14%、非洲人有8%、白人有3%～5%为P4502C19慢代谢者。这是引起个体间及种族间对同底物代谢能力、耐药性不同的原因之一。

部分药物可诱导或抑制这类酶活性。酶的诱导作用能增加生物转化，降低药物浓度，使药物效应降低；而酶的抑制作用减慢了药物生物转化，增加了药物效应。如：①P450同工酶诱导剂利福霉素钠、利福平、利福布汀和利福喷汀等，其影响的酶是CYP1A2、CYP2C和CYP3A4。作为促变药可使口服避孕药、皮质激素、环孢素、丙吡胺、异烟肼、依曲康唑、酮康唑、美沙酮、美托洛尔、苯妥英钠、普萘洛尔、奎尼丁、磺脲类降糖药、他克莫司、茶碱、维拉帕米、华法林等药物血药浓度降低，药效减弱。若这两类药物合用时须适当增加剂量，例如与地高辛合用，维持剂量须增加30%～100%。②咪唑类抗真菌药为P450酶抑制剂，但同工酶的作用受不同药物影响，其反应结果有所差异。如氟康唑主要抑制CYP2C9，酮康唑、依曲康唑主要抑制CYP3A4。咪唑类抗真菌药与特非那定、阿司咪唑以及西沙比利之间产生严重的药物相互作用，使这些受变药的血药浓度升高，显著延长心脏的Q-Tc间期，甚至导致患者死亡。③葡萄柚汁又称胡柚汁，因可做矫味剂或日常饮料而在国外应用十分广泛。1994年首先发现其可增加非洛地平的生物利用度，开创了饮料与药物相互作用的研究。迄今为止，已知葡萄柚汁可增加钙通道阻滞剂、环孢素、咪哒唑仑、洛伐他汀、辛伐他汀、阿托伐他汀钙等二十多种药物的生物利用度或血药浓度，从而容易发生不良反应。葡萄柚汁引起相互作用的机制：其主要成分黄酮类柚苷和呋喃香豆素的6,7-羟基佛手苷亭，选择性抑制肠壁组织中CYP3A4而减少上述药物的首关效应，使它们的AUC或C_{max}成倍增加，但对肝的CYP3A4活性、结肠的CYP3A4、CYP2D6及CYP1AA则几乎无影响。④大环内酯类抗生素，其药物相互作用机制大致可分为两类。一类发生在肝脏，通过抑制CYP3A4使受变药代谢受阻。另一类发生在肠道，通过抑制肠道菌群，造成使受变药分解代谢受阻。同时，此类药物尚有促胃肠动力作用，使胃肠道蠕动亢进，吸收面积增大，从而促使受变药效应增强。⑤米贝拉地尔（Mibefradil）为一个强效药酶抑制剂，主要抑制CYP3A4致使许多心血管药物代谢受抑制而产生毒性作用。若与β-受体阻滞剂美托洛尔、普萘洛尔、纳多洛尔、缓释美托洛尔等合用，可使后者血药浓度增加4～5倍，导致严重心动过缓甚至引起心源性休克。

表3-2 部分常见亚型CYP酶的底物药物

CYP酶系	底物药物
CYP1A2	氨基比林 双氯芬酸 萘普生 非那西丁 阿苯哒唑 噻苯哒唑 培氟沙星 阿米替林 氯米帕明 司米吉兰 多塞平
CYP3A4	咪哒唑仑 三唑仑 阿普唑仑 硝苯地平 尼莫地平 尼群地平 非洛地平 洛伐他汀 辛伐他汀 丁螺环酮 环孢素 他克莫司 奎尼丁 阿司咪唑
CYP2C9	(S)-华法林 苯妥英 甲苯磺丁脲 氯沙坦 氟伐他汀 格列美脲 双氯芬酸 苯丙香豆素 (R)-醋硝香豆素
CYP2C19	布洛芬 齐多夫定 吲哚美辛 地西泮 美沙酮 氟硝西泮 西酞普兰 唑吡坦 氯米帕明 醋硝香豆素 氟西汀 胺碘酮 吗氯贝胺 美托洛尔 舍曲林 普萘洛尔 氯氮平 华法林 文拉法辛 维拉帕米 奋乃静 右美沙芬 苯巴比妥 西沙比利 丙戊酸 奥美拉唑 特比萘芬 雷尼替丁
CYP2D6	氟卡尼 恩卡尼 美西律 普罗帕酮 阿替洛尔 美托洛尔 普萘洛尔 丙米嗪 地昔帕明 (R)+卡维地洛 利托那韦 托特罗定 奋乃静

表 3-3 部分常见亚型 CYP 酶抑制药物

CYP 酶系	药物
CYP1A2	环丙沙星 依诺沙星 左氧氟沙星 洛美沙星 诺氟沙星 氧氟沙星 去甲西酞普兰 培氟沙星 西酞普兰 司来吉兰 非那西丁 异烟肼
CYP3A4	克拉霉素 硝苯地平 罗红霉素 贝拉地尔 西咪替丁 红霉素 氟西汀 氟伏沙明 奈法唑酮 利托那韦 沙奎那韦 伊曲康唑 环孢素 酮康唑 氟康唑 地尔硫䓬 维拉帕米 非洛地平
CYP2C9	氯诺昔康 胺碘酮 氟康唑 酮康唑 咪康唑 苯溴马隆 舍曲林 磺胺甲噻二唑 氟伐他汀 磺吡酮
CYP2C19	尼卡地平 氟伏沙明 噻氯匹定 地西泮 丙米嗪 华法林 异烟肼 去甲舍曲林 吗氯贝胺 西咪替丁 美芬妥英 兰索拉唑 托吡酯 奥美拉唑 氟康唑 甲巯咪唑 茚地那韦 利托那韦
CYP2D6	胺碘酮 维拉帕米 美西律 拉贝洛尔 奎尼丁 苯海拉明 普罗帕酮 羟氯喹 阿米替林 西咪替丁 奥美拉唑 西酞普兰 利托那韦 氟西汀 舍曲林 氯丙嗪 氟伏沙明 地尔硫䓬

2. P-糖蛋白（P-gp）近年研究发现药物被吸收程度极大地受到 P-糖蛋白（P-gp）的影响，药物的生物有效性受到 P-gp 底物的限制（表 3-4），因为底物对 P-gp 具有高亲和力，且需要口服。P-gp 是三磷腺苷结合盒（ATP binding cassette，ABC）转运体家族的成员。ABC 转运体是一组跨膜蛋白，与 ATP 结合在胞膜和内质网、过氧化物酶体、线粒体等细胞器膜上，介导氨基酸、脂质、脂多糖、无机离子、多肽、糖类、各种药物等多种分子的耗能转运。目前已知的人类 ABC 基因包括 A、B、C、D、E、F、G 7 个家族，共 48 个成员。

表 3-4 P-糖蛋白的底物药物

药物类别	底物药物
抗癌药	长春碱 长春新碱 米托蒽醌 放线菌素 D 依托泊苷 紫杉醇 丝裂霉素 C 柔红霉素 表柔比星 多柔比星
β 受体阻断药	布尼洛尔 他林洛尔 塞利洛尔
强心苷	地高辛
免疫抑制剂	环孢素 他克莫司
抗病毒药	利巴韦林 利托那韦 奈非那韦 沙奎那韦
抗菌药物	红霉素 利福平 左氧氟沙星
其他药物	阿托伐他汀钙 洛伐他汀 吗啡 多潘立酮 西咪替丁 苯妥英钠 奎尼丁 地塞米松

（1）P-gp 的存在对药动学的影响很大 ①对吸收的影响：P-gp 对药物的影响是其介导的药物相互作用所致。P-gp 的底物广泛（表 3-4），它所介导的药物外排是口服药物吸收差异和生物利用度变异的一个主要原因。②对分布的影响：P-gp 广泛分布在血-脑脊液屏障、胎盘屏障、血睾屏障等毛细血管内皮细胞，该部位的 P-gp 可以减少药物在脑内、胎盘、睾丸等部位的分布，导致这些部位血药浓度降低。③对代谢的影响：P-gp 对肠道首关效应有较大的影响，P-gp 通过和肠道中的 CYP3A4 酶分布相近，有共同的底物和调控机制，大部分药物进入肠腔上皮细胞后被 P-gp 泵出到肠腔，部分药物会被重新吸收，在反复被泵出以及重吸收过程中，延长药物和 CYP3A4 酶的作用时间，增加了药物的肠道首关效应。④对排泄的影响：分布在肾脏近端小管上皮的 P-gp 主要参与药物的排泄。P-gp 还影响药物从

肠道的泵出功能，既是吸收功能也是药物的消除功能。维拉帕米抑制 CYP3A4 酶，减少地高辛的代谢。维拉帕米抑制 P-gp 的活性，降低了肾小管对地高辛的消除。

(2) P-gp 的诱导、抑制及应用　P-gp 具有广泛的底物专属性，临床上的抗肿瘤药物、免疫抑制剂、抗高血压药物、抗过敏药物、抗感染药物大部分是 P-gp 的底物（表 3-4）或抑制剂（表 3-5），底物之间也存在竞争性抑制作用。如利用 P-gp 抑制剂可以提高长春新碱、紫杉醇、环孢素、地高辛和他克莫司的生物利用度。

表 3-5　P-糖蛋白抑制性药物

药物类别	药物名称				
抗心律失常药	利多卡因	奎尼丁	胺碘酮		
抗真菌药	伊曲康唑	酮康唑			
钙拮抗药	非洛地平	尼卡地平	硝苯地平	尼群地平	维拉帕米
免疫抑制剂	环孢素	他克莫司			
抗病毒药	茚地那韦	奈非那韦	利托那韦	沙奎那韦	
其他	米非司酮	特非那定	红霉素		

P-gp 的底物覆盖了不同的化学结构，在治疗疾病过程中对药物的相互作用有重要意义。它通常作为亲脂性和两性分子，包含一个或两个芳香烃环。P-gp 的底物如地高辛、环孢素、他克莫司等的吸收很容易受到 P-gp 的抑制剂（如维拉帕米、奎尼丁）或诱导剂利福平的影响，导致生物利用度的增加或减少。奎尼丁通过抑制肾小管 P-gp 可以减少地高辛的肾脏排泌，同时由于地高辛也是肠道 P-gp 的底物当静脉注射奎尼丁后可使地高辛的血药浓度升高两倍，地高辛经肠道排泄作用降低 2/5。地高辛的消除以及肝肠循环均受到奎尼丁的影响。地高辛与利福平同时应用，利福平能降低地高辛的肠道吸收，使地高辛的血药浓度降低。红霉素通过抑制 P-gp 而提高地高辛、环孢素、他林洛尔的生物利用度。

二、药物不良相互作用的预防

安全性用药的一个根本要素是要密切关注患者正在应用的药品与新开具处方中药品之间是否有潜在的相互作用。如药物与药物之间、药物与食物之间、药物与乙醇之间的相互作用均可产生不良反应。通常采取的重要措施有以下几点：

1. 尽可能减少不必要的联合用药　随着临床用药种类的增多，药物之间相互作用的潜在机会也会增多。因此，必须定期审核患者应用药品的明细记录，尽可能减少、停用不必要的药品；并要特别关注患者是否自己服用非处方药品或自作主张改用其他药品的情况。药师可以评价已知的、正在应用药品的潜在药物间相互作用，但可能并不清楚患者正在应用的所有药品。因此，一定要调查清楚患者应用的所有药品，才能作出正确的分析、判断。

2. 不断上市的新药以及合并用药的相互作用，一定要列入临床观察研究的范围　近十多年来随着药品管理法的建立健全、国家药品不良反应监测中心的设置，药品不良反应报告制度的建立，计算机在医院及药品管理中应用的普及，为开展药品不良反应研究打下了良好的基础。当必须使用可能有不良相互作用的药物时，要充分利用信息咨询渠道，掌握相关的用药知识，采取有力的预控措施，对重点药物开展血药浓度测定。对药物的疗效、不良反应等进行分析，做好药品不良反应监督、登记。应用体外药物相互作用试验的数据和其他一些相关信息（如剂量、药物的血浆蛋白结合率等）定量或定性地预测体内的药物相互作用。避免或减少使用不良反应发生率较高的药物。

3. 通过合理用药监测系统（prescription automatic screening system，PASS）或其他用药咨询软件进行合理用药分析　有助于及时发现医嘱中可能存在的不良相互作用。目前，已有多家医院将该系统安装运行在各个工作站点，实现即时性监测，不失为预防药品不良反应、提高合理选药和用药水平的好方法。

4. 注意识别那些易发生药物间不良相互作用的高危个体　对病情危重者、HIV 病毒感染者、肝肾功能不良者，特别是多脏器功能障碍者且需要长期应用药品维持治疗的患者以及患多种慢性疾病的老年人等，在新开具处方时一定要慎重，要相当熟悉患者所用药品的安全范围。

5. 注意药物与其他的相互作用　注意药物与食物、烟、酒、饮料之间的相互作用，以及与临床检验试剂、与中药中的成分间的相互作用等。

美国 FDA 统计 1992—1997 年批准 194 个新药研究，其中约 30% 在申报时提供了以代谢为基础的研究资料。关于药物代谢研究的发展速度非常快，1992 年仅有 10% 的新药研究提供了体外相互作用的研究资料，但到了 1997 年就达到 50%。临床前的体外试验，基本上可以预测药物在体内发生相互作用的过程，从而大大减少药品上市后因严重相互作用而被淘汰的巨大风险，对未来开发新药具有重要意义。

从药物的药动学等方面了解药物相互作用，尤其是代谢性药物相互作用将是临床药学和临床药理学的研究热点。作为临床医师和药师，应掌握药物相互作用知识，从而使患者的联合应用药品更加安全、有效与经济。

【思考题】
1. 何谓药物相互作用及配伍禁忌？
2. 简述药物在药动学方面的相互作用，且举例说明之。
3. 解释协同作用、拮抗作用、敏化作用的概念，并举例加以说明。
4. 叙述抗菌药物的联用指征及联用原则。
5. 简述中药与化学药配伍应用的目的及原则。
6. 中药与化学药有益配伍的临床意义如何？
7. 举例说明中药与化学药的不合理配伍。
8. 简述药物体内代谢研究进展。

（史奎章）

第四章 药品不良反应报告和监测

> **学习要点**
> 1. 掌握药品不良反应的概念、传统的分类方法及其严重的药品不良反应；副作用及毒性反应的概念；抗菌药物及中药的不良反应；个例药品不良反应的判断程序；我国对药品不良反应关联性的评价；药品不良反应报告和监测的概念、目的、意义、性质；药品不良反应监测方法及其工作程序。
> 2. 熟悉药品不良反应的临床表现及防治；影响药品不良反应发生的因素；药品不良反应监测机构的性质和职责、监测报告单位及要求。
> 3. 了解药品不良反应的危害；药品不良反应因果关系的评定方法；填写药品不良反应/事件报告表。

第一节 概 述

一、药品不良反应的概念

药品不良反应（adverse drugs reaction，ADR）广义上是指因用药引起的任何不良事件，其中包括超剂量给药、意外给药、药物滥用、药物的相互作用所引起的各种不良后果。WHO 国际药物监测组织的 ADR 是指在预防、诊断、治疗疾病或调节生理功能过程中，给予正常剂量的药品时出现的任何有害的和与作用目的无关的反应。我国在《药品不良反应报告和监测管理办法》（2004 年 3 月 4 日）中 ADR 的概念：是指合格药品在正常用法用量下出现的与用药目的无关的或意外的有害反应。因此，对药品不良反应的认定须兼备以下三个条件：一是药品必须合格，即药品生产企业有"药品生产许可证"、"GMP 认证书"及"药品批准文号"；医院制剂有"医疗机构制剂许可证"及注册批准、质量检查合格的药品，使用假劣药品及其他不合格的药品出现的反应，不属于药品不良反应的范畴。二是药品的用法用量是指药品的正常应用范围，应当按照药品说明书规定的常规用法用量使用，任何非正常的、不合理的及超大剂量的经验用药、没有根据的所谓"个体化给药"而出现的反应不在药品不良反应的评价之列。三是出现了与用药目的无关的或意外的有害反应，具有非预期性和有害性。ADR 的后两个概念均排除了蓄意或意外的药物中毒事件、药物滥用以及用药错误，或患者不依从性等造成的药品不良结果，因此在内容上排除了因以上情况所引起的责任性或刑事性事件，消除了报告人的疑虑，便于 ADR 监测工作的开展。

二、药品不良反应的危害

药物的作用具有双重性，有益作用和不良作用是药物治疗中相互矛盾而统一的两个方面。一方面可以防病治病，增进健康，如抗生素作为抗感染药物挽救了无数垂危的患者；另一方面也可对人体造成损害，轻者可引起人的不适和痛苦，重者可引起人体残废甚至导致死亡，如震撼世界的"反应停"药害事件的发生，德国以镇静药沙利度胺（反应停）控制早孕妇女妊娠反应，致使西欧多国及其他地区逾万例新生儿发生先天性海豹肢畸形，造成终身残废。

药物作用于复杂的机体时可呈现多种不同的效应，加上个体差异的存在，使得药物在发挥有益作用的同时常伴随不良反应的发生，这种情况在某些特殊的人群中表现得尤为突出。药物效应的专属性低常是广泛不良反应发生的原因，如硫酸阿托品治疗胃肠痉挛时引起的口干，马来酸氯苯那敏用于抗过敏时导致困倦等。在个别的情况下由于患者的异常体质也会出一些严重的不良反应，如新生儿使用氯霉素可发生灰婴综合征，G-6-PD缺乏者服用对乙酰氨基酚或磺胺等药物可导致溶血等。

早在20世纪70年代，WHO就报告，全球死亡的患者有1/3不是死于自然疾病本身，而是死于不合理用药，药害的严重性与普遍性已不容忽视。1922—2000年国外报道的重大药害事件就有18起，累计至少死亡两万余人，伤残一万余人，对受害人群和社会造成了很大的危害（表4-1）。

表4-1　1922—2000年的18起重大药害事件

年代	地区	药物	用途	毒性表现	受害人数/发生率
1922—1934	美国、欧洲	氨基比林	退热止痛	粒细胞缺乏	美国死亡1981人，欧洲死亡200人
1935—1937	美国	二硝基酚	减肥	眼及骨髓损害	白内障失明占1%，骨髓抑制117人，死亡9人
1937—1938	美国	二甘醇	制备磺胺制剂	肝、肾损害	358人中毒，死亡107人
1900—1940	美国、欧洲	蛋白银	消毒抗炎	银质沉着症	死亡100人以上
1939—1948	英国	甘汞	通便、驱虫制牙粉	汞中毒、肢端疼痛	儿童死亡585人，死亡率5%
1939—1950	美国	黄体酮类	治先兆性流产	女婴外生殖器男性化	600余人
1930—1960	各国	醋酸铊	治头癣与脱发	铊中毒	近半数用药后慢性中毒，死亡万余人
1930—1960	各国	硫代硫酸金钠	治类风湿病、哮喘	肝、肾、骨髓损害	近1/3用药者发生毒性反应
1953	美国、欧洲	非那西丁	止痛退热	肾损害、溶血	肾损害2000余人，死亡500余人
1954—1956	法国	二碘二乙基锡	治疮、疖、粉刺	神经毒性脑炎、失明	中毒270人，死亡110人
1959—1962	美国	三苯乙醇	治高脂血症	白内障、阳痿、脱发、乳房增大	10 000余人
1959—1962	日本、欧洲、南美洲、澳大利亚、美国	沙利度胺（反应停）	治妊娠反应	海豹样畸胎	12 000余人，畸形儿近半数，陆续死亡
1960—1966	美国、澳大利亚	异丙肾上腺素气雾剂	治哮喘	严重心律失常、心衰	死亡约3500人

续表

年代	地区	药物	用途	毒性表现	受害人数/发生率
1967	欧洲	胺苯、噁唑啉	减肥	肺动脉高压	70%的用药者有毒性反应
1955—1972	日本	氯碘喹啉	治肠炎	脊髓变性、失明（SMON症）	7865人发生SMON症，死亡率约5%
1966—1972	美国	己烯雌酚	治先兆流产	阴道腺癌（女儿）	少女阴道腺癌300余人
1968—1979	美国	普拉洛尔	抗心律失常	角膜、心包、腹膜损害	至少2257人有毒性反应
20世纪70年代—2000年		苯丙醇胺	抗感冒	出血性脑卒中	

据Lazarou J等对近30年的文献进行Meta-analysis结果表明：美国每年因严重药品不良反应而住院和患者住院期间发生严重药品不良反应者占住院患者总数的6.7%，因此而死亡的占住院总人数的0.32%，其中与剂量有关的A型反应约占全部药品不良反应的3/4，因药品不良反应而死亡的人数（7.6万）也居美国各类死亡率的第六位（心脏病死亡人数74.3万，肿瘤53.0万，卒中15.0万，肺部疾病10.1万，意外事故9.0万）。

我国近年也不断有严重药品不良反应和药源性疾病的报道，如我国1700万以上听力残疾人中60%以上的致聋原因与不恰当使用链霉素、卡那霉素、庆大霉素等氨基糖苷类抗生素有关。国内严重药品不良反应事例见表4-2。

表4-2 我国20世纪80年代至1993年严重药品不良反应事例

年代	药物	用途	毒性表现	受害人数
20世纪80年代	乙亚胺	治疗肿瘤	诱发白血病	66例
1986—1991	乙双吗啉	治疗银屑病	诱发白血病	44例
1986—1992	酮康唑	治疗甲癣、脚癣	引起肝损害	22例，死亡3例
20世纪80~90年代	蝮蛇抗栓酶	临床应用	过敏反应、头晕、肢体疼痛和急性肾衰竭等	500余例
1989—1991	环孢素	临床应用	肝毒性	30余例大部分病例为儿童，温州地区497例，全国类似病例报告已达几万例
20世纪90年代	感冒通	治疗感冒	引起血尿	
1973—1993	四咪唑、左旋咪唑	临床应用	迟发性脑炎	

第二节 药品不良反应分类

一、按药品不良反应的特点分型

将药品不良反应分为A、B两型，是目前较为常用的一种分型方法。

1. A型药品不良反应（量效关系密切型） 过度作用、首剂效应、副作用、毒性反应、撤药反应、继发反应、后遗效应、依赖性等均属A型药品不良反应。A型药品不良反应的发生多与药动学的改变有关，如药物的吸收增加、血浆蛋白结合率降低、肝脏药物代谢减少、肾排泄降低等因素可致药物的血药浓度增高，易引起药物的过度作用、毒性反应等，药物作用的专属性差、药物与受体的结合和调节作用则可能是副作用、撤药反应、后遗效应和药物依赖性产生的重要原因。

2. B型药品不良反应（量效关系不密切型） 是与正常药理作用完全无关的异常反应，如特应性反应、I型变态反应、致癌、致畸、致突变等均属B型药品不良反应。此类反应的发生机制十分复杂，它与药物、机体的特异性有着密切的关系。A型和B型药品不良反应的区别见表4-3。

表4-3 A型和B型药品不良反应区别

	A型药品不良反应	B型药品不良反应
药理预测	可以	难以
与剂量关系	有关	无关
发生率	高	低
死亡率	低	高
处理	调整剂量	停止使用

二、按药品不良反应量效分型

与前一种分型法十分相似。
1. 量变异常型 把不良反应看作异常，与剂量相关的不良反应为量变异常型。
2. 质变异常型 把不良反应看作异常，与剂量无关的不良反应为质变异常型。

三、按药品不良反应发生机制分型

Rawlins和Thomson认为上述分类方法不完善，提出一种新的分类方法（表4-4）。

1. A型反应 即扩大的反应，是药物对机体产生的与剂量有关的作用，它可以通过药物或辅料的药理学和作用模式来预见。这些反应仅在人体接受该药品时发生，停药或减少剂量可以部分或完全改善。A型反应是最常见的不良反应，常由药动学和药效学因素决定。例如，婴儿、老年人及肾功能不全者的肾小球滤过率减少，在使用氨基糖苷类抗生素、头孢菌素类抗生素、地高辛等药物时，由于清除减慢，消除半衰期延长，血药浓度增高，易引起A型不良反应。

2. B型反应 是由促进某些微生物生长引起的不良反应。该类反应具有药理可预见性，但不像A型反应那样，它与上述的B型药品不良反应概念完全不同，其主要药理作用在于微生物而非人体。如服用含糖药品引起的牙龋，抗生素引起的菌群失调（如伪膜性肠炎），广谱抗生素引起鹅口疮及药品滥用导致一些特殊微生物耐药而使药品无效。应当注意，药品导致免疫抑制而产生的感染不属于B型反应。

3. C型反应 即化学反应，许多不良反应取决于药物或辅料的化学性质而不是药理学性质。它们以化学刺激的基本形式造成应用某种制剂的大多数患者出现相似的反应。C型反应的严重程度主要与药物浓度而不是剂量有关。此型不良反应包括外渗物反应、静脉炎、药物或辅料引起的注射部位疼痛、酸碱烧伤、接触性（刺激性）皮炎以及局部刺激引起的胃肠黏膜损伤。这些反应不是药理学上可预知的，但了解起因药物的理化特性还是可以预测的。

4. D型反应 即给药反应，许多不良反应是因药品特定的给药方式而引起，这些反应不依赖于制剂成分的化学或药理性质，而是因制剂的物理性质和（或）给药方式的不同。这些反应是单一的，给药方式不同，不良反应的特性也将不同。它们的共同特点是如改变给药方式，不良反应可停止发生。如植入药物周围的炎症或纤维化，注射液中微粒引起的血栓形成或血管栓塞，片剂停留在咽喉部，用干粉吸入剂后的咳嗽，注射液经微生物污染引起感染等。但应注意，与注射有关的感染属 D 型而非 B 型。这些感染的发生与给药方式有关，与所用药品无关。B 型反应则为药物与微生物之间的直接相互作用而产生。

5. E 型反应 即撤药（停药）反应，通常所说的撤药反应是生理依赖的表现。它们只发生在停止给药或剂量突然减少后。与其他继续用药会加重反应的所有不良反应不同，该药再使用时，可使症状得到改善。反应的可能性与给药时程有关而不是与剂量有关。此外，这些反应在一定程度上是药理可预见性的，但也不是普遍的，许多患者在连续大量使用时不能感受到。易引起撤药反应的药物有阿片类、苯二氮䓬类、三环类抗抑郁药、β-受体阻滞剂、可乐定及尼古丁等。

6. F 型反应 即家族型反应，它仅发生在有家族性遗传缺陷的患者，如苯丙酮酸尿、葡萄糖-6-磷酸脱氢酶缺陷、C_1 酯酶抑制剂缺乏、卟啉症及镰状细胞性贫血等。例如，西方人群 10% 以上缺乏细胞色素 P4502D6，与其他人群相比他们在接受 2D6 代谢的药物治疗时更易发生 A 型反应，因为他们对这些药物的消除能力较低。有上述代谢障碍的人群易发生不良反应，无此障碍的其他人群则不会发生；如有 G-6-PD 缺陷的患者，使用奎宁时可能会出现溶血，而其他个体即使用量很大也不会发生。

7. G 型反应 即基因毒性反应（生殖毒性反应），许多药品能引起人类的基因损伤。值得注意的是，有些潜在的致癌物、遗传毒物和致畸物在胎儿期就已使遗传物质受损。

8. H 型反应 即变态反应，是由过敏引起的反应，它可能是仅次于 A 型反应的常见不良反应。类别很多，均涉及免疫应答的活化。此型反应不是药理学方面可预测的，也不与剂量相关。因此，减少剂量通常不会改善症状，必须停药，如过敏反应、过敏性皮疹、光变应性、急性血管性水肿、过敏性胆汁阻塞、过敏介导的血质不调等。

9. U 型反应 即未分型反应，为机制不明的反应，如药源性味觉障碍、辛伐他汀的肌肉疼痛副作用及使用气体麻醉药引起的恶心呕吐。

表 4-4 药品不良反应发生机制分型简表

A 型 （augmented 扩大型）	B 型 （bugs 爆发型）	C 型 （chemical 化学型）
药物可预见性 与剂量有关 停药可改善 最为常见	药理可预见性 包含与微生物的相互作用 停药可改善	刺激作用 与药物浓度有关

D 型 （delivery 给药方式）	E 型 （exit 撤药反应）	F 型 （familial 家族型）
可由处方和药方引起 停药或改变给药途径可改善	药理可预见性 仅发生在停药或减量时	由遗传因素引起 停药可改善

G 型 （genotoxicity 遗传毒性）	H 型 （hypersensitivity 变态反应）	U 型 （unclassified 未分型反应）
引起不可逆的遗传学 损害	药理可预见性 需要免疫激活	机制不明 停药可改善

第三节 药品不良反应的临床表现与防治

一、药品不良反应的临床表现

药品不良反应是药物对机体产生的各种不良作用的总称，其临床表现纷繁复杂，可根据药品不良反应的性质与该药药理作用的关系，药品不良反应的发生与临床用药剂量、用药时间的关系以及患者耐受性等因素加以区别，常见的有如下几种：

1. 过度作用（excessive effect） 使用推荐剂量时出现的过强药理作用称为过度作用。过度作用可由于机体对药物的敏感性高而引起，如镇静药引起的嗜睡、降压药引起的血压过低、降血糖药引起的低血糖等。

2. 首剂效应（first-dose response） 又称不耐受性，某些药物在首剂使用时，由于机体对药物的作用尚未适应，机体对药物的反应较为强烈，类似过度作用，但与过度作用不同的是首剂效应只发生在用药最初阶段，多为一过性。如使用 α-受体阻断剂治疗高血压的"首剂现象"，即直立性低血压、眩晕、晕厥、心悸等。可以通过减少首剂量等方法来防止这种不良反应。

3. 副反应（side reaction） 通常也称为副作用，是指药品按正常剂量服用时所出现的与用药目的无关的其他不利作用。如阿托品治疗胃肠道平滑肌痉挛所致肠绞痛，可能同时出现口干、乏汗、视近物模糊等反应；麻黄碱用于控制支气管哮喘发作时，亦可因其有中枢兴奋作用引起患者不安、失眠等反应；激素引起的水钠潴留，β-受体阻断剂诱发的支气管哮喘等皆属药品的副作用。

药品的副作用与药物本身药理作用有关，故可预测。一般情况下，药品的副作用程度较轻，如果有的人副作用程度很重，就要考虑改用别的药品。患者初次服用某种药品，一般要从较低剂量开始，服用后仔细注意疗效怎样，有没有副作用；如疗效、副作用不明显，可适当增加剂量，但不能超过最大治疗剂量。增加剂量后更要密切观察有无不良反应。

4. 毒性反应（side reaction） 是指药品引起身体较重的功能紊乱或组织病理变化。一般是由于患者的个体差异、病理状态或合用其他药品引起敏感性增加而引起的。那些药理作用较强、治疗剂量与中毒剂量较为接近的药品容易引起毒性反应。

几乎每个患者都会出现性质相同的中毒症状，肝、肾功能受损者、老人、儿童易发生毒性反应。药品的毒性反应随药品剂量的增大，或血药浓度的增高而增强。其临床表现在用药后立即发生或短时间内发生者，具有突发性，系药品的急性毒性；反复多次用药后或历经长时间应用后发生的反应，属药品的慢性毒性。如大剂量使用苯巴比妥对呼吸的抑制；大剂量使用对乙酰氨基酚引起肝脏的损害；反复注射应用庆大霉素引起耳聋；抗结核药异烟肼、利福平和吡嗪酰胺的长期应用造成肝脏损害等均属药品的毒性反应。

鉴于药品的毒性反应与药品剂量密切相关，故可通过严格控制用药剂量或用药时程来预防。但值得注意的是，当机体对药物的消除能力降低时，即使应用一般临床常用剂量，药物亦可能在体内蓄积而产生毒性反应。

5. 迟后作用（delayed effect） 药品的迟后作用指经长期临床用药，在停药后引发的后遗生物效应。如长期应用肾上腺皮质激素类药物，一旦停药，出现肾上腺皮质功能不全的临床表现；妊娠妇女使用己烯雌酚控制先兆流产，可能诱使下一代女性于青春期发生阴道腺癌，就是一种影响子代的药品迟后作用。

6. 撤药反应（withdrawal syndrome）　又称撤药综合征。由于药物较长时间的应用并参与了机体的代谢调节，机体对药物的作用已经适应，一旦撤药或停药则使机体处于不适应状态，而出现症状的反跳。如糖皮质激素在治疗过程中突然撤药会使原患疾病复发。因此，激素的撤药方式应是逐渐减量停药。

7. 继发反应（secondary reaction）　不是药物本身的作用，而是由于药物作用诱发的效应。如广谱抗生素引起的菌群失调和二重感染；用青霉素治疗梅毒，首剂注射后引起梅毒螺旋体大量死亡，导致菌体内毒性物质大量释放，以致患者体温升高，原有病变加重，即赫氏反应；抗肿瘤药物引起机体免疫功能低下而致感染等。

8. 耐药性（tolerance）　系指药物进入机体后与作用部位产生相互作用，这种作用的结果是使药物失去原有活性。如耐药菌株的产生；受体对介质的应答反应降低等。

9. 药物依赖性（drug dependence）　药物与机体相互作用所造成的一种精神状态，有时也包括身体状态，它表现出一种强迫要连续或定期用该药的行为和其他反应，为的是要去感受它的精神效应，或是为了避免由于断药所引起的不舒适。它是麻醉药品或精神药品所具有的严重不良反应，可分为精神依赖性和身体依赖性两类。

（1）精神依赖性（psychic dependence）：是药品经反复使用后，用药者所产生的渴求用药的强烈欲望和"觅药行为"，但中断用药并不引起戒断症状，如地西泮、盐酸哌甲酯等。

（2）身体依赖性（physical dependence）：机体在一定时间内连续应用该药，可产生适应状态，且须有足量药物维持，机体才可处于正常功能状态，若突然停药，机体生理功能发生紊乱，而呈现戒断症状，如吗啡、盐酸哌替啶等。

10. 变态反应（allergic reaction）　亦称过敏反应，是机体被药物致敏后，药物再次进入机体时发生的抗原抗体结合反应。即指人体对药品的一种超出限度的反应，它本质上属于一类免疫反应。

药品变态反应一般分为以下四型：①速发型（Ⅰ型）；②细胞毒性（Ⅱ型）；③免疫复合物型（Ⅲ型）；④迟发型（Ⅳ型）。

以上各类药品变态反应，所具有的共同特征为：①药物所致变态反应与药物原有药理作用无关。②药物所致变态反应发生的严重程度与药品所用剂量不呈比例，即很少的药品亦可能引发十分严重的反应。③药物所致变态反应仅发生于少数人，常于首次用药后经历一段致敏期，再次用药即可诱发。④变态反应发生后，迅速停用致敏药物，症状可消失，然而再次用药，原有症状可迅即重现。⑤对已致敏者可用小剂量致敏药物进行脱敏。

11. 特异质反应（idiosyncrasy reaction）　亦称特应性反应。一般，药品的有效剂量用于大多数人皆可出现预期的药理效应，然而用于极少数人却可能出现与预期效应完全无关的特殊反应，此即特异质反应。其发生与遗传因素所致机体生化代谢酶系统缺陷或活性异常有关。临床常见以下几类：

（1）红细胞酶的缺陷：此类酶的缺陷可引起溶血或高铁血红蛋白症。

1）葡萄糖-6-磷酸脱氢酶（G-6-PD）缺陷：如伯氨喹引起的溶血现象，这种缺陷多系基因突变所致。

2）高铁血红蛋白还原酶缺陷：如硝酸酯类药物呈现发绀等症状，此酶缺陷系常染色体隐性遗传所致。

（2）卟啉症：因常染色体显性遗传变异，以致血液中形成过量的 6-氨基乙酰丙酸

(ALA)、卟吩胆色素原和卟啉，造成卟啉症急性发作。

12. 致癌作用（carcinogenesis） 指由药物引起的癌症或诱发的癌症，药物是化学致癌物中最主要的一类。癌症的潜伏期数月至数年不等，或发生在服药者本体，或发生在用药者子代，难以预测。

13. 致畸作用（teratogenesis） 是指药物引起胎儿畸形，其原因在于药物的直接或间接作用，造成染色体的缺失或断裂，使胚胎畸形。

14. 药物相互作用致不良反应 药物相互作用致不良反应是药品不良反应的一个主要部分，是因合并用药引起的不良反应（指同时或相隔一定时间内使用两种或两种以上药品），其机制复杂，药理作用不能用单个药物的作用来解释，而是药物与药物、药物与机体共同作用的结果。临床上这类药品不良反应表现多种多样，有些表现可能介于两药的药品不良反应之间；有些可能兼有两药的药品不良反应。此类药品不良反应除表现形式多样外，还具有多系统性，可发生在一个器官、一个系统，也可发生在多个器官和多个系统。

二、药品不良反应的防治

1. 副作用与毒性反应 属A型药品不良反应，与用药剂量（或血药浓度）高低和用法密切相关。其防治原则如下：

（1）剂量与疗程：降低剂量、减慢给药速度以及加速药物消除可治愈大多数A型药品不良反应；减少长疗程用药、大剂量用药是防止蓄积中毒和毒性反应的关键。

（2）用法：注意给药途径和给药速度，某些注射药物只能静脉注射而不能静脉推注，同时要控制静注速度，如重酒石酸去甲肾上腺素注射液宜以5%葡萄糖注射液或葡萄糖氯化钠注射液而不宜以氯化钠注射液稀释，须静脉滴注给药，不宜皮下或肌内注射；滴注部位最好在前臂静脉或股静脉，而不用小腿以下静脉；滴注应精确，按需调整；停药应逐渐减慢滴速。

（3）注意药物相互作用和配伍：防止有潜在临床意义的药品不良相互作用和配伍发生物理性或化学性相互作用而产生的不良反应。

（4）注意患者的个体差异：根据患者机体、疾病和药品的特征情况定期检测各项生化指标，防止肝、肾、心等重要器官和血液系统受损等。

（5）对于治疗窗窄的药品，进行治疗药物的监测（TDM）可指导临床用药和减少A型药品不良反应。

2. 变态反应 为量效不相关型反应，因为不能预测，轻症反应可自行消退，重症则来势凶险；变态反应的发生率高，死亡率也较高，因此这一类型的反应是药品不良反应监测的重点，临床必须认真观察，积极救治。

（1）发生变态反应须停药，脱离刺激源，避免再次使用同类型药品和具有类似结构的药物，避免一切可以诱发的因素。

（2）引起过敏性休克的药物：①抗生素：青霉素类、头孢菌素类、氨基糖苷类等。②化学药：磺胺类、巴比妥类、解热镇痛药、碘造影剂等。③生物制品及生化药品：破伤风抗毒素、肉毒抗毒素、白喉抗毒素、抗炭疽血清、抗狂犬病血清、伤寒菌苗、流行性乙型脑炎灭活疫苗、A群链球菌制剂（含有青霉素）、细胞色素C、右旋糖酐等。④中药：六神丸、云南白药、羚翘解毒丸、牛黄解毒丸、小活络丹及其他含动物异性蛋白的中成药和各种中药注射剂。

(3) 对于需做皮试的药品，要规范皮试液的浓度。有青霉素过敏史者一般不宜进行皮试，皮内注射 0.1ml，阳性反应者禁用；必须应用青霉素类时须慎重为患者脱敏，但皮试阴性者不能排除出现过敏反应的可能，因此在注射药品后应严格观察患者 20 min，无反应发生方可离开。做青霉素皮试时应注意：①极少数高敏患者可在皮试时发生过敏性休克，常于注射后数秒至 5 min 内出现，应立即按过敏性休克抢救方法进行救治，及时将患者平卧，皮下或肌内注射盐酸肾上腺素注射液 0.5 mg，随后 0.025～0.05 mg 静脉注射，如需要可每隔 10～15 min 重复给药一次。②试验用药含量要准确，配制后在冰箱中保存不应超过 24 h。③更换同类药品或不同药厂或不同批号的药品或停药 3 日以上，须重新做皮内试验。

(4) 对症治疗：如升压、抗休克、抗感染、补液、脱水、给氧等非特异性防治手段。

3. **遗传药理学反应** 本类反应主要是遗传因素引起的体内药物代谢酶不足，使某些具有特殊结构的药物代谢减慢，体内血药浓度增高，与用药剂量无关。TDM 测定有一定的帮助，但必须要测定正常血药浓度和代谢物的比值，以判明其原因。具有这种遗传素质的个体，一经确诊，将再不能应用某些类型的药品。

第四节　药品不良反应程度

药品不良反应程度评级涉及药源性疾病个例严重程度的认定、纠纷、诉讼案的裁决、不良反应发生率的统计意义。因此对药品不良反应的严重程度进行定级是药品不良反应监测基础工作中不可缺少的一部分，不过目前尚无统一的标准，现介绍如下几种：

1. 三度标准

(1) 轻度：指轻微的反应或疾病，症状不发展，一般无需治疗。

(2) 中度：指不良反应症状明显，重要器官或系统有中度损害，需要治疗或延迟出院时间多于 1 天。

(3) 重度：指重要器官或系统有严重损害，缩短或危及生命，反应持续存在大于 1 个月。

2. 三度六级标准

(1) 轻度：①1 级：症状轻微，无不适感，无功能改变，不影响正常工作和生活，无须治疗。②2 级：有不适感或一过性紊乱，症状不发展，不引起其他并发症，可自然恢复，需要或不需要治疗。

(2) 中度：①1 级：症状明显，有功能障碍，有轻度病理改变，临床检查呈轻度异常改变，需要治疗。②2 级：器官/系统损害达到该疾病中度标准，临床检查呈中度异常改变，但可逆。

(3) 重度：①1 级：有严重影响生命体征的指征存在，或某一器官/系统功能严重受损，不可逆。②2 级：器官/系统功能衰竭，临床病危。

3. 四级标准

1 级：致命或有生命危险，需立即撤药并作紧急处理者，或不良反应持续 1 个月以上者。

2 级：患者反应症状明显，有各器官病理生理改变或检验异常，被迫撤药并作特殊处理，对患者康复产生直接影响，或不良反应持续 7 天以上者。

3 级：患者难以忍受，被迫停药减量，经一般对症处理好转，对患者康复无直接影响。

4级：患者可忍受，不需停药或减量，经一般对症处理或不需处理即较快恢复，对患者康复无直接影响。

4. Tallarida 七级标准

1级：轻微疾病/作用，症状不发展（如轻微头痛、花粉症）。

2级：比1级稍重（如严重头痛）。

3级：慢性作用，可妨碍正常活动或暂时性的功能丧失（如支气管哮喘）。

4级：慢性疾病，功能丧失，但不会危及生命或缩短寿命。

5级：可能缩短寿命，但无生命威胁（如高血压）。

6级：会危及生命（1~2年内），但不告临床病危。

7级：告临床病危，可能在1年内或更短时间内死亡（如严重心律失常、急性过敏性休克）。

5. 严重的药品不良反应　严重的药品不良反应是指因使用药品引起以下损害情形之一的反应：

（1）引起死亡。

（2）致癌、致畸、致出生缺陷。

（3）对生命有危险并能够导致人体永久的或显著的伤残。

（4）对器官功能产生永久损伤。

（5）导致住院或住院时间延长。

第五节　影响药品不良反应产生和发展的因素

药品不良反应研究以药物、机体、不良反应为对象，这三者之间可互为因果。药物通过机体发挥治疗作用，同时也可产生不良反应。对机体而言，不良反应与药物有关，而当药物一定时，不良反应却因不同的个体而表现多样。此外，同种反应可因不同药物引起，而不同机体则可出现相同反应。不良反应、药物、机体构成了复杂的三维结构，弄清这种关系有利于指导合理用药，减少用药带来的不适，对医师和患者都是大有裨益的。

影响药品不良反应发生的因素很多，有单纯药物因素、单纯机体因素，也有药物与机体的混合因素及人为因素。其主要因素有以下几种：

一、药品因素

药品是引起不良反应的重要因素，药物的药理作用、生物利用度、药品质量、药品中的杂质及贮存、保管不当等因素均可导致药品不良反应的发生。药理作用强、安全范围小的药物比药理作用弱、安全范围大的药物较易发生不良反应；不同厂家生产的药品生物利用度不同，药品不良反应的发生率亦有所不同。如1968年澳大利亚发生苯妥英钠胶囊中毒事件，其原因是制药厂将其填充剂硫酸钙改为乳糖，增加了苯妥英钠在胃肠道中的溶出速率，使吸收增多导致苯妥英钠中毒；药品中杂质，如青霉素的杂质青霉烯酸和青霉噻唑酸常是引起青霉素过敏的重要原因；药品贮藏、保管、运输过程中出现的污染、变质等也可能会产生一些相关的不良反应。

二、机体因素

药品不良反应的发生与个体差异、年龄、性别、生理病理状况、种族及遗传因素等有关，它们都是影响药品不良反应发生的重要因素。

(一) 年龄

不同年龄，特别是新生儿和老人对药物的处置和效应与成年人有所不同，据统计 65 岁以下者药品不良反应发生率为 6.3%，65 岁以上者为 15.4%。

新生儿处于生长发育阶段，各系统脏器组织发育不完善，因此新生儿期对药物的处置有一定的特异性，见表 4-5。

表 4-5　新生儿机体与药物间的相互影响

新生儿生理特征	影响
小肠的主动转运活性较低	口服药物时吸收较差
细胞外液比例高，水盐转换率亦较快	多数药物的表观分布容积较大
血浆中白蛋白水平和蛋白结合能力较低	蛋白结合率高的药物血中游离浓度高，如苯妥英钠在新生儿血浆中游离的部分为成人的 2 倍
血-脑脊液屏障发育尚不完善	脂溶性药物如全麻药、镇静催眠药、镇痛药等比较容易通过血-脑脊液屏障进入脑内
肝微粒体细胞色素 P450 酶系代谢和结合能力较成人弱	地西泮、水杨酸、苯巴比妥、胆红素等药物在体内消除缓慢，易在体内蓄积；氯霉素与葡萄糖醛酸的结合不足，发生灰婴综合征
肾功能发育不完善，包括肾小球滤过和肾小管的功能均低于成人	药物排泄缓慢，易发生药物蓄积
对迷走神经兴奋性的反应较为明显	治疗迷走神经引起的心动过缓，往往需要较大的药物剂量

老年人口服药品时消化道的吸收率偏低；脂溶性药物的分布容积日益增加；血浆中清蛋白浓度降低，高蛋白结合率的药物蛋白结合减少，增加游离药物浓度而可能导致中毒；肝血流和肝药酶活性降低，肾血流、肾小球滤过及肾小管功能的减弱都会使药物消除速率和量减少。因而应用常规剂量药品时可能出现较强药理效应，受体功能和量的降低可导致胰岛素的生物效应减弱，高血压患者对受体阻断剂的反应较差。

(二) 性别

在动物试验证明性别对药物代谢和效应均有一定的影响。雌性大鼠的士的宁 LD 小于雄性大鼠。在人类，药物的效应也有一定的差异，女性患者在月经期、妊娠期、分娩期、哺乳期对某些药物反应具有特殊性，如妊娠期间使用某些药品可有致畸作用或导致流产；绝经期妇女长期服用雌激素可能诱发子宫癌；月经期和分娩前后使用阿司匹林解热镇痛可能导致出血过多。

(三) 病理

大量临床药理研究表明，正常人和患者对多种药物反应存在着明显的区别。如对胃肠道有刺激作用的药物可能加重胃肠道疾病患者的症状；低蛋白血症患者苯妥英钠等高蛋白结合率药物的游离药物浓度增高，易产生中毒；肝、肾功能不全的患者使多种药物在体内消除缓慢，易引起药物蓄积性中毒。

（四）种族和遗传因素

机体内代谢酶的多态性也常影响药物对机体的作用。如不同种族的葡萄糖-6-磷酸脱氢酶（G-6-PD）缺陷患者，在服用某些具有氧化作用的药物时，产生溶血现象，其发生频率有所不同：高加索人发生率甚低，亚洲地区的犹太人发生率高达5%以上，黑人为10%～20%，而我国广东、广西等省、自治区为6%～8%；卟啉症是常染色体显性遗传的结果，乙醇、苯妥英钠、巴比妥类、丙米嗪、卡马平西、甲丙氨酯、氯硝西泮、甲基多巴、氯喹、利福平、麦角制剂、乙琥胺、雌激素、磺胺类、甲苯磺丁脲及氯磺丙脲等药物可以加速卟啉症的发作，出现腹痛、肌麻痹和精神障碍等症状；恶性高热已证明与遗传有关，属常染色体显性遗传，这些患者应用氟烷、甲氧氟烷及琥珀胆碱时可出现严重的致死性高热（40～41℃）、肌肉僵硬、心动过速、出汗、发绀和呼吸急促等症状，可因心力衰竭、肾衰竭而死亡。

三、给药方法

给药方法包括给药途径、给药间隔、给药时间、给药剂量、持续给药时间、配制药品时间和给药速度等。不同的给药方法其不良反应的发生亦有所不同，如肌注给药可能导致注射的局部组织坏死，静脉滴注甘露醇等药品外漏可出现局部组织水肿坏死等。所以不正确的给药方法也常是引起不良反应的重要原因。

（一）给药途径

不同的给药途径使药物在体内的浓度不同，可产生不同的疗效与不良反应。如硫酸镁注射液静脉滴注用于治疗子痫、高血压时，可能产生呼吸抑制、血压下降、心脏抑制、心率减慢等不良反应，而其口服用于导泻和外用作为收敛剂时一般较少出现不良反应。

（二）给药间隔和时辰

药物的体内代谢速度、后续作用、人体的生物节律性等因素决定了给药时间和间隔时间。给药间隔过短，易发生药物体内蓄积，治疗指数窄的药物尤其易发生药物蓄积中毒；给药间隔过长，药物在体内维持有效血药浓度的时间短，不能起到良好的治疗作用。另外，某些药品给药的时辰对药物作用和副作用也有一定影响，如肾上腺皮质激素类药物在体内皮质激素分泌高峰时（早晨7～8时）对垂体促皮质激素的分泌抑制弱，而在夜晚低谷时则抑制作用强，长期在夜晚使用肾上腺皮质激素则会出现肾上腺功能不足，甚至危及生命。

（三）给药剂量和持续时间

给药剂量和持续给药时间掌握不当常是量反应型不良反应发生的原因。一次大剂量给药可造成直接毒性反应，长时间持续给药则可造成蓄积中毒，而蓄积中毒有一个时间积累过程，加之临床情况复杂，容易掩盖病情。

（四）配伍和给药速度

不正确的配伍可降低药物稳定性，造成治疗失败或产生一些不良反应，如青霉素在pH低于5.5或高于8时迅速失活；对于在输液中不稳定的药物，其给药速度应稍快，如氨苄西林钠宜用氯化钠注射液（pH4.5～7.0）溶解后在4h内滴完，以防止降解、聚合；而对某些药品则应减慢滴注速度，如苯妥英钠静脉滴注速度大于50 mg/min（冠心病患者大约25 mg/min）时会出现呼吸暂停、低血压、室性节律、心室纤颤、心搏停止等不良反应。

四、药物相互作用

在临床上任何两种药品都有并用的机会，某些药物之间会产生一定的相互作用，这种作用导致药物的理化性质、体内过程以及组织对药物的敏感性发生改变，引起药效的变化，其中产生药品不良反应。服用的药品种类越多，相互作用的发生机会就越高，随之药品不良反应率发生就越高。药物在体内的吸收、分布、代谢、排泄等环节均可能与其他药物、内源性物质、食物及环境因素等产生相互作用，如止泻药、抗胆碱药等可能延长某些药物在胃内的滞留时间，增加药物的吸收而加重药物毒性；口服抗凝血药华法林的血浆蛋白结合率为99.4%，合用保泰松、甲苯磺丁脲等血浆蛋白结合率高的药物，可导致华法林的游离血药浓度升高，进而增大出血的可能性；利福平具有酶促作用，加快乙酰化代谢异烟肼对肝的损害，增加肝毒性；酸化尿液的药物可使磺胺类药物在尿中析出结晶，对肾功能造成损害；泼尼松与呋塞米长期合用，前者潴钠排钾，后者亦促进排钾，两药合用能降低后者的利尿作用，增加电解质紊乱，易引起低钾血症的不良反应等。

第六节 抗菌药物的不良反应

一、抗菌药物不良反应概述

抗菌药物是临床应用最广的一类药物，随着抗菌药物的品种、规格的日渐增多，抗菌药物不良反应发生率也逐渐上升。从全国各个地区收集的药品不良反应报告分析情况看，抗菌药物不良反应发生率居于所有药品首位。不良反应发生率较高的抗菌药物依次为β-内酰胺类、喹诺酮类、大环内酯类，这也是临床使用量最多的三类抗菌药物，表明不良反应与抗菌药物的临床使用频率密切相关。因此，加强抗菌药物的使用管理刻不容缓。

二、主要抗菌药物的不良反应

1. 青霉素类

（1）过敏反应：青霉素毒性虽低，但过敏反应较常见，在各种药物中居首位，严重的过敏反应——过敏性休克（Ⅰ型变态反应）的发生率为0.004%~0.015%，不及时抢救者，病死率高；血清病型反应（Ⅲ型变态反应）亦较常见，发生率为1%~7%；其他有溶血性贫血（Ⅱ型变态反应）、药疹、接触性皮炎、间质性肾炎、哮喘发作等。

（2）毒性反应：少见，青霉素肌注区可发生周围神经炎；鞘内注射超过2万单位或静脉滴注大剂量青霉素可引起肌肉阵挛、抽搐、昏迷等反应（青霉素脑病），此反应多见于婴儿、老年人和肾功能减退患者；偶可致精神病发作，应用普鲁卡因青霉素后，个别患者可出现焦虑、发热、呼吸急促、高血压、心率快、幻觉、抽搐、昏迷等。

（3）肝功能异常：大剂量青霉素尚能引起肝酶升高，氨基青霉素类、抗葡萄球菌青霉素类及抗假单胞菌青霉素类比天然青霉素多见。

（4）高钠血症或高钾血症：如静脉给予大剂量青霉素钠后，尤其是在肾功能减退或心功能不全患者，可造成高钠血症；如给予大剂量青霉素钾时，则可发生高钾血症或钾中毒反应。

（5）赫氏反应（Herxheimer reaction）和治疗矛盾：用青霉素治疗梅毒、钩端螺旋体病或其他感染时（2~8h）可有症状加剧现象，称赫氏反应，系大量病原体被杀灭引起的全身反应。

（6）消化道反应：口服半合成青霉素可引起恶心、呕吐、腹泻等消化道反应。

（7）二重感染：青霉素治疗期间可出现耐青霉素金葡菌、革兰阴性杆菌或白色念珠菌感染、念珠菌过度繁殖可使舌苔呈棕色或黑色。

2. 头孢菌素类

（1）过敏反应：头孢菌素类药物可致皮疹、荨麻疹、哮喘、药物热、血清病样反应、血管神经性水肿、过敏性休克等。头孢菌素类药物的过敏性休克类似青霉素休克反应。两类药物间呈现不完全的交叉过敏反应。一般来说，对青霉素过敏者有10%～30%对头孢菌素类药物过敏，而对头孢菌素类药物过敏者绝大多数对青霉素过敏，需要警惕。发生过敏性休克时可参照青霉素休克那样处理。

（2）胃肠道反应和菌群失调：多数头孢菌素类药物可致恶心、呕吐、食欲不振等反应。本类药物可强力抑制肠道菌群，导致菌群失调，引起维生素B族和K缺乏。也可引起二重感染，如假膜性肠炎、念珠菌感染等，尤以第二代、第三代头孢菌素类药物为甚。

（3）肝毒性：多数头孢菌素类药物大剂量应用可导致氨基转氨酶、碱性磷酸酯酶、血胆红素等值的升高。

（4）造血系统毒性：偶可致红细胞或白细胞减少、血小板减少、嗜酸性粒细胞增多等。

（5）肾毒性：绝大多数的头孢菌素类药物由肾排泄，偶可致血尿素、血肌酐值升高，少尿、蛋白尿等。头孢噻啶的肾损害作用显著。头孢菌素类药物与高效利尿药或氨基糖苷类抗生素合用肾损害显著增强。

（6）凝血功能障碍：所有的头孢菌素类药物都抑制肠道菌群产生维生素K，因此具有潜在的致出血作用。具有甲基四氮唑侧链的头孢菌素类药物尚在体内干扰维生素K循环，阻碍凝血酶原的合成，扰乱凝血机制，而导致比较明显的出血倾向。在7位C原子的取代基中有—COOH基团的头孢菌素类药物有阻抑血小板凝聚的功能，从而加重出血倾向。凝血功能障碍的发生与药物的用量大小、疗程长短直接相关。

（7）与乙醇联合应用产生"双硫醒反应"：双硫醒能抑制乙醛脱氢酶，使饮酒者体内乙醛蓄积产生难受反应而用于戒酒。含硫甲基四氮唑基团的头孢菌素有类双硫醒的功能。当与乙醇（即使很少量）联合应用时，也可引起体内乙醛蓄积而呈"醉酒状"。

3. 其他 -内酰胺类与 -内酰胺酶抑制药

（1）胃肠道反应：本类药物可引起恶心、呕吐、腹泻等胃肠道症状，偶见由于菌群改变引起的假膜性肠炎。

（2）过敏反应：本类大多数药物可致过敏反应，如皮肤瘙痒、皮疹、荨麻疹、药物热等，过敏体质者慎用。其他不良反应参见青霉素类药物的不良反应。

4. 氨基糖苷类

（1）耳毒性：前庭功能失调，多见于卡那霉素、链霉素、庆大霉素。耳蜗神经损害，多见于卡那霉素、阿米卡星，其他品种也均可引起。孕妇注射本类药物可致新生儿听觉受损，应禁用。

（2）肾毒性：主要损害近端肾曲小管，可出现蛋白尿、管型尿、红细胞、尿量减少或增多，进而发生氮质血症、肾功能减退、排钾增多等。肾毒性的大小次序为卡那霉素＝西索米星＞庆大霉素＝阿米卡星＞妥布霉素＞链霉素。

（3）神经肌肉阻滞：本类药物具有类似箭毒阻滞乙酰胆碱和络合钙离子的作用，能引起心肌抑制、呼吸衰竭等，可用新斯的明钙剂（静脉注射）对抗。本类反应以链霉素和卡那霉素较多发生，其他品种也不除外。

（4）其他：有血象变化、肝酶增高、面部及四肢麻木、周围神经炎、视力模糊等。口服本类药物可引起脂肪性腹泻。菌群失调和二重感染也有发生。本类药物也可引起变态反应，包括过敏性休克、皮疹、荨麻疹、药物热、粒细胞减少、溶血性贫血等。另外,它们的毒性反应与其血药浓度密切相关。因此,在用药过程中宜进行药物监测。

5. 四环素类

(1) 消化道反应:除恶心、呕吐、腹泻外,常可发生食管溃疡(由于卧床患者所服药片在食管中潴留或由于反流而引起)。

(2) 肝损害:可出现恶心、呕吐、黄疸、氨基转移酶升高、呕血和便血等,重者可昏迷死亡。在超剂量应用时可发生。

(3) 肾损害:正常应用无不良反应,对肾功能不全者可加重肾损害,导致血尿素和肌酐值升高等。

(4) 影响牙齿和骨发育:四环素类药物可沉积于牙齿和骨中,造成牙齿黄染,影响婴幼儿骨骼正常发育。且本类药物易透过胎盘和进入乳汁。因此,孕妇、哺乳期妇女和8岁以下儿童均禁忌应用。

(5) 局部刺激:本类药物盐酸盐水溶液有较强的刺激性,浓度过高可引起局部剧痛、炎症和坏死,故不可肌内注射。静脉给药可引起静脉炎和血栓,故静脉滴注时宜用稀浓度(<0.1%),缓慢滴注,以减轻局部反应。

(6) 变态反应:主要有皮疹、荨麻疹、药物热、光敏性皮炎、哮喘及其他皮肤变化。

(7) 菌群失调:四环素类药物引起菌群失调较为多见,轻者引起维生素不足,也常可见到由于白色念珠菌和其他耐药菌所引起的二重感染。难辨梭菌性假膜性肠炎也可发生。

6. 大环内酯类

(1) 肝毒性:在正常剂量下,肝毒性较小,但酯化红霉素则有一定的肝毒性,故只宜短期内少量应用。同类药物也有肝毒性反应。主要表现为胆汁淤积、肝酶升高等,一般停药后恢复。

(2) 耳鸣和听觉障碍:静脉给药时可发生,停药或减量可恢复。

(3) 过敏反应:主要表现药物热、药疹、荨麻疹等。

(4) 局部刺激:注射给药可引起局部刺激,故本类药物不宜用于肌内注射。静脉滴注可引起静脉炎,故滴注液宜稀(<0.1%),滴入速度不宜过快。

(5) 本类药物可抑制茶碱的正常代谢,两者联合应用,可致茶碱血药浓度异常升高而致中毒,甚至死亡,因此联合应用时应监测茶碱的血药浓度,以防意外。

7. 林可霉素类

(1) 消化道反应:常见轻微的恶心、呕吐等胃肠道反应,口服给药比注射给药多见,林可霉素比克林霉素的发生率高。长期使用可致假膜性肠炎,这种情况由于难辨梭状芽胞杆菌滋生引起,其先驱症状为腹泻。

(2) 肝损害:可致氨基转移酶升高、黄疸等,肝功能不全者慎用。

(3) 变态反应:发生率约为10%,大多为轻度皮疹、荨麻疹、多形性红斑,在人类免疫缺陷病毒感染的患者更常见。也可见一过性中性粒细胞减少和血小板减少等。

(4) 其他反应:尚有耳鸣、眩晕等不良反应。

8. 糖肽类抗生素

(1) 肾毒性:为十分显著的不良反应,发生率约为22.2%。以肾小管上皮细胞损伤最明显,主要表现为蛋白尿、血尿和管型尿。毒性进一步加重时可出现血肌酐及血尿素升高,直至急性肾小管坏死,但停药常可恢复。

(2) 神经毒性：轻者表现为头晕、面部麻木和周围神经炎，严重时出现意识混乱、昏迷、共济失调等，也可出现可逆性神经肌肉阻滞，症状发生迅速且无先兆。

(3) 变态反应：包括瘙痒、皮疹、药物热等，气溶吸入可引起支气管痉挛。

(4) 其他：偶尔诱发白细胞减少和肝毒性；盐酸万古霉素引起"红颈综合征"发生率低，多见于快速大剂量静滴后。肌内注射可致长时间局部疼痛。静脉注射可引起静脉炎。

9. 磺胺类药

(1) 较轻的不良反应：有恶心、呕吐、眩晕等，一般可自行消失。

(2) 血液系统：严重的不良反应表现在血液系统有粒细胞减少或缺乏、贫血、血小板减少，对体内葡萄糖-6-磷酸脱氢酶（G-6-PD）缺乏者可致正铁血红蛋白症和溶血性贫血。

(3) 皮肤反应：常见为皮疹，也偶致剥脱性皮炎或大疱松懈性药疹，以及重症多形红斑、光敏性皮炎等。

(4) 其他反应：可致肝、肾损害和周围神经炎，也可导致畸胎，故孕妇不宜应用。

10. 喹诺酮类

(1) 胃肠道反应：恶心、呕吐、不适、疼痛等。

(2) 中枢神经系统：临床应用喹诺酮类药物时中枢神经系统的不良反应发生率约为 1.8%，女性高于男性。主要是头痛、头晕、睡眠不良等，多轻微、短暂。较严重者也可致精神症状。由于本类药物可抑制 γ-氨基丁酸（GABA）的作用，因此可诱发癫痫，有癫痫病史患者慎用。

(3) 光敏反应：少数喹诺酮类药物如洛美沙星较明显，有资料认为喹诺酮类药物被紫外光照射后分子逐渐降解，生成毒性物质，使细胞组织损害，其程度因药而异，从轻度的晒斑到严重的发疱，因此服药期间应避免紫外线和日光照射。

(4) 关节损害与跟腱炎：本类药物可影响软骨发育，孕妇、未成年人不可使用。

(5) 可产生结晶尿，尤其在碱性尿中更易发生。

(6) 肝毒性：大剂量或长期应用本类药物易致肝损害。

(7) 心脏毒性：临床前动物毒性研究已证明喹诺酮类药物具有潜在的心脏毒性，主要表现为剂量依赖性的 QT 间期延长，在注射给药时尤为明显。喹诺酮类药物的心脏不良反应罕见，明显少于肝脏毒性、光毒性、中枢神经毒性等，但是心脏毒性一旦发生，后果严重，甚至可威胁生命。

(8) 干扰糖代谢：糖尿病患者使用时应注意。

在文献记载的药品不良反应病例中，静脉滴注用药发生不良反应的病例最多，口服用药次之，联合用药更易引起不良反应。因此，口服、肌内注射用药能治愈的疾病，尽量不要静脉用药；静脉滴注一种药物能达到疗效的，就不用两种药物联用，这样既可为患者节约费用，还可减少药品不良反应发生，减轻患者的痛苦。

第七节 中药不良反应

一、中药不良反应概述

中药不良反应是指在中医药理论指导下，用于预防、诊断或治疗人的疾病，改善人的生理功能而给予正常剂量中药后所出现的任何有害且非预期的反应。包括中成药和中药材的不良反应。许多古代医药书籍在药物性味下标注的"大毒"、"小毒",大多是指具有一定毒性或副作用的药物,用得不当就可能导致中毒。这种毒性即是中药的不良反应。一些有毒的药物被用来"以毒攻毒"。人们常通过必要的炮制来消除或降低药物的毒性、烈性或副作用,如巴豆泻下作用剧烈,宜去油取霜用;川乌、草乌生用内服易中毒,需炮制后用;马钱子必须沙烫等。另外,药物的毒性还可以通过"相畏"、"相杀"配伍来减轻和消除。可见古代医家对中药不良反应已有一定的认识。

当前,随着中药及其制剂品种不断增多,使用范围逐步扩大,中药引起的不良反应有逐年增多的趋势。2001—2006年,国家药品不良反应监测中心共发布10期《药品不良反应通报》,涉及37种药品,其中中药12种,占32.4%。2003年媒体炒作得沸沸扬扬的"龙胆泻肝丸致肾损害"在社会上掀起了轩然大波。

注射药物尤其是中药注射剂随着临床使用的增加,不良反应报道日益增多。在多次发生致死病例的情况下,国家食品药品监督管理局于2006年6月1日发出通知,要求停用7种含鱼腥草的单、复方注射剂(鱼腥草注射液、复方蒲公英注射液、鱼金注射液、炎毒清注射液、新鱼腥草钠注射液、新鱼腥草钠氯化钠注射液、注射用新鱼腥草钠)。据国家药品评价中心统计,2001—2003年中药注射剂的不良反应占全部中药不良反应的77.2%,2005年中药不良反应上报病例占全部药品(化学药、中药、生物制品)不良反应的14%,而中药注射剂的不良反应则占全部中药不良反应的75%。

二、中药不良反应的临床表现

中药不良反应可涉及皮肤及附件损害、药物热、过敏性休克、消化系统、循环系统、造血系统、神经系统、呼吸系统以及静脉炎等。已有不少文献报道,中药的不良反应还能引起泌尿系统功能和代谢障碍、成瘾性等,在上述不良反应中以皮肤及其附属器最常见,其次为心血管系统不良反应,以过敏性休克及循环系统不良反应最为严重,有时能危及生命。因此,对中药的不良反应不可忽视。按WHO国际药物监测合作中心的分类法,将发生的中药不良反应按其累及系统、器官及主要临床表现分类见表4-6。

表4-6 中药不良反应累及系统、器官及主要临床表现

累及系统、器官	主要临床表现
皮肤及其附属器	皮肤瘙痒、各型皮疹、黏膜水肿
药物热	寒战、体温升高、全身不适、烦躁
过敏性休克	胸闷、呼吸困难、全身大汗、血压下降、心率加快、意识不清
循环系统	胸闷、心悸、血压异常、心律异常
消化系统	恶心呕吐、腹痛腹胀、食欲不振、胆汁淤积
神经系统	头晕头痛、口唇麻木、言语不清、抽搐
造血系统	血小板异常、紫癜、白细胞减少
呼吸系统	哮喘、呼吸困难、干咳
泌尿系统	阴茎发热、瘙痒、夜尿频多、排尿困难、肾功能不全
静脉炎	局部血管肿胀、疼痛

三、中药不良反应发生的主要原因

中药不良反应发生的原因复杂而多样,涉及中药的产、购、销到加工、使用等诸多环

节，是一个系统工程，任何一个环节出现问题，都有导致患者发生不良反应的可能。下面分别简述中药发生不良反应的主要原因。

1. 中药毒性　《中华人民共和国药典》2005年版一部收载的有毒中药70余种，分为小毒、有毒、大毒。如植物类生川乌、生草乌、生附子、生南星、生甘遂等；矿物类朱砂、雄黄、黄丹、白矾等；动物类蜈蚣、斑蝥、红娘子等中药均具有强烈的毒性，在临床使用中如不严格按照《中华人民共和国药典》的质量标准及限量使用，易导致中毒等不良反应，可对人体组织器官产生损害，甚至导致死亡。药物的非有效成分如动植物蛋白、多肽类，分子量大，是全抗原性物质，可直接致敏。

2. 品种混乱　中药应用历史悠久，由于各地对药材认识上的差异和使用习惯的不同，在全国范围内，有不少品种出现同名异物现象，名称相似的中草药互相代替的现象时有发生，这些品种多数种属不同，来源不同，不仅所含的化学成分不同，药效存在差异，而且毒性的大小也不尽相同，这种因品种混乱而引起的中药不良反应甚多。如山豆根有广豆根和北豆根之别。北豆根常入药治疗咽喉肿痛，具有清热解毒功效，而广豆根易致呕吐。

3. 质量问题　中药不纯含有害物质，有些中药重金属（铅、铬、砷、汞）含量，农药、有机氯、有机磷等残留量偏高，放射性元素、有毒微生物和毒素污染中药，尽管中药材的外观形状符合标准规定，但缺乏含量评价，仍被作为合格药品用于临床而发生不良反应。

4. 炮制不当　炮制是否得当直接关系药效，而少数毒性和烈性药物的合理炮制更是确保用药安全的重要措施。若不依法炮制或炮制不当，甚至以生代制，往往容易引起不良反应。如乌头毒性极强，煮蒸炮制后，将毒性成分乌头碱水解成乌头原碱，以达到减毒的目的。若其炮制不当，水解不完全，容易引发不良反应。乌头中毒主要表现为神经系统和心血管系统症状，可见口、舌、四肢及全身麻木，恶心、呕吐、心悸、胸闷及心律失常、休克，甚至死亡。

5. 组方不当　一个方剂由几味或几十种药组成，所有药物应具协同作用，增强疗效，降低毒性；若方剂各药组合配伍不当，或剂量大反而降低疗效，导致不良反应，甚至增加毒性。

6. 煎煮不当　中药的煎煮比较讲究，如容器的选择、水质的选择、火候的控制、煎煮时间的长短及特殊煎法的选择等，与中药的疗效及毒性密切相关，违反了中药汤剂制备方法，将会带来不良反应。中药的煎法多样，提倡先煎、后下、包煎或另煎、烊化、冲服等。尤其对某些有毒中药，如乌头、附子、雪上一枝蒿、落地金钱、商陆等，可以通过久煎以降低其毒性。

7. 工艺过程　中药从提取到制剂成型要经历一个比较复杂的过程，若工艺设计或提取操作不当都可影响疗效或引起不良反应。有些注射剂不良反应的发生往往是由于工艺的种种差异，导致生产批号不同，药效不同。如复方丹参注射液导致的多种不良反应，大都是因含有鞣质所致；双黄连粉针剂静脉滴注引起的变态反应也是因其含有致敏物质。

8. 剂型因素　中药剂型有汤、丸、散、注射剂等，中药组成成分复杂，每味中药都含有多种成分，有些中药在其有效成分、药理、毒理不甚明了的情况下轻易改变剂型，常引起不良反应。如灵芝原无不良反应出现，制成注射剂使用后就可发生过敏性休克。另外，制剂过程中使用的辅料，如添加剂、增溶剂、稳定剂、着色剂、赋形剂等也会引起不良反应。

9. 配伍失宜　中药相互间配伍不当，将引起不良反应，如中药"十八反"、"十九畏"就表明了中药复方的配伍禁忌。中西药盲目配伍也可导致不良反应的发生。临床上中药及其制剂与化学药品配伍使用是很常见的，但有些配伍使用会发生相互影响，如银杏制剂与华法林或阿司匹林配伍会导致严重的自发性出血。含鞣质的中药与抗菌药物、氯丙嗪、异烟肼等联合应用可产生肝脏、肾脏毒性。中药注射剂与化学药物注射剂、输液配伍后，可致不溶性微粒增多，沉积于毛细血管，导致静脉炎和水肿等，并可诱发热原样反应。

10. **剂量不当** 剂量过大或疗程过长，尤其是使用有毒中药或含有有毒成分的中成药时，剂量过大或疗程过长是引起中药不良反应的常见原因。如木通含木通皂苷，水解后为常春藤皂苷等，常用量为 3～9 g，大剂量则损害肾小管，导致上皮细胞坏死，严重者致急性肾炎。复方甘草口服溶液长期服用可致全身浮肿、头痛乏力、低血钾。牛黄解毒片、番泻叶长期用药可出现身体依赖性。

11. **给药途径** 给药途径不同将直接影响药物的吸收和分布，影响体内血药浓度的变化及作用的发挥。中药新剂型不断出现，给药途径也有改变或创新，如注射剂，药物可经肌内注射、静脉注射给药迅速进入体循环；制剂纯度有可能与原制剂不同，有效成分可能发生改变以及生物利用度等问题，均会导致某些药物不良反应的出现。如丹参及其制剂引起的不良反应，注射给药约占 88%。

12. **个体差异** 过敏体质及特异性遗传体质患者出现的药品不良反应往往与药物的药理、毒理及用法、用量等无关。肝、肾功能异常者易出现不良反应。儿童，老年人，经期、孕期及哺乳期妇女等特殊人群，对某些中药易发生不良反应。用药时要特别注意，应合理用药，尽量避免引起不良反应。

13. **饮食禁忌** 一些中药服用时也有饮食上的禁忌，如发汗药禁生冷，调理脾胃药忌油腻，消肿理气药禁豆类，止咳平喘药禁鱼腥，服用地黄、何首乌、蜂蜜忌葱等，应加以注意，否则可能引发药品不良反应。

14. **人为因素** 某些新开发的药材或制剂，人们对其药性不详或未详细看使用说明书，对其禁忌、使用注意事项等不了解，误服误用是造成不良反应的人为因素之一。对于患者来说，有病乱投医，迷信偏方、秘方以及未经批准使用的验方、单方，盲目服药而引起的不良反应也日趋增多。一般而言，单方或偏方均有很强的针对性，如果药不对症，滥用或误用，则更易产生不良反应。

第八节　药品不良反应的判断与监测

一、个例药品不良反应的判断

(一) 判断程序

在药品治疗过程中如何及早发现不良反应，并正确诊断是开展药品不良反应监测的前提，也是临床制定和调整用药方案的科学依据，诊断药品不良反应主要依据是对药品不良反应发生的因果关系作出合理判断。

药品不良反应的发现和判断程序应包括三个主要过程：

(1) 首先对患者出现的不良事件（adverse event, adverse experience, AE）作出诊断，判定患者所患疾病或综合征的类型。不良事件是指药品治疗过程中可能出现的任何不良医疗事件，但该事件未必与治疗有因果关系。

(2) 其次是对不良事件进行鉴别，判定这一不良事件可能为药品不良事件（adverse

drug events，ADE）的结论。药品不良事件是指药品治疗过程中出现的不良临床事件，它不一定与该药有明确的因果关系。它在国外的药品说明中经常出现，此反应不能肯定是由该药引起的，尚需要进一步评估。

（3）最后对药品不良事件进一步观察和评估，作验证性检查，从而确定药品不良事件很可能为药品所致，得出药品不良反应的结论（图4-1）。

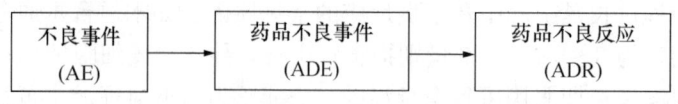

图 4-1 药品不良反应的判断过程

（二）因果关系评定准则

（1）时间方面的联系。
（2）以往是否已有对该药反应的报道和评述。
（3）发生事件后撤药的结果。
（4）不良反应症状消除后再用药出现的情况。
（5）有否其他原因或混杂因素。

（三）因果关系评定步骤

评定药品不良事件与药品之间因果关系的强度可根据七个步骤进行系统鉴别：①复习有关出版文献。②其他原因的鉴别。③事件的时间顺序。④药物浓度。⑤去激发试验。⑥激发试验。⑦详细了解患者既往史。

为了使判断过程具体化且易于操作，美国FDA拟订了一个程序系统，它在时间上和分析程序上都是循序渐进的，可从同时使用的各种药品中探索出与药品不良反应的因果联系（图4-2）。

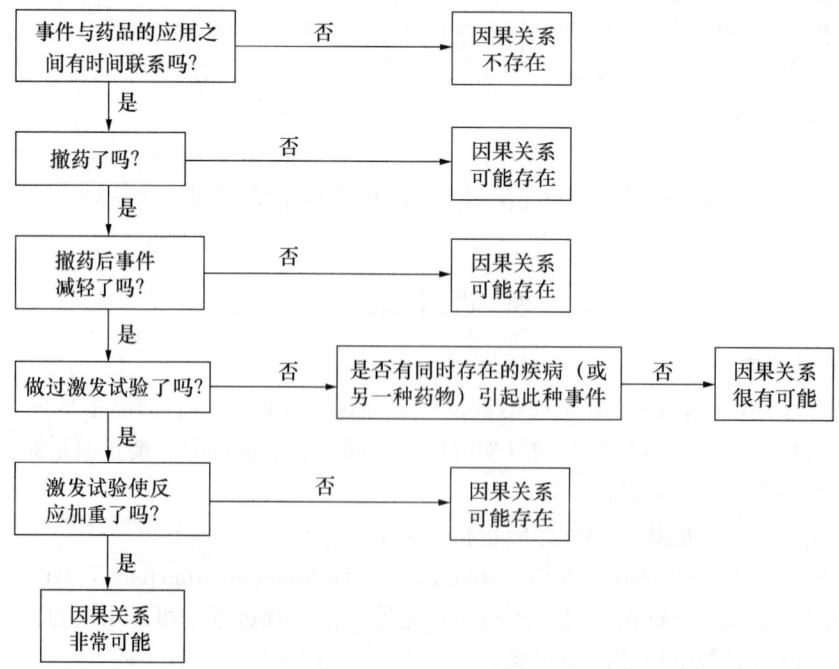

图 4-2 FDA 评价药品不良反应因果联系的程序系统

（四）因果关系评定方法

1. Karch 和 Lasagne 评定方法　该法将因果关系的确实程度（degree of certainty）分为肯定、很可能、可能、可疑、否定 5 级。

（1）肯定：用药以来的时间顺序是合理的；该反应与已知的药品不良反应相符合；停药后反应停止；重新用药，反应再现。

（2）很可能：时间顺序合理；该反应与已知的药品不良反应相符合；停药后反应停止；无法用患者疾病来合理地解释。

（3）可能：时间顺序合理；与已知药品不良反应符合；患者疾病或其他治疗也可造成这样的结果。

（4）可疑：时间顺序合理；与已知药品不良反应不相符合；不能合理地以患者疾病来解释。有待进一步观察再分类。

（5）否定：不符合上述各项标准。

2. 记分推算法　本法在病例分析时，对时间顺序、是否已有类似反应的资料等基本问题都予以打分，最后按所记总分评定因果关系等级。本法按以下问题回答记分（表 4-7）：

表 4-7　记分推算法评定因果关系等级

	是	否	不知道	记分
（1）该反应以前是否已有报告	+1	0	0	
（2）本药品不良反应是否在使用所疑药物后出现	+2	-1	0	
（3）当所疑药物停用后，使用特异的对抗剂之后不良反应是否改善	+1	0	0	
（4）再次服用所疑药物，药品不良反应是否再出现	+2	-1	0	
（5）是否有其他原因（药物之外）引起这种反应	-1	+2	0	
（6）当给予安慰剂后这种反应是否能再出现	-1	+1	0	
（7）血（或其他液体）的药物浓度是否为已知的中毒浓度	+1	0	0	
（8）当增大药物剂量，反应是否加重；当减少药物剂量，反应是否减轻	+1	0	0	
（9）患者以前用过相同或类似的药物是否也有相似的反应	+1	0	0	
（10）该不良反应是否有客观检查，予以确认	+1	0	0	

总分≥9 分：肯定有关（definite）
总分 5~8 分：很可能有关（probable）
总分 1~4 分：可能有关（possible）
总分≤0：可疑（doubtful）

记分推算法的应用实例：

例 1：患者王某某，男，因心力衰竭、风湿性心脏病、二尖瓣病变、风湿活动而急诊住院。住院期间静注高血糖素后，发生呕吐。呕吐究竟是否由高血糖素引起，应用记分推算法分析判断如下：

问题 1　高血糖素可引起恶心、呕吐已有文献记载	+1
问题 2　呕吐发生在使用高血糖素之后	+2
问题 3　停用高血糖素后，呕吐不再发生	+1
问题 4　充血性心力衰竭患者由于胃肠道淤血以及患者同时使用地高辛都有导致恶心、呕吐倾向	-1
问题 5、6、7、8、9、10 都因不明而记为	0
总得分	+3

根据记分推算法规则，该例评定为"可能"。

例 2：患者林某，女，18 岁，因急性肾小球肾炎、肾性高血压、局灶性心肌损害而急诊收住入院。入院后出现频发多源性室早搏，伴尖端扭转型室性心动过速而静注苯妥英钠，患者躯干出现麻疹样皮疹，停药，皮疹消退，改用口服苯妥英钠后又出现新皮疹。应用记分推算法分析判断如下：

问题 1　苯妥英钠引起药疹有文献报道	+1
问题 2　皮疹出现在使用苯妥英钠之后	+2

	是	否	不知道	续表 记分
问题 3 苯妥英钠停用后没有新皮疹出现				+1
问题 4 苯妥英钠改为口服后又出现新皮疹				+2
问题 5 找不到苯妥英钠之外的导致皮疹的原因				+2
问题 6、7、8、9、10 都因不明而记为				0
总得分				+7

根据记分推算法规则,该例评定为"很可能"。

例 3:患者王某某,女,50 岁,诊断为风湿病,服用阿司匹林 1 g,每日 3 次,3 个月后出现胃溃疡症状,经钡餐 X 线造影,确诊为胃溃疡,暂停服阿司匹林,并改用西咪替丁、乐得胃等药物,胃溃疡症状减轻,但风湿病症状加重,又开始服阿司匹林,数日后又出现胃痛症状。

应用记分推算法分析判断如下:

问题 1 阿司匹林能引起胃溃疡的药品不良反应早已有报告	+1
问题 2 胃溃疡的药品不良反应是在使用阿司匹林后出现	+2
问题 3 本药品不良反应在服用特异性对抗剂后,药品不良反应有改善	+1
问题 4 再次服用阿司匹林后出现药品不良反应	+2
问题 5 未见有其他原因引起本药品不良反应	+2
问题 6 未试验给安慰剂	0
问题 7 未测定血药浓度	0
问题 8 未做剂量调整对药品不良反应的变化试验	0
问题 9 患者曾用阿司匹林也出现过胃刺激性	+1
问题 10 本人药品不良反应经钡餐造影予以确认	+1
总得分	+10

根据记分推算法规则,本例评定为"肯定"。

3. 其他方法

(1) 贝叶斯不良反应诊断法(Bayesian adverse reaction diagnostic instrument,BARDI):本法用于评定发生不良事件中可疑药物引起的概率相对于其他因素引起的概率的大小。贝叶斯方法的问世引人瞩目,但由于其应用不易,至今难在常规工作中被接受。

(2) 非规则方法:这是一种凭经验的临床判断。这种方法应用广泛,但效果不佳。曾有人进行过研究,让临床药理学家对可疑不良反应按他们自己的经验作因果评定,发现专家们的评定结果有较大差异。

(五) 我国判断标准

1. 国家药品不良反应监测中心制订的原则

(1) 开始用药时间与可疑药品不良反应出现有无合理的时间先后关系。

(2) 可疑药品不良反应是否符合该药品已知的药品不良反应类型。

(3) 可疑药品不良反应能否用药物的药理作用、患者的临床状况或其他疗法的影响来解释。

(4) 停药或减量后,可疑药品不良反应是否消失或减轻。

(5) 再次接触同样药品后,同样的反应是否重新出现。

2. 我国对药品不良反应的关联性评价 根据上述原则及在 Karch 和 Lasagna 评定方法基础上,我国对药品不良反应关联性评价分为肯定、很可能、可能、可能无关、待评价、无法评价。

临床用药过程中,只要重视准确收集以上信息,依照表中所列过程进行判断,其结果可靠性较高,是我国目前临床药品不良反应最常用的判断方法。

二、药品不良反应报告和监测

(一) 药品不良反应报告和监测的概念、目的、意义与性质

1. 概念　药品不良反应报告和监测是指药品不良反应的发现、报告、评价和控制的过程。
2. 目的　加强上市药品的安全监管,规范药品不良反应报告和监测的管理,保障公众用药安全。
3. 意义　保障人们用药安全,给药品再评价、淘汰药品和临床用药提供信息。具体如下:
(1) 发现各种类型不良反应,特别对突发、群发、影响较大并造成严重后果的药品不良反应组织调查、确认和处理;对已确认发生严重不良反应的药品,国家食品药品监督管理局可以采取紧急控制措施,并依法作出行政处理决定。
(2) 对指导临床合理、安全用药提供可靠参数。
(3) 研究药品不良反应的诱发因素,对于造成死亡或永久性残疾的药品还须评价其发生频率及用药的必要性,防止药害事件的悲剧在更大范围内重演。
(4) 为报批新药提供足够的临床疗效和药品不良反应监测结果,增加新药的国际竞争力。
(5) 对上市药品再评价、淘汰药品提供参考依据。
(6) 从新的副作用情报中发现新的用途。
4. 性质　药品必须是合格药品,在正常用量用法下所出现的与治疗目的无关的有害反应。所以药品不良反应监测不是抓药品质量和医疗事故的一项法定工作。

(二) 药品不良反应监测体系机构序列 (图 4-3)

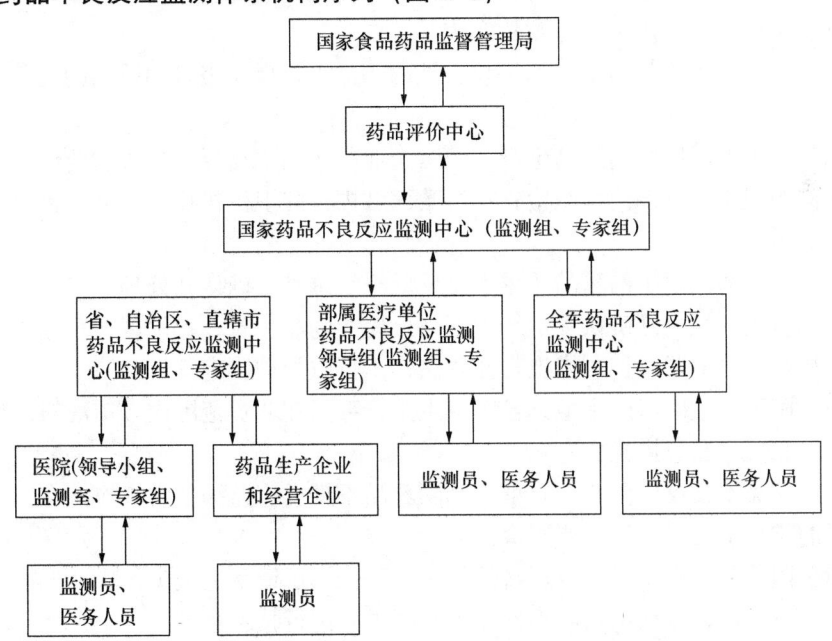

图 4-3　我国药品不良反应监测机构示意图

三、药品不良反应监测机构的性质和职责

(一) 执法机构

药品不良反应监测报告工作由国家食品药品监督管理局的直属单位药品评价中心主管;

监测报告系统则由国家药品不良反应监测中心和专家咨询委员会（对外总称"国家药品不良反应监测中心"）、省、市级中心及监测报告单位组成。各级药品不良反应监测中心的性质是隶属国家（或省、市级）食品药品监督管理部门领导下的情报机构和学术团体。各级卫生行政部门负责医疗预防保健机构中的药品不良反应监测工作。国家食品药品监督管理局和卫生部负责制订药品不良反应监测规章、标准、工作方针、政策及管理制度，并监督、组织实施。省、自治区、直辖市食品药品监督管理局和卫生厅（局）根据国家食品药品监督管理局和卫生部制订的药品不良反应监测规章，制订本地区的实施办法，并监督实施。

（二）专业机构的职责

（1）国家食品药品监督管理局负责全国药品不良反应监测管理工作，并履行以下主要职责：

①会同卫生部制订药品不良反应报告的管理规章和政策，并监督实施。

②通报全国药品不良反应报告和监测情况。

③组织检查药品生产、经营企业的药品不良反应报告和监测工作的开展情况，并会同卫生部组织检查医疗卫生机构的药品不良反应报告和监测工作的开展情况。

④对突发、群发、影响较大并造成严重后果的药品不良反应组织调查、确认和处理。

⑤对已确认发生严重不良反应的药品，国家食品药品监督管理局可以采取紧急控制措施，并依法作出行政处理决定。

（2）省、自治区、直辖市（食品）药品监督管理局负责本行政区域内药品不良反应监测管理工作，并履行以下主要职责：

①根据《药品不良反应报告和监测管理办法》会同同级卫生主管部门制订本行政区域内药品不良反应报告及管理规定，并监督实施。

②会同同级卫生主管部门组织本行政区域内药品不良反应报告和监测的宣传、教育、培训工作。

③组织检查本行政区域内药品生产、经营企业的药品不良反应报告和监测工作的开展情况，并会同同级卫生主管部门组织检查本行政区域内医疗卫生机构的药品不良反应报告和监测工作的开展情况。

④对本行政区域内发生的药品严重不良反应组织调查、确认和处理。

⑤对在本行政区域内已确认发生严重不良反应的药品，省、自治区、直辖市（食品）药品监督管理局可以采取紧急控制措施，并依法作出行政处理决定。

（3）国务院卫生主管部门和地方各级卫生主管部门在职责范围内，依法对已确认的药品不良反应采取相关的紧急措施。

（4）国家药品不良反应监测中心承办全国药品不良反应监测技术工作，在国家食品药品监督管理局的领导下履行以下主要职责：

①承担全国药品不良反应报告资料的收集、评价、反馈和上报工作。

②对省、自治区、直辖市药品不良反应监测中心进行技术指导。

③承办国家药品不良反应信息资料库和监测网络的建设及维护工作。

④组织药品不良反应宣传、教育、培训和药品不良反应信息刊物的编辑、出版工作。

⑤参与药品不良反应监测的国际交流。

⑥组织药品不良反应监测方法的研究。

（5）省、自治区、直辖市药品不良反应监测中心在省、自治区、直辖市（食品）药品监督管理局的领导下，承办本行政区域内药品不良反应报告资料的收集、核实、评价、反馈、上报及其他有关工作。

（6）药品不良反应监测中心的人员应具备医学、药学及相关专业知识，具有正确分析药品不良反应报告资料的能力。

四、药品不良反应监测方法

（一）自愿报告制度

自愿报告制度（spontaneous reporting system，SRS）又称黄卡制度（yellow card system），因英国的报告卡为黄色而得名。澳大利亚的卡片为蓝色因而称之为蓝卡制度（blue card system）。这是一种自愿而有组织的报告制度，监测中心通过监测报告单位把大量分散的不良反应病例收集起来，经加工、整理、因果关系评定后储存，并将不良反应信息及时反馈给各监测报告单位以保障用药安全。目前，WHO国际药物监测合作中心的成员国大多采用这种方法。

自愿报告制度的优点是简单易行、成本低、耗费少、覆盖面大、参与人员多，是药品不良反应重要的信息源，不受时间和空间的限制。其不足之处在于漏报率高，难以计算药品不良反应的发生率；难以估计相对危险度，报告的随意性易造成资料的偏差。

（二）重点医院监测

重点医院监测（intensive hospital monitoring）系指有条件的医院，在一定时间、一定范围内，根据所研究的目的详细记录药品和不良反应发生情况，并对其进行系统监测研究。这种方法覆盖面虽然较小，但针对性和准确性提高，能确定不良反应的发生率。

（三）重点药品监测

重点药品监测（intensive medicines monitoring）主要是对一部分新药进行上市后监测，以便及时发现一些未知或非预期的不良反应，并作为这类药品的早期预警系统。哪些新药需要重点监测由药品不良反应专家咨询委员会决定。专家咨询委员会根据该药品是否为新型药品；其相关药品是否有严重不良反应；并估计该药是否会被广泛应用而决定取舍。

（四）处方事件监测（PEM）

由英国统计学家David Finney 1965年首先提出，1982年正式推行，主要对英国实施，是上市后药品监测的重大进展；PEM是对"药品不良反应事件"（ADE），如医师在病历上记载的皮疹、黄疸等均属"事件"之列，将这些"事件"抽出后，向开过该处方的医师发出调查表（即绿卡），询问暴露于该药后患者的结果，就可对其用药后发生药品不良反应的相关性进行审查。

处方事件监测的优点是：获取信息快、非干预性、对药品不良反应有高敏感性、基于人群资料、无偏倚、可监测潜伏期较长的药品不良反应、相对前瞻性研究费用少、药品不良反应的发生数较为可靠。缺点是：无系统性，可信性取决于医师的绿卡。

（五）利用流行病学原理和方法监测药品不良反应

常用于新药上市前研究，或解决难以确定因果关系的、严重的、潜伏期长的、难以发现的药品不良反应，可确定药品不良反应的发生率。但耗费大，工作量大，不易普及。

（六）计算机监测

计算机监测通常是指用计算机来收集、贮存、处理与药品不良反应有关的临床信息、实验室检查、用药情况等，或对用药情况提出一些警告性的信号，如血药浓度超过正常范围等。用计算机监测报告比人工报告率高，但最终判断还需要有经验的医师或药师。

五、药品不良反应报告和监测工作的规定和要求

药品不良反应监测工作包括三个主要的工作程序，即信息来源-因果关系的分析与评价-

信息反馈。信息来源主要有指定或自愿报告系统与专题或药物流行病学调查报告；因果关系的分析与评价是药品不良反应监测的核心工作；信息反馈是将收集的病例报告汇总、评价后反馈到相关的单位和个人。

（一）监测报告单位

（1）药品生产、经营、使用的单位和个人发现可疑的药品不良反应病例时，必须向辖区药品不良反应监测中心报告。

（2）药品不良反应监测报告工作应纳入《药品生产许可证》、《药品经营许可证》验收标准和药品使用单位评审等级标准的内容。对不具备相应条件和要求的，不得通过《许可证》和等级医疗机构的验收；药品使用单位应将药品不良反应监测工作纳入医、药、护等技术人员的工作考核标准。

（二）监测报告的药品

药品不良反应监测所指的药品主要是指经国家食品药品监督管理部门审查批准的企业所生产的药品（包括生物药品）以及由取得《进口许可证》的企业所进口的药品。WHO监测中心要求其报告药品不良反应监测的范围主要为：未知的、严重的、罕见的、异乎寻常的、不可预测的药品不良反应；属于已知的不良反应，其程度和频率有较大改变，医师认为值得报告的；对新药则要求全面报告，不论该反应是否已在说明书中注明。

我国药品不良反应的报告范围：

（1）新药监测期内的药品应报告该药品发生的所有不良反应；新药监测期已满的药品，报告该药品引起的新的和严重的不良反应。

（2）进口药品自首次获准进口之日起5年内，报告该进口药品发生的所有不良反应；满5年的，报告该进口药品发生的新的和严重的不良反应。

新的药品不良反应是指药品说明书中未载明的不良反应。对已知的比较轻微的副作用不要求报告，如三环类抗抑郁药引起的口干；阿片类所致便秘；地高辛引起的恶心等。

（三）监测报告的内容

（1）药品引起的各种类型的变态反应。

（2）疑因药品引起的人体各系统、器官及组织的功能和形态方面的异常。

（3）疑因药品引起的癌症、畸胎及致突变反应。

（4）非麻醉药品和精神药品引起的药物依赖性等。

（四）监测报告程序和要求

（1）药品不良反应实行逐级、定期报告制度，必要时可以越级报告。

（2）药品生产、经营企业和医疗卫生机构必须指定专（兼）职人员负责本单位生产、经营、使用药品的不良反应报告和监测工作，发现可能与用药有关的不良反应应详细记录、调查、分析、评价处理，并填写《药品不良反应/事件报告表》，每季度集中向所在地的省、自治区、直辖市药品不良反应监测中心报告，其中新的或严重的药品不良反应应于发现之日起15日内报告，死亡病例须及时报告。

（3）《药品不良反应/事件报告表》的填报内容应真实、完整、准确。

（4）药品生产企业除按第十三条规定报告外，还应以《药品不良反应/事件定期汇总表》的形式进行年度汇总后，向所在地的省、自治区、直辖市药品不良反应监测中心报告。对新药监测期内的药品，每年汇总报告一次；对新药监测期已满的药品，在首次药品批准证明文件有效期届满当年汇总报告一次，以后每5年汇总报告一次。

(5) 对进口药品发生的不良反应还应进行年度汇总报告，进口药品自首次获准进口之日起 5 年内，每年汇总报告一次；满 5 年的，每 5 年汇总报告一次。进口药品在其他国家和地区发生新的或严重不良反应，代理经营该进口药品的单位应于不良反应发现之日起 1 个月内报告国家药品不良反应监测中心。

(6) 药品生产、经营企业和医疗卫生机构发现群体不良反应，应立即向所在地的省、自治区、直辖市（食品）药品监督管理局、卫生厅（局）以及药品不良反应监测中心报告。省、自治区、直辖市（食品）药品监督管理局应立即会同同级卫生厅（局）组织调查核实，并向国家食品药品监督管理局、卫生部和国家药品不良反应监测中心报告。

(7) 个人发现药品引起的新的或严重的不良反应，可直接向所在地的省、自治区、直辖市药品不良反应监测中心或（食品）药品监督管理局报告。

(8) 省、自治区、直辖市药品不良反应监测中心，应每季度向国家药品不良反应监测中心报告所收集的一般不良反应报告；对新的或严重的不良反应报告应当进行核实，并于接到报告之日起 3 日内报告，同时抄报本省、自治区、直辖市（食品）药品监督管理局和卫生厅（局）；每年向国家药品不良反应监测中心报告所收集的定期汇总报告。

(9) 国家药品不良反应监测中心应每半年向国家食品药品监督管理局和卫生部报告药品不良反应监测统计资料，其中新的或严重的不良反应报告和群体不良反应报告资料应分析评价后及时报告。

(10) 药品不良反应监测中心应对报告药品不良反应的单位或个人反馈相关信息。

(11) 世界卫生组织国际药物监测中心要求各成员国每季度以报告卡或磁盘向 WHO 中心报告所收集到的不良反应。WHO 中心将报告汇总分类后再定期向各成员国反馈药品不良反应信息。

（五）评价与控制

(1) 药品生产、经营企业和医疗卫生机构应经常对本单位生产、经营、使用的药品所发生的不良反应进行分析、评价，并应采取有效措施减少和防止药品不良反应的重复发生。

(2) 省、自治区、直辖市药品不良反应监测中心应及时对药品不良反应报告进行核实，作出客观、科学、全面的分析，提出关联性评价意见，并将分析评价意见上报国家药品不良反应监测中心，由国家药品不良反应监测中心作进一步的分析评价。

(3) 根据分析评价结果，国家食品药品监督管理局可以采取责令修改药品说明书，暂停生产、销售和使用的措施；对不良反应大或者其他原因危害人体健康的药品，应当撤销该药品批准证明文件，并予以公布。

已被撤销批准证明文件的药品，不得生产或者进口、销售和使用；已经生产或者进口的，由当地（食品）药品监督管理部门监督销毁或者处理。

(4) 对已确认发生严重不良反应的药品，依照《药品管理法》第七十一条的有关规定进行处理。

(5) 国家食品药品监督管理局定期通报国家药品不良反应报告和监测情况。

（六）处罚

(1) 省级以上（食品）药品监督管理部门对药品生产、经营企业和除医疗机构外的药品使用单位有下列情形之一的，视情节严重程度，予以责令改正、通报批评和警告，并可处以一千元以上三万元以下的罚款；情节严重并造成不良后果的，按照有关法律法规的规定进行处罚。

① 无专职或兼职人员负责本单位药品不良反应监测工作的。

②未按要求报告药品不良反应的。
③发现药品不良反应匿而不报的。
④未按要求修订药品说明书的。
⑤隐瞒药品不良反应资料。

医疗卫生机构有以上行为之一的，由（食品）药品监督管理部门移交同级卫生主管部门进行处理。

（2）（食品）药品监督管理部门及其有关工作人员在药品不良反应监测管理工作中违反规定、延误不良反应报告、未采取有效措施控制严重药品不良反应重复发生并造成严重后果的，依照有关规定给予行政处分。

（七）填表

填写"药品不良反应/事件报告表"、"药品群体不良反应/事件报告表"与"药品不良反应/事件定期汇总表"。

制表单位：国家食品药品监督管理局

药品不良反应/事件报告表

新的□ 严重□ 一般□　医疗卫生机械□ 生产企业经营企业□ 个人□ 编码□□□□□□□□□□□□□□□
单位名称：　　　　部门：　　　　电话：　　　　报告日期：　　年　月　日

患者姓名		性别：男□女□	出生日期：　年　月　日	民族	体质量(kg)	联系方式
家族药品不良反应/事件：有□ 无□ 不详□				既往药品不良反应/事件情况：有□ 无□ 不详□		
不良反应/事件名称：		不良反应/事件发生时间：　年　月　日		病历号/门诊号（企业填写医院名称）		
不良反应/事件过程描述（包括症状、体征、临床检验等）及处理情况：						
	商品名称	通用名称（含剂型，监测期内品种用*注明）	生产厂家	批号	用法用量	用药起止时间	用药原因
怀疑药品							
并用药品							
不良反应/事件的结果：治愈□ 好转□ 有后遗症□ 表现：死亡□ 直接死因：　　死亡时间：　年　月　日							
原患疾病：							
对原患疾病的影响：不明显□ 病程延长□ 病情加重□ 导致后遗症□ 表现：　　导致死亡□							
国内有无类似不良反应（包括文献报道）：有□ 无□ 不详□　国外有无类似不良反应（包括文献报道）：有□ 无□ 不详□							
关联性评价	报告人：　　　　肯定□ 很可能□ 可能□ 可能无关□ 待评价□ 无法评价□ 签名：						
	报道单位：　　　肯定□ 很可能□ 可能□ 可能无关□ 待评价□ 无法评价□ 签名：						
	省级药品不良反应监测机构：肯定□ 很可能□ 可能□ 可能无关□ 待评价□ 无法评价□ 签名：						
	国家药品不良反应监测中心：肯定□ 很可能□ 可能□ 可能无关□ 待评价□ 无法评价□ 签名：						

报告人职业（医疗机构）：医生□ 药师□ 护士□ 其他□ 报告人职务职称（企业）：　　　　报告人签名：

◇不良反应/事件分析
1. 用药与不良反应/事件的出现有无合理的时间关系？　　　　　　　　　　　　　　有□　无□
2. 反应是否符合该药已知的不良反应类型？　　　　　　　　　　　　　　是□　否□　不明□
3. 停药或减量后，不良反应/事件是否消失或减轻？　　　是□　否□　不明□　未停药或未减量□
4. 再次使用可疑药品后再次出现同样不良反应/事件？　　　是□　否□　不明□　未再使用□
5. 不良反应/事件是否可用并用药的作用、患者病情的进展、其他治疗的影响来解释？
　　　　　　　　　　　　　　　　　　　　　　　　　　　　　　　　是□　否□　不明□

◇严重药品不良反应/事件是指有下列情形之一者：
①引起死亡　　　　　　　　　　　　　　　　　　　　　　　　　　　　　　　　□
②致畸、致癌、致出生缺陷　　　　　　　　　　　　　　　　　　　　　　　　　□
③对生命有危险并能够导致人体永久的或显著的伤残　　　　　　　　　　　　　　□
④对器官功能产生永久损伤　　　　　　　　　　　　　　　　　　　　　　　　　□
⑤导致住院或住院时间延长　　　　　　　　　　　　　　　　　　　　　　　　　□

◇编码规则：
省（自治区、直辖市）　　市（地区）县（区）　　单位　　　　年代　　　　流水号
□□　　　　　　　　　　□□　　　□□　　　□□□　　　□□□　　　□□□□
注：省（自治区、直辖市）、市（地区）、县（区）编码按中华人民共和国行政区划代码填写。
　　单位编码每一位如下填写：医疗机构1、军队医院2、计生机构3、生产企业4、经营企业5。
　　个人报告单位编码一栏填写6000
◇注：通用名称一栏，首次获准进口5年内的进口品种用*注明

国家药品不良反应监测中心　　　　　　　　　　　_____药品不良反应监测中心
通信地址：北京市崇文区法华南里11号楼二层　　　通信地址：
邮　　编：100061　　　　　　　　　　　　　　　邮　　编：
电　　话：（010）67164979　　　　　　　　　　 电　　话：
传　　真：（010）67184951　　　　　　　　　　 传　　真：
E-mail：report@adr.gov.cn　　　　　　　　　　 E-mail：

新的、严重的药品不良反应/事件病例报告要求
药品生产企业报告要求
1. 填报《药品不良反应/事件报告表》；
2. 产品质量检验报告；
3. 药品说明书（进口药品还须报送国外药品说明书）；
4. 产品注册、再注册时间，是否在监测期内（进口药是否为首次获准进口5年内）；
5. 产品状态（是否是国家基本药物、国家非处方药、国家医疗保险药品、中药保护品种）；
6. 国内上年度的销售量和销售范围；
7. 境外使用情况（包括注册国家、注册时间）；
8. 变更情况（药品成分或处方、质量标准、生产工艺、说明书变更情况）；
9. 国内外临床安全性研究及有关文献报道情况；
10. 除第1、2项以外，其他项目一年之内如无变更，可以免报。

【思考题】
　　1. 何谓药品不良反应？按其特点分为哪几型？试加以比较。

2. 解释药品的副作用及毒性反应，如何防治？
3. 严重的药品不良反应是指哪些情形？
4. 喹诺酮类抗菌药物的不良反应有哪些？
5. 简述中药不良反应发生的主要原因。
6. 比较药品不良反应的判断程序、药品不良反应监测的工作程序及报告程序。
7. 简述我国对药品不良反应的关联性评价。
8. 叙述我国药品不良反应的报告范围。

（张　媛）

第五章 药源性疾病

学习要点
1. 掌握药源性疾病的概念、药源性疾病的分类与常见类型及处理原则。
2. 熟悉药源性疾病的发病因素、药源性疾病的诊断。
3. 了解药源性疾病的分布特点、药源性疾病的监督。

第一节 概 述

一、药源性疾病的概念

药源性疾病（drug-induced diseases，DID）又称药物诱发性疾病，指药品在应用于预防、诊断或治疗疾病中，通过各种途径进入人体后诱发的生理生化过程紊乱、组织结构变化等异常反应的一类疾病。药源性疾病可分为两大类：第一类是由于药品的副作用及毒性反应、药品剂量过大导致的药理作用或由于药物相互作用引发的疾病，这些疾病是可预防的，其危险性较低。第二类为变态反应或特异反应性疾病，它们较难预防，尽管发生率较低但危害性很大，常可导致患者死亡。

药源性疾病的影响因素有：①与患者本身状况有关的因素：如年龄、营养状况、精神状态、生理周期、病理状况等。②与医药人员不当用药有关的因素：如过量长期用药、不恰当使用药品、多种药品的混合应用等，一般不包括药物过量引起的急性中毒。药物引起的损害有其流行病学特点，即有潜伏期、发病机制、组织学改变、临床表现及不同预后结果。药物可引起多种疾病，如心律失常、弥漫性肺炎、肺纤维化、暴发型肝炎、慢性活动性肝炎、肾病综合征或肾衰竭、过敏性休克、药疹、再生障碍性贫血、溶血性贫血、精神错乱、消化道出血和癌肿等，均有明确的病理变化和临床表现。典型的药源性疾病往往以药名命名，如"四环素牙"、"阿司匹林胃"、"非那西丁肾"等。

二、药源性疾病的分布特点

根据药源性疾病的分布频率和各项指标及其意义，可将药源性疾病分布特点分为组织器官损害性分布、药品种类致病率分布、疾病的人群分布（年龄、性别、遗传因素、个体差异）等。药源性疾病的发生频率反映疾病分布的水平程度。测量疾病分布的频率常用的指标是各种"率"。

（一）组织器官损害性分布

据北京某医院统计，20世纪50年代听神经性耳聋中因链霉素引起的仅占5%，而60年代上升至14.8%，70年代增至20%～25%。世界卫生组织资料报告，药源性血液疾病占全部药源性疾病患者的10%，到20世纪70年代增至11%～20%。药源性疾病的种类繁多，常见的有：药源性肝损伤；药源性肾损伤；药源性变态反应；药源性高血压；药源性心力衰竭；药源性神经系统损伤；药源性呼吸系统疾病；药源性消化系统疾病；药源性血液系统疾病等。

药源性疾病组织器官损害性分布以肝、肾发病率较多。药源性肝脏疾病主要包括肝细胞变性坏死、肝外胆道阻塞、脂肪肝等，临床表现为谷丙转氨酶（SGPT）升高，出现黄疸、瘙痒、腹痛等。易致肝损害的常见药物达11类200多种，如抗生素与磺胺类；解热镇痛抗炎药与抗风湿类；抗结核药与抗麻风药；催眠药与镇静药；抗寄生虫药；抗肿瘤药与免疫抑制药；心血管病用药；麻醉药；金属类药品等。

药源性肾脏疾病：据报道，急性肾衰竭有5%～20%由药物或化学物品引起。由于多数药物或化学物品由肾脏排泄，肾脏特别容易受到药物的侵害，常见的有：肾小管损害及坏死、少尿性肾衰竭等。致肾损害常见的药物有：两性霉素B、氨基糖苷类、头孢噻啶、多黏菌素B、布洛芬、普鲁卡因胺、异烟肼、青霉胺、汞制剂、磺胺药、多肽类、四环素、甲氨蝶呤、吲哚美辛、保泰松、布洛芬、非那西汀、阿司匹林等。

药源性疾病除了发生在肝脏、肾脏、心脏、肺等重要脏器外，还可引起血液病；胃损伤、眼损害、耳损害、药疹、神经损害、致畸和性功能损害等。常见的药源性疾病组织器官损害性分布见表5-1。

表5-1　252例药源性疾病的主要类型分布

疾病类型	例数	构成比（%）
皮肤瘙痒、药疹、紫癜等变态反应	92	36.5
过敏性休克	37	14.7
嗜睡、神志丧失等神经系统反应	43	17.1
恶心、呕吐、腹痛等消化系统反应	32	12.7
血尿、蛋白尿等泌尿系统反应	27	10.7
暴发性溶血	1（死亡）	0.4
其他病变	20	7.9
合计	252	100.0

（二）药品种类的分布

诱发不良反应的药物国内外大多相似，对较为常用的药品，利用药品不良反应监测网络报告按诊断标准进行临床分析，国内资料统计发现85种药物引发药源性疾病的比例，以β-内酰胺类、大环内酯类、镇静催眠药类、解热镇痛抗炎药类、维生素类、胃肠道解痉药、止吐药发病率较高，其次为中药注射剂类、外用药、磺胺及其他抗生素、心血管药、疫苗制剂及其他生物制剂、激素类、口服中草药、中成药类等（表5-2）。

表5-2　引起药源性疾病的药物种类

药物名称	种类数	发生率（%）
β-内酰胺类	12	18.7
大环内酯类	7	7.5
磺胺及其他抗生素	9	4.0
疫苗制剂	8	3.6
其他生物制剂	4	4.7

续表

药物名称	种类数	发生率（%）
维生素类	2	9.4
解热镇痛抗炎药、抗感冒药	7	8.6
激素类	3	3.6
口服中草药、中成药类	5	4.4
中药注射剂	5	6.0
胃肠道解痉药、止吐药	6	8.7
镇静催眠药类	7	12.7
强心苷类	3	2.8
滴鼻剂类	2	0.8
外用药	5	4.4
合计	85	99.9

（三）疾病的人群分布

1. 年龄因素　幼儿正处在生长发育旺盛时期，各种生理功能及全身各系统的调节不完善，与成年人不相同，对药物的反应较敏感，对药物的生物转化和排泄能力较差，易发生不良反应及蓄积中毒。小儿对中枢抑制药、中枢兴奋药、利尿药和激素类药物的反应比成年人明显。老年人生理功能逐渐退化、调节功能逐渐减弱，对药物的生物转化、排泄能力及敏感性下降，导致消除半衰期延长，尤其对中枢抑制药、心血管系统药、解热镇痛抗炎药、抗M胆碱受体药或利尿药的反应较强，易发生毒性反应。药源性疾病的发生率均高于成年人。

2. 性别因素　女性由于生理因素，在月经期、妊娠期，容易受到某些药物的影响。①月经期：泻下药、抗凝药或刺激性药物可使盆腔充血、月经量增多，应慎用或禁用。②妊娠期：怀孕期用药时，药物可通过胎盘屏障进入胎儿体内，影响胎儿的生长发育，造成胎儿畸形或先天性功能障碍。妊娠期应慎用药品，特别对乙醇、性激素、抗甲状腺药、中枢抑制药、抗癫痫药、抗肿瘤药、干扰代谢的抗生素等，易发生胎儿畸形的药品应禁用。孕妇在治疗疾病必须用药时，应严密观察慎用。③哺乳期：有些药物可通过乳汁分泌进入乳儿体内，如弱碱性药物，造成间接作用，应慎用。

性激素对男、女性功能有较大影响，长期应用雌性激素对男性易造成性功能减退，男性女性化；女性长期应用雄性药物易造成女性功能减退，月经紊乱、停经，女性男性化。又如女性对药物的不良反应与药源性疾病发生率均高于男性；药物引起的红斑狼疮高于男性；氯霉素所致的再生障碍性贫血高于男性2倍；氯霉素或保泰松引起的粒细胞减少症可高于男性3倍。

3. 遗传因素　葡萄糖-6-磷酸脱氢酶（G-6-PD）缺乏症患者，静滴异烟肼、口服伯氨喹、磺胺类药物、呋喃唑酮时引起溶血性贫血。某些先天性缺乏高铁血红蛋白还原酶的个体，当接触硝酸酯类等氧化剂时，可出现发绀、组织缺氧等症状，是由于高铁血红蛋白大量产生，不能迅速还原为血红蛋白所致。

4. 个体差异

（1）乙酰化多态性：①慢乙酰化型患者：使用异烟肼易发生外周神经炎，应用肼屈嗪易发生红斑狼疮样反应。②快乙酰化型的患者：易在肝脏将异烟肼转化为乙酰肼，增加该药对肝脏的毒性作用。

（2）氧化多态型：①强代谢型：对药物的代谢速度快，需要提高剂量才能产生预期的药物效应。②弱代谢型：对药物的代谢速度慢，故血药浓度高，持续时间长，容易引起较强的药物效应，药物的不良反应也增强。

三、药源性疾病的发病因素

药物的作用具有两重性，即治疗作用与不良反应。一种是为治疗疾病或调整机体生理功能而产生的药物疗效，另一种是与治疗疾病无关的不良反应。药源性疾病的发病因素很多，应多加注意。

（一）药物方面的原因

1. 药效学因素　如利尿时出现的电解质紊乱，强心苷治疗时出现心肌细胞内缺钾，对某些疾病在治疗恢复期间可能出现的由药物引起的并发症也应加以注意。又如小儿腹泻中毒治疗后所出现的综合征未及时补钾、补钙或碱性钠盐用量过多或纠酸过度、过快所致的电解质紊乱等，对药物的不良反应均会加重。

2. 用药途径及给药方法因素　如给药途径、剂量、疗程、适应证、禁忌证、配伍用药等，这些都是根据药品的特点、药理学知识及病情的需要而确定的，不可盲目改变。又如外用药不应口服；注射用药不应改为外用等。一些医师对药物的药理作用和不良反应了解较少，以致用药超量，发生药害问题。对药物潜在的不良反应更是认识不足，疏于防范。许多药品在人体内，特别是在小儿体内更容易蓄积而致药害，长期使用会发生危险。

3. 药品因素　药品种类繁多、名称混乱、宣传广告不实、特别是市场经济体制下，商家为占据市场，展开竞争，同一药物成分可经不同厂家生产出不同商品名称的各种药品，同时涌向市场。如氨苄西林，商品名有"安比林"、"安必林"、"安必仙"、"安比欣"等；地匹福林，商品名有"普罗品"、"维内明"、"诺明"、"保目明""维内眼"等，以致造成医师对药品的成分了解不全面，用药不当。特别是新上市的中药制剂，多数药物固有的毒性未被人们所认识，致使在应用中才逐渐被发现；也有的是生产或调配过程中要求不严，混进不该有的毒性物质。另外，将变质、污染、过期失效药品应用于患者，也是导致药源性疾病的因素。

4. 药物相互作用因素　医师开具处方时，忽视是否有潜在的药物之间相互作用和配伍禁忌，导致某些药品疗效降低，不良反应的发生率增高。

（二）机体方面的原因

机体对药物的反应受多方面的影响，如性别、年龄、体质量、遗传因素、个体差异等。除了上述影响因素外，尚有如下原因：

1. 病理状态　机体因病理因素而改变对药物的敏感性，影响药物效应，如肝、肾功能不良时对药物的转化、排泄时间延长，加重药物的毒性反应。

2. 成瘾性与戒断症状　由反复应用某些药品引起，可出现躯体和精神依赖性。

3. 变态反应　也称过敏反应，如氨苄西林引起麻疹样皮疹与患者过敏体质（易患性）有关。

（三）不合理用药的原因

不合理用药是药源性疾病重要的发病因素，其临床上的主要表现详见第十一章第二节。

第二节　药源性疾病的分类与常见类型

一、药源性疾病的分类

（一）按病因分类

药源性疾病按发病原因主要分为 A、B 两大基本类型，其次为长期用药致病型及药物后效应型。A 型是由药物的毒性引起的人体中毒性疾病，多数与药物剂量相关，是可以预测的；B 型多发于具有特异体质的人群，与药物剂量的大小无关，是难以预测的。药源性疾病的发病因素有很多种，应加以注意。

1. **量效关系密切型（A 型）**　由于长期、大量应用药品或由药物本身及其代谢物所引起，使固有药理作用持续和增强，有明显的量效关系。不同个体在药物吸收、分布、代谢及排泄等方面的差异，导致单位时间内药物浓度异常升高，引发相关组织器官的不良反应。其不良反应包括药物的副作用、毒性反应、继发反应、首剂效应、后遗作用，甚至可导致死亡等。本类疾病发生率高、死亡率低，可通过用药剂量的调整进行预防。

2. **量效关系不密切型（B 型）**　本类型疾病与用药剂量大小无关，多与患者特异体质相关，难以预测，常规的毒理学筛选不能发现，发生率低但死亡率高。患者的特殊遗传素质，如红细胞葡萄糖-6-磷酸脱氢酶缺乏等，与药物变态反应或患者易患性有关。此类药源性疾病可分为两种：

（1）特异质反应：是遗传性因素造成的人体不良反应。为患者先天性代谢紊乱的表现，当接触某种药物后才表现出先天性代谢异常。

（2）变态反应：由抗原抗体的相互作用所引起，与药物的药理作用无关。变态反应对机体的危害程度轻重不一，轻者停药后可恢复，重者可致死亡。从接触抗原至出现症状，时间差异很大，反应持续时间也不相同。其特点与药物剂量大小无关，难以预测，其发生率低、死亡率高。有的药物本身具有抗原性，如动物胰岛素、链激酶、疫苗蛋白制剂，它们可直接刺激机体产生抗体。有些药物本身不具有抗原性，但其所含的杂质或降解产物具有半抗原性，如青霉素噻唑酸、青霉烯酸是由青霉素产生的降解产物，降解产物与机体血浆蛋白结合形成抗原，引起变态反应。有的药物本身分子量不大，但可与机体的蛋白质、细菌代谢产物、变性 DNA 等大分子物质结合形成复合抗原后刺激机体产生抗体，当再次使用同种药物时就会发生变态反应性疾病。

（二）按病理学分类

1. **功能型**　药物能引起机体功能性改变的现象。有人报道，临床上目前应用较多的药物，如西咪替丁、氯丙嗪等可抑制性功能，患者发生阳痿。又如抗胆碱 M 受体药和神经节阻断药可引起无力性肠梗阻；利血平可引起心动过缓；α 受体阻断药可引起直立性低血压；糖皮质激素易引起失眠、诱发精神病、癫痫发作等。

2. **炎症型**　如一些药物可引起机体组织结构改变，导致细胞间质疏松、通透性增加、炎症渗出增多，引起不同类型的药物性皮炎、水肿。

3. **萎缩型**　如多次肌内注射胰岛素的部位，可使局部脂肪发生萎缩、表皮变薄。

4. **增生型**　如苯妥英钠较常见的并发症为齿龈增生，一般在治疗开始后 6 个月出现，15 岁以下儿童的发生率高于成人；前部齿龈的增生比后部严重。

5. 发育不全型　如四环素引起牙齿釉质发育不全等；喹诺酮类药影响骨骼生长，抑制儿童身体发育；氯丙嗪影响幼儿的智力发育和身体发育等。

6. 变性浸润型　如青霉胺（为青霉素的代谢产物）用于铅、汞和铜等重金属解毒、肝豆状核变性（Wilson 病）、胱氨酸尿及其结石、严重活动性类风湿关节炎的治疗时，可引起天疱疮样皮损，组织学显示表皮细胞有嗜酸性粒细胞浸润坏死。

7. 血管血栓型　药物性变态反应时可发生血管神经性水肿及充血；应用促凝血药、雌激素诱发血栓形成。而反复多次使用血管造影剂可引起血管栓塞。

8. 赘生与癌变型　如大量使用细胞毒类的抗肿瘤药，治疗时可引起其他癌变；久用砷剂者可使掌、跖部产生赘生物，还可演变成癌。

9. 胚胎型　妊娠 3 个月内孕妇使用一些对胚胎有损害的药品，可引起胎儿畸形或某些脏器发育不全。

10. 中毒型　有些药物本身对机体细胞有毒性作用等。一次过量或慢性蓄积则会导致药物中毒。

二、常见药源性疾病的类型

药源性疾病在各组织器官均可发生。常见药源性疾病的类型有：

1. 药物的变态反应型　与药物的药理作用和剂量无关的一种免疫反应。主要分为：①Ⅰ型（速发型）变态反应：典型的表现是鼻炎、荨麻疹、支气管哮喘、血管性水肿和过敏性休克。引起这些反应的药物常见的有青霉素、链霉素、局麻药、含碘化合物等。②Ⅱ型（细胞毒型）变态反应：主要表现在血液系统方面，如血小板减少症、白细胞减少症和溶血性贫血等。奎尼丁、奎宁、地高辛和利福平易引起血小板减少。③Ⅲ型（免疫复合物型）变态反应：临床表现为发热、关节炎、淋巴肿大、荨麻疹、皮疹、哮喘等。引起这种反应的药物有青霉素、链霉素、磺胺和抗甲状腺药。④Ⅳ型（迟发型）变态反应：多见于因局部用药而引起的皮炎，如局部应用膏药、局部应用抗生素。临床表现为药热、药疹。引起此变态反应的药物有苯妥英钠、利尿剂、青霉素、链霉素、磺胺等药物。

2. 机体组织损伤型　以机体组织器官损害和功能损伤为主要表现，如血栓形成、胃黏膜损害、肝肾损害、耳蜗外毛细胞受损，听力下降或丧失；骨髓造血功能受抑制，导致再生障碍性贫血等。

3. 药源性"三致"作用　①致基因突变作用：DNA 碱基核苷酸顺序中的基因信息发生改变可引起基因突变，如果突变作用涉及整个染色体，使染色体的结构或数目发生改变，则引起染色体畸变。基因变异或染色体畸变通过细胞分裂过程被传递到后代细胞，使它获得新的遗传特性。如生殖细胞受到突变影响引起畸胎或死胎；抗肿瘤药物可引起正常细胞染色体畸变；阿司匹林、氯丙嗪、奋乃静可引起血细胞染色体畸变；绒毛膜促性腺激素可引起胎儿染色体畸变；氯米芬可引起子宫内膜组织染色体损伤等。②致癌作用：国际癌症研究机构（IARC）1972—1981 年报道评定的 532 种化合物中 22 种有致癌作用，其中常见的 4 种药物是环磷酰胺、己烯雌酚、溶肉瘤素及结合性雌激素类；可能有致癌作用的药物有丙卡巴肼、多柔比星、灰黄霉素、苯妥英钠、硝基呋喃类、保泰松等。③致畸作用：妊娠 2 周到 3 个月期间是胚胎发育最活跃时期。因此，这个时期用药不当可引起胎儿畸形，如性激素可引起胎儿生殖器或子宫畸形；糖皮质激素可引起腭裂；抗癫痫药可引起短鼻、低鼻梁；阿司匹林可引起眼睛畸形；四环素可引起四肢畸形；氨基糖苷类抗生素可引起先天性耳聋等。

以发生机制为依据，可将药源性疾病分为：与药理作用相关类；与促进微生物生长相关类；与化学刺激相关类；与给药方式相关类；与撤药相关类；与遗传代谢障碍相关类；与药物变态反应相关类；与基因毒性相关类等。

第三节　药源性疾病的诊断与处理原则

一、药源性疾病的诊断

药源性疾病发生于用药之后，用药时间与发病时间的关系对药源性疾病的诊断相当重要。近年来我国不合理用药情况较为常见，每年因药品不良反应住院的患者多达上百万，由于不合理用药导致的药源性疾病不断增加，每年约有十多万人死于药源性疾病。常见的药源性疾病有如下诊断方法：

1. 病史、用药史　询问既往用药史、药物过敏史和家族史，有时某种药源性疾病在第一次发生时很难确诊，当第二次用药再次发生相同症状时，才使医师考虑到药源性疾病。因此，作为医师应详细了解用药后与药品不良反应之间的关系。在药源性疾病的误诊病例中，有一半以上患者的误诊原因是遗漏或忽略了患者的用药史。因此，医师在诊断疾病时，应经常想到药物作为致病因子的可能性，认真仔细询问患者治疗疾病的过程，了解其用药史是诊断药源性疾病的关键。另外，有些特异体质的患者常对多种药品发生不良反应，甚至其家族中有多人发生相同的药源性疾病，这就与家族史有关；如果医师在怀疑到某种药源性疾病时，注意询问患者既往使用同种或同类药物是否发生相同的临床症状，以及药物过敏史和家族史，对确定药源性疾病的诊断有很大帮助。

2. 临床表现　确定用药时间以及剂量与临床症状发生的关系。从开始用药到发生反应或造成药源性疾病这一过程，称药源性疾病的潜伏期。不同药源性疾病的潜伏期长短各异，如青霉素过敏性休克可在用药后的几秒钟或几分钟内发生；而药源性肝损害多发生在用药后的1个月左右；糖皮质激素所致的药源性疾病时间会更长等。根据不同的药源性疾病潜伏期，密切联系临床症状是诊断药源性疾病的重要依据之一。有些与剂量大小相关的药源性疾病在剂量增大后，发生反应或反应加重；减小剂量后反应减轻或消失。如果能确定这种药品剂量与临床反应轻重的相关性，也同样为诊断药源性疾病提供了有利依据。

3. 检查　进行必要的实验室检查和相关的试验。在药源性疾病的诊断过程中，医师应注意对患者进行以下两个方面的实验室检查和相关试验：①有助于药源性疾病确诊的检查：如嗜酸性细胞技术、皮试、致敏药物的免疫学检查、血药浓度监测、药品不良反应的激发试验等，这些检查为药源性疾病的诊断提供了可靠的依据。②受损器官系统及其损害程度的检查：如体格检查，血液学和生化学检查，器官系统的功能性检查，X线、心电图、超声波等检查，根据检查结果可指导进一步的治疗。

4. 排除疾病、饮食及其他原因　药源性疾病由于是在治疗的基础上发生的，因此在诊断药源性疾病时，要设法排除原发疾病和其他可能所致的并发症、继发症、患者所处环境以及饮食习惯、营养状况等诸多因素造成的影响，以确定药源性疾病的诊断。对多种药品联合应用不能同时停用时，医师还可根据药品应用的先后顺序、既往用药状况和相关不良反应的报道，确定哪种药物或哪几种药物的相互作用引起的可能性最大，试验性停用或改用其他药品。若停药后症状缓解，可作为药源性疾病相关诊断的依据；若不能明确，依次更换停用药物品种，直到找出致病的药物。

5. 激发试验　仔细观察、善于发现病因，要考虑排除药物以外其他因素可能造成的假象。如有可能，要设法从多种用药中找到致病药物。可根据药物的特殊临床病理类型确定，也可采用"再激发"方法来确定，即停药可使疾病停止发展；再次用药又可使疾病再发。但再激发可能给患者带来危险，应慎用。

6. 进行流行病学调研　有些药源性疾病（尤以新药所致疾病）在单个病例发生时，很难得出正确诊断，而要依据许多病例报告，或经流行病学的调研后才能确定。如充血性心力衰竭患者使用强心苷同时出现心动过速以及胃肠道反应，而充血性心力衰竭本身由于心功能失调可出现心动过速以及胃肠道反应，因而无法确认与强心苷治疗是否有关，但经流行病学调研后发现，过量使用强心苷治疗的患者出现心动过速以及胃肠道反应比常用量使用强心苷的患者发生率高出数倍，这种心动过速以及胃肠道反应就属于药源性疾病。

二、药源性疾病的处理原则

处理药源性疾病应以预防为主，最大限度地减少其发生率。药源性疾病一旦确诊应立即停用该药品，并根据其病情采取相应的治疗措施，以保证患者的生命安全。

如导致药源性疾病的药品是患者治疗中必不可少的，此时可更换治疗本病的其他药品继续治疗，并告知患者，以后不用或慎用该药。再则若怀疑出现的疾病症状是由药物所引起而又不能确定某种药品时，首先是停止应用的所有药品，这样做不但可能及时停止药品继续损害机体，而且有助于诊断。停药后，临床症状减轻或缓解常可提示疾病为药源性，此后根据病情采取治疗对策。由于药源性疾病多有自限性特点，停药后无需特殊处理，待药物自体内消除后，症状缓解；症状严重时须进行对症治疗，如致病药品很明确，可选用特异性拮抗剂；若是药物变态反应，应将致病药品告诉患者防止日后再度发生。还应掌握药源性疾病与药品不良反应的关系，减少药源性疾病的发生。

第四节　药源性疾病的监督

加强药源性疾病监督的主要目的是保证患者使用药品安全有效，同时又为健康、优质、幸福的人类社会创造条件，但目前对于药源性疾病的监督尚无统一的标准和要求，综合有关资料，大致包括下列三方面：

（1）新药研制过程毒理学监督。

（2）患者用药的安全监护。

（3）新药上市后安全性监督。

上述前两个方面的措施范围还不够宽，只有在药品上市后，有一个广阔的范围进行试验，即通过开展新药上市后的监督工作（Ⅲ期临床试验），药物的毒性才有可能充分暴露。医务人员要认真观察总结药品在临床中的反应，有责任报告所遇到的药品不良反应，往往可以发现原先没有预料到的新的药品不良反应。如口服避孕药与血栓栓塞病的关系；沙利度胺（反应停）致畸胎毒性；保泰松引发再生障碍性贫血；含苯丙醇胺（PPA）的药品引起变态反应、心律失常、高血压、急性肾衰竭等症状。因此新药上市后的监督是对新产品毒性继续观察，也是对老药质量监测和再评价；另一方面还要特别加强对医疗机构、药品经营企业、药品生产企业进行经常的、系统的药品不良反应的调查和分析，要用药品管理政策和制度来保证药品的社会安全性评价。

【思考题】
1. 何谓药源性疾病？
2. 简述药源性疾病的发病因素。
3. 药源性疾病如何分类？
4. 常见药源性疾病的类型有哪些？
5. 叙述药源性疾病的处理原则。

(史奎章)

第六章 药物警戒与药品上市后评价

> **学习要点**
> 1. 掌握药物警戒的概念及重要性;药物警戒与药品不良反应监测的关系;药品上市后评价的概念及内涵;循证药学对临床用药的指导。
> 2. 熟悉药物警戒的目标与目的;药品上市后评价的关键点。
> 3. 了解药物警戒计划;药品上市前与上市后评价的相互关系;药品上市后评价的现状与进展;建立符合我国国情的药品上市后评价技术体系。

第一节 药物警戒

一、概述

(一) 药物警戒的概念

药物警戒(pharmacovigilance)是发现、评估、理解和防范有关药物的不良作用或任何其他与药物相关问题的科学与活动。按此概念理解,目前与药物安全性相关的所有环节与因素,如药品质量、制剂工艺、种族因素、药品不良反应、配伍禁忌、注意事项等都可纳入药物警戒的范围。

(二) 药物警戒表述的重要性

"药物警戒"的概念于1974年在法国首次提出。按此说法,警戒可以理解为"监视"与"守卫",药物警戒则可认为是对药物应用的监视和守卫,时刻准备应付可能来自药物的危害。随着科学技术的不断发展和人们生活水平的日益提高,人们对药品疗效提出了更高的要求,对药品的不良反应、药品的安全性给予了高度的关注,许多国家已经把药物警戒列入药品管理法规。我国对药品的监督管理,最初强调的是药品有效性,随后注重药品的安全性,进而发展到建立药品不良反应报告制度,直到健全药品安全性评价和药品召回制度这一系列变化,充分展现了我国药品管理制度、法律法规的逐步完善进程。因此,我国的药物学和药品说明书应尽可能有规范的药物警戒表述。

(三) 药物警戒与药品不良反应监测的区别与关系

药品不良反应监测是指药品不良反应的发现、报告、评价和控制过程。药物警戒关注的是药品的整个生命周期,包括新药研发、临床前试验(动物、安全性)、临床研究、药品审评、批准上市、生产、使用、上市后监测直至最终撤市。药物警戒不仅仅是单纯的监测,而是逐步扩展的上市药品安全保障体系的构建和发展。药物警戒拓展了药品不良反应的监测内涵和涉及范围(包括不合格药品,不合理用药,药物治疗错误,中毒,药物与药物、药物与食品的相互作用等)。因此,药物警戒与药品不良反应监测关系密切,又有明显的区别,药品不良反应监测是药物警戒的重要内容,是药物警戒的基础工作,是药物警戒的一部分。两者的区别与关系见表 6-1。

表 6-1 药物警戒与药品不良反应监测的区别与关系

	对象范围	时间范围	方法	目的
药品不良反应监测	药品质量合格,在正常用法用量下出现的与用药目的无关的或意外的有害反应	药品上市后	志愿报告,集中监测,处方事件监测,数据库链接等	收集未知的药品不良反应的信号,尽早发现未能在新药临床试验中发现的药品不良反应
药物警戒	主要是药品在正常情况下出现的有害反应,还包括药物治疗错误、药物滥用等所有其他药物相关的安全问题	从药品研制开始,全过程	被动监测,被激发的报告,主动监测,观察性比较研究,临床研究目标,描述性研究	监测与减少、避免药源性损害

二、药物警戒的目标与目的

(一)药物警戒的目标

世界卫生组织(WHO)提出药物警戒的工作目标是改善因使用药物和进行所有医疗与辅助治疗的患者的临床监护及用药安全性,评价临床用药的效益与风险,改善与临床用药相关的公益健康问题,加强药物警戒的教育,促进临床合理用药。因此,药物警戒的最终目标在于:

(1)合理使用药品。
(2)对已上市的药品进行风险/效益评价和交流。
(3)对患者进行培训、教育,并及时反馈相关信息。

(二)药物警戒的目的

药物警戒的最终目的是通过对药品安全性的监测,综合评价药物的风险效益,提高临床合理用药水平,以达到保障公众用药安全、有效的目的。

三、药物警戒计划

(一)药物警戒计划框架

药物警戒计划在人用药品注册技术要求国际协调会议(ICH)三方协调指导原则(E2E)中提出。2004 年 11 月 18 日,ICH 指导委员会建议欧盟、日本和美国的管理部门采用。药物警戒计划通常由计划起草者制订,其框架如下:

1. 正在发生安全性问题的摘要 包括:
(1)已知重大风险。
(2)潜在重大风险。
(3)重要缺失信息。
2. 常规药物警戒的实施 包括:
(1)体系和程序:保证所有可疑的药品不良反应信息易于收集和比较。
(2)报告给管理部门的准备
1)快速的药品不良反应报告。
2)定期的安全性更新报告。

(3) 上市药品连续的安全性监测：包括信号检测、问题评价、说明书更新以及与管理部门的联系。

(4) 当地管理部门规定的其他要求。

3. 对安全性问题的实施计划 应提出每一个重大安全性问题的实施计划，并按照以下框架证明其合理性。

(1) 安全性问题。

(2) 所建议实施的目标。

(3) 实施的步骤。

(4) 实施建议的合理性。

(5) 计划起草者对安全性问题和所提议实施的监控。

(6) 评价与报告中的重要事件。

4. 已完成实施（包括重要事件）的总结。

（二）药物警戒方法

1. 被动监测

(1) 自发报告：是由卫生专业技术人员或消费者主动与公司、管理部门或其他组织联系，描述患者在使用一种（或多种）药品后发生的一个（或多个）药品不良反应的情况。这些自发报告不是源于研究或任何有资质的数据收集计划。

(2) 病例系列报告：可提供药品和不良事件之间的关联性证据，但病例系列报告通常在产生假设方面要比证实药品暴露和结局（不良事件）之间的关联性方面更有用。

2. 被激发的报告 在特定情况下（如住院），卫生专业技术人员已使用一些方法鼓励和推动新药报告或期限报告。

3. 主动监测 主动监测和被动监测相反，是按照设计好的程序，尽可能确定不良事件发生的全部数量。通常，主动监测系统要比被动报告系统更容易得到单个不良反应报告的完整数据。

(1) 哨点监测：为保证从现场获取全面、准确的不良事件报告数据，可采取审查医疗记录、在监测地点与患者和（或）医师进行面谈等方式进行。

(2) 药物事件监测：在药物事件监测过程中，首先根据处方数据确认每个患者，然后在事先确定的时间段，为开具处方的医师或患者发放随访调查表，以获取结局信息。调查表中包括患者人口统计学信息、治疗适应证、治疗持续时间、剂量、临床事件、停药原因。

(3) 登记：指具有相同特征的患者名单。该特征可以是一种疾病（疾病登记），也可能是特定的药品暴露（药品登记）。

4. 观察性比较研究

(1) 横断面研究（现况调查）：收集一个时间点（或时间段）患病人群的资料，而忽略当时的药品暴露情况或疾病状况。最好在暴露不随时间变化的情况下使用横断面研究。

(2) 病例对照研究：在病例对照研究中，病例（或事件）的情况是已知的。对照是在发病源人群中选择的没有所关注疾病或事件的患者。在特殊情况下，病例对照研究可以提供不良反应的绝对发生率。

(3) 队列研究：在队列研究中，可以对危险人群进行全程随访以观察疾病（或事件）的发生。队列研究可以通过对患者的进一步抽样来研究特殊人群（老人、儿童、伴有并发症的患者、孕妇等）的安全性问题。

5. **临床研究目标** 如果上市前临床试验确定了一些重大风险,则要求进行深入的临床研究,以确定不良反应的作用机制。

6. **描述性研究** 尽管描述性研究不是为了检测或确认用药引起的不良事件,但它仍然是药物警戒的重要组成部分。主要用于获取结局事件的背景发生率和(或)确定人群的药品使用率。

(1) 疾病自然史：流行病学最初研究疾病自然史,包括患者的特征、在选择人群中的分布以及估计所关注潜在结局的发病率与患病率。

(2) 药品使用研究：描述了药品如何上市、处方和在人群中使用的情况,并描述这些因素如何影响临床、社会和经济的结局事件。研究应提供特殊人群的资料,并按年龄、性别、联合用药和其他特征分层,根据药品使用研究决定药品能否用于这些人群。该研究的数据可以作为分母以确定不良反应的发生率。

第二节 药品上市后评价

一、概 述

(一) 概念

1. **上市药品** 上市药品是指经国家食品药品监督管理局审查批准并发给生产批准文号、进口药品注册证或医药产品注册证的药物制剂。

2. **药品上市后评价** 也称为上市药品再评价、药品再评价,是指根据医药学的最新学术水平,从药理学、药剂学、临床医学、药物流行病学、药物经济学及药物政策等方面,对已批准上市的药品在社会人群中的疗效、不良反应、用药方案、稳定性及费用等是否符合安全、有效、经济的合理用药原则做出科学评价和估计。

(二) 药品评价的内涵

药品评价是一项复杂的系统工程,涉及广泛使用人群,需要众多学科的技术支持,需要相关使用单位的支持,需要药品生产经营企业的主动参与,需要资金,还涉及许多监管环节。完整的药品评价应贯穿于整个药品的生命周期,药品评价体系由上市前评价和上市后评价两部分构成。上市前评价关注的是药品是否符合新药审评要求,通常要经过动物研究评价和人体研究评价。药品上市后评价关注的重点是药品的安全性,其目的是：

(1) 提高临床药物治疗水平,为国家食品药品监督管理部门制订药品政策提供依据。

(2) 发现严重和非预期药品不良反应,完善上市前安全性和疗效评价的不足,保障合理用药。

(3) 规范药品说明书。

(4) 有利于创新药品的研究和开发。

(三) 药品上市后评价的关键点

1. **上市后评价是上市前评价的延续** 药物临床前研究具有局限性。动物研究评价是选定动物模型,进行药理学及毒理学动物试验,确立疗效及毒性。因为人与动物的种族差异,某些药物反应可能出现在人,而不发生在动物。我国药品上市前临床试验受到限制的因素有：①研究病例数有限,难以发现2%以下发生率的药品不良反应。②研究时间太短,一般药物临床试验不超过2年。因此,在有限用药时间内难以发现发生率较低的不良反应和迟发的药品不良反应。③研究试验对象范围窄，一般不包括老人、儿童、孕妇等特殊用药人群。④试验研究条件控制太严，如对志愿受试者有严格的入选标准和排除标准，限制研究期间合并用药等。⑤试验目的单纯，主要为证明药物的有效和相对安全，达到上市的目的。

2. 上市后评价是上市前评价的重要补充　一些药品在上市前的动物研究评价和临床评价中相对安全，但在实际应用中涉及的因素较复杂，如合并用药、遗传因素、新的不良反应、特殊人群用药等，在上市后评价中要重点关注。

3. 新药不断地被研发上市，老药如何评价和利用，需要上市后评价。

4. 药品风险的接受范围和程度　涉及疾病的严重程度与药品不良反应发生的严重程度和频度、患者和医师的接受程度、社会关注程度等。

5. 药品质量评价　也是药品上市后评价的重要内容，可促进药品生产企业对制剂工艺进一步研究及严格把关，通过不断提高药品质量检测方法的精密度与准确性，以确保上市后药品安全、有效、经济。

（四）药品上市前与上市后评价的相互关系

药品上市前与上市后评价均属于药品监管重要的技术支撑内容。药品上市后评价要以上市前评价为出发点，有针对性地进行重点评价，上市前的评价需要药品上市后评价的支持，验证评价的可靠性，补充不足，发现上市前评价未发现的问题。药品上市前是上市后评价的重要基础，药品上市后评价是上市前评价的必然延续。因此，两者只有相互沟通、补充和制约，才能真正指导临床合理用药和新药的研发。

二、国际上药品上市后评价的现状与发展

（一）日本药品上市后评价概况

日本于20世纪60年代建立药品不良反应报告制度，该制度由四方面组成：

（1）监测医院报告制度。

（2）企业报告制度。

（3）药房监测制度。

（4）加入WHO国际药物监察合作中心。

日本是亚洲第一个以法规形式要求制药企业开展药品上市后监测（post-marketing surveillance，PMS）的国家，PMS由三部分组成：

（1）药品不良反应监测制度。

（2）再审查制度。

（3）再评价制度。

日本的再评价制度始于1971年，先后进行了三次修订。1988年5月30日发布规定，所有处方药品安全性和有效性情况必须每5年定期进行一次再评价，必要时进行"临时再评价"。

日本1997年开展了"药品品质再评价"工程。此项药品再评价工程极大地促进了日本各药厂对制剂工艺的深入研究和严格把关，药品质量大为提高。

日本药品上市后监测形成再审查、再评价和药品不良反应报告制度三根支柱支撑的结构，使得药品上市后的监测法制化、系统化。

（二）美国药品上市后评价概况

美国20世纪50年代由医学会建立药品不良反应监测报告制度，60年代初国会规定所

有药品的药品不良反应报告制度。1973—1998 年美国 FDA 撤销了 70 余种对人体有各种不良反应的药品。80 年代美国法律规定药品生产企业必须报告本企业生产的药品不良反应,不按规定和时间（新药批准后前 3 年,每季度报告一次）即被认为是违法。美国 FDA 对因严重不良反应而需对药品使用说明书进行显著修改者制订了标准。美国 FDA 对药品进行利益-风险评估,风险大于利益的药品,从市场上撤销。1986 年,美国通过了《国家儿童疫苗伤害法案》(NCVIA),要求卫生专业人员和疫苗制造商报告疫苗接种后出现的特异不良事件。1990 年,美国 FDA 与疾病预防控制中心（CDC）合作,建立了疫苗不良事件报告系统。2000 年 11 月,美国 FDA、美国药物研究与制药商协会（phRMA）和美国肝病协会（AASLD）共同制订了关于药物肝毒性监测和管理文件。2004 年 4 月 1 日修订的美国联邦法典（CRF）,涉及食品与药品等产品的召回政策和强制政策。在美国当前体制下,FDA 与制药企业、医疗保健提供者、患者共同承担上市药品风险管理的责任。2004 年 10 月 15 日,美国 FDA 采取措施,加强对抗抑郁药应用于儿童和青少年的安全管理。2004 年 11 月 15 日,美国 FDA 决定实施一项旨在加强上市后药品的安全计划。2006 年,美国 FDA 对上市药品进行安全性监测并将其安全性警告如利多昔单抗、肝素钠注射液、盐酸美沙酮、加替沙星、尼莫地平等药品通告医师及患者以引起关注。

三、我国药品上市后评价的现状与进展

(一) 我国药品上市后评价的现状

我国 1986—1994 年间,由卫生部组织专家对已批准上市的药品进行了全面清理整顿和再评价。对于药品使用说明书不完善的、有严重不良反应的、疗效不确切的药品,分别采取了修改说明书、限制或停止生产等措施。2003 年,SFDA 公布了第三批停止使用的地方标准的化学药品。近年来,SFDA 药品评价中心根据国家药品不良反应监测中心收到的不良反应报告,对其中某些药品分段逐步计划开展了药品的再评价工作。

(二) 我国药品上市后评价工作的进展

我国的《药品管理法》第 24、48 条规定了药品上市后要继续进行监测和再评价。SFDA 组建了专门的技术机构——药品评价中心。中华人民共和国卫生部、SFDA 于 2004 年 3 月 4 日共同颁布了《药品不良反应报告和监测管理办法》。2007 年 12 月 10 日,SFDA 公布《药品召回管理办法》,目的是加强药品安全监管,保障公众用药安全。

1. 药品的淘汰工作　国家的药品淘汰分两种。一种是对上市的不合格药品退货淘汰,另一种是上市药品因不良反应大,使用不方便,疗效不确切或疗效差等原因而被淘汰。

(1) 1982 年 9 月 4 日,卫生部宣布淘汰 127 种药品,淘汰原因和种类是：

1) 磺胺类药品 14 种：如长效磺胺片,它有效性、安全性差,生物半衰期长,易产生变态反应。

2) 抗生素和黄连素药品 5 种：主要是剂型不当,给药途径不合理。如青霉素片剂、苄星青霉素片剂不耐酸,在消化道不稳定,大部分被胃酸和酶破坏,虽有少量吸收,但达不到治疗目的。

3) 神经系统药品 6 种：如巴比妥片,因作用弱,不良反应多,不安全,易成依赖性而被淘汰。

4) 呼吸系统药品 7 种：如复方甘草片,因加入氯化铵影响制剂质量和稳定性。

5) 脏器制剂药品 21 种：如胆汁注射液无退热和治疗支气管哮喘的药理作用,缺乏治疗

学的理论根据。

6) 抗寄生虫药品9种：山道年酚酞片和山道年甘汞片因处方不合理而被淘汰，另外因有了疗效更好的新药品取代而被淘汰。

7) 消化系统药品8种：如复方胆碱片由重酒石酸胆碱、蛋氨酸、肝浸膏、维生素B_{12}等组成，其化学稳定性/剂型稳定性差，属于处方不合理被淘汰。

8) 循环及血液系统药品3种：如普拉洛尔是β受体阻滞剂，其副作用主要是产生眼-耳-皮肤黏膜综合征，耳不良反应为继发性中耳炎和耳聋，在皮肤上可导致手掌、足角化增生和多种皮疹，严重者可引起剥落性皮炎和类红斑性狼疮，英国、德国、日本等国家早已禁止使用。

9) 维生素类药品4种：多为处方不合理。如维丙葡萄糖注射液系由维生素C和葡萄糖组成，在灭菌和存放过程中都不稳定。

10) 解热镇痛抗痛风药品12种：如非那西丁片，它的毒性大，可引起肾脏损害，严重时可出现急性肾衰竭、少尿、无尿等症状；其代谢产物可使血红蛋白氧化变成高铁血红蛋白而失去携氧能力，患者出现发绀及其他缺氧症状，还可引起溶血性贫血；并对肝脏有毒性反应。抗痛风药有两类：促尿酸排泄或抑制尿酸形成。辛可芬片属于前者，它虽有疗效，但疗效差，毒性反应大，肝损伤发生率<16%，死亡率高达47%。

(2) 1989年6月23日，卫生部下发了《关于撤销"红升丹"等768种中成药地方标准的通知》。

(3) 1991年12月18日，卫生部下发了《关于撤销"朱珀宁神丸"等105种中成药批准文号的通知》。

(4) 1993年12月4日，卫生部下发了《关于淘汰第二批128个中成药品种的通知》。

(5) 1994年12月1日，卫生部下发了《关于淘汰第三批105个中成药品种的通知》。

(6) 自1995年至1998年，卫生部共计发布了10批中止中药同品种药品生产批准文号的通告，中止了不符合规定的1077个中药同品种药品生产批准文号的效力。

(7) 2000年11月6日，SFDA紧急通知停用含苯丙醇胺（PPA）药物制剂。

(8) 自1999年5月14日至2000年12月15日，SFDA共计发布了13批中止同品种药品生产批准文号的通告，共计455种。

(9) 2001年SFDA发布了被撤销批准文号的中药保健品925个品种，从2002年1月1日起，不得在市场上销售使用。

(10) 2007年，SFDA根据国务院产品质量和食品安全专项整治行动药品整治工作实施方案，我国在药品注册环节将继续按照国务院的统一部署，对现存近17万个批准的上市药品，从2007年开始须逐步再次申报、注册，接受安全及生产工艺、存在价值的再审核，若存在严重的药品安全隐患，将被淘汰退市。对2005年1月1日至2006年8月31日期间已受理尚未批准的按新药管理和已有国家标准药品注册申请，以及2006年1月1日至8月31日期间批准生产的品种开展现场核查；以地标升国标统一换发药品批准文号的品种为重点，对截至2006年8月31日已发放的药品批准文号进行清查，确认批准文号的真实性；结合药品批准文号清查，以地标升国标、超出生产许可范围以及安全风险高的品种为重点，严格把关，稳步开展再注册工作。通过药品批准文号清查和再注册工作，切实淘汰不具备生产条件，质量无法保证，安全隐患较大的药品。

2. 新药监测期 《药品注册管理办法》第66条规定SFDA根据保护公众健康的要求，

对批准生产的新药品种设立监测期。监测期自新药批准生产之日起计算,最长不超过 5 年。药品生产企业应当考察处于监测期内的新药生产工艺、质量、稳定性、疗效及不良反应等情况,并每年向所在地省、自治区、直辖市药品监督管理部门报告。药品生产、经营、使用及检验、监督单位发现新药存在严重质量问题、严重或者非预期的不良反应时,应当及时向省、自治区、直辖市药品监督管理部门报告。

3. **药品不良反应监测工作** 药品不良反应监测是药品监督管理体系的一个重要组成部分,是保障公众用药安全的必要手段。1988 年,我国卫生部药政司和医政司开始筹划药品不良反应监测在全国的试点工作。1989 年,卫生部组建了药品不良反应监察中心。1995 年 1 月 1 日正式实施了药品不良反应监察报告制度。1998 年 3 月,我国正式加入 WHO 国际药品监测合作计划组织,成为会员国。1999 年,卫生部药品不良反应监察中心并入国家药品监督管理局药品评价中心。2001 年,国家药品不良反应监测远程网络中心开通。2001 年 11 月,国家药品不良反应信息通报制度和各地药品不良反应病例报告情况通报制度建立。近年来,SFDA 对药品不良反应监测工作高度重视,2004 年 3 月 4 日,卫生部、SFDA 发布《药品不良反应报告和监测管理办法》,在全国范围内组建了从国家到省(自治区)、市三级的药品不良反应监测机构,建立了相应的药品不良反应监测法规体系,实行了由药品生产、销售、使用等环节的药品不良反应监测报告制度,开展了对上市药品的药品不良反应再评价工作。

4. **药品再评价研究工作** 药品评价中心是 SFDA 的直属机构,承担药品再评价和淘汰药品的技术工作及其相关业务组织工作。2005 年 7 月 14 日—15 日,SFDA 药品安全监管司在西安举办了我国首次药品再评价国际研讨会。2007 年 4 月 17 日,国务院办公厅关于印发《国家食品药品安全"十一五"规划》中提出,要完善上市后药品监管体系,完善药品不良反应监测网络,规范药品不良反应报告和监测制度,强化药品不良反应报告责任;制订实施《药品再评价管理办法》,制订配套的技术规范与指南,对已上市药品分期分批开展再评价研究;建立并完善上市后药品监测、预警、应急、撤市、淘汰的风险管理长效机制。

5. **药品召回制度** 药品召回是指药品生产企业,包括进口药品的境外制药厂商,按照规定的程序收回已上市销售的存在安全隐患的药品。2007 年 12 月 12 日,SFDA 正式发布施行《药品召回管理办法》。该办法规定,召回分为主动召回和责令召回两大类,以及一级召回、二级召回、三级召回三个级别,以控制药品风险。根据药品安全隐患的严重程度,药品召回分为三级:一级召回指使用该药品可能引起严重的健康危害;二级召回指使用该药品可能引起暂时的或者可逆的健康危害,三级召回指使用该药品一般不会引起健康危害,但由于其他原因需要收回。药品生产企业在作出药品召回决定后,应当制订召回计划并组织实施,一级召回要在 24 h 内,二级召回在 48 h 内,三级召回在 72 h 内,通知有关药品经营企业、使用单位停止销售和使用,同时向管理部门报告。

6. **修改药品说明书** 2006 年以来,SFDA 修改了加替沙星制剂、头孢曲松钠制剂、盐酸齐拉西酮制剂、磷霉素钙片、莲必治注射液、鱼腥草注射液(肌内注射)、注射用奥美拉唑钠、注射用盐酸头孢替安、核黄素磷酸钠注射剂、三磷酸胞苷二钠注射剂、注射用七叶皂苷钠、利巴韦林颗粒、果糖二磷酸钠注射剂等药品说明书。

四、建立符合我国国情的药品上市后评价技术体系

(一) 工作原则

我国药品上市后评价工作的指导思想是:依靠法规、履行职能、积极探索、科学务实、

逐步推进、服务民众。工作思路是：构建技术评价体系，建设药品使用指导系统，建立后效评估机制。

(二) 工作构思

1. 构建技术评价体系　技术评价体系是整个药品上市后再评价的核心部分，它既为政府相关部门决策提供技术参考，又同时通过药品使用指导系统，为广大公众用药服务。技术评价体系应由技术体系、支持体系和信息体系构成，三者相辅相成，密不可分。

（1）技术体系：是药品上市后再评价的运行通道，由三部分构成，即规范模式、方法模式和实施模式。规范模式是药品上市后再评价运作的总指导；方法模式是运行每项研究的具体方法；实施模式是药品评价的组织方式，可根据需要采取常规上市后再评价和特殊上市后再评价方式。

（2）支持体系：是药品上市后再评价的实施主体和实施保证。药品不良反应监测机构、临床评价机构、学术专业机构、企业均是药品上市后再评价支持体系的组成部分。

（3）信息体系：是药品上市后再评价的基础，也是药品上市后再评价的服务体系。

2. 药品使用指导系统　药品使用指导系统作为指导和促进临床合理用药的平台，既是将药品上市后再评价信息及时发布给社会的窗口，又是发挥药品上市后再评价服务职能的重要体现。由预警系统、药品使用系统和教育培训系统构成。

3. 建立后效评估机制　后效评估机制是药品上市后再评价的自我检测机制，是动态调整技术评价体系和药品使用指导系统。

五、药品上市后评价的新内容与研究课题

(一) 药品上市后评价的新内容

1. 细胞色素 P450 与药物相互作用　最新研究表明，细胞色素 P450 是药物代谢过程中的关键酶，机体 90% 以上的药物代谢都要通过肝微粒体酶的细胞色素 P450，而遗传因素或环境因素都可造成不同个体 P450 基因变异，从而引起 P450 酶活性差异，使体内由它催化的许多代谢和效应存在着明显的差异，P450 基因多态性是造成不同个体药物代谢差异的基础。在 P450 超家族中，人类编码 P450 基因分属于 17 个基因家族的 42 个家族，其中涉及体内大多数药物代谢的主要 3 个基因家族（CYP1、CYP2 和 CYP3），利用探针药物测定催化特定底物的 P450 酶活性，可用于分析比较不同个体中酶活性的差异。因为细胞色素 P450 是重要的药物代谢酶，参与催化多种内源和外源化合物，特别是多种临床药物的生物转化，因而导致很多药品在上市后的临床应用中才发现因药物相互作用而导致严重的不良反应，如抗抑郁药氟伏沙明对多种细胞色素氧化酶有抑制作用，与氯氮平、阿普唑仑等合用，可因药物代谢方面的相互作用而导致不良反应。因此，在药品上市后评价时，评价药物代谢过程中的相互作用，对保证用药的安全、有效是十分重要的。

2. 循证药学对临床用药的指导　循证药学是以证据为基础的临床药物治疗学，其核心内容和基本精神就是寻找证据、分析证据和运用证据，以做出科学合理的用药决策。目前临床药物治疗方案的选择和治疗效果的评价多以临床医师的经验和推论为基础，即根据某一药物对疾病临床指标的变化来推断其对疾病的治疗作用。临床药师也是以散在的药物临床研究资料、药动学研究资料为依据，凭经验参与临床药物治疗。这种传统的药物治疗造成人们对预后、诊断结果、治疗有效性的评价建立在非系统观察的临床经验基础上。循证药学则是通过总结个体案例，筛选出具有普遍性的、最有效的用药证据而不是个体经验，通过建立系统

准确的评价指南来指导临床用药，最大限度地避免临床用药的随意性、盲目性，确保临床用药最大限度的安全、有效。

3. 生物药剂学与药动学理论和评价方法的应用

（1）慢代谢者对药动学和药效学的影响：由于基因变异造成药物代谢酶的遗传多态性，使不同的人群对某些药物的代谢能力发生改变。对药物的代谢能力降低者，称为慢代谢者。由于个体代谢能力不同，引起系列药动学和药效学的改变（表6-2）。

表6-2 慢代谢者对药动学和药效学的影响

药动学	药效学
1. 口服药物的首关效应明显减弱，药物的峰浓度和生物利用度增大	血药浓度增高，超过有效浓度上限时，可引起毒性反应
2. 药物在体内生物转化能力减弱，药物消除速度减慢	体内原型药物浓度增高，如反复多次用药，易引起药物蓄积而产生蓄积毒性
3. 不能生成具有活性的代谢物	如为前体药物，由于代谢功能降低，不能生成能达到有效浓度的具有活性的代谢物，而使临床药效降低或治疗失败
4. 改变药物的代谢途径	通过代偿机制，药物可以通过其他途径进行处理而生成较多的其他失活的或具有活性的或具有毒性作用的代谢物，从而改变临床的疗效或发生不良反应
5. 改变对内源性或外源性底物的作用	可促进某些疾病的发生，如各种癌变和糖尿病等

（2）利用生物药剂学与药动学理论对于上市后药品的制剂稳定性、生物利用度及生物等效性进行实验室的考察研究是一种非常重要的手段。

1）目前制剂主要存在以下几个问题：①缓释制剂、控释制剂达不到缓释、控释的目的。②肠溶衣片或肠溶胶囊释放和吸收达不到预期效果。③片剂存放后崩解时限延长、溶出度改变等。

2）其主要原因有：①缓释制剂、控释制剂在实验室的研究及小量生产与大量生产工艺有差距。②某些国产辅料在质量上存在厂与厂之间及批与批之间的差异。

（二）药品上市后评价的研究课题

（1）对推荐剂量作更精确的调整。

（2）适应证的再评价（扩大或限制）。

（3）评价药品的药效 发现新的不良反应与相互作用；鉴别危险因素；对安全性作量的评估；长期使用的安全性（毒性）；潜在的危险人群（如儿童、老年人、孕妇等）的研究；发现新的治疗效应。

（4）发现制药方面的缺陷与假药。

（5）继续进行药动学、药效学与机制方面的研究。

（6）长期效应的评估。

（7）药品应用与药品使用者的特点。

（8）药品不恰当应用，如成瘾、患者不依从、治疗错误、故意或意外的中毒。

（9）生命质量的评估。

（10）收集经济评估的数据。

我国专家认为药品上市后评价包括三个方面的内容：①疗效评价：药品上市后的总有效率、远期效应、新的适应证以及多种因素对有效性的影响。②安全性评价：药品上市后不良反应发生率、发生规律、影响因素、药物-药物相互作用。③经济性评价：研究药物应用成本与效应的关系，有助于对药品做出综合性评价。

六、临床药师在药品上市后评价中的作用及实践

临床药师在药品上市后评价中的作用及实践如下：
（1）收集国内外药物信息，对药物作用、疗效、不良反应等进行分析评价。
（2）参与临床药理学研究，协助临床医师开展临床评价。
（3）开展血药浓度监测，参与药动学研究和生物等效性试验。
（4）负责药品不良反应监测、登记、报告工作。
（5）检查、监督临床药品质量。
（6）协助临床医师做好药品疗效观察与评价，提出改进和淘汰药品的品种。
（7）进行药物经济学评价和药物利用评价。

【思考题】
1. 解释药物警戒的概念，简述药物警戒与药品不良反应监测的关系。
2. 解释药品上市后评价的概念，简述药品上市后评价的关键点。
3. 药物警戒的目标是什么？
4. 药物警戒的目的是什么？
5. 什么是药品召回？
6. 循证药学对临床用药有什么指导作用？
7. 如何建立符合我国国情的药品上市后评价技术体系？

（侯飞燕）

第七章 治疗药物监测

> **学习要点**
> 1. 掌握治疗药物监测的概念、必要性及其临床意义；治疗药物监测的程序及需要进行治疗药物监测的药物。
> 2. 熟悉体内药物浓度监测的体液样品、对象及测定方法；治疗药物监测的临床应用。
> 3. 了解体内药物分析方法的建立与质量控制；影响治疗药物监测的因素；临床常用药物的血药浓度监测及治疗药物监测的新方法与新进展。

第一节 概 述

一、治疗药物监测的概念

治疗药物监测（therapeutic drug monitoring，TDM）是近20年来药学领域内新崛起的一门边缘学科。它以药动学和药效学为指导，运用现代分析手段测定患者血液或其他体液中药物及其代谢物浓度，从而制订合理的个体化给药方案，以达到避免或降低副作用及毒性反应、发挥最佳治疗效果的目的；同时为药物逾量中毒的诊断和处理提供有价值的实验依据，将临床用药水准从传统的经验基点提高到现在的科学水平。

TDM是在人们对药物的有效性和安全性要求不断提高的前提下，随着临床药理学、生物药剂学与药动学等基础理论的迅速发展而建立起来的，TDM工作者需具备丰富的药学知识和应用先进的分析技术与电子计算机技术的能力。

在发达国家TDM已成为临床药学工作的一个重要组成部分，而我国的TDM起步较晚，仍处在探索和发展阶段。随着临床药学工作的不断深入和临床合理用药需求的不断提高，TDM工作已初具规模，卫生部明确规定三级医院应开展血药浓度监测工作，TDM已成为临床药学的常规工作之一。

二、治疗药物监测的必要性

（一）影响血药浓度的因素

药物需经吸收、分布、代谢、排泄等过程才能进入体内，多种因素可影响药物在血液中的浓度，其影响因素分为三类。

1. 内因

（1）生理因素：如性别、年龄、肥胖和妊娠等对药物体内过程的影响。

（2）病理因素：胃肠道疾病对药物吸收的影响，肝功能损害对药物代谢的影响，肾功能损害对药物排泄的影响。

（3）遗传因素：药物转运蛋白、药物代谢酶和受体的遗传多态性是导致药物疗效个体和群体差异的重要原因，对药动学可产生显著影响；不同种族和同种族不同个体之间体内药物代谢酶活性存在先天性差异，其代谢酶呈现出多态性，具有快、慢代谢型之分；对于主要通过乙酰化代谢和氧化代谢的药物，由于代谢酶活性的不同，其血药浓度和临床疗效将受到显著影响。

2. 外因

（1）环境因素：如气候及其他环境条件变化，可影响药物的体内过程。

（2）药物相互作用：两种或两种以上药物同时或先后应用时，由于药物相互影响，改变了药物的体内过程（吸收、分布、代谢和排泄）及机体对药物的作用，从而使药物的药理效应发生变化。

（3）药物剂型：同一药物由于剂型不同、给药途径不同，药物效应也可能不同。

3. 其他

（1）昼夜节律：药物的生物利用度、血药浓度、代谢或排泄等均可随机体的昼夜节律性发生改变，如健康人早晨口服吲哚美辛所得血药浓度明显高于下午。

（2）长期用药：长期服用某些药物易导致电解质紊乱（低血钾、高血钙等）、代谢酶活性降低或升高，影响药物的体内过程。

（二）血药浓度与药效的关系

一般，药物均需经血液循环转运到病灶部位，血药浓度的高低往往直接影响药理作用的强弱，药物的血药浓度与药效相关。某些药物治疗指数小，有效血药浓度范围窄，血药浓度稍高即出现毒性反应；某些药物在一定的血药浓度范围内，对大部分患者有效，但对少数患者无效。对于临床治疗指数小的药物，掌握其有效血药浓度范围，对保证药物的安全、有效显得更为重要。如地高辛血药浓度为 $0.5\sim1.5\times10^{-3}$ mg/L 时，对绝大多数患者有效，仅有极少数人产生毒性反应；血药浓度为 $1.5\sim2.5\times10^{-3}$ mg/L 时，近 1/3 患者产生毒性反应；血药浓度超过 2.5×10^{-3} mg/L 时，近 3/4 患者产生毒性反应。

由于患者的个体差异，相同剂量的药物可产生不同的血药浓度，从而产生不同的药效。对于治疗指数小、有效血药浓度安全范围窄的药物，在治疗过程中必须进行血药浓度监测，防止毒性反应发生。

三、治疗药物监测的临床意义

1. 实现给药方案个体化　事实上，只有少数药效确切的药物按照既定剂量给药能使患者获得满意的疗效。而多数药物在给予相同剂量后，往往只有部分患者疗效满意，大部分患者或因剂量不足疗效不佳，或因剂量过大出现不良反应。有时，由于患者的器官病变，影响药物在体内的正常吸收、分布、代谢和排泄，即使应用常规剂量也会出现无效或中毒情况。治疗药物监测是实现给药方案个体化的重要手段之一，给药方案个体化则是提高临床疗效的一个重要保证。

2. 诊断和处理药物逾量中毒　对于某些治疗指数小、毒性反应强的药物，尤其是在患者肝肾功能受损、长期用药、合并用药存在相互作用时，或者在剂量不足和中毒症状相似而临床难以辨别时，TDM 可以为药物中毒的诊断提供有力依据。

3. 进行临床药动学和药效学研究，探讨新药的给药方案　TDM 可以帮助医师积极从药动学观念出发，根据药动学参数调整给药方案，减少选药、换药、调整剂量时的盲目性。血药浓度监测结果的准确性是研究药动学参数的前提，而药动学参数是合理用药的理论依据。

4. 节省患者治疗时间，提高治疗成功率，降低治疗费用　准确的 TDM 可以提示药物是否在有效治疗浓度范围内，从而根据药动学原理制订和选择最适宜的给药方案，缩短达到稳态血药浓度的时间，使药物尽快发挥疗效，缩短治疗时间，降低治疗费用。

5. 提高医师用药水平　医师诊治疾病时，常凭经验拟订给药方案，对药物在体内的影响认识不足。然而，同一种药物对治疗疾病的不同阶段或不同的给药方案，体内的血药浓度不同，其疗效和毒性可能存在较大差异。因此，开展TDM可使医师了解药物的体内过程，提高用药水平。

第二节　常用体液中药物浓度测定方法

一、体液中药物浓度的测定特点

（1）干扰因素多。
（2）样品量少。
（3）对测定方法的灵敏度、专一性、精密度、准确性要求高。
（4）需专用的仪器设备。
（5）检测方法快速、简便。

二、药物浓度监测的体液样品

1. 血清（浆）　血液是易于采集的体液，血浆中药物浓度与药物在病灶部位的浓度紧密相关，故血液是TDM最常用的标本。药物与纤维蛋白几乎不结合，血浆及血清中的药物浓度测定值通常是相同的，故测定血浆和测定血清中的药物浓度均可。但为避免抗凝剂对药物测定的干扰，通常TDM以血清为检测标本。

血液标本常采集静脉血。为了准确反映整个体循环中的药物浓度，静脉注射或滴注给药时，不宜在同一静脉取血；肌内或皮下注射给药时，也应尽量避免在注射部位回流静脉取血。

2. 唾液　唾液的采集不受时间和地点限制，且无痛苦、无危险，可反复采集；有些药物在唾液中的浓度可反映血浆中游离型药物浓度，故唾液也可作为TDM标本。

唾液作TDM标本主要适用于下列情况：①已知被测药物唾液中的药物浓度与血浆中的药物浓度（总浓度或游离药物浓度）比值较恒定。如锂盐虽是以主动转运方式进入唾液，唾液中药物浓度为血浆中的2～3倍，当达到稳态血药浓度后，两者的比值相当恒定。②在唾液与血浆间能较快达到分布平衡的药物，如多数弱碱性、中性及在体内分布属一室模型的药物。③本身或合并应用的药物应无抑制唾液分泌作用。

将唾液作为TDM标本的药物有对乙酰氨基酚、水杨酸类、苯妥英钠、苯巴比妥、氨茶碱、甲苯磺丁脲、锂盐等。不能将唾液作为TDM标本的药物有丙咪嗪等三环类抗抑郁药、氯丙嗪等吩噻嗪类抗精神分裂症药、苯海拉明等。

3. 尿液　尿液的采集无损伤。除少数有机酸、碱类药物在近曲小管被主动分泌入尿液外，大多数药物（游离型）都是经肾小球以滤过方式进入原尿，随着尿液生成过程中的浓缩，尿药浓度逐渐升高，大多远高于血药浓度，故易于测定。然而，实际工作中TDM较少采用尿液标本，其主要原因有：①尿药浓度的改变不能直接反映血药浓度的变化。②受试者的肾功能直接影响药物的排泄。③尿液易受饮食、水、电解质等因素影响。但治疗泌尿道感染和可能产生肾小管损害的药物，则有必要检测尿药浓度。

4. 其他体液　作用于中枢神经系统的药物，直接测定脑脊液中的药物浓度可排除血-脑脊液屏障对药物分布的影响，所测药物浓度更接近于靶部位药物浓度。但其取样尤其是多次取样难以实现，且有关脑脊液中药物的药动学资料少，不完全，不易推广使用。同样，直接测定其他靶组织或体液药物浓度，由于取样困难，在 TDM 中也极少应用。

三、体内药物浓度监测的对象

治疗药物监测的主要任务是测定血液或其他体液如尿液、唾液中的药物浓度。根据药物在体内的代谢情况及其作用特点，临床监测对象如下：

1. 原型药物　血清或血浆中的游离型药物浓度可更好地反映药物的药理作用，但由于结合型药物解离很快，导致游离型药物难以准确测定。因此，目前 TDM 多数是测定血浆或血清中药物的总浓度。

游离型药物的浓度测定目前主要用于科研，但在下述情况下最好进行游离型药物浓度的监测：①血浆蛋白结合率高的药物（如苯妥英、卡马西平、丙戊酸钠等），其蛋白结合率呈明显的浓度依赖性。②某些疾病（如低蛋白血症、尿毒症）可改变药物与血浆蛋白结合率。③与血浆蛋白结合率存在明显个体差异的药物（如奎尼丁等），不同个体间游离型药物浓度差异很大。④合并应用具有相同作用位点，且血浆蛋白结合率较高的药物。

常用测定游离型药物浓度方法有平衡透析法和超滤法，两者各有优劣，可根据需要和具体条件选择。

2. 活性代谢物　当前体药物（prodrug）的活性代谢物浓度较高、活性较强且患者肾功能有障碍时，需进行监测。目前临床上已开展监测的前体药物及其活性代谢物有：胺碘酮及 N-去乙基胺碘酮、利多卡因及单乙基甘氨二甲基苯酰胺（MEGX）和甘氨二甲基苯酰胺、奎尼丁及 3-羟基奎尼丁、普鲁卡因胺及乙酰卡尼、普萘洛尔及 4-羟基普萘洛尔等。

活性代谢物监测时应注意：①活性代谢物与原型药物药理活性的关系。②活性代谢物与原型药物在药动学方面的差异。③肝、肾功能异常时，活性代谢物的积累程度等。

3. 对映体　在 TDM 过程中，对有立体异构体的药物应考虑其异构体［左旋体（－）、右旋体（＋）和消旋体］的药效学和药动学差异。如果忽视对映体对药效学和药动学的影响，将对测定结果产生影响。

四、常用药物浓度测定方法

体液中药物大多以 mg/L 或 ng/ml 的水平存在，其检测不仅受多种结构相似的内源性物质干扰，也受与原型药物仅有细微差别的代谢物干扰；某些药物的 TDM 除需检测原型药物外，还需同时检测其活性代谢物。因此，实验室建立的测定方法应高度可靠，以保证测定结果准确。常用的药物浓度测定方法如下：

（一）光谱法

具有紫外吸收或受激发后可发射荧光或可通过化学反应显色的药物或代谢物可采用可见/紫外分光光度法或荧光光度法检测。

光谱法操作简便、检测成本低、仪器普及广，采用适当方法处理样品，可获得满意的血药浓度检测结果，如阿司匹林、对乙酰氨基酚、氨茶碱、苯妥英钠、苯巴比妥钠等药物的临床监测。

火焰发射光谱法和原子吸收光谱法的专一性高、灵敏度高、操作简便，可检测体内金属离子药物（如锂盐、铂盐）的血药浓度。

(二) 色谱法

色谱法是分析混合物的最有力手段,具有灵敏度高、选择性好、效能高、速度快、应用广泛等特点,已在 TDM 中广泛应用。色谱法主要采用的为气相色谱法 (GC) 和高效液相色谱法 (HPLC),可一次同时完成同一样本中多种药物及其代谢物的检测。近年发展起来的气-质-质 (GC-MS-MS) 气相色谱、液-质-质 (HPLC-MS-MS) 液相色谱,不但可快速、准确地监测相应的药物和代谢物,而且可对分离物质进行鉴定。

(三) 免疫化学法

免疫化学法又称竞争性免疫分析,采用专一性抗体检测血药浓度,检测灵敏度高,可达 ng 甚至 pg 级,能满足大多数药物的血药浓度检测。该法所需标本量少,一般不需预处理,操作简便,有商品化试剂盒,可用生化、荧光自动分析仪测定。特别适合于体内不发生代谢转化的药物检测(如庆大霉素等氨基糖苷类抗生素)。

免疫化学法的专一性易受多种因素干扰,如内源性物质、药物代谢物、结构相似的其他药物及其代谢物等,因此在测定时应注意排除干扰。

(四) 其他检测方法

抑菌试验简便易行,主要用于测定体液中的抗菌药物浓度。但抑菌试验的专一性、灵敏度、重复性均较差,定量粗糙,易受其他抗菌药物的干扰,在 TDM 中现已较少使用。

一些内源性物质的药物(如钾、钠、钙、激素等)可借用临床检验中的成熟方法检测。

第三节 体内药物分析方法的建立与质量控制

体内药物分析又称生物药物分析 (biopharmaceutical analysis),是利用现代分析仪器和分离手段对人或动物血液、尿和组织等样品进行定性或定量分析。体内药物分析包括两个层次内容:一是体内药物分析方法的建立;二是体内药物分析测定方法的质量控制。体内药物分析的方法较多,选择方法时应注意以下原则:①灵敏度高。②能排除其他药物及内源性物质的干扰。③专一性强,重现性好。④快速、准确。⑤操作简便、费用低。

一、体内药物分析方法的建立

分析方法的建立包括移植或改进现有文献方法和建立全新的分析方法。前者较为常见,后者常有难度。

建立新的分析方法时,应了解现有分析方法情况和查阅相关文献,以熟悉药物的相关内容:①药物的理化性质。②药物在体内的存在状态、代谢途径及药动学参数。③分析药物的目的。

建立各类分析方法的过程有一定差异,现以常用的色谱法 (HPLC、GC) 为例简述建立方法的主要步骤。

1. 色谱条件选择　选择色谱条件前,应获得以下信息:①药物、代谢物和内标分离所需的色谱条件。②合适的检测器和检测波长。③药物、代谢物和内标进样量与响应值(峰浓度或药时曲线下面积)的关系。④最低检测限和所需加入的内标量。

2. 萃取条件选择　需进行药物等组分水中萃取试验与药物等组分血浆中萃取试验。

3. 分析方法的验证

(1) 建立标准曲线:标准曲线应含 5~7 个浓度梯度,回归系数 r 值达 0.999 以上,其线性范围要涵盖所有待测样品浓度。

(2) 准确度考察：准确度是指用该方法测得样品中的药物浓度与该样品中实际药物浓度接近的程度。

(3) 精密度考察：精密度是指在规定的测试条件下，同一样品多次测定所得结果之间的接近程度，一般用相对标准偏差表示。

(4) 检测限和定量限的考察：检测限和定量限是用来描述分析方法的灵敏度。

(5) 专属性考察：专属性又称选择性或专一性，是指在其他成分（其他药物或代谢物）存在下，采用的分析方法能准确测定出被测物的特性。

由于生物样品干扰成分多、来源复杂，因此，分析方法的专属性考察应注意：①生物样本内成分的影响。②药物代谢物的影响。③药物配伍的影响。

4. 样品测定　体内药物分析方法建立后，应收集患者的生物样品进行测定，评价该方法的实际效果。

二、体内药物分析测定方法的质量控制

（一）体内药物分析方法质量控制的必要性

体内药物分析方法的质量控制直接关系到药物临床应用的安全性和有效性。治疗药物监测和新药的药动学及生物利用度研究均要求测定结果具有较高的准确性。不准确的测定结果不仅不能正确指导用药，还可能误导临床用药，产生严重不良后果。

（二）体内药物分析方法质量控制的措施

1. 实验室管理　应对试验人员进行培训，做到职责明确。试验人员必须具备扎实的基础知识，熟悉并遵守标准操作规程，充分了解实验方法，熟悉质量控制计划，能按规定进行质量控制，做好实验记录。

2. 内部质量控制　考察分析方法在测定过程中是否稳定、可靠，应分别在最佳和常规条件下多次测定同一批待测药物的质控血清，求出其均值及变异系数，绘出质控图，通过图形分析，及时发现和纠正误差。质控血清要求稳定、均一，一般应包括高、中、低三个浓度。中浓度一般在有效血药浓度范围的中限，高、低浓度一般应分别高于或低于有效血药浓度。具体实施TDM质量控制时，应根据质控阶段的目的采取不同的测定系数。TDM质控样品测定结果的偏差一般应小于15%。

3. 室间质量控制　又称室间质量评价。是由质控中心及参加实验室共同进行的一种质量控制方式。室间质量评价过程为质控中心将质控样品分发给参加实验室，参加实验室在规定的时间内测定各样品药物浓度，并注明测定方法，然后在规定日期前将测定结果反馈给质控中心，中心对结果进行分析评价后，再通报给各实验室。由于不同实验室采用的测定方法及测定仪器不同，测定结果的合格率往往较差。

第四节　治疗药物监测的程序及影响因素

一、治疗药物监测的程序

治疗药物监测的程序分为：申请、取样、测定、数据处理及结果解释五个步骤。

（一）申请

临床提出监测申请时，一般应填写TDM申请表（表7-1）。需要提出监测申请的情况

一般有两种：①需有的放矢地查清或解决药物治疗中存在的问题。②常规性监测：了解患者的血药浓度是否在有效范围内；了解给药方案是否合理；通过监测制订给药方案。监测目的不同，采样时间、采样次数也不相同，应在申请表中说明监测目的。

表 7-1　TDM 申请表

姓名		病区—床号				住院号	
性别	男　　女		年龄		身高　　　cm	体质量	
现病史				并发症			
Cr（mol/L）			BUN（mmol/L）			ALT（U/L）	
AST（U/L）			白蛋白（g/L）			球蛋白（g/L）	
送检目的	测稳态谷血浓度□　　测稳态服药后2h血浓度□　　怀疑中毒□　　疗效不佳□						
监测药物给药途径	im□　　iv□　　po□　　ivgtt□　　其他						
监测药物	环孢素□　　他克莫司□　　地高辛□　　氨茶碱□　　苯妥英钠□ 丙戊酸钠□　　苯巴比妥□　　卡马西平□ 其他 _____						
合并药品名称				用法用量			
监测药物	服药始 _____年_____月_____日，_____次/日，_____mg/次 服药终 _____年_____月_____日_____时						
采血时间	_____年_____月_____日_____时_____分						
申请医师			送样日期	_____年_____月_____日			
备注：医师需要监测治疗药物时使用							

（二）取样

测定样品除血浆、血清及全血外，还包括唾液、尿液或脑脊液等。取样的多少与时间，应根据监测的目的、要求、具体药物及数据处理的方法确定。

（三）测定

测定方法的选择必须考虑方法的精密度、灵敏度、专属性、测试费用、测试时间及仪器设备等。精密度包括同一标本多次测定的误差及不同标本间测定的误差，变异系数应小于10%；灵敏度以能检出血液中药物浓度的低限为原则；专属性是为了防止标本中存在的其他杂质影响测定结果；测试费用包括试剂消耗、仪器保养、仪器损耗及技术人员的时间消耗等。

（四）数据处理

对同样的数据，进行不同的处理可获得不同的信息。数据处理得当可得到大量有用信息，确定出血药浓度是否在有效范围，获得相关的药动学参数，制订出合理的给药方案。数

据处理内容与方法如下:

(1) 收集与应用各种药物已有的药动学参数。

(2) 根据群体药动学参数调整给药方案:给药后,通过测定一个或几个血液样品中的药物浓度,判断原给药方案是否合适,并做相应调整。

(3) 根据所测定患者的血药浓度,计算药动学参数,再设计给药方案。

(4) 根据患者群体药动学参数值、具体患者的临床资料,结合血药浓度测定结果,判断现行给药方案。

(五) 结果解释

结果解释是 TDM 的关键,结果解释水平的高低决定 TDM 的意义大小。结果解释需进行如下过程:

(1) 临床资料:包括患者的生理、病理状态,影响药物蛋白结合率的因素,患者的用药情况,特别是被监测药物的用药过程等。此外,由于临床医师最清楚患者的病情、用药情况及药效,因此,应加强与临床医师的交流,虚心听取医师的意见,必要时应访问患者。

(2) 药动学资料:包括药物的有效血药浓度范围、药物的剂量-血药浓度-效应间的相关程度及影响因素、药物的群体药动学参数等。

(3) 结果解释:根据药动学资料计算血药浓度水平作为预测值,比较实测值与预测值,根据患者的情况(包括病理的、生理的、合并用药等)综合判断,确定是否需要调整给药方案。

(4) TDM 报告:①资料:患者姓名、年龄、体质量,药品名;给药时间表、血药浓度实测值、血药浓度药动学分析、患者参数(清除率、表观分布容积、生物半衰期等)的评价及同文献资料的比较。②误差产生的因素(没有达到稳态血药浓度、不适当的采样时间)。③是否需要制订恰当的取样方案。④总结:当需要调整给药方案时,应制订合适的给药方案,并拟订测定血药浓度的取样方案。TDM 结果报告表见表 7-2。

表 7-2　TDM 结果报告表

姓名	病区/床号	病历号	药历号
监测药物名称 (通用名)			
有效血药浓度范围			
监测结果			
药师结果分析			
用药建议		药师签名	
医师签名	报告人签名	报告日期	

TDM 结果报告表使用说明:

(1) 结果分析:药师根据药物浓度监测结果、患者临床症状、影像学检查结果和药动学理论,科学、全面地分析药物治疗效果,提出调整给药方案。

(2) 该表由医师保存于病历中。

二、治疗药物监测的影响因素

(一) 实验室

实验室的影响因素包括：测定方法、仪器性能、试剂稳定性、操作人员的技术水平等。

(二) 药物及其制剂

药物的理化性质、剂型、辅料、制剂工艺等均可影响药物的血药浓度。如患者更换药品剂型或药品生产企业后，需进行血药浓度监测。

(三) 机体

1. 遗传因素　许多药物的代谢酶存在遗传多态性，即有快/强代谢者和慢/弱代谢者。某些药物在应用相同剂量时，不同患者的血药浓度可能相差几倍甚至几十倍。易受遗传多态性影响而改变血药浓度的药物有：盐酸普罗帕酮、可待因、奥美拉唑、地西泮、异烟肼、咖啡因（N-乙酰转移酶多态性）等。

2. 生理因素

(1) 年龄：新生儿对药物的代谢能力有限，对药物较敏感；儿童对药物代谢清除能力较强；老年人的器官功能减退，药物敏感性增高。

(2) 性别：女性对药物的清除能力大多比男性弱，对药物的反应一般比男性敏感，如女性服用氯氮䓬片的 $t_{1/2}$ 为男性的 2 倍。此外，女性自身也易受月经、妊娠、分娩、哺乳等影响。

(3) 营养状态：营养不良易使药物吸收、代谢能力减弱。

(4) 体质量和肥胖：影响分布容积、清除率等。

(5) 饮食：蛋白质、脂肪、糖类、十字花科蔬菜、嘌呤类化合物（可可、巧克力）、炭烤肉类等可影响药物的吸收、代谢、排泄。

(6) 吸烟、饮酒：长期吸烟、饮酒可诱导肝药酶。

3. 病理因素　胃肠道疾病、低蛋白血症、心脏及肝肾功能损害、甲亢、外伤、手术等可影响药物的吸收、代谢、排泄。

4. 时辰节律　时辰节律可影响药物的吸收、分布、代谢及排泄。

5. 患者用药的依从性　患者用药的依从性对血药浓度影响很大，应保证按时服药和定时抽血，避免漏服或重复服药。

第五节　治疗药物监测的临床应用

一、需要进行治疗药物监测的药品

(一) 实施 TDM 的药物必须符合的基本条件

(1) 体液（主要指血液）药物浓度变化可以反映药物作用部位的浓度变化。

(2) 药效-血药浓度的相关性超过药效-剂量的相关性。

(3) 效应不能用药效学指标评价的药物。

(4) 已知该药的有效血药浓度范围。

(5) 测定方法专一性、敏感性及精确性均较高。

(二) 需要进行 TDM 的药物

1. **治疗指数小的药物** 治疗指数是衡量药物安全性的指标，常用半数致死量（LD_{50}）和半数有效量（ED_{50}）的比值来表示。治疗指数小、副作用或毒性反应强的药物（如地高辛、茶碱、苯妥英钠）常需进行监测。

2. **具有非线性药动学特性的药物** 药物剂量与血药浓度不成正比关系，血药浓度达到一定水平后，剂量稍有增加血药浓度变化较大，易引起毒性反应（如苯妥英钠）。

3. **需要长期服用的药物** 约有 1/3 长期服药的患者未遵从药品说明书或医嘱服药，通过 TDM 可检查患者的服药情况。此外，长期服药患者的生理（如生长、发育、体质量增加、妊娠）或病理（如肝、肾、胃肠道疾患）情况改变可影响血药浓度，应通过测定血药浓度重新调整给药剂量。另外，有些药物长期使用后由于产生耐药性或肝药酶活性被诱导（或抑制），而引起药效降低（或升高）以及其他药效变化，也需进行监测。

4. **中毒症状与疾病的症状相似的药物** 有些药物的中毒症状与疾病的症状相似，临床又难以辨别。如苯妥英钠的中毒症状与癫痫发作相似，如误诊为癫痫未控制而加大剂量，势必使患者中毒加重。

5. **合并用药** 合并用药时药物发生相互作用，影响药物代谢和血药浓度。

6. **药动学个体差异大的药物** 有些药物给予相同剂量后不同患者之间有较大的药动学差异（如三环类抗抑郁药）。

7. **成分不明的药物** 某些中药和一些自制药品往往成分不明确，血药浓度测定有助于了解患者所服药品的真实情况。

需要进行 TDM 的主要药物见表 7-3。

表 7-3 需进行 TDM 的主要药物

分类	药物
强心苷	地高辛、洋地黄毒苷
抗心律失常药	利多卡因、普鲁卡因胺、奎尼丁、胺碘酮、丙吡胺
抗癫痫药	苯妥英钠、苯巴比妥、乙琥胺、卡马西平、丙戊酸钠
β受体阻滞剂	普萘洛尔、美托洛尔、阿替洛尔
平喘药	氨茶碱
抗抑郁药	丙咪嗪、氯米帕明、阿米替林等
抗躁狂症药	碳酸锂
解热镇痛药	阿司匹林、对乙酰氨基酚
抗生素	庆大霉素、链霉素、卡那霉素、阿米卡星、氯霉素
抗肿瘤药	甲氨蝶呤
免疫抑制剂	环孢素
利尿药	呋塞米

二、治疗药物监测的临床应用

(一) 获得个体药动学参数

药动学模型及参数是反映药物体内过程随时间变化规律的客观指标，也是制订给药方案的基础。虽然现在新药上市前均要求进行临床药动学研究，但目前临床上广泛应用的不少药物仍缺乏药动学资料，且大多来自国外其他人种。由于先天因素、后天环境因素和病理情况的影响,即使同一人种也存在显著个体差异。因此,通过 TDM 工作可获得被监测药物的药动学模型及有关参数。

(二) 制订给药方案

表 7-3 所列药物的药效与血药浓度间存在密切相关性,其群体治疗浓度范围及中毒水平均已明确,故在制订用药方案时可参照相关群体药动学资料。应用血药浓度测定值计算个体的药动学模型及参数时,可按公式 $C_{ss}=\dfrac{k_0}{kV}$ 计算出静脉滴注时的给药速度;而静脉注射或血管外给药等间隔给药时,还需在给药间隔时间和每次用药量(D,X_0)两个参数间,预设定其中一个,再根据相关公式计算出另一参数。对于按非线性药动学消除的药物,在测得个体的 V_m 和 K_m 值后,按公式 $R=V_m \cdot C_{ss}/K_m+C_{ss}$ 可计算出每日用药量。

(三) 调整给药剂量

通过上述方法制订的给药方案仅仅是理论上的理想方案,实际工作中由于患者情况千差万别,任何影响药物体内过程的因素发生改变,均可使血药浓度偏离预期水平。即便正好达到预期水平,也可能在继续用药过程中由于病情的变化(好转或恶化)使血药浓度发生改变。因此,通过 TDM 监测用药方案实施效果,指导调整给药剂量,是实行个体化给药的必需环节。调整给药剂量的常用方法有以下两种:

1. 比例法 凡遵循一级消除动力学的药物,在其达到稳态浓度时,血药浓度与剂量成正比。因此,根据使用剂量 X_1 或稳态血药浓度 C_{ss1} 及所需的 C_{ss},可计算出调整剂量 $X_0=C_{ss} \cdot X_1/C_{ss1}$。按照调整剂量 X_0 用药后,经过 5~6 个生物半衰期又可达到新的稳态血药浓度。可多次定期监测、调整给药剂量,以达到维持有效血药浓度水平的目的。

2. Bayesian 法 该法使用预先按群体药动学资料编制的电脑程序,根据群体药动学参数,结合患者体质及病理情况,估算出该个体的药动学参数及用药方案。在该方案实施过程中,分别在不同时间(不论是否达稳态)取血 2~4 次测定血药浓度,用渐近法原理得到该个体所需的调整方案,重复操作几次即可得到最适方案。使用本法时,不同药物需不同的程序软件,目前仅有地高辛、苯妥英钠、利多卡因等少数药物采用该法获得给药剂量。

(四) 肝、肾功能不全时剂量的调整

肝脏生物转化和经肾及肝胆系统的排泄,是绝大多数药物消除的主要方式。肝、肾功能的改变将显著影响药物的消除动力学,这是 TDM 工作中必须考虑的。对于肝、肾功能不全的患者,能测定其个体药动学参数或用 Bayesian 法制订用药方案最为理想。若仅借用群体资料时,则应通过 TDM 进行必要的调整。

三、临床常用药物的血药浓度监测

(一) 抗心力衰竭药

临床用于治疗心衰的药物主要是洋地黄类药物,常用的有地高辛、洋地黄毒苷、毒毛花苷 K 和去乙酰毛花苷。其中毒毛花苷 K 和去乙酰毛花苷显效快,消除也较快,作用维持时间短,口服吸收甚少,仅有注射剂供急症短期用药,一般不需进行 TDM。洋地黄毒苷起效慢,消除也慢,临床少用。而地高辛起效速率及消除速率均居中,在需长期使用洋地黄类药物时,多选用地高辛。地高辛因其治疗范围窄,个体差异大,药效强,用量不足和剂量偏高的临床表现又很相似,是国内外公认需常规监测的药物。

1. 血药浓度参考范围 地高辛的治疗血清浓度参考范围为 $0.8 \times 10^{-3} \sim 2.0 \times 10^{-3}$ mg/L

($1.0\sim2.6$ nmol/L),安全范围极狭窄。当血药浓度超过 2.0×10^{-3} mg/L 后,80%以上患者都出现心律失常等毒性反应。

2. 药动学　不同洋地黄类药物的体内过程各异,用药途径也不同,这是造成起效快慢、维持时间长短不等的原因。地高辛以片剂和酏剂供口服,片剂的生物利用度为 60%~80%,酏剂为 70%~85%。地高辛片剂的生物利用度差异大,即使是同一剂型,不同药厂、不同批号的生物利用度都可能不同。因此,长期使用地高辛时,应注意药品生产企业和批号。

地高辛在体内代谢很少,主要以原型由肾脏排泄,尿中排出量为用量的 50%~70%;7%左右经肝肠循环,故肾功能不全的患者服用地高辛时易中毒。

3. 影响血药浓度测定的其他因素　除肝、肾、心脏及消化系统功能可影响地高辛体内过程外,甲状腺功能减退症患者血清地高辛浓度升高,心肌敏感性上升,也易出现中毒;低钾、镁、高钙血症均可影响心肌对强心苷的敏感性,在有效血药浓度范围内即可出现心脏毒性。同时使用奎尼丁、胺碘酮、螺内酯、呋塞米、多种钙通道阻滞剂及口服广谱抗生素,都可使地高辛血药浓度增加,特别是奎尼丁可通过抑制地高辛的肾小管分泌,使清除率下降。有报道,治疗量奎尼丁可使地高辛血药浓度升高 2.5 倍,这是极其危险的。

4. 标本采集　地高辛的 TDM 一般采用血清作标本。虽然已证实唾液和血清地高辛浓度间有高度相关性,影响唾液药物浓度的因素太多,而地高辛治疗浓度水平低,安全范围又太窄,故目前仍主张使用血清作标本。取血时间一般应在达稳态后(10d 以上),同时地高辛在血液和组织的分布达到平衡时采集血样,即在服药后 16 h 左右采集。但如果患者达稳态前即出现中毒表现,则应立即取血测定。

5. 检测技术　由于地高辛的血清浓度过低,仅有免疫化学法的灵敏度能满足其要求。

(二) 抗癫痫药

常用的抗癫痫药苯妥英钠、苯巴比妥、卡马西平、乙琥胺、丙戊酸钠等需进行 TDM,其中对苯妥英钠检测应用最广泛。

1. 血药浓度参考范围　苯妥英钠治疗血药浓度参考范围为 10~20 mg/L(即 40~80 μmol/L),最小中毒浓度约为 25 mg/L。苯妥英钠可抗惊厥,但中毒时可引起抽搐,与惊厥相似。

2. 药动学　苯妥英以其钠盐口服后,以被动扩散方式经小肠吸收,吸收缓慢,达峰时(t_{max})平均约 8 h(4~12 h)。生物利用度受制剂质量影响大,一般在 95%左右,血液中的苯妥英钠有 85%~95%与白蛋白结合。苯妥英钠可迅速分布至全身,属一室分布模型,其表观分布容积(V)为 0.5~0.8 L/kg。每日口服 300 mg,7~10d 可达稳态血药浓度(C_{ss})。$t_{1/2}$为 22 h,但变异范围很大(7~42 h);长期服药者 $t_{1/2}$ 可延长至 15~95 h,甚至更长。

苯妥英钠在体内的消除仅 2%以原型从肾排泄,绝大部分经肝细胞生物转化为无活性的代谢物排出。苯妥英钠为肝药酶诱导剂,长期使用可加速自身的代谢转化。苯妥英钠的药动学与剂量有关,用药量与血药浓度具有非线性动力学特点。当苯妥英钠血药浓度在 10 mg/L 以下时,一般按一级动力学方式消除;超过此浓度时,大多数个体转换为零级动力学消除,剂量稍增加,血药浓度可能突然增高,故其消除半衰期不恒定,随血药浓度而变。成人大多波动在 15~30 h,儿童为 12~22 h。文献报告我国癫痫患者 V_m 均值约为 400 mg/d,K_m 均值约为 5.6 mg/L(国外资料 V_m 为 100~1000 mg/d,K_m 为 1~15 mg/L)。

3. 影响血药浓度测定的其他因素　苯妥英钠与血浆白蛋白结合率高。老年人、妊娠晚期、肝硬化、尿毒症患者等的血浆白蛋白减少;同时服用可与苯妥英钠竞争白蛋白结合位点的药物如丙戊酸、保泰松、水杨酸类、磺胺类等以及较高浓度的尿素、胆红素等内源性物质,均可使苯妥英钠蛋白结合率下降、游离药物浓度升高,但总浓度无变化。服用苯妥英钠期间若同时使用了苯巴比妥、卡马西平、利福平等肝药酶诱导剂或异烟肼、氯霉素等肝药酶抑制剂,可使苯妥英钠血药浓度降低或升高。肝功能损害者,因对苯妥英钠生物转化受损,亦可致血药浓度升高,消除半衰期延长。苯妥英钠为肝药酶诱导剂,对同时给予的药物如丙戊酸、卡马西平、环孢素、糖皮质激素、口服抗凝药和口服避孕药等的代谢具有诱导作用。对测定苯妥英钠总浓度的结果进行分析解释时,必须考虑上述影响。

4. 标本采集　苯妥英钠的 TDM 一般采用血清作标本。唾液中苯妥英钠浓度与唾液和血浆 pH 差值对苯妥英钠解离的影响有关,如进行校正后唾液的药物浓度与血清游离血药浓度接近,可考虑采用唾液。由于苯妥英在治疗血药浓度范围内存在消除动力学的转换,无稳态可言。但一般取血仍参照一级消除动力学原则,用药或改变剂量后 10d 以上服药前取样。

5. 检测技术　测定苯妥英钠可用光谱法、HPLC 及免疫化学法。

(1) 分光光度法:有多种方法报道,其中较成熟的是衍生化后紫外检测。其原理是将标本的 pH 调节至 6.8 后,用二氯甲烷提取及沉淀蛋白,氢氧化钠溶液转溶,加高锰酸钾,使苯妥英钠氧化为二苯酮衍生物,环己烷提取,247 nm 紫外分光光度法测定。本法灵敏度、线性范围、重复性均可满足 TDM 要求,但经多次反复提取,仍无法完全排除代谢物干扰。

(2) HPLC 法:HPLC 检测苯妥英钠,具有灵敏度、专一性、重复性均佳的优点。由于抗癫痫药常合并用药,本法突出特点为可对多种抗癫痫药同时进行检测,如可同时检测苯妥英钠、苯巴比妥、卡马西平、乙琥胺、扑米酮等抗癫痫药。

(3) 免疫化学法:供检测苯妥英钠及其他常用抗癫痫药的放射免疫、酶免疫、荧光免疫检测试剂盒均有市售,以后两者特别是酶免疫为多。无论何种免疫法均与 HPLC 法有极好的相关性,结果可比性较好。

(三) 抗抑郁药

传统的三环类抗抑郁药主要包括丙米嗪、地昔帕明、阿米替林、多塞平等。其疗效明确,因其作用位点多,故易产生自主神经系统、中枢神经系统、心血管系统等不良反应。其治疗作用和毒性反应均与血药浓度密切相关。

1. 血药浓度参考范围　常用三环类抗抑郁药的药动学参数及血药浓度参考范围参见表 7-4。需要特别指出的是,本类药中多数血药浓度存在特殊的"治疗窗"现象,即低于"治疗窗"范围无效,而高出此范围不但毒性反应增强,而且治疗作用下降。

表 7-4　常用三环类抗抑郁药药动学参数及参考血药浓度范围

	丙米嗪	地昔帕明	阿米替林	多塞平
生物利用度 (%)	26~68	33~68	56~70	17~37
血浆蛋白结合率 (%)	60~96	90~93	90	>90
表观分布容积 (L/kg)	9~21	26~42	6~10	12~28
原型药生物半衰期 (h)	6~20	13~23	9~25	8~25
治疗血药浓度 (μg/L)	150~300*	150~300	150~250*	30~150*
中毒血药浓度 (μg/L)	>500*	>500	>500*	>500*

*原型药和有活性的去甲基代谢物总浓度

2. 药动学　该类药物脂溶性高,口服后吸收迅速而完全,但因首关效应强且差异较大,故生物利用度差异大。血液中的三环类抗抑郁药 90% 左右与血浆白蛋白、脂蛋白、α_1-酸性糖蛋白结合,游离药物能迅速分布到各组织。该类药物绝大部分需在肝脏经去甲基化、羟化及结合反应代谢后,由肾脏排泄。其中丙米嗪、阿米替林、多塞平的去甲基化代谢物都有和原型药同样的药理活性,并且地昔帕明本身也为三环类抗抑郁药。在常用剂量下,该类药物均属一级动力学消除。但对代谢物仍有药理活性者,判断药效持续时间不能仅凭原型药的消除半衰期,同样评价生物利用度时,也应考虑这一点。

3. 影响血药浓度测定的其他因素　抗凝剂、某些塑料试管及橡胶塞中的增塑剂,可改变该类药物在红细胞和血浆中的分配比,应避免使用。玻璃器皿可对该类药物产生吸附。采用玻璃器皿,置于己烷∶正丙烷(99∶1)的溶液或超声处理,可减少吸附及吸附差异产生的干扰。聚丙烯材质的器皿吸附最小,可考虑选用。

4. 样品采集　三环类抗抑郁药的 TDM 一般采用血清作标本。取样时间应在达稳态后任一次用药前,以测定其稳态谷浓度(C_{min}^{ss})。

5. 检测技术　由于三环类抗抑郁药中不少需同时测定其活性代谢物浓度,故以 HPLC 及 GC 最为适合。

(四) 心境稳定剂 (抗躁狂药)

心境稳定剂为主要用于双相心境障碍躁狂状态的药物,目前临床最常用的是碳酸锂。本品治疗窗窄,常用治疗量与中毒量接近。

1. 血药浓度参考范围　Li^+ 的治疗作用及毒性反应与血药浓度关系密切。最佳血锂浓度为 0.8~1.2 mmol/L,维持治疗浓度为 0.4~0.8 mmol/L;血锂浓度>1.4 mmol/L 时可出现中毒症状,早期表现为粗大震颤、恶心、腹泻;血锂浓度>2.5 mmol/L 时可出现抽搐、昏迷、心律失常等;血锂浓度达 3.5 mmol/L 时可致死。

2. 药动学　锂盐口服易吸收,且吸收较完全,t_{max} 为 0.5~3 h(缓释制剂为 3~12 h)。Li^+ 与血浆蛋白无结合,呈双房室分布模型,分布半衰期约 1 h。中央室表观分布容积为 0.2~0.25 L/kg,总表观分布容积均值为 0.79 L/kg。Li^+ 不被代谢,其消除几乎全部通过肾脏排泄,消除半衰期为 20~24 h,受肾功能影响大。

3. 影响血药浓度测定的其他因素　Na^+ 摄入不足可降低 Li^+ 排泄,升高血 Li^+ 浓度。高 Na^+ 摄入则产生相反影响。肾功能减退及肾血流量减少的病症,如充血性心衰、原发性高血压亦可减少 Li^+ 的肾排泄,升高血 Li^+ 浓度。同时使用茶碱、咖啡因、螺内酯、乙酰唑胺、碳酸氢钠等药物,可升高血 Li^+ 浓度;而噻嗪类、呋塞米等利尿药则有相反作用。

4. 样品采集　锂盐的 TDM 多以血清为标本,也可采用唾液。通常在达稳态后距前晚末次用药 12 h 的次晨取血,测得的血清 Li^+ 浓度称 12 h 标准血清 Li^+ 浓度(12 h-stSLi^+)。Li^+ 以主动转运方式进入唾液,唾液中 Li^+ 浓度为血清的 2~3 倍,对同一个体则该比值相对恒定。因此,在确定具体患者的两者比值后,可考虑用唾液为标本测定 TDM。但唾液 Li^+ 浓度影响因素多,测定唾液 Li^+ 浓度供 TDM 是否可靠,尚有分歧。

5. 检测技术　Li^+ 的检测采用火焰发射光谱法和原子吸收光谱法。

(五) 平喘药

近年的研究表明小剂量的茶碱仍能起到平喘作用,并且兼有一定程度的抗炎作用,临床应用较广泛,但有一定副作用。茶碱通常制成氨茶碱等水溶性较高的盐类供药用,但在体内均解离出茶碱发挥作用,故不论何种制剂,TDM 检测对象均为茶碱。

1. 血药浓度参考范围　茶碱的治疗血药浓度参考范围儿童及成人均为 10~20 mg/L,新生儿 5~10 mg/L;最小中毒浓度参考值为成人 20 mg/L,新生儿 15 mg/L。茶碱的安全范围较窄，不良反应较多，其不良反应的发生率与其血药浓度密切相关。

2. 药动学　茶碱口服后易被吸收，吸收程度视不同的剂型各异，如未包衣片 t_{max} 为 2 h，成人生物利用度接近 100%。茶碱血浆蛋白结合率约 56%，可迅速在体内达到分布平衡，但部分个体呈双房室分布模型。表观分布容积为 0.3~0.7 L/kg，成人与儿童平均为 0.45 L/kg，新生儿及早产儿更大。茶碱约 90% 由肝脏代谢，仅 8% 左右以原型从肾脏排泄。消除半衰期成人均值为 6 h（3~13 h），儿童较短，为 3.5~6 h，新生儿却长达 15~37 h。但有 15% 左右患者（特别是儿童），茶碱在治疗血药浓度范围上限可转化为零级消除动力学。

3. 影响血药浓度测定的其他因素　吸烟、高蛋白低糖饮食，同时使用苯巴比妥、利福平等肝药酶诱导剂，可促进茶碱消除。充血性心衰、肺心病、肝硬化以及合并使用异烟肼、红霉素、西咪替丁等肝药酶抑制剂，可使茶碱消除减慢，血药浓度升高。

4. 样品采集　茶碱 TDM 多以血清为标本，也可采用唾液。唾液与血清茶碱浓度有极佳的相关性（$r=0.99$），唾液浓度约为血清浓度的 50%，接近于游离血药浓度。取样多在达稳态后（通常 5d 以上）给药前进行，测定稳态谷浓度。

5. 检测技术　茶碱检测常采用免疫化学法、HPLC 及紫外分光光度法。

（六）抗心律失常药

抗心律失常药可通过不同作用机制，改变心肌细胞的自律性、传导性、动作电位时程、有效不应期等电生理特性，用于治疗各种心律失常。但如果药物所致上述心肌电生理特性过度改变，将导致新的心律失常，因此该类药物大多安全范围窄。由于心肌血液供应丰富，该类药的血药浓度较能反映靶位浓度，并大多与治疗作用和毒性反应（特别是心脏毒性）相关。目前公认的抗心律失常药应进行 TDM 的药动学参数、检测方法见表 7-5。

表 7-5　需进行 TDM 的抗心律失常药药动学参数、血清浓度及检测方法

	普鲁卡因胺	利多卡因	丙吡胺	奎尼丁
口服生物利用度（%）	75~95	低	90	44~98
血浆蛋白结合率（%）	15~20	66	35~95	60~82
总表观分布容积（L/kg）	1.75~2.5	1	3~5.7	2~3
消除生物半衰期（h）	2.7（强乙酰化型） 5.2（弱乙酰化型）	1~2	4~10	6~8
治疗血清浓度（mg/L）	2~10	1.5~5	2~4	3~6
最小中毒浓度（mg/L）	12*	5 以上	10	8
常用检测方法	HPLC 免疫法**	HPLC 免疫法	HPLC 免疫法	HPLC、免疫法 荧光光度法

* 普鲁卡因胺+活性代谢物 N-乙酰普鲁卡因胺总浓度

** 有分别供检测普鲁卡因胺和 N-乙酰普鲁卡因胺试剂盒

（七）氨基糖苷类抗生素

氨基糖苷类抗生素包括链霉素、庆大霉素、卡那霉素、阿米卡星、妥布霉素、奈替米星等。该类药物的治疗作用及毒性反应与血药浓度关系密切，且安全范围窄。

1. 血药浓度参考范围　如庆大霉素血药治疗浓度参考范围为 0.5~10 mg/L，最小中毒浓度参考值为 12 mg/L。

2. 药动学　氨基糖苷类抗生素为强极性碱性药，主要为肌内或静脉注射用药。肌内注射后吸收迅速完全，可在 1 h 内达峰浓度。由于极性大，该类药与血浆蛋白结合率低（除链

霉素外，大多数<10%），主要分布在细胞外液中。庆大霉素的表观分布容积成人为 0.2～0.25 L/kg（0.06～0.65 L/kg）。该类药物几乎全部以原型从肾小球滤过排泄，属一级动力学消除，受肾功能影响大。肾功能正常者庆大霉素消除半衰期为 2～3 h，肾衰竭患者为 40～50 h。

3. 影响血药浓度测定的其他因素　心衰、肾疾患影响该类药自肾小球滤过排泄，为影响血药浓度的主要因素，肾功能较正常者下降 10%，即可导致该类药消除半衰期延长。由于该类药主要分布于细胞外液，因此儿童特别是新生儿、烧伤后利尿期前，均可使表观分布容积明显增大，消除半衰期延长，而失水则产生相反影响。接受血液透析者，可加速该类药消除。

4. 样品采集　氨基糖苷类抗生素的 TDM 一般采用血清。若用血浆，由于该类药可和肝素形成复合物，不能用肝素抗凝。

5. 检测方法　氨基糖苷类抗生素的检测方法有微生物法、HPLC 及免疫化学法。

（八）免疫抑制药

以微生物代谢产物类药物环孢素为例，该药的治疗作用、毒性反应与血药浓度关系密切，安全范围窄；同时又大多供长期预防性用药，在肾、肝移植时，其肾、肝毒性难以和排斥反应区别，因此需对其进行 TDM。

1. 血药浓度参考范围　环孢素的全血治疗浓度参考范围为 0.1～0.4 mg/L，最小中毒浓度参考值为 0.6 mg/L。

2. 药动学　环孢素的体内过程随移植器官种类而变，肌内注射吸收不规则，口服吸收慢而不完全，达峰时间为 3～4 h。生物利用度随移植物不同而有差异，大多为 20%～30%。该药在血液中几乎全部与蛋白结合，与血细胞（主要为红细胞）结合部分约为与血浆蛋白结合的 2 倍。环孢素的分布呈多室模型，易分布至细胞内。表观分布容积个体差异大，平均约为 4 L/kg。几乎全部经肝脏代谢，其代谢物有二十余种，经肾或胆道等排泄。消除半衰期随病理状态而变，肝功能正常者为 10～30 h。

3. 样品采集　环孢素的 TDM 采用全血，肝素抗凝。取样时间通常在达稳态后用药前，以测定稳态谷浓度。

4. 检测技术　环孢素的测定方法为 HPLC 和免疫法。

第六节　TDM 的新方法与新进展

一、治疗药物监测的网络模型

治疗药物监测网络是指在临床药师的监督和参与下，临床医师利用计算机处理网络递送的患者个体信息，从而系统地制订和调整患者的个体化给药方案。临床药师主要参与治疗药物处方的制订、调整和药品不良反应（ADR）监测。由临床医师客户端初步形成治疗药物处方，此处方通过网络传递给临床药师客户端，经临床药师审核后生效并记录存储。

二、新理论与新方法的应用

（一）群体药动学

群体药动学（PPK）模型的基本设想是：用大量患者零散的、常规监测的血药浓度数据，应用专业软件，计算 PPK 参数值；然后检测患者个体 1~2 个血药浓度，结合患者个体生物学资料，与药物的 PPK 参数混合运算，即可得到该个体的药动学参数，如吸收速率常数（k_a）、清除率（CL）、表观分布容积（V）等，从而制订或调整给药方案，指导临床个体化治疗。

群体药动学是药动学研究领域中近几十年发展出来的一个新分支，可揭示进入体内后药物与机体间较深层次的各种相互关系，在药物基础研究及临床应用方面均有较广阔的应用前景。美国 FDA 虽尚未对参数的种类和分析方法等具体内容作规定，但已在开发指南中要求新药申请均须报告群体药动学参数，近年在美国批准上市的新药中已有数十种进行了群体药动学研究。

（二）药动-药效学结合模型在 TDM 中的应用

药动-药效学结合模型（pharmacokinetic-pharmacodynamic model，PK-PD model）是综合研究体内药动学过程与药效量化指标的动力学过程，将两种不同形式的过程复合为统一体，其本质是一种药量与效应之间的转化过程。它把药动学和药效学结合起来，通过贝叶斯反馈获得个体 PK-PD 参数，弥补了仅经 PPK 方法把血药浓度调整到治疗范围内的不足，根据药效调整给药方案是进行个体化给药的最佳途径。

探索药物使用后效应发挥的情况是药动学研究的终极目标，故 PK-PD 的研究在为各类药物研究开发中阐明药物作用机制、设计药物剂型以及临床合理用药提供重要的研究方法和理论依据。PK-PD 模型还有助于解决药物临床反应的个体差异，用于探讨机体内、外环境因素对药物体内过程的影响以及临床试验的模拟等。通过 PK-PD 的研究，建立药物浓度与药效间的定量关系是国际治疗药物监测领域研究的新热点。

（三）药物对映体的药动-药效学研究

手性药物的对映体间虽然具有相似的理化性质，但在体内环境中具有高度的立体选择性，表现出不同的药动学和药效学性质，因而消旋体给药可被视为两种药物的联合用药。在临床应用中，手性药物受诸多因素影响，可直接影响到用药的合理性和可控性。研究手性药物对映体的药动学，不但可认清手性药物体内处置过程，正确指导合理用药，而且对手性药物是否要以单一对映体形式开发上市，以及手性药物制剂的合理设计均有指导作用。

（四）遗传药理学在药物代谢中的应用研究

药物遗传学监测，即个体的遗传多态性的筛选可通过表型分型或基因分型来进行。药物代谢酶的多态性的表型分型是通过检测个体的代谢能力来间接分析遗传性差异的一种方法。它运用药物探针，测定其代谢产物，从生化水平来衡量个体间药物遗传学差异，从而对个体进行慢代谢者、中间代谢者、快代谢者或极快代谢者的分类。基因分型则是通过检测个体 DNA 直接分析遗传性差异的一种方法，比表型分型损伤性小，可避免用药所带来的潜在的不良反应。药物反应的遗传变异是机体分子水平改变的结果，如在药物代谢酶、药物受体和药物转运蛋白水平上的基因缺失、单核苷酸多态性（SNP）或基因拷贝重复等。目前，大多数遗传药理学研究集中在基因变异对药物代谢酶表达与功能影响等方面，而对药物受体和药物转运蛋白的遗传药理学研究还比较少。

在传统 TDM 中，假设血药浓度能反映药物作用部位的浓度，从而使药物浓度可以将药动学（药物浓度-时间过程）和药效学（药物效应-时间关系）结合起来。从分子水平来考虑，药动学是由药物代谢酶所决定，而药效学则置于药物目标蛋白的控制之下。因此，将遗传药理学应用于个体化用药，比传统 TDM 更进一步。通过基因型测定，可评价药物代谢酶、转运体、目标或受体蛋白的遗传多态性，群体中存在的许多药物效应和不良反应方面的个体差异都应归因于遗传多态性。

TDM 将最大可能地在选定的患者中联合传统模式和药物遗传学监测一起进行。除了像传统的 TDM 那样监测患者药物浓度是否在治疗范围之内以外，还有可能采用患者专一性遗传信息来监测药物治疗。患者的遗传信息将以基因芯片的形式储存和调用，使得根据每个人特定的代谢、消除等基因型来选择药物和决定其剂量成为可能。在使用抗精神病药物时，联合传统 TDM 和基因分型（或表型分型），可鉴别易产生过高或过低血药浓度的患者，指导药物治疗监测和调整用药方案。

【思考题】
1. 治疗药物监测的概念及临床意义是什么？
2. 血药浓度与药效有何关系？
3. 简述药物浓度测定的常用技术及方法学评价。
4. 治疗药物监测实施的程序有哪些？
5. 哪些药物需要进行治疗药物监测？

（朱照静）

第八章　临床给药方案设计

学习要点

1. 掌握临床给药方案设计的一般步骤；临床常用的几种给药方案设计。
2. 熟悉特殊生理和病理状况下给药方案的调整；临床常用监测药物给药方案设计举例。
3. 了解个体化给药方案设计的新进展。

第一节　给药方案设计的一般步骤

一、拟订初步给药方案

在患者治疗过程中，准确诊断患者的病情至关重要，只有找准病情，然后对症治疗，患者才能康复。通常医师往往根据患者的临床表现（症状、体征、实验室检查）以及病史来判断患者所患疾病。随后结合患者的给药史，考察所用的药品是否要做药敏试验、合并使用的药物之间是否会发生相互作用而影响应有的疗效。另外，还要考虑给药途径以及给药间隔等，从而得到一个初步的给药方案。

在临床实践中，给药方案设计的一般步骤可用图 8-1 表示。

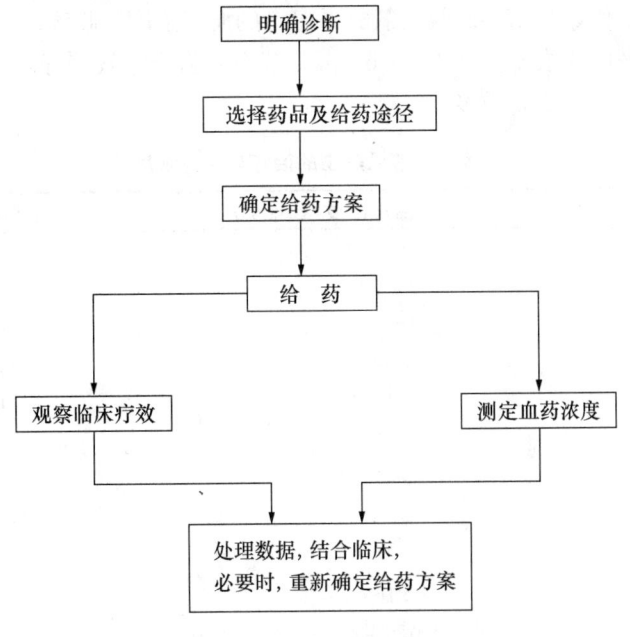

图 8-1　个体化给药的程序图

当然，药物应用后在体内产生的治疗作用常受多种因素影响，如药物制剂因素、给药途径、给药剂量、给药间隔、药物相互作用、患者生理因素和病理因素等，它们都可影响药物的治疗作用，有时不仅影响药物作用强度，还可改变药物作用性质。故在患者病情、病因诊断清楚，确定适宜药物后，应设计给药方案。第一，要考虑那些与药物的有效性和安全性有关的因素，即药物的效应（如治疗窗、副作用及毒性反应、浓度-反应关系等）；第二，要考虑人体对所用制剂的反应，即药动学因素（如药物的吸收、分布、代谢、排泄规律和特点等）；第三，要考虑患者的生理状态（如年龄、性别、体质量等）、临床状态、病理状态（如治疗时有无肝、肾功能异常或心功能疾病等导致药动学性质改变）；第四，要考虑给药剂型、给药途径、遗传差异、耐药性、药物相互作用、患者的依从性和其他环境（如饮酒或吸烟）等因素。

二、确立有效血药浓度范围

当一个药物的有效血药浓度没有建立时，谈及个体化给药方案没有任何意义。而要建立有效血药浓度，并不是一件容易的工作。有效血药浓度的建立往往是通过临床观察最佳疗效而建立起来的，但最佳临床疗效很难判定，所以难以建立。目前，国内很多著作和文献中所收载的一些常见药物的治疗浓度范围与药动学参数值大多来自国外的文献资料，见表 8-1。由于中国人和西方人之间存在较大差异，因此引用参考值时应注意这一问题。如美国麻省总医院研究了 300 例应用普鲁卡因胺预防室性心律失常的患者，有效指标是心律失常得到控制。严重的副作用有低血压、室性心律失常及心脏骤停。几千个浓度效应的关系显示：血药浓度小于 4 mg/L 不能控制心律失常，在 4～8 mg/L 间对大多数患者有效，也没有发生副作用，少数患者却需要 8～12 mg/L，而大于 12 mg/L 是危险的，毒性反应骤增，死亡患者的血药浓度几乎都是在 17～32 mg/L 之间。由此得出普鲁卡因胺的有效血药浓度范围为 4～10 mg/L。又如中南大学湘雅二医院临床药学研究室在确定氯氮平有效血药浓度范围（治疗窗）方面做了大量工作，对 350 例服用氯氮平患者的血药浓度与临床疗效、不良反应进行分析，结果发现氯氮平血药浓度在 0.4～0.6 mg/L 范围内临床疗效较好，高于 0.7 mg/L 时临床疗效并不增加，副作用反而增多。

表 8-1　常见药物的治疗与中毒浓度

药　物	治疗浓度（mg/L）	中毒浓度（mg/L）
丙酸	55～100	
卡马西平	4～12	>12
苯妥英	10～20	>25
苯巴比妥	10～25	>30
地西泮	0.1～1	>1
氯丙嗪	0.05～0.3	>0.5～2
氨茶碱	7～20	>20
胺碘酮	0.5～1.5	>2.5
氯氮平	0.3～0.6	>0.8
环孢素（全血）	0.1～0.4	>0.4
地高辛	0.8～2	

三、参考有关文献资料

（一）临床资料的掌握

(1) 一般情况：年龄、性别、体质量、身高。
(2) 诊断：包括主要症状。
(3) 并发症：影响药动学的疾病，如肝、肾功能不正常等。
(4) 肾功能：血清肌酐、血尿素。
(5) 肝功能：蛋白质、血清蛋白、胆红素酶等。
(6) 蛋白结合：血清蛋白浓度、白蛋白、球蛋白、胆红素、脂肪酸等置换因子。
(7) 电解质：血清中 Na^+、K^+、Ca^{2+} 等离子以及酸碱平衡。
(8) 营养状态：特别饮食、深静脉营养等。
(9) 合并用药：影响药动学参数的药物、影响生化指标的药物、影响测定方法的药物。
(10) 与测定有关的因素：剂量、治疗效果。
(11) 抗菌药物：细菌、感染部位、感染严重程度、最低抑菌浓度等。
(12) 用药情况：指被测定药物的给药方案。
(13) 采样情况：采血准确的时间、采样条件。

上述内容并不是每一种药物都需要全部了解，因为在实际工作中难以做到。但如果该患者的病历上有这些内容的记录，应该收集起来，有些生化项目的指标对分析相当重要。

（二）药动学资料的掌握

除了上述拟合模型时提到应该整理的收集资料外，还应了解下列内容：

(1) 健康人的参数：药动学模型与参数。
(2) 病态时的参数：如肝、肾、心、肺、甲状腺等疾患时；休克、烧伤、浮肿、血液透析等。
(3) 生理变化时的参数：年龄（乳儿、幼儿、老年）、性别、妊娠、遗传、种族、饮食（高蛋白、高糖等）、活动情况（劳动、入睡时）、环境、嗜好（烟酒、茶等）。

四、综合判断，确定给药方案

根据现有的药动学资料计算血药水平作为预测值，与实测值作比较，根据比较结果再进一步分析。

第一步：明确测定目的，掌握资料。

第二步：将实测值与预测值作比较（表 8-2）。

表 8-2 实测值与预测值不符时应考虑的因素

比较结果	应考虑的因素
实测值大于或小于预测值	患者是否按医嘱服药
	药物制剂的生物利用度偏高或偏低
	k 比预想的慢或快，与采样时间有关
	蛋白结合率增加或下降
	消除比预想的慢或快
	V 比预想的小或大

第三步：计算患者的药动学参数，并与已知参数作比较，根据患者的情况包括病理的、生理的、合并用药等作出分析和判断。

第四步：综合判断，是否需要修改给药方案（表8-3）。

表8-3 给药方案修改

比较结果	处理意见
1. C_p在有效范围内，临床有效，参数与已知的一致	给药方案合适，不需要修改
2. C_p<有效范围，临床有效，参数与已知的不一致	给药方案合适，待病情有变化时再监测
3. C_p<有效范围，临床无效，参数与已知的不一致	根据新参数修改给药方案后再监测
4. C_p<有效范围，临床无效，参数与已知的一致	根据参数修改给药方案慎重地提高C_p，密切观察临床情况

注：表中C_p为实测浓度

第二节 临床常用的给药方案设计

一、根据生物半衰期设计给药方案

（一）生物半衰期

药物的生物半衰期（$t_{1/2}$）又称消除半衰期，是指体内药量消除一半所需的时间，也就是药物在体内分布平衡后血浆药物浓度下降一半所需时间。绝大多数药物按一级动力学规律进行消除。个体的消除半衰期相对固定，不随血浆浓度改变，少数药物在血浆浓度较高时按零级动力学规律进行消除，其生物半衰期不是一个恒定的数值，随血药浓度的改变，血药浓度越高，生物半衰期越长。

药物的生物半衰期受药物分布容积和总清除率影响，如药物按一级动力学规律消除，与一级消除速率常数的关系为：

$$t_{1/2}=0.693/k \tag{8-1}$$

（二）生物半衰期与给药方案设计

生物半衰期在临床给药方案设计中具有重要指导意义。药物在体内经历一个半衰期，就消除一半，只剩下原药量的一半，如果经历两个半衰期，药物在体内消除了75%，而剩下的只有原药量的25%，以此类推（表8-4）。

表8-4 生物半衰期与剩留量

生物半衰期个数	剩留量占原药量的百分比（%）	消除累积量（%）
1	50	50
2	25	75
3	12.5	87.5
4	6.25	93.5
5	3.13	96.87
6	1.56	98.44
7	0.78	99.22

经过计算可以知道，药物在体内累积消除90%需要3.32个$t_{1/2}$，累积消除99%的药物

需要 6.64 个 $t_{1/2}$。表 8-4 有以下作用:

(1) 判断药物停止后,经过一段时间后体内药物的残留量。

【例1】 口服氧氟沙星片 0.2g,问 12h 后血药浓度为多少?

【解】 口服氧氟沙星片 0.2g,一般在 0.7h 达峰浓度 2.64mg/L,氧氟沙星的 $t_{1/2}$ 为 6.7h。到 12h 后,峰浓度经历了差不多 2 个生物半衰期,故血药浓度消除 75%,浓度为 0.66mg/L。

(2) 判断多剂量用药时,血药浓度达到稳态的时间。

药物达到稳态,即给药剂量与消除量相等,达到稳态的时间与 $t_{1/2}$ 有关,而与用药剂量大小及给药间隔的长短无关。

【例2】 患者口服 0.1g 氨茶碱片,每日 2 次,问何时达稳态?若改为每次 0.2g,每日 3 次,何时达稳态?

【解】 氨茶碱的 $t_{1/2}=11h$,经过 $11\times6.64=73h$,血药浓度达稳态的 99%。无论每日 1 次或 2 次,每次 0.1g 或 0.2g,达稳态所需要的时间是一样的。

当 τ 以 $t_{1/2}$ 表示($n=\tau/t_{1/2}$)时,很容易算出经过一个给药间隔后,体内药量剩留多少。如 $\tau=t_{1/2}$(即 $n=1$)时,经过一个 τ,由表 8-5 可知,体内剩余药量为 50%(即 0.5),波动范围 0.5;如 $\tau=2t_{1/2}$($n=2$),则经过一个 τ,体内剩余药量为 25%,波动范围 0.75,其他以此类推。

多剂量口服给药的蓄积因子通常以最低坪浓度为标准计算,其公式为:

$$R=\frac{1}{(1-e^{-k\tau})(1-e^{-k_a\tau})} \tag{8-2}$$

表 8-5 体内药量波动范围与蓄积因子

n($\tau/t_{1/2}$)	剩余药量占原药量的百分比(%)	波动范围	蓄积因子(R)
0.5	71	0.29	3.41
0.6	66	0.34	2.91
0.7	62	0.38	2.6
0.8	57	0.43	2.35
0.9	54	0.46	2.15
1	50	0.5	2
1.1	47	0.53	1.87
1.2	44	0.56	1.77
1.3	41	0.59	1.68
1.4	38	0.62	1.61
1.5	35	0.65	1.55
1.6	33	0.67	1.49
1.7	31	0.69	1.44
1.8	29.6	0.71	1.4
1.9	27	0.73	1.37
2	25	0.75	1.33

蓄积因子可以用于估算达稳态时体内药量是维持量的倍数以及负荷剂量(X_0^*)的计算。

【例3】 某患者口服地西泮片 5 mg，每晚 1 次，达稳态时，体内药量是多少？

【解】 地西泮 $t_{1/2}=48$ h，每日服 1 次，$n=24/48=0.5$，由表 8-5 查得 $R=3.41$，体内药量为 $5\times 3.41=17.05$ mg。

【例4】 某患者口服磺胺甲噁唑片，每日 2 次，每次 0.5 g，问他的负荷剂量是多少？

【解】 磺胺甲噁唑 $t_{1/2}=12$ h，$n=12/12=1.0$，由表 8-5 查得 $R=2$，首次的负荷剂量为 $0.5\times 2=1.0$ g。

有些药物如剂量大时吸收较慢，或者进入体内分布较慢，此时可将负荷剂量分 2 次服用，如地高辛是这样给予负荷剂量的。

总之，根据药物的 $t_{1/2}$ 设计给药方案比较简单、方便，但必须根据药物的处置类型、$t_{1/2}$ 的长短来调整临床给药方案。但对非线性动力学药物，如苯妥英钠、地高辛等，$t_{1/2}$ 随给药剂量增加而延长，血药浓度与给药剂量不呈正比关系。为保证临床用药安全性和有效性，治疗药物监测对该类药物具有非常重要的意义。

二、根据血药浓度测定调整给药方案

经肠道或肠外途径给予的药物将进入体循环。对于大多数药物来说，药物在血浆中浓度的时间过程与该药物治疗作用的起始药效的强度和治疗作用持续的时间具有很好的相关性。但在患者个体之间，药物的吸收、分布、代谢和排泄能力可以有很大差异，以至于在不同的个体之间，相同的药物剂量可以产生不同的血浆药物浓度。因此，平均剂量或通常的标准剂量在一些患者个体中可能导致血药浓度太低，不能产生期望的治疗作用；或是血药浓度太高，以至于产生毒性反应。所以，在监测血液中药物浓度的同时要结合临床个体患者制订最佳给药方案。

根据平均稳态血药浓度设计临床给药方案，主要是指调整给药剂量或给药周期。

1. 由平均稳态血药浓度确定给药剂量 当多剂量口服给药至体内达到稳态时，每一个给药间隔时间平均给药量（FD/τ）与体内消除的药量相等（$CL\cdot \overline{C}_{ss}$），即

$$\frac{FD}{\tau}=CL\cdot \overline{C}_{ss} \tag{8-3}$$

式中，F 表示吸收系数；D 为剂量；τ 为间隔时间；$\overline{C}_{ss}$ 为平均稳态血药浓度；CL 为总清除率。

上式可变为：

$$D=\overline{C}_{ss}\cdot k\cdot V\cdot \tau/F \tag{8-4}$$

根据单次给药后药时曲线下总面积（AUC）等于稳态时一个给药间隔期间的药时曲线下面积，故估算间隔时间又可用下式：

$$\tau=AUC/\overline{C}_{ss} \tag{8-5}$$

【例5】 某患者口服盐酸普萘洛尔片，需维持血药浓度 0.05 mg/L，每 4 h 服药 1 次，求维持剂量。（患者体质量 70 kg，$k=0.27$ h^{-1}，$V=2.1$ L/kg，$F=0.3$）

【解】 $D=\overline{C}_{ss}\cdot k\cdot V\cdot \tau/F$
$=0.05\times 0.27\times 2.1\times 70\times 4/0.3$
$=26.46$ mg

2. 由平均稳态时血药浓度确定血药浓度的波动范围　根据式（8-3），由清除率求得的平均稳态血药浓度，在静脉滴注时，就是实际维持的血药水平，但当快速静脉注射时，在一个给药间隔内，血药浓度在一定范围内波动。最大血药浓度以 C_{max} 表示，也称峰浓度；最小血药浓度以 C_{min} 表示，亦称谷浓度。根据药动学原理，$\overline{C}_{ss}$ 并不等于 C_{max} 与 C_{min} 相加后的平均值。$C_{max}/\overline{C}_{ss}$ 比值与 $C_{min}/\overline{C}_{ss}$ 比值可以计算得出。两比值随 N 变化情况见表 8-6。

表 8-6　$C_{max}/\overline{C}_{ss}$ 与 $C_{min}/\overline{C}_{ss}$ 比值随 N 变化表

N	$C_{max}/\overline{C}_{ss}$	$C_{min}/\overline{C}_{ss}$	N	$C_{max}/\overline{C}_{ss}$	$C_{min}/\overline{C}_{ss}$
0.2	1.07	0.93	3.0	2.38	0.3
0.4	1.15	0.87	3.5	2.66	0.24
0.6	1.22	0.81	4.0	2.96	0.19
0.8	1.30	0.75	5	3.56	0.11
1.0	1.39	0.69	6	4.23	0.066
1.5	1.61	0.57	8	5.53	0.022
2.0	1.85	0.46	10	6.94	0.001
2.5	2.11	0.37			

如果平均稳态血药浓度 $\overline{C}_{ss}$ 已知，根据给药间隔及 $t_{1/2}$，求出 N 值，从表 8-6 中查出比值，C_{max} 与 C_{min} 就可以算出来。

【例 6】　今有一患者，静注庆大霉素注射液治疗感染，每 8 h 一次，每次 80 mg，求算：$\overline{C}_{ss}$、C_{max} 及 C_{min}（已知 CL=5.2 L/h，$t_{1/2}$=2 h）。

【解】　$\overline{C}_{ss}$=80/（8×5.2）=1.92 mg/L
N=8/2=4，由表 8-6 可查得：
C_{max}=2.96×1.92=5.68 mg/L
C_{min}=0.19×1.92=0.36 mg/L

三、根据药效学指标设计和调整给药方案

当评价药物疗效的药效学指标定量明确，并能迅速反映药物疗效时，其指标可作为剂量调整的依据。如静脉注射硫喷妥钠时，其治疗作用为麻醉深度，中毒表现为呼吸抑制，其程度与血药浓度密切相关，很容易被有经验的医师判断，而用作调整剂量的根据，在麻醉未达到足够深度时可继续给药，一旦出现呼吸抑制需要马上停药。另外，还有一些定量的生化指标也可作为剂量调整的依据，如把血糖值作为确定口服降糖药的依据等，这些都是最有效而常用的方法。

药效学指标可以作为选药的依据。羟甲戊二酰辅酶 A 还原酶抑制药（他汀类）是疗效明确的调血脂药，其降低血脂值大多与患者的血脂基础有关。此类调血脂药能把血脂值从基础水平降低 20%～55%，与减少低密度脂蛋白胆固醇（low density lipoprotein cholesterol，LDL-C）的药效学指标有明显的量效关系，因此，可以根据患者的 LDL-C 基础水平选择合适的他汀类药物和剂量。如果单用一种药物降低 LDL-C 疗效不够理想，还可以合用其他类型的调脂药。具体操作可见参考表 8-7。

表 8-7　根据需要降低 LDL-C 的程度确定他汀类药物剂量 （mg）

血脂值降低百分数（%）	20～25	26～30	31～35	36～40	41～50	50～55
阿托伐他汀钙（Atorvastatin Calcium）			10	20	40	80
西立伐他汀钠（Cerivastatin Sodium）	0.2	0.3	0.4	0.8		
氟伐他汀（Fluvastatin）	20	40	80			
洛伐他汀（Lovastatin）	10	20	40	80		
普伐他汀（Pravastatin）	10	20	40			
辛伐他汀（Simvastatin）		10	20	40	80	

药效学指标是设计和调整给药方案的金标准。然而，能用个体化用药的治疗作用的药效学指标要求必须能够定量，界线要清楚明确，能明确反映量效关系，但并非所有的药效学指标都能满足如此要求。如药物毒性反应，对机体有严重影响，毒性反应不可逆，则作为调整剂量的指标不够安全；如果药效改变和血药浓度改变之间有较长时间延搁，也难以作为调整剂量的依据。因此，也有相当多的药物难以实行有效的药效学监测。

目前，在临床抗感染治疗中，依据抗菌药物的药效学参数〔最低抑菌浓度（MIC）、最低杀菌浓度（MBC）、抗菌后效应（PAE）等〕的指标制订给药方案在临床上可获得最佳疗效。根据抗菌药物药效学特点（表 8-8），将抗菌药物分为两大类：第一类为浓度依赖性抗菌药物，如氨基糖苷类和喹诺酮类，其杀菌作用与浓度密切相关，即血药峰浓度（C_{max}）与 MIC 的比值增大，临床有效率增加；第二类为时间依赖性抗菌药物，如 β-内酰胺类和大环内酯类，其杀菌作用与血药峰浓度的关系并不密切，而与大于对病原菌最低抑菌浓度的时间有关，即 $T>MIC$ 是评价时间依赖性抗菌药物疗效的重要指标。过去对药动学和药效学作为两部分分别进行研究，但在实际研究中发现有些药物血药浓度与效应之间无明显的直接关系，要了解、评价、判断药动学、药效学对药物临床疗效的影响，需建立一种血药浓度与效应之间的定量关系研究方法，即药动学/药效学（PK/PD）统一模型。PK/PD 模型可将机体与药物这两个处于同一"统一体"中的"矛盾的两个方面"进行综合研究，更科学地揭示药物剂量，相应时间与机体的效应关系，可以更好地发挥抗菌药物的临床治疗效果，降低不良反应和耐药性的发生率。

表 8-8　抗菌药物的杀菌作用特性与 PK/PD 参数

杀菌作用特性	PK/PD 参数	抗菌药物
时间依赖性（短 PAE）	$T>MIC$	青霉素类、头孢菌素类、氨曲南、碳青霉烯类、大环内酯类、克林霉素、氟胞嘧啶
时间依赖性（长 PAE）	$AUC_{0\to 24}/MIC$	链霉素、四环素、万古霉素、替考拉宁、氟康唑、阿奇霉素、噁唑烷酮类
浓度依赖性	C_{max}/MIC $AUC_{0\to 24}/MIC$	氨基糖苷类、氟喹诺酮类、甲硝唑、两性霉素 B

* AUC 为药时曲线下面积

第三节 特殊生理和病理状况下给药方案的调整

一、特殊生理状况下给药方案的调整

特殊生理状况下是指特定时期的怀孕妇女、哺乳期妇女、新生儿、儿童和老年人。这些人群的药动学与药效学与一般成人有明显差异。因此加强对这类群体的用药指导具有重要的意义。本节重点介绍特殊生理状况下人群在药效学等方面的用药特点。

(一) 妊娠期及哺乳期妇女给药设计

1. 妊娠期妇女用药

(1) 药物对孕妇的影响：妊娠用药直接关系到下一代身心健康和孕妇本身的健康。在胎儿发育的不同阶段，其器官功能尚不完善，如用药不当，就会产生严重的不良后果。如 1956 年妊娠早期妇女服用沙利度胺（反应停，Thalidomide）用于治疗妊娠呕吐反应，到 1960 年左右，全世界发现超过 1 万例"海豹肢畸形"患儿；孕激素可引起女婴外生殖器男性化畸形；甲氨蝶呤可致颅骨和面部畸形、腭裂等。妊娠后期应用依托红霉素（无味红霉素）引起阻塞性黄疸并发症的可能性增加，可逆的肝毒性反应发生率达 10%～15%。妊娠晚期服用阿司匹林可引起过期妊娠、产程延长和产后出血，以及新生儿颅内出血。过量服用含咖啡因饮料，可使孕妇心率加快、失眠、甚至厌食；就是使用一些常用的感冒药和泻药也会引起子宫收缩，导致流产和早产。

1979 年美国 FDA 根据药物对胎儿致畸作用的危险性，将药物分为以下五类：

A 类：已证实此类药物对人类无不良作用，最安全。

B 类：动物试验显示对胎仔有害，但临床试验未能证实；或动物试验无害，但无临床资料。

C 类：仅在动物试验证实有致畸或杀死胚胎作用，但无临床试验证实。

D 类：已证实对人类有一定的危害，但在临床上疗效确切，无替代药物，必要时，可试用。

X 类：已证实对人类胎儿有危害，妊娠期应禁用。

(2) 不同孕期用药特点

1) 细胞增殖早期：为受精后至第 18 天，此阶段胚胎的所有细胞尚未进行分化，细胞的功能活力也相等，对药物无选择性中毒的表现，致畸作用无特异性地影响所有细胞，其结果为胚胎死亡、受精卵流产或仍能存活而发育成正常个体，因此在受精后半个月以内，几乎见不到药物的致畸作用。

受精后 3 周～3 个月为药物致畸的敏感期（高敏感期为妊娠 21～35 天），胎儿心脏、神经系统、呼吸系统、四肢、性腺及外阴相继发育。此期如胚胎接触毒物，最易发生先天性畸形。药物对胎儿的致畸作用可表现为形态，也可表现为功能。在敏感期药物的致畸作用与器官形成的顺序有关。妊娠 3～5 周，中枢神经系统、心脏、肠、骨骼及肌肉等均处于分化期，致畸药物在此期间可影响上述器官或系统；在妊娠 34～39 天期间，可致无肢胎儿；在妊娠 43～47 天，可致胎儿拇指发育不全及肛门直肠狭窄。药物致畸个体差异很大，孕妇应用相同药物致畸的结局可完全不同，这可能与胎儿遗传素质差异有关，如早期服用沙利度胺并非皆成海豹肢畸胎儿。

2) 胎儿形成期：此期指妊娠 3 个月至足月，为胎儿发育的最后阶段。此期器官形成过程已大体完成，除中枢神经系统或生殖系统可因有害药物致畸外，其他器官一般不致畸，但根据致畸因素的作用强度及持续时间也可影响胎儿的生理功能和发育成长。

(3) 药物对胚胎及胎儿的不良影响：①畸形：妊娠早期（即妊娠的头 3 个月）是胚胎器官和脏器的分化时期，最易受外来药物的影响引起胎儿畸形。沙利度胺可引起胎儿肢体、耳、内脏畸形；雌激素、孕激素和雄激素常引起胎儿性发育异常；影响核酸合成的药物如甲氨蝶呤，可致颅骨和面部畸形、腭裂等；烷化剂如氮芥类药物引起泌尿生殖系异常、指（趾）畸形；其他如抗癫痫药（苯妥英钠、三甲双酮等）、抗凝血药（华法林）、酒精等均能引起畸形。②神经中枢抑制和神经系统损害：胚胎期已经出现胚胎的中枢神经活动，妊娠期妇女服用镇静、安定、麻醉、止痛、抗组胺药或其他抑制中枢神经的制剂，可抑制胎儿的神经活动，并改变脑的发育；产程中给孕妇麻醉剂（如麻醉乙醚）、镇痛药（如吗啡、哌替啶）、镇静药（如地西泮），可引起胎儿神经中枢抑制及神经系统损害，娩出的新生儿呈现不吃、不哭、体温低、呼吸抑制或循环衰竭等。③溶血：临产期使用某些药物如抗疟药、磺胺药、硝基呋喃类、解热镇痛药如氨基比林、大剂量脂溶性维生素 K 等，对红细胞缺乏葡萄糖-6-磷酸脱氢酶者可引起溶血；妊娠后期孕妇使用双香豆素类抗凝药、大剂量苯巴比妥或长期服用阿司匹林治疗，可导致胎儿严重出血，甚至死胎。④其他不良影响：氨基糖苷类抗生素可致胎儿永久性耳聋及肾脏损害；妊娠 5 个月后用四环素可使婴儿牙齿黄染，牙釉质发育不全，骨生长障碍；噻嗪类利尿药可引起死胎、胎儿电解质紊乱、血小板减少症；氯喹引起视神经损害、智力障碍和惊厥；长期应用氯丙嗪可致婴儿视网膜病变；抗甲状腺药如丙硫氧嘧啶、甲巯咪唑、碘剂可影响胎儿甲状腺功能，导致死胎、先天性甲状腺功能低下或胎儿甲状腺肿大，甚至压迫呼吸道引起窒息；孕妇摄入过量维生素 D 导致新生儿血钙过高、智力障碍、肾或肺小动脉狭窄及高血压；妊娠期缺乏维生素 A 引起新生儿白内障；分娩前应用氯霉素可引起新生儿循环障碍和灰婴综合征。

近几年对胎儿体格发育的测定有很大进展，因而有可能观察到药物对胎儿生长发育的影响。现认为普萘洛尔、泼尼松及中枢神经抑制药均可影响胎儿发育，并要特别重视妊娠后半期对胎儿发育的危害性。

(4) 妊娠期妇女用药注意事项　见第十一章第七节。

2. 哺乳期妇女用药

(1) 药物在乳汁中的排泄：乳母用药后药物以被动扩散方式进入乳汁，但其中的含量很少超过乳母摄入量的 1%～2%；故一般不至于给乳儿带来危害，然而少数药物在乳汁中的排泄量较大，乳母服用量应考虑对乳儿的危害，避免滥用。一般分子量小于 200 的药物和在脂肪与水中都有一定溶解度的物质较易通过细胞膜。在药物与母体血浆蛋白结合能力方面，只有在母体血浆中处于游离状态的药物才能进入乳汁，而与母体血浆蛋白结合牢固的药物如抗凝血的华法林不会在乳汁中出现。另外，要考虑药物的解离度，解离度越低，乳汁中药物浓度也低。弱碱性药物易于在乳汁中排泄，而弱酸性药物则较难排泄。

(2) 哺乳期妇女用药注意事项　见第十一章第七节。

(二) 小儿给药设计

小儿处于生理和代谢过程迅速的阶段，对药物具有特殊的反应。小儿发育可分为新生儿期、婴幼儿期和儿童期三个阶段。出生后 28 天内为新生儿期；出生后 1 个月～3 岁为婴幼儿期；3～12 岁为儿童期。小儿在不同生长发育阶段存在不同的用药特点。

1. 新生儿期用药特点　新生儿的组织器官及生理功能尚未发育成熟，体内酶系统亦不十分健全，药物的吸收、分布、代谢、排泄等体内过程不同于其他年龄组儿童，更不同于成人。为了使新生儿安全有效地用药，必须熟悉新生儿药动学的特点。

(1) 药物的吸收：①局部用药：新生儿体表面积较成人大，皮肤角化层薄，局部用药透皮吸收快而多。尤其在皮肤黏膜有破损时，局部用药过多可致中毒。可引起中毒的药物有硼酸、水杨酸、萘甲唑啉，故要防止透皮吸收中毒。②口服用药方面：新生儿胃黏膜尚未发育完善，胃酸分泌很少，使不耐酸的口服青霉素吸收较完全。胃排空的时间较长，磺胺药等主要在胃内吸收的药物吸收较完全。③注射给药：皮下或肌内注射可因周围血循环不足而影响吸收分布，一般新生儿不采用。静脉给药吸收最快，药效也可靠，但必须考虑到液体容量、药物制剂和静脉输注液体的理化性质以及输注的速度。大多数静脉用药可由护士给药；但戊巴比妥钠、地西泮等作用剧烈的药物在使用时有引起急性中毒的可能，应由医师配合。另外，普萘洛尔、维拉帕米等少数药物较一般药物更易引起危险，故给药更应慎重。

(2) 药物的分布：新生儿总体液量占体质量的 80%（成人为 60%），较成人高，因此水溶性药物在细胞外液稀释后浓度降低，排出也较慢。早产儿的卡那霉素分布容积较成熟儿小，因此血药峰浓度较成熟儿高，易造成卡那霉素中毒，对听神经和肾功能造成影响。

影响药物分布最重要的因素是血浆蛋白与药物结合的程度。新生儿的血浆蛋白与药物结合力低，药物游离型比重大，浓度高，易发生药物中毒。如新生儿使用苯巴比妥容易中毒，是由于婴幼儿血浆蛋白结合药物能力差，游离的苯巴比妥血药浓度过高所致。

某些药物如磺胺药、吲哚美辛、苯妥英钠、水杨酸盐、维生素 K、安钠咖、毛花苷丙等可与血胆红素竞争血浆蛋白，使血中游离胆红素增加。新生儿血-脑脊液屏障尚未形成完全，胆红素易进入脑细胞内，使脑组织黄染，导致核黄疸，甚至引起死亡。故出生 1 周内的新生儿，禁用此类药物。

新生儿的组织中脂肪含量低，脂溶性药物不易与之充分结合，使血中游离药物浓度增高，容易发生中毒。

(3) 药物的代谢：新生儿的酶系统尚不成熟和完备，某些药物代谢酶分泌量少且活性不足，诸如水解作用、氧化作用和还原作用等生化反应能力弱，药物代谢缓慢，消除半衰期延长。如新生儿应用氯霉素增多，使新生儿皮肤呈灰色，引起灰婴综合征；新生霉素也有抑制葡萄糖醛酸转移酶的作用而引起高胆红素血症；磺胺药、硝基呋喃类药也可使葡萄糖醛酸酶缺乏的新生儿出现溶血，所以新生儿用药时要考虑到肝药酶的成熟情况，一般出生 2 周后肝脏处理药物的能力才接近成人水平。如新生儿黄疸不退，说明其肝药酶尚未发挥充分的解毒作用，应及时请医师处理或给予酶诱导剂（如苯巴比妥）产生酶促作用，使胆红素排出，黄疸消退。

(4) 药物的排泄：新生儿肾脏有效循环血量及肾小球滤过能力较成人低 30%~40%，对青霉素的廓清率仅及 2 岁儿童的 17%。很多药物因新生儿的肾小球滤过能力低而影响排泄，致使血浆药物浓度高，消除半衰期也延长，此种情况在早产儿更显著，甚至可随日龄而改变。所以，一般新生儿用药量宜少，用药间隔时间应适当延长。新生儿肾功能的成熟过程需要 8~12 个月才能达到成人水平。

2. 婴幼儿期用药特点　婴幼儿期的药物代谢比新生儿期显著成熟，但从其解剖、生理特点来看，发育依然尚未完全，用药仍需注意。

(1) 口服给药时以糖浆剂为宜：口服混悬剂在使用前应充分摇匀；维生素 AD 滴剂绝不

能给熟睡、哭吵的婴儿喂服，以免引起油脂吸入性肺炎。

（2）注射给药：由于婴儿吞咽能力差，且大多数不肯配合家长喂药，在必要时或对垂危患儿可采用注射方法，但肌内注射可因局部血液循环不足而影响药物吸收，故常采用静注和静滴方式给药。

（3）婴幼儿期神经系统发育未成熟，患病后常有烦躁不安、高热、惊厥，可适当加用镇静剂，年龄愈小，耐受力愈大，镇静剂的用量可相对偏大。但是，婴幼儿使用吗啡、哌替啶等麻醉药品易引起呼吸抑制，不宜应用。氨茶碱有兴奋神经系统的作用，使用时也应谨慎。

3. 儿童期用药特点

（1）儿童正处在生长发育阶段，新陈代谢旺盛，对一般药物的排泄比较快。

（2）注意预防水、电解质平衡紊乱：儿童对水及电解质的代谢功能较差，如长期或大量应用酸碱类药物，更易引起平衡失调，应用利尿药后也易出现低钠、低钾现象，故应间歇给药，且剂量不宜过大。

（3）激素类药物应慎用：一般情况下应尽量避免使用肾上腺皮质激素，如可的松、泼尼松等；雄激素的长期应用使骨骼闭合过早，影响生长发育。

（4）骨和牙齿发育易受药物影响：四环素可引起牙釉质发育不良和牙齿着色变黄，孕妇、哺乳期妇女及 8 岁以下儿童禁用四环素类抗生素。动物试验证实氟喹诺酮类药物可影响幼年动物软骨发育，导致承重关节损伤，因此应避免用于儿童。

4. 小儿用药注意事项　见第十一章第三节。

总之，小儿不是小型化的成人，他们在药动学和药效学方面与成人有明显的"质"和"量"的差异，所以儿科临床开展治疗药物监测对制订和调整给药方案，实施个体化给药具有重要意义。

（三）老年人给药设计

由于老年人身体各器官功能的改变，用药后的药效学与药动学亦有变化。所以在给老年人用药时需要特别注意，能使老年人的药物治疗更安全、有效。

1. 老年人疾病的主要分类　现代医学研究表明，人进入老年期以后，由于组织器官老化和生理功能减退，易患的疾病以及患病时临床表现的特点都与中、青年人明显不同。老年人患病主要包括五类：①发生在各年龄组的疾病如感冒、胃炎、心律失常等。②中年起病，延续到老年的疾病，如慢性支气管炎、慢性肾炎、类风湿性关节炎等。③老年人易患的疾病如癌症、糖尿病、高血压、高脂血症、冠心病、痛风等。④老年期起病，为老年人特有的疾病，如动脉硬化症、老年性白内障及老年性痴呆等。⑤极少数的老年人也可患儿童常见的传染病，如麻疹、水痘、猩红热等。

2. 老年人患病的特点

（1）起病隐袭，症状多变：老年人对各种致病因素的抵抗力及对环境的适应能力均减弱，因而容易发病。同时由于老年人反应性低下，对冷热、疼痛反应性差，体温调节能力也低，故自觉症状常较轻微，临床表现往往不典型。例如老年人肺炎可无寒战高热，咳嗽轻微，白细胞不升高等。由于年龄差别，老年人甲状腺功能亢进未必有同年轻人一样的典型症状，如多动、怕热、出汗、眼球突出和甲状腺肿大等，老年患者就不如年轻患者那么明显。由于老年人感觉减退，急性心肌梗死可无疼痛，泌尿道感染时的尿频、尿急、尿痛等膀胱刺激症状不明显，容易造成漏诊和误诊。

（2）病情难控，恶化迅速：老年人各种器官功能减退，机体适应能力下降，故一旦发病，病情常迅速恶化。如老年人溃疡病，平时常无明显胃肠道症状，直至发生消化道大出血才就诊，甚至就诊时已并发出血性休克和肾功能衰退，病情迅速恶化。老年人心肌梗死起病时仅感疲倦无力、出汗、胸闷，但很快出现心力衰竭、休克、严重心律失常，甚至猝死。

(3) 多种疾病，集于一身：老年患者一人多病的现象十分常见。一种是多系统同时患有疾病，如有的老年人集高血压、冠心病、慢性胃炎、糖尿病、胆石症等多种疾病于一身，累及多个系统；另一种是同一脏器、同一系统发生多种疾病，如慢性胆囊炎、慢性胃炎、慢性结肠炎等同时存在，增加诊断和治疗上的困难。

(4) 意识障碍，诊断困难：老年患者，几乎不论患何种疾病，均容易出现嗜睡、昏迷、躁动或精神错乱等意识障碍和精神症状，可能与老年人脑动脉硬化、血压波动、电解质紊乱及感染、中毒等有关，使老年人疾病的早期诊断增加困难。

(5) 此起彼伏，并发症多：老年患者随着病情变化，容易发生并发症。主要有：①肺炎在老年人的死亡原因中占35%，故有"终末肺炎"之称。②失水和电解质失调。③血栓和静脉栓塞症。④多脏器衰竭，一旦受到感染或严重疾病，可发生心、脑、肾、肺等两个或两个以上脏器衰竭。⑤其他，如出血倾向、压疮等。

3. 老年人的药效学特点

(1) 对中枢神经系统药物的敏感性增高：老年人大脑重量减轻、脑血流量减少、高级神经功能亦衰退。因此，对中枢神经系统药物特别敏感，包括镇静催眠药、抗精神病药、抗抑郁药、镇痛药等，特别是在老年人缺氧、发热时更为明显。在地西泮血药浓度相似的情况下，老年人易出现精神运动障碍的不良反应，而年轻人则没有。所以老年人出现精神紊乱首先要排除中枢神经系统药物所致。

(2) 对抗凝血药的敏感性增高：老年人对肝素和口服抗凝血药非常敏感，一般治疗剂量即可引起持久的凝血障碍，并有自发性内出血的危险。例如70岁以上患者使用华法林的剂量为40～60岁患者的30%，相似血药浓度的华法林，老年人的维生素K依赖性凝血因子合成抑制作用更强。对抗凝血药敏感性增高的原因可能是：①肝脏合成凝血因子的能力下降。②饮食中维生素K含量不足或维生素K的胃肠道吸收障碍引起维生素K相对缺乏。③血管的病理改变，包括血管壁变性、弹性纤维减少、血管弹性减少而使止血反应发生障碍。

(3) 对利尿药、抗高血压药的敏感性增高：老年人心血管系统与维持水、电解质平衡的内环境的稳定功能减弱，一方面使各种利尿药与抗高血压药的药理作用增强，另一方面使许多药物包括吩噻嗪类、β受体阻滞药、血管扩张药、左旋多巴、三环类抗抑郁药、苯二氮䓬类与利尿药引起直立性低血压，其发生率与严重程度均较青壮年高。

(4) 对肾上腺素β受体激动药与拮抗药的敏感性降低：老年人心脏肾上腺素β受体敏感性降低，对肾上腺素β受体激动药与拮抗药反应均减弱。例如，65岁患者增加每分钟休息时心率25次，需要的异丙肾上腺素静滴剂量为25岁所需剂量的5倍；老年人动脉内灌注异丙肾上腺素增加前臂血流的作用也要比青年人弱。老年人肾上腺素β受体敏感性的降低可能与信号传导能力的下降有关，而肾上腺素β受体的密度与亲和力没有明显的改变。

此外，肾上腺素α_1受体激动药兴奋肝细胞的糖原酵解作用不随年龄改变，但肝细胞肾上腺素α_1受体的密度随年龄减少39%，高亲和力的肾上腺素α_1受体数目减少40%。相反，肾上腺素α_1受体介导的促磷酸肌醇水解不随年龄而改变。

4. 老年人常用药物的不良反应　老年人因用药不当而引起不良反应的发生率为15%～

20%，且药物反应比较严重。老年人常见的药物不良反应如下：

(1) 镇静催眠药：如地西泮、氯氮䓬等，易引起神经系统抑制，表现为嗜睡、四肢无力、神经模糊及口齿不清等。长期应用苯二氮䓬类药物可使老年人出现抑郁症。

(2) 解热镇痛抗炎药：如阿司匹林、对乙酰氨基酚，对于发热尤其是高热的老人，可导致大汗淋漓、血压及体温下降、四肢冰冷、极度虚弱甚至发生虚脱；长期服用阿司匹林、吲哚美辛等可导致胃出血，呕吐咖啡色物及引起黑便。

(3) 抗高血压药：如胍乙啶、利血平、甲基多巴长期应用可导致抑郁症。

(4) 抗心绞痛药：如硝酸甘油可引起头晕、头胀痛、心跳加快，可诱发或加重青光眼；硝苯地平可出现面部潮红、心慌、头痛等反应。

(5) 抗心律失常药：如胺碘酮可出现室性心动过速。美西律可出现眩晕、低血压、手足震颤、心动过速和房室传导阻滞。

(6) β受体阻滞剂：如普萘洛尔可致心动过缓，心脏停搏，还可诱发哮喘，加重心衰。

(7) 利尿药：如呋塞米、氢氯噻嗪可致脱水、低血钾等不良反应。

(8) 庆大霉素、卡那霉素与利尿药合用可加重耳毒性反应，可致耳聋，还可使肾受损。由于一些药物对肾产生毒性，老年人应该避免使用四环素、万古霉素等药物，羧苄西林、庆大霉素、头孢菌素类、多黏菌素需减量或适当延长间隔时间。因大量应用广谱抗生素，可导致肠道菌群失调或真菌感染等严重并发症。

(9) 降糖药：如胰岛素、格列齐特等，因老年人肝、肾功能减退，易发生低血糖反应。

(10) 抗心力衰竭药：如地高辛等强心苷可引起室性早搏、房室传导阻滞及低钾血症等洋地黄中毒反应。

(11) 解痉药与抗抑郁药：如阿托品、丙咪嗪等，可使老年前列腺增生患者抑制排尿括约肌而导致尿潴留；阿托品亦可诱发或加重老年青光眼，甚至致盲。

(12) 抗过敏药：如苯海拉明、氯苯那敏等可致嗜睡、头晕、口干等反应。

(13) 糖皮质激素类药物：如泼尼松、地塞米松等长期应用可致水肿、高血压，易使感染扩散，亦可诱发溃疡病出血。

(14) 维生素及微量元素：如维生素A过量可引起中毒，表现为厌食，毛发脱落，易发怒、激动等，维生素E摄入过量会促使静脉血栓形成、头痛及腹泻等病证；微量元素锌补充过量可致高脂血症及贫血；硒补充过多可致慢性中毒，引起恶心、呕吐、毛发脱落、指（趾）甲异常。

5. 老年人的用药注意事项　见第十一章第三节。

二、病理状况下给药方案的调整

(一) 肾功能减退患者给药方案设计

肾脏是药物排泄的主要器官，也是药物代谢的器官之一。肾功能受损时，药物的吸收、分布、代谢、排泄以及机体对药物的敏感性均可能发生改变。如何对肾功能减退患者的给药方案进行调整，最理想的办法是根据血药浓度的测定，求出患者的药物清除率（CL）和消除速率常数（k），再估算给药方案。显然，对于肾功能不全患者，尤其是严重的肾衰患者是不现实的。近年提出一些关于肾衰条件下给药方案设计的经验方法，大多是基于一种最简单、快速的方法求出患者的CL或k来估算患者的个体给药方案。这一方法是基于体内内源性肌酐清除的变化率的变化来进行的。肌酐是肌肉代谢时由磷酸肌生成的内源性物质，主要由肾排泄，在肾小管没有重吸收，几乎也没有主动分泌，它的排泄就反映了肾小球的滤过率。

在肾功能降低时，血清肌酐浓度将根据肾小球滤过率减少而出现不同的蓄积。因此，可用血清肌酐浓度测定肌酐清除率，以确定肾功能衰退的程度。对于许多药物来说，肌酐的清除作用间接反映药物的消除作用，从而可根据肌酐清除率来估算药物的消除或消除速度常数。

1. 由血清肌酐百分率（C_s）直接计算血清肌酐清除率（CL_{cr}）

$$CL_{cr} = \frac{(140-A) \times BW}{72 \times C_s \ (mg/100\ ml)}$$

或

$$CL_{cr} = \frac{(140-A) \times BW}{0.818 \times C_s \ (\mu mol/L)} \tag{8-6}$$

式中，A 为年龄（年）；BW 为体质量（kg），男性体质量=（身高-80）×0.7，女性体质量=（身高-70）×0.6；C_s 为血清肌酐百分率（注意单位）；CL_{cr} 正常值男性为120，女性再乘以0.9。

当患者肾功能损害时，CL_{cr} 下降，其对药物清除功能也下降，此时药物的消除速率常数可由下式校正：

$$k_{患者} = k_{正常} \{[(CL_{cr患者}/CL_{cr正常} - S) - 1]FU + 1\} \tag{8-7}$$

式中，S 值男性患者为零，女性患者为12；FU 为药物肾排分数。

根据式（8-6）和（8-7），可以求出肾衰时药物消除速率常数（k）或清除率（CL_{cr}），那么就可根据下式计算出肾衰患者的给药间隔（τ^{rf}）、给药剂量（D^{rf}）和生物半衰期（$t_{1/2}$）以调整肾衰患者的给药方案：

$$D^{rf} = D \cdot k_{患者}/k \tag{8-8}$$

$$\tau^{rf} = \tau \cdot k/k_{患者} \tag{8-9}$$

$$t_{1/2} = 0.693/k_{患者} \tag{8-10}$$

临床常用 CL_{cr} 评估肾功能损害程度：轻度损害，CL_{cr} 在 70～51 ml/min；中度损害，CL_{cr} 在 50～31 ml/min；CL_{cr} 小于 30 ml/min 为重度损害。凡由肾代谢或以肾排出的药物可根据 CL_{cr} 降低程度来调节用药剂量和决定用药的时间间隔。如在肾功能不全时，抗生素不能及时排出，在血和组织内发生蓄积，更易出现毒性反应。抗生素自肾排出及正常生物半衰期、少尿生物半衰期变化见表 8-9。

表 8-9 抗生素类药物肾排泄及生物半衰期变化情况

药 名	肾排出率（%）	正常生物半衰期（h）	少尿生物半衰期（h）
青霉素	53～85	0.5	7.2～10.5
苯唑西林	40	0.15	2
头孢噻吩	60～90	0.5～0.85	2.9～7.2
四环素	60	0.5	57～108
卡那霉素	52～90	3～5	3～4 d
链霉素	36～80	2.4～2.7	52～100
庆大霉素	86～100	2.5	45
万古霉素	30～100	6	9 d
多黏菌素	40～80	1.6～2.7	2～3 d
红霉素	15	1.4	4.8～5.8
氯霉素	5～15	1.6～3.3	3.2～4.3

2. 计算肾排泄折算系数 (renal fraction of elimination, rf)

$$rf = 1 - fe \cdot \left[1 - \frac{CL_{cr(r)}}{CL_{cr}}\right] \qquad (8-11)$$

式中，fe 为尿排泄率（肾清除率在总清除率中所占的分量用原型药占给药量比率）；$CL_{cr(r)}$ 为患者的肌酐清除率；CL_{cr} 为正常的肌酐清除率。

$$t_{1/2(r)} = \frac{t_{1/2}}{rf} \qquad (8-12)$$

式中，$t_{1/2(r)}$ 为患者的生物半衰期。

3. 肾功能不全患者用药原则　①明确诊断、合理选药。②避免或减少使用肾毒性大的药物。③注意药物相互作用，特别应避免有肾毒性的药物合用。④肾功能不全而肝功能正常者可选用双通道（肝肾）排泄的药物。⑤根据肾功能的情况调整用药剂量和给药间隔时间，必要时进行 TDM，设计个体化给药方案。

（二）肝功能不全患者的给药方案设计

肝脏是许多药物（维生素、氨基酸、激素等）代谢的主要场所，当肝功能不全时，药物代谢必然受到影响，药物生物转化减慢，血中游离型药物增多，从而影响药物的效应并增加毒性。因此必须减少用药剂量及用药次数，特别是给予肝毒性的药物时更需要慎重。

1. 肝功能损害时的药效学改变　慢性肝功能损害的患者由于肝功能损害而影响药物的吸收、分布、血浆蛋白结合率、药酶数量和活性以及排泄，结果导致药物作用和药理效应发生改变。也就是说，在慢性肝功能损害时，由于药动学发生改变，药物的药理效应可表现为增强或减弱。慢性肝病时，血浆白蛋白合成减少，药物的蛋白结合率下降，在应用治疗范围的药物剂量时，游离血药浓度相对升高，不仅使其药理效应增强，也可能使不良反应的发生率相应增加。例如临床上在慢性肝病患者中给予巴比妥类药物往往诱发肝性脑病，即与肝功能损害时药效学的改变有关。

2. 肝功能不全患者用药原则　①明确诊断，合理选药。②避免或减少使用对肝毒性大的药物。③注意药物相互作用，特别应避免肝毒性的药物合用。④肝功能不全而肾功能正常的患者可选用对肝毒性小，并且从肾脏排泄的药物。⑤初始用药时宜小剂量，必要时进行 TDM，做到给药方案个体化。⑥定期检查肝功能，及时调整治疗方案。

第四节　临床常用监测药物给药方案设计举例

一、根据稳态血药浓度的需要来确定给药方案

【例1】　给予心律失常患者利多卡因静脉滴注，期望能达到的稳态血药浓度为 3 mg/L，该患者体质量为 60 kg，应该以什么滴速恒速滴注？（已知利多卡因的 $k=0.46\,h^{-1}$，$V=100\,L$）。

【解】　根据公式 $k_0 = C_{ss} \cdot k \cdot V$

利多卡因静脉滴注速度 $k_0 = 3 \times 0.46 \times 100 = 2.3\,mg/min$

【例2】　给患者静滴某抗菌药物，希望维持患者的血药浓度为 150 mg/L 达 10 h，需要用药多少？（已知 $V=9\,L$，$t_{1/2}=1\,h$）。

【解】　由公式 $k_0 = C_{ss} \cdot k \cdot V$ 先求出静滴速度，然后再计算用药总量。

$$k_0 = C_{ss} \cdot \frac{0.693}{t_{1/2}} \cdot V$$

$$= 150 \times \frac{0.693}{1} \times 9 = 935.55 \text{ mg/h}$$

因为该抗菌药物的滴注速度为 935.55 mg/h，那么维持 10 h 则需要 9355.5 mg（不包括从静滴开始到达稳态血药浓度时所需要的药量）。

二、根据稳态的血药浓度范围来确定给药方案

到达稳态后，血药浓度在最高血药浓度 C_{max} 与最低血药浓度 C_{min} 之间上下波动，则

$$C_{min} = C_{max} \cdot e^{-k\tau_{max}} \tag{8-13}$$

$$D_{max} = V \cdot (C_{max} - C_{min})/F \tag{8-14}$$

式中，τ_{max} 为血药浓度维持在 C_{max} 与 C_{min} 之间规定的范围内时所允许的最大给药间隔时间；D_{max} 是与 τ_{max} 相适应的剂量。

将式（8-13）重排后可得到：

$$\tau_{max} = \frac{1}{k} \cdot \ln \frac{C_{max}}{C_{min}} = \frac{2.303}{k} \cdot \lg \frac{C_{max}}{C_{min}} \tag{8-15}$$

【例3】 今给患者静注某药品，使其血药浓度保持在 1~3 mg/L 之间，试问如何给药？（已知 $V=10$ L，$k=0.15$ h^{-1}，$F=1$）。

【解】 根据式（8-15），$\tau_{max} = \frac{2.303}{k} \times \lg \frac{3}{1} = 7.33$ h

在 7.33 h 内给药的静注剂量为：

$$D_{max} = 10 \times (3-1)/1 = 20 \text{ mg}$$

平均每小时给药量为 $20 \div 7.33 = 2.73$ mg/h。

因为给药间隔时间 $\tau = 7.33$ h，不好掌握，如改成每日 4 次，即每 6 h 给药一次，则给药剂量 $D = 2.73 \times 6 = 16.4$ mg。

三、根据 C_{max} 或 C_{min} 来确定给药方案

有时临床上只提供 C_{max} 或 C_{min} 中的一个数据，如庆大霉素一般对其上限要求不超过 8~10 mg/L。也有些药物治疗指数宽，上限安全度大，只要规定下限 C_{min} 不要低于某一阶段即可。

如果按生物半衰期给药，即 $\tau = t_{1/2}$，那么稳态血药浓度的峰浓度 C_{max} 等于谷浓度 C_{min} 的 2 倍。

【例4】 给一高血压患者（60 kg）静注普萘洛尔注射液，要求 $C_{min} = 0.05$ mg/L，试求其给药方案。（已知 $t_{1/2} = 3.8$ h，此患者 CL $= 60.2$ L/h）。

【解】 根据公式 $D = V \cdot C_{min}$ 可计算出维持普萘洛尔最低血药浓度为 0.05 mg/L 时每次给予的剂量。因为 $V = \frac{CL}{k}$，故

$$D = \frac{CL}{k} \cdot C_{min} = \frac{60.2}{\frac{0.693}{3.8}} \times 0.05$$

$$= 16.5 \text{ mg}$$

给药速率为 $16.5 \div 3.8 = 4.33$ mg/h。

如果给药间隔定为6h,那么维持最低血药浓度为0.05 mg/L时每次给药剂量为:4.33×6=26 mg

四、根据血药浓度测定结果来确定给药方案

最简单的一种方法是比例法,即先按常规给药方案给药,当到达稳态后,在某一给药间隔时间取一个血样,测定其血药浓度,根据结果进行判定原给药方案是否合理,然后将剂量或给药间隔按比例调整。

【例5】 某支气管哮喘发作患者,按常规每日3次,每次口服氨茶碱片0.1g,经3天治疗,症状缓解不佳,试问应如何调整给药剂量?

【解】 查文献后知道氨茶碱的 $t_{1/2}$ 为3~13h,说明个体之间差异较大。因达到稳态所需时间约为5个生物半衰期,即使氨茶碱在该患者体内 $t_{1/2}$ 为13h,经过3天,也已达到稳态。因而在下一次给药前抽血送检,结果测得的血药浓度为3 mg/L。因氨茶碱的有效血药浓度范围为6.5~20.0 mg/L,故实测的血药浓度低于有效血药浓度,应予以调整剂量。可用最简单的比例法进行。

需调整的每次给药剂量为:

$$D=\frac{6.5\times 0.1}{3}=0.2166\,g$$

即该患者应将剂量从每次0.1g调整到0.2g,这样基本上就能获得满意效果。

第五节 个体化给药方案设计的新进展

个体化给药是指利用先进的分子生物学技术对不同个体的药物相关基因进行解读,使临床医师可以根据患者的药物相关基因型资料实施给药方案,并"量体裁衣"式地对患者合理用药,以提高药物的疗效和降低药物的不良反应,同时减轻患者的痛苦和经济负担。

现在,国际医药界已初步公认个体化给药是合理用药的核心。目前主要的方法是:测定药物的体液浓度,以药动学原理计算个体药动学参数,设计个体化给药方案。这对于血药浓度与药效相一致的药物是可行的,但对于血药浓度与药效不一致的药物,如何达到个体化给药,目前尚无比较可靠的方法。

药物效应的差异与基因变异的关系,并不是提出药物基因组学的概念后才认识到的。一些临床经常出现的现象引起了临床医学工作者的重视,如两个患者的诊断相同,一般状况相同,同一药物治疗,血药浓度相同,但疗效却相差甚远,用传统的药动学、药效学等原理无法解释,这时应考虑与药物作用相关的靶点(如受体等)是否发生了变异,是什么水平的变异?药物作用位点的变异可能发生在基因水平,也可能发生在转录、翻译等水平,基因水平的变异相对比较容易鉴定。研究也表明基因变异与药物效应的差异更具有相关性,研究基因突变与药效关系的药物基因组学正是适应这样一个要求,因此药物基因组学在临床合理用药中的应用有很好的前景。

国、内外大量研究证明,原发性高血压是一种由环境因素和遗传因素共同决定的复杂疾病。然而,临床实践表明,不同种族的患者甚至同一种族的不同个体在接受同一药物治疗时,其治疗的效果、产生不良反应的几率、对药物耐受性等方面存在着明显的种族差异和个体差异。不同个体对于药物治疗的反应差异可由多种因素造成,并产生不同后果。就遗传因

素而言，药物靶点的基因变异会改变药物与靶蛋白间的相互作用；药物运输蛋白的基因变异会影响药物的吸收、分布和排出；药物代谢酶的基因变异会改变药物的代谢；DNA修复酶的基因变异则可改变药物的安全性；谷胱甘肽合成酶或某些辅基合成酶的基因变异会改变药物的代谢途径和安全性。就环境因素而言，药物代谢主要酶系细胞色素P450（CYP450）的表达诱导，可以使药物的疗效降低；而CYP450的抑制剂则可能引起药物与药物的相互作用，并产生严重的不良反应。另外，年龄、疾病和炎症等生理因素的差异，也可改变药物的吸收、分布和排泄。目前，越来越多的观点认为，在上述影响因素中基因变异是较为重要的一种。如利尿药个体化差异相关的最受关注的基因是α-Adducin。目前发现α-Adducin具有功能意义的突变为G460T，即460位甘氨酸突变为色氨酸，在白人中这种突变频率可达到80%。G460T突变发生在高血压患者的频率远大于正常血压人群的频率，因此460T基因可视为高血压的候选基因，该突变基因通过增加Na^+，K^+-ATP酶的活性，加大肾小管对钠的重吸收而增加血压。同时，大量的研究表明，含至少1个460T突变基因的患者使用利尿药的短期效应是血压（包括平均动脉压）下降幅度更大，而远期效应则表现为相对其他降压药物而言更明显降低心肌梗死和卒中的发生率。目前已知β受体存在两种突变：一种位于受体蛋白N端49位，由甘氨酸取代丝氨酸（Ser49Gly）；另一种位于C端389位，由甘氨酸取代精氨酸（Arg389Gly）。无论是对β受体49位还是389位进行的研究都表明：突变型纯合子（Gly 49及Gly389）对β受体阻滞药反应都不及野生型。进一步研究还发现，β受体389位野生纯合子对美托洛尔的降压疗效比携带突变基因的杂合子降压效果大3倍。ACE存在I/D多态，即17号染色体23区16号内含子287个氨基酸的插入（I）和缺失（D）。D型突变发生于白人的频率为56%，黑人为60%，亚洲人为39%。Soubrier等发现血清ACE水平与ACE基因多态性之间有显著相关性，血清ACE活性高低在不同ACE基因型人群中依次为DD型＞ID型＞II型。沙坦类药物在体内的代谢主要依靠CYP2C9，它的多态性为CYP2C9*3（Arg144/Leu359），该突变使酶活性明显下降，毒性增加，疗效降低。血管紧张素Ⅱ受体AT_1基因存在1166A/C多态性（3端非翻译区），1166C突变在白人的发生频率为29%，在亚洲人为9%。据Benetos等的研究显示，此多态性与ACEI的降压效果有关。

在高血压形成的环境因素中，盐的摄入被认为是其中一个重要因素，甚至对于一些中低程度的原发性高血压患者，在无药物治疗的情况下，限制盐的摄入也是一种有效的途径。然而，机体对盐的敏感性同样存在明显的个体差异（盐敏感的实质是个体对于盐负荷而导致血压升高的一种遗传易感体质，可作为原发性高血压的一种中间遗传表现型）。大量研究证实，盐敏感基因与不同人群的原发性高血压存在某种相关性，同时发现不同种族、不同地域的原发性高血压人群所携盐敏感相关基因数量和性状有着明显差异，其中α-Adducin基因、ACE基因，血管紧张素原（AGT）基因与盐敏感性高血压关系的研究备受关注。研究表明，α-Adducin基因G460T的多态性与机体对盐的敏感性相关，460T突变基因可导致机体对盐的敏感性增加。

总之，药物基因组学的发展，为个体化药物治疗提供重要的保障。我们可以根据反映药物疗效或副作用的标记物，预知患者对拟订治疗方案的认同性，协助临床调整治疗方案。在未来，临床个体化给药应更多地考虑多个基因的联合作用以及环境-基因的交互作用，最终针对每个患者的差异而采用不同的最有效、最安全、最经济的治疗方案。

【思考题】
1. 简述给药方案设计的一般步骤。
2. 叙述老年人患病的特点及药效学特点。
3. 叙述肝、肾功能不全患者的用药原则。
4. 某 3 岁患儿，患耐药性金葡菌肺炎，必须用万古霉素治疗，万古霉素 $t_{1/2}=6\,h$，在肾功能正常时剂量为 20 mg/kg，每日给药 2 次。但该患儿的肌酐清除率为 6 ml/min，尿排泄率为 0.98，该年龄段的小儿肌酐清除率正常值为 41.3 ml/min，试设计个体化给药方案。
5. 假定患者为 50 岁的男性，体质量为 60 kg，血清肌酐百分率（C_s）为 1.0 mg/100 ml，每 8 h 给予 350 mg 注射用硫酸阿米卡星加入到氯化钠注射液 100 ml 中缓慢（30～60 min）静脉滴注，计算该患者的表观分布容积（L）、清除率、消除半衰期、消除速率常数、平均稳态血药浓度。已知阿米卡星清除率经验公式为 $0.6CL_{cr}+0.14$ [CL_{cr} 单位为 ml/(min·kg)]，V 为 0.27 L/kg。
6. 某患者的年龄为 50 岁，体质量为 70 kg，患有原发性高血压引起的充血性心力衰竭，需地高辛治疗，要求地高辛用药后达到稳态血药浓度（C_{ss}）1.5 μg/L，试求该患者给予地高辛注射液或地高辛片的负荷剂量（X_0^*）应各多少毫克？（已知 $V=7.3\,L/kg$，$F=70\%$）。

（唐　强）

第九章 药学服务

> **学习要点**
> 1. 掌握药学服务的概念、药学服务的哲学思想及实践方法。
> 2. 熟悉药学服务执行的功能以及与临床药学的区别。
> 3. 了解开展药学服务的必要性和药学服务的发展趋势。

第一节 概 述

根据近年临床药学的发展过程,有人提出临床药学应进一步向药学服务发展,从而引起了广大药学工作者的极大关注和积极响应,药学服务工作很快在临床药学发达的国家兴起。可以说药学服务是 20 世纪末医院药学发展的一个新的里程碑,将成为 21 世纪医院药学的工作模式。其推动力一方面来自医学科技的飞速发展,另一方面是来自医院药学工作者对药学发展创新的思考,是对医院药学前途的重新设计。

药学服务(pharmaceutical care)一词国内有多种翻译,如药学监护、药学保健、药学关怀、药学照顾、药学治疗等。

一、药学服务的概念

药学服务的概念最初由 Mikeald 在 1975 年发表的 Quality of pharmaceutical care in hospital 一文中提出。Hepter CD、Strand LM. 在 1990 年 Am J Hosppharm 上发表题为 "Opportunities and Responsibilities in Pharmaceutical Care" 一文中对 pharmaceutical care 作了较全面的论述。最初的概念为"药学服务是指为得到改善患者生命质量的最终结果而向患者提供负责任的药物治疗"。后来 Strand LM 及其同事将这一概念重新定义为"药学服务是一种药师对患者药物治疗有关需要承担义务并对这种承担的义务进行负责的实践。"后者强调了药学服务的实践特性,即强调了药学服务是一项专业性的实践工作。

药学服务的概念综述为:药学服务是药师应用药学专业知识向公众(含医务人员、患者及家属)提供直接的、负责的与药品使用有关的服务(包括药品选择、药品使用知识和信息),以期提高药品治疗的安全性、有效性与经济性,实现改善与提高人类生活质量的理想目标。药学服务是以患者为中心的主动服务,是注重关心或关怀,其将患者作为整体,认为患者不仅是生物人,更是社会人。由于致病因素的复杂性,要求在药物治疗的过程中关心患者的心理、行为、环境、经济、生活方式、职业等影响药物治疗的各种社会因素,使药学服务的结果促进患者合理使用药品,达到身心全面康复的目的。

二、药学服务的哲学思想

长期以来,药师从事的药学工作一直以药品为中心,因此,药学工作自然成为一种提供后勤保障的职业,在医院里,它被归为非临床服务(医技科室)。药学服务的出现彻底改变了传统观念,把以药品为中心的药学工作(pharmaceutical services)转变为以患者为中心的药学服务,把提供产品供应转变为科学、合理地运用药品来治疗患者的疾病,维护患者的健康。药学服务的哲学思想可以归纳为以下三个方面:

(1) 由熟知药物知识和乐意献身于为患者谋利益的人来控制药物的使用是药师的基本责任 药学服务认为"药师的最大社会价值是来自于药物本身及其使用药物的智力协同作用。"众所周知,药物是一种特殊物质,具有明显的两重性,使用得当,可以治病救人,使用不当,致病害命。药物发展史证明药物使用完全是一种知识、分析判断和决策的才能。因此,药物使用必须由熟知药物结构、特性、作用和不良反应等知识,又乐意献身于为患者谋利益的人来控制。从社会角度看,只有药师具备了控制药物使用的条件,所以,药学服务体现了药师敢于承担社会责任的勇气,从治病救人的后台走到前台,真正履行"救死扶伤"的社会责任。

(2) 药学服务是药学作为一个临床专业逐渐成熟的反映,也是药师更成熟的临床药学活动的自然演进 药学工作究竟是否应当归为临床专业,这不是药师的主观愿望,而是医疗保健实践的需要。虽然,在相当长的时期里,药学工作是围绕着药品做文章,目的是提供优质、可靠的药品。然而,随着医学的进步、药物的发展,药物作用的原理已经不是过去简单的对抗作用或顺势作用的治疗观念,而是作用到人体的受体、体液、细胞、酶、核糖核酸、遗传基因等分子层面。同时,药物与人体之间的相互作用决定了药物的体内过程和药物疗效,正是基于这样一个全新的复杂作用原理,医疗实践需要药学不仅提供药品,更需要提供如何恰当用药的方法。在这种情况下,药学服务应运而生,因为药学服务对于帮助人们最好地使用药物这一目标是至关重要的。因此,药学服务是超越各种患者和各种药师及药学组织的一个崭新理念。

(3) 药师承诺对患者药物治疗结果负责的思想代表了药学持续专业化的显著进步 药学服务应该是一种双赢或三赢的安排,而不是药师单方面的奉献。因为药学服务仅靠药师个人是不可能成功的,他们必须与患者、医务人员,特别是医师和护士合作,共同努力才能实现药物治疗的最终目标。从双赢的角度来看,药师对患者的药物治疗结果负责,有助于提高药物使用的有效性、安全性和经济性;而患者把用药的治疗权授予药师,有助于药师实现对药学专业化和职业化的目的,促进临床药物治疗学、药物经济学的发展。从三赢的角度看,医师与药师分享用药权,有助于在药物治疗过程中更好地合作,充分发挥各自在临床专业的知识特长。医师把药师看作医疗团队中的一员,必须激励药师与医师更好地合作,把自己的药学专业知识充分地用于疾病治疗,而患者在这一过程中是最大的受益者。

三、开展药学服务的意义

药学服务是药师与医师、护士和其他医务人员共同以患者为中心的医疗服务全过程。其意义在于:

(1) 作为对传统药物治疗失败所采取的对策,是实现改善与提高人类生活质量目标的重要方法。

(2) 药学服务是医院药学发展的必然趋势。医院药学若要作为一门专业生存和发展下去,必须适应专业发展的要求,积极开展药学服务工作。

(3) 随着人民生活质量要求的不断提高,为药学服务的实施提供了机遇和挑战。

(4) 实施药学服务可以改变药师形象,提高药师地位。

(5) 开展药学服务可以改善医院用药管理,增强医院核心竞争力。

四、药学服务的功能

药学服务执行的功能是进行治疗、监测治疗和管理(纠正)治疗,见表 9-1。

表 9-1 药学服务执行的功能

功能	目的	作用
进行治疗	设计和执行初始的治疗计划该计划最可能达到的治疗目的	识别和解释症状,诊断,确立治疗目标,开具处方,调配给药
监测治疗	设计和执行以观察治疗的实际过程	决定为达到治疗目的所需要的基本资料以及何时、如何获得,最后收集和整理资料
纠正治疗	解释监测结果,确定和解决问题,对治疗进行必要的改变	通过对病程及有关生物的、精神和经济等方面的评价,修订治疗目的、计划及治疗本身

五、药学服务与临床药学的区别

药学服务是在成功进行临床药学的基础上发展起来的,两者既有联系,又有区别(表 9-2)。药学服务是一种以患者为中心的主动服务,它将患者作为整体,注重服务的结果,用服务的结果和过程促进患者合理用药;临床药学是一种注重用药过程的服务,它将患者作为组织或疾病系统,服务的过程是促进药品有效。

表 9-2 药学服务与临床药学的区别

区别点	药学服务	临床药学
执行者	全体药师	临床药师
工作目标	改善患者生活质量	药品使用的合理性
工作范围	各类医疗机构	住院病房
委托人	患者	医师
专业活动面	广泛	狭窄
服务对象	患者和其他社会人群	部分患者

第二节 开展药学服务的必要性

1. 药品不良反应和药源性疾病有增无减 随着药物的品种和用量大幅度增加;联合用药非常普遍,且联合用药的种类日渐趋多;患者获得与使用药品日益便利,不光是患者,有时就连医师的药品信息与合理用药知识都显得不足;这就造成临床药品不良反应(ADR)和药源性疾病(DID)的发生率越来越高。流行病学研究表明,10%~20%的住院患者曾发生过药品不良反应,很多患者因药品不良反应或治疗失败而需要再就诊治疗,包括门诊、急诊或住院,住院患者因药品不良反应延长住院时间使治疗复杂化。据估计,3%~6%的患者住院是由药品不良反应所造成的。而在住院患者中,药物治疗不当有时导致患者需要转移至ICU(intensive care unit)等特殊监护部门治疗乃至死亡。在 20 世纪五六十年代住院患者中,药源性疾病发生率为 1%,70 年代上升为 10%。值得注意的是,这些情况大多是由于对治疗的监护不够或治疗中疏忽所致，因为它们多数是可以避免的。因药物治疗不当导致就医、住院或住院天数延长所耗费用，可明显高于药物治疗费用，从而增加了患者及社会的经济负担。据统计，在美国每年解决与药物有关问题的耗费达 760 亿美元。开展药学服务，预防和减少与药物相关的发病和死亡，降低住院天数和总的治疗费用是社会的需要。药品不良反应和药源性疾病的有增无减，促进了各国药品管理法的形成与完善，促进了临床药理学的产生和发展，也促进了药学服务的提出与实施。

2. 医药费用支出膨胀　在传统的劳保、公费医疗体制下，由于国家对医药市场的监管不力，药品流通领域中的不正之风盛行，使得国家在医药费用上的支出每年都在大幅度增加，医药费用上涨远远超过物价上涨指数，近十年以来，全国卫生总费用年增长为 12%～18%，远远超过国内生产总值（GDP）的增长速度；医药费用支出的过度膨胀给国家财政造成极大负担。另一方面，药物流行病学研究表明，10%～20%的住院患者曾发生过药品不良反应，很多患者因药品不良反应或治疗失败而需要再就诊治疗，包括门诊、急诊或住院，住院患者因药品不良反应延长住院时间使治疗复杂化。据估计，3%～6%的患者住院是由药品不良反应所造成的。值得注意的是，这些情况多数是由于对治疗的监护不够或治疗中疏忽所致，大多是可以避免的。药物治疗不当导致住院或住院天数延长，此附加费用甚至高于药物治疗本身费用，增加了患者及社会的经济负担。现阶段各地陆续实行医疗保险制度，医疗费用由国家、企事业（集体）、个人共同分担。医院对患者提供合理的治疗方案以取得较好疗效，对控制医疗费用过度增长，减轻国家、集体和个人的负担显得尤为重要。很显然，递增的医药费用并不意味着医药保健服务水平也在提高，实施药学服务对改变上述状况是很有意义的。药学服务实施中药师承担起保护患者合理用药的责任，药师的监督和建议，并结合药物经济学方法对用药方案进行评估，使在相同疗效情况下选择最经济的给药方案，试验证明可明显减少药品不良反应发生和降低药物治疗费用。所以，药学服务的推行实施必将在其中起到重要的积极作用。

3. 医疗体制改革　医疗体制变化促使医院药房必须强化药学专业性服务意识，增加服务内涵，提供药学服务，才能真正体现"以患者为中心"的现代医疗服务宗旨。通过提供药学服务，改善门诊服务质量可减少需要住院的患者数；改善住院患者的药物治疗可减少患者住院天数；最终降低医疗费用，使医疗服务体系变得更加完善。

4. 药师的责任　过去由于对药物治疗的整个过程缺乏有效监督和管理，药物治疗失误甚至失败的情况经常发生。药物治疗中多数问题通常是未被发觉或由于各种原因未被报告，医师通常回避用药不当问题，药品生产企业也不愿意公开承认药品不良反应，各种促销手段鼓励多用药，而不是合理用药，公众普遍认为只要是获准上市的药品就是安全的，缺乏用药安全意识。用药安全问题是社会问题，也是伦理问题，实施药学服务可以减少药源性疾病和死亡，药师必须认清传统药物治疗中存在的问题，发挥自己的专业特长，承担起对患者用药进行监护的责任，保证患者用药安全有效。

第三节　药学服务的基本条件与实践方法

一、开展药学服务的基本条件

1. 基本技能　药师，尤其是临床药师必须具有以下基本技能：
（1）扎实的应用知识能力：具有扎实的药学和医学基础知识，特别是要掌握丰富的生物药剂学与药动学、药剂学及临床药理学等知识及其相关技能。一是识别与药品有关的潜在问题和实际问题；二是解决与药品有关的实际问题；三是预防与药品有关的潜在问题。所谓与药品有关的问题是指以下情况：①有适应证，但没有给予药品治疗：患者有需要用药的医学问题，但没有给予药品来治疗这种适应证。②选择了不适宜的药品：患者有用药指征，但使用了错误的药品。③低治疗剂量给药：患者有医学问题，但给予的药品剂量太小。④没有得到药品：患者有医学问题，但由于种种原因（如药品、心理、社会或经济原因），结果患者没有得到药品治疗。⑤用药过量：患者有医学问题，但给予的药品剂量大大超过药品说明书规定的常规用量，医师在处方上又未签名。⑥药品不良反应：患者因药品不良反应或药品不良事件引起医学问题。⑦药物相互作用：患者使用多种药品，是否有潜在临床意义的药物相互作用和配伍禁忌。⑧没有适应证使用药品：患者没有医学上确切的适应证，却给予药品治疗。

（2）熟练的处方审核能力：临床药师首先是药师。为此，审核处方不仅是药师的基本技能，更是临床药师需要精通的看家本领，并要从熟练审核处方发展到审查医嘱。

（3）药品咨询与患者教育能力：临床药师要提供药品咨询服务和患者用药教育，应更多地了解和考虑患者的情况，并将这些情况与患者的用药进行有机结合，为医护人员提供个体化咨询机会，使患者正确认识药品依从性的重要性，可避免或减少药品相关性问题的发生。

（4）监测药品不良反应能力：为保证患者的用药安全，要及时发现和准确判断药品不良反应；正确填写"药品不良反应/事件报告表"，并进行关联性评价。积极采取有效措施减少和防止药品不良反应的重复发生。

（5）医疗文书的正确书写能力：医疗文书是患者诊疗过程的记录，具有很强的法律效应。作为临床药师必须看懂医师书写的病例，并规范书写药师的会诊意见和查房记录。

此外，临床药师应具有较强的责任感和事业进取心；作为医疗团队的一员，做医师的助手、患者的朋友；还要具有一定管理能力，能集中管理好提供药学服务所需的各种资源，以实现药学服务的目的。

2. 记录文件 记录文件可提供在药学服务方面所获得结果的证据，内容包括所有用药记录（包括 OTC 药品）、制订针对患者和药师的监护计划和对治疗结果的评价等内容，它也是评价药师工作，提供报酬或奖励的依据。

3. 管理制度 国家卫生行政管理部门对药学服务实施的必要性要有足够的认识，应建立相应的管理制度进行支持。确立药学服务实践在患者治疗中的作用和合法地位，强化药师在患者监护中的责任。医院药剂科（药学部）需要改革内部机构以适应药学服务专业发展的需要。同时，实施药学服务必须逐步完善有关资源条件，包括人力、教育和信息资源（书籍、期刊、Internet 等药学情报便捷检索系统）以及药师提供药学服务的工作场所。

4. 评价系统 要建立药学服务评价系统，对药学服务实践中患者的治疗情况进行评价，对药师提供的服务成效和药学服务实践管理状况进行评价。

5. 报酬补偿制度 在以药品为中心的药房实践中，一般按调配处方数量给药师付酬或奖励，在药学服务实施后，必须建立由监护患者的实践所驱动的分配制度，报酬标准可根据药师每日监护患者的数量、接触患者的时间及监护患者的效果等指标考核。

二、实施药学服务的实践方法

提供药学服务需要多学科、各专业人员合作，但临床药师应起主要作用。

1. 药学服务实践过程　一般按以下三个主要步骤进行：

（1）评估患者的药物治疗需要：要从治疗药物的适应证、疗效、安全性及依从性方面来评估。根据这些资料，药师要有效解决这些药物的治疗问题（又称药物相关问题，drug related problem，DRP）。DRP 是指患者因接受药物治疗而发生的令其不快的情况，或者怀疑这种情况的发生与药物治疗有关，这种情况可在事实上或潜在地干扰患者理想的治疗结果。

（2）在对患者的药物治疗需要评估后，要制订患者监护计划来实现治疗目标，解决药物相关问题及预防药物相关问题的发展。

（3）随访评价以了解患者需要是否得到满足。

2. 药学服务的具体实施

（1）建立药师与患者之间的联系，药师与患者接触并进行承诺。

（2）建立患者用药档案，从患者入院治疗第一天用药或门诊患者第一张处方开始。

（3）收集、综合、解释有关的资料，包括与患者的疾病及其所用药物有关的资料，向患者讲解并提供咨询。

（4）列出患者与药物相关的问题，包括目前的及潜在的问题。事先解决最有风险的问题，要特别注意疾病的症状和危险因素以及它们与药物治疗的联系或潜在联系。

（5）与医师一起针对每一个药物相关问题，制订药物治疗的期望目标，并与患者一起确定量化的可评价药物疗效的指标，包括患者的症状、生命质量的改善、实验室检查等。同时，药物治疗目标还应包括患者期望改善的程度和改善的时间（即在治疗期间应获得多大的改善）。

（6）与医师一起确定适宜的可选择药物的治疗方案，最终选定最佳药物治疗方案并将方案个体化。与患者一起决定最适宜的药物剂量、剂型、服法及日程安排。

（7）制订治疗药物监护计划来实现治疗目标。

（8）当实现治疗目标时，用书面文件提供证明。

（9）进行长期随访监测，并把药学服务长期实施下去。

药学服务过程中患者的核心地位应当明确并予以尊重。药学服务不是简单的临床药学的集合，而是一个系统过程，着重确定和解决治疗中的药物相关问题，决定患者需要的最佳药物治疗方案与服务方式。只有药师、医护人员和管理人员努力合作，患者才能切身感受到药学服务的益处，从药物相关问题中解脱出来。

第四节　药学服务的发展趋势

医院药学是一门综合性的药学分支学科，它与其他药学学科的主要区别在于能直接服务于患者。因此，向患者提供良好的用药服务是医院药学的中心任务。中国医院药学的发展经历了调配为主时期、制剂为主时期和临床药学时期，而实施全程化药学服务（integrated pharmaceutical care）则是医院药学当今和未来发展的必然。全程化药学服务是在医疗卫生保健过程中，无论是在什么场所，还是在预防保健、药物治疗之前和过程中以及愈后恢复等什么时期，围绕提高生活质量这一既定目标，直接为公众提供负责的、与药物相关的服务。该服务不仅由药师个人实施，而且更需要通过集体合作完成。要实施全程化药学服务，只有建立以患者为中心，以家庭为单位，以社区为范围的全方位、全过程的服务模式，才能适合社区居民多层次的医疗卫生需求；加大宣传力度，唤起群众的自我保健意识，卫生服务人员应该发挥更积极的作用。所有人群,只要使用药品(治疗性、预防性),不管是在医疗机构,还是在社区、家庭均有享受药学服务的权利,所有药师不管是医院药师还是社会药师均有责任和义务为他们提供服务,保证安全、有效、经济、适当地使用药品。

【思考题】
1. 什么叫药学服务?实施药学服务的目标是什么?药学服务与临床药学的区别有哪些?
2. 开展药学服务有何意义?
3. 临床药师开展药学服务需要具备哪些基本条件?
4. 什么叫全程化药学服务?

(唐 强)

第十章 临床常见药物急性中毒与解救

> **学习要点**
> 1. 掌握急性中毒的一般处理原则；临床常见药物急性中毒的解救。
> 2. 熟悉中毒发生的机制；常见中毒的临床表现。
> 3. 了解毒物的分类和毒性的分级。

第一节 概 述

一、药物、毒物和中毒的概念

药物（drug）是指可查明或改善机体的生理功能或病理状态，对用药者有益，达到预防、治疗、诊断疾病和计划生育目的的物质。一般认为，药物安全范围较大，在规定的适应证、用法和用量条件下使用是安全的，但药物超过一定剂量或非正确使用时可造成药物中毒，甚至危及生命，此时药物表现出毒物的作用。

毒物（poison）是指在一定条件下，不论以何种方式，小剂量作用于机体，引起生物学系统有害反应或能危害生命、严重损害机体功能，导致机体发生病理变化的物质。毒物的概念是相对的，其中剂量是重要的因素。任何一种物质，只有达到中毒剂量时，才是毒物。临床应用的许多药物本身就是剧烈的毒物，如生物碱、砷、汞、乌头、马钱子、天南星、乌头等。因此毒物是因条件不同而决定的，用于预防、治疗和诊断疾病的药物，当达到中毒剂量时，就成为毒物。

中毒（poisoning，toxication，toxicosis）是指毒物进入体内，产生毒性作用，使机体功能产生障碍，引起疾病或死亡。临床上根据起病的急缓、病程的长短以及临床表现不同可将中毒分为急性中毒、亚急性中毒和慢性中毒三类。

大量毒物在短时间内进入机体，很快出现中毒症状甚至死亡者，称为急性中毒。其特点是：①发病快，病情变化迅速。②病程短，很难明确划分出潜伏期、前驱期、发作期和恢复期的界限。③经及时救治，一般预后良好。

少量毒物多次逐渐进入体内，经过一个时期的积蓄，达到中毒浓度而出现中毒症状者，称为慢性中毒。慢性中毒多见于职业中毒，其特点是：①中毒发病过程隐匿，病程较长。②发病情况与接触毒物的时间、浓度、方式、作业环境及个体差异有密切关系。多数患者具有相同的全身症状，同时伴有该种毒物毒性作用的相应临床表现。③重度慢性中毒治疗效果较差，往往恢复不全，遗留有器质性损害。

介于急、慢性中毒之间的中毒则属于亚急性中毒。如误食桐油可出现急性呕吐、腹泻、躁动、呼吸困难为急性中毒。若在食油中混有桐油，持续食用后，胃肠道症状较轻，4～30天后才出现全身症状，则属于亚急性中毒。

二、毒物的分类

毒物种类繁多，根据不同情况，有多种分类方法。

1. 按化学分析的角度分类　把毒物分为挥发性毒物、非挥发性有机毒物、杀虫剂与杀鼠剂、金属毒物、气体毒物以及水浸出毒物等。
2. 按毒物对机体的侵害情况分类　把毒物分为腐蚀性毒物、毁坏性毒物、功能障碍性毒物等。
3. 按使用范围及用途分类

(1) 工业性毒物：在工业生产中使用或产生的各种有害物质，包括原料、辅料、半成品、产品等，也可能是废弃物、夹杂物或其中所含的有毒成分。

(2) 农业性毒物：包括农药、化肥、除草剂、灭鼠药等。

(3) 药物性毒物：包括麻醉药物、精神药物、强心苷等治疗指数较小、容易引起中毒的药物。

(4) 植物性毒物：包括生马钱子、乌头、天南星等毒性较大的植物。

(5) 动物性毒物：包括毒蛇、蜈蚣等有毒动物。

(6) 细菌性毒物：包括腐败以及受细菌污染的食品等产生的毒素。

(7) 日常生活性毒物：包括某些食物、洗涤剂、防腐剂、灭蟑药等。

三、毒物的毒性分级

毒物的剂量与反应之间的关系常用"毒性"来表示。毒性是指一种物质对机体产生损害的能力，其中也包括致癌、致突变和致畸的能力。通常将一次投给时物质所产生的毒性称为急性毒性，该毒物毒性的大小常用引起动物致死量表示。用于表示毒性最常用的指标是半数致死量（LD_{50}）。

为了表示毒物毒性的强弱和其对人的潜在危害程度，国际上提出了毒物的急性毒性分级，但分级标准没有完全统一。近来许多国家采用四级分类（表10-1），目前我国对农药、工业毒物、食品毒物的毒性分级借用国际分类标准，分别见表10-2、表10-3和表10-4。

表10-1　急性毒性四级分类

毒性分级	经口 LD_{50} (mg/kg)	吸入 LC_{50} (mg/L)	经皮 LD_{50} (mg/kg)	眼刺激	皮肤反应
剧毒	<50	<0.2	<200	腐蚀，角膜混浊（7天未恢复）	腐蚀
高毒	50～	0.2～	200～	角膜混浊（7天内恢复，刺激持续7天）	严重刺激（72h）
中等毒	500～	2～	2000～	未见角膜混浊，刺激7天内消失	中等刺激（72h内）
低毒	>5000	>20	>20 000	无刺激	轻度刺激

注：LD_{50}：半数致死量；LC_{50}：半数致死浓度

表10-2　农药急性毒性分级暂行标准

毒性分级	大鼠经口 LD_{50} (mg/kg体质量)	大鼠经皮 24h LD_{50} (mg/kg体质量)	大鼠吸入 1h LC_{50} (mg/m³)	鲤鱼 TLm48
Ⅰ（高毒）	<50	<200	<2	<1
Ⅱ（中毒）	50～500	200～1000	2～10	1～10
Ⅲ（低毒）	>500	>1000	>10	>10

注：①评价农药急性中毒大小，应依据经口、经皮及吸入等急性毒性作用综合考虑与分级；②TLm48：为48 h的半数耐受限度

表 10-3　工业毒物急性毒性分级

毒性分级	小鼠1次经口 LD_{50} (mg/kg)	小鼠吸入 2h LC_{50} (ppm)	兔经皮 LD_{50} (mg/kg)
剧毒	<10	<50	<10
高毒	11～100	51～500	11～50
中等毒	101～1000	501～5000	51～500
低毒	1001～10 000	5001～50 000	501～5000
微毒	>10 000	>50 000	>5000

表 10-4　食品毒物急性毒性的六级分级标准

毒性分级	大鼠经口 LD_{50} (mg/kg)	大约相当体质量为 70 kg 人的致死剂量
6（极毒）	<1	稍尝，<7滴
5（剧毒）	1～50	7滴～1茶匙
4（中等毒）	51～500	1茶匙～35 g
3（低毒）	501～5000	35～350 g
2（实际无毒）	5001～15 000	350～1050 g
1（无毒）	>15 000	>1050 g

四、中毒发生的机制

毒物种类繁多，可通过不同机制损害某一特定器官或多个器官，以下是几种常见中毒机制：

1. 对机体物质代谢和能量代谢的影响　毒物可影响机体的代谢过程，破坏其动态平衡，这是中毒作用常见的一种表现形式。

（1）糖代谢：某些毒物能干扰糖原合成与分解，如四氯化碳等造成肝细胞损害时，引起糖原合成障碍；硝基酚等毒物可加速糖原的分解；金属有机化合物阻碍脑组织中的葡萄糖的氧化，从而影响血糖水平。

（2）脂质代谢：某些毒物可引起肝脏中脂肪沉积和血管粥样硬化两种类型的脂质代谢障碍，如长期接触二硫化碳引起一系列脂质代谢变化，从而导致血管壁粥样硬化。

（3）蛋白质和核酸代谢：某些毒物可损害细胞器，从而干扰蛋白质及核酸代谢，如四氯化碳、黄曲霉素 B_1 等能损害肝细胞的亚细胞结构，影响细胞大分子的代谢，造成 DNA、RNA、核蛋白等结构和功能的改变。

（4）能量代谢：某些毒物还干扰能量代谢，如氰化物易与氧化型细胞色素的 Fe^{3+} 结合，形成氧化高铁细胞色素氧化酶，使该酶失去传递电子的能力，导致生物氧化中断，细胞死亡。

2. 对生物膜的损害　毒物可与膜上的蛋白质或脂质反应，从而明显地改变膜的转运功能，影响细胞膜的完整性，从而导致了广泛的中毒后果。

（1）对膜脂质过氧化作用：脂质过氧化是指膜上的多烯脂肪酸受到过氧化，产生酸败变性过程。脂质过氧化作用的后果之一是线粒体肿胀及解体。某些毒物，如卤代烃，在细胞内代谢过程中形成自由基，攻击不饱和脂肪酸，引起脂质过氧化。

（2）对膜蛋白的作用：毒物可作用于细胞膜上的载体蛋白，如低浓度汞化合物，可抑制肾小管细胞膜对氨基酸的重吸收，使之排出增加。有些毒物可改变膜上的糖蛋白，如 SO_2 可改变淋巴细胞膜上的糖蛋白，使其丧失免疫特异性。毒物对细胞膜上受体作用，能引起相应的毒性效应。

3. 对酶系统的干扰　大部分毒物通过对酶系统作用的干扰而引起中毒。毒物对酶系统的干扰作用包括诱导性酶活力的增高和酶活性受抑制两个方面。

（1）诱导作用：某些物质可使酶系统活力增高或使该酶含量增加，并因此可促进其他化学物质的生物转化过程，此种现象称为酶的诱导效应。酶活性的诱导作用一方面由于增强代谢酶的活力，加速另一种化学物质的代谢、排泄及解毒。但另一方面有些化学物质经代谢转化后，其代谢物毒性反而较原来化学物质毒性高。如多氯联苯、氯化烃类杀虫剂等注入大鼠后，使葡萄糖醛酸转移酶活力增高，从而使许多毒物转化作用明显加速。

（2）抑制作用：酶是毒物通常作用的靶分子，毒物可使酶系统的结构和功能起破坏作用而引起中毒。如有机磷农药抑制胆碱酯酶；氰化物抑制细胞色素氧化酶；重金属抑制含巯基的酶。总之，毒物可使酶的活性受抑制或破坏，从而发挥其毒性作用。

4. 对神经传导的干扰　某些毒物可干扰神经突触或神经效应器之间冲动的传导，如肉毒杆菌的毒素能干扰运动神经肌肉接头处的乙酰胆碱的释放，从而引起麻痹。

5. 阻止氧的吸收和利用　惰性气体大量存在时，可使空气中氧分压降低而造成窒息；CO 与血红蛋白结合而抑制后者的携氧功能；亚硝酸盐、芳香族硝基与氨基化合物使血红蛋白的 $Fe^{2+} \longrightarrow Fe^{3+}$，形成高铁血红蛋白，失去释放氧的功能。有的毒物使红细胞膜损伤，引起溶血，使其失去运输氧的能力。

6. 使机体免疫功能异常　毒物对机体免疫功能的影响包括兴奋诱导即增高免疫功能和消退抑制两个方面作用。

（1）兴奋诱导作用：许多毒物如某些农药以及药物等可作为半抗原与人体蛋白相结合构成完全抗体，从而诱发抗原抗体反应，即变态反应。如苯、铅可引起溶细胞型变态反应，出现溶血性贫血、粒性白细胞减少、血小板减少性紫癜。

（2）消退抑制作用：指体内免疫反应过程的某一环节或多环节发生障碍，因而不同程度地降低免疫水平，这包括一般免疫和特异免疫能力。许多大气污染物质如臭氧、二氧化氮、二氧化硫、光化学烟雾等，均可使呼吸器官的巨噬细胞吞噬力受损，黏膜纤毛的清除力下降，使机体抵抗力下降。

7. 对组织或器官的直接化学损伤　强酸、强碱等腐蚀性毒物可直接损害接触到的皮肤、黏膜，产生灼伤和溃疡，如眼结膜、鼻、喉、气管、支气管、口腔黏膜、消化道及皮肤等直接损伤；刺激性气体如氨、氯、氮氧化物进入呼吸道可引起炎症反应，导致急性肺水肿。

五、急性中毒的一般处理原则

急性中毒的总体治疗原则是维持生命及避免毒物继续作用于机体。因此不能单纯依赖解毒药，必须把维持机体各系统的功能放在首位。

（一）清除未吸收的毒物

1. 吸入性中毒　应立即脱离中毒环境，呼吸新鲜空气、吸氧，及时吸出呼吸道分泌物，保持呼吸道通畅。

2. 由皮肤和黏膜吸收中毒　应立即脱去污染的衣物，用清水清洗被污染的体表。皮肤接触腐蚀性毒物者，冲洗时间要求达 15～30 min，并选择适当的中和液或解毒液冲洗；毒物污染眼内,必须立即用清水冲洗,至少5min,并滴入相应的中和剂;对由伤口进入或其他原因进入局部的药物中毒,要用止血带结扎,尽量减少毒物吸收,必要时做局部引流排毒。

3. 经消化道吸收中毒 对神志清醒的患者只要胃内尚有毒物,催吐和洗胃是排毒的最好方法。

(1) 催吐:效果优于洗胃,适用于神志清醒且能合作的患者。方法:①机械催吐:让患者饮温水300~500ml,然后用手指或压舌板刺激咽后壁或舌根部诱发呕吐,可反复进行,直到胃内容物完全呕出为止。②药物催吐:口服吐根糖浆15~20ml,用少量水送服,15~20min后发生呕吐。催吐禁忌:①昏迷、惊厥患者。②腐蚀性毒物中毒。③食管静脉曲张。④肺水肿、严重心血管疾病、胃溃疡出血等患者。⑤孕妇慎用。

当呕吐时,患者头部应放低或转向一侧以防呕吐物吸入气管发生窒息或引起肺炎。

(2) 洗胃:服毒物时间在6h以内洗胃效果最好。对急性中毒患者应尽量将胃内容物抽出后再进行灌洗。洗胃时每次灌入液体量一般不宜超过250~300ml,若液体量过多,常常会引起胃腔内压力过高,促使毒物进入肠腔而加快毒物吸收。应多次反复冲洗,直至洗出液体澄清无味时,方可结束洗胃。洗胃过程中如发生惊厥或窒息,应立即停止操作并对症治疗。常用洗胃液见表10-5。下述情况不宜洗胃:①深度昏迷的中毒者。②强腐蚀性毒物中毒者。③中毒引起的惊厥未被控制之前。④休克患者血压尚未纠正者。⑤挥发性强的烃类化合物如汽油等中毒者。⑥有上消化道出血或胃穿孔的患者,以及同时患有食管静脉曲张、严重心血管疾病等患者。

洗胃时要注意减低注入液体的压力,防止胃穿孔。应将胃内容物留作毒物鉴定。

表10-5 常用的洗胃液及注意事项

洗胃液	作用用途	注意事项
普通温水	适宜所有毒物不明时的紧急洗胃或对毒物清楚,但暂无拮抗剂时的洗胃	应避免使用热溶液以防血管扩张,促进毒物吸收
1:2000~5000高锰酸钾溶液	具有较强氧化作用,可促进毒物氧化分解,常用于巴比妥类、苯二氮䓬类、阿片类、氰化物或砷化物以及毒蕈类中毒等	有很强的刺激性,不应使用未溶解的颗粒
0.2%~0.5%药用炭混悬液	为强力吸附剂,可吸附、沉淀或中和中毒药物,用于各种口服药物或毒物中毒	对氰化物无效;不应滞留胃内
2%~5%碳酸氢钠	可沉淀多种生物碱,亦可结合某些重金属盐类及有机磷农药,可用于有机磷中毒和某些重金属(如汞、苯、硫、铊)中毒	不宜用于强酸中毒;敌百虫中毒时禁用
2%~4%鞣酸溶液	可使大部分有机及无机化合物沉淀,如阿扑吗啡、士的宁、生物碱、洋地黄及铅、铝等重金属	可用浓茶代替;对肝有毒性,应慎重使用,不应滞留胃内

(二) 加速毒物排泄,减少毒物吸收

对经消化道吸收中毒的患者,除催吐、洗胃外,尚需采取导泻及灌肠等方法,使已进入肠道的毒物尽可能迅速排出,以减少毒物在肠道的吸收。

1. 导泻 清除进入肠道的毒物,常用泻剂为25%硫酸钠30~60ml或50%硫酸镁40~50ml,洗胃后由胃管注入。注意事项:①腐蚀性毒物中毒禁用。②极度衰弱者禁用。③中毒后引起严重腹泻者禁用。③有中枢神经系统抑制、肾功能不全或昏迷患者不宜用硫酸镁泻剂。④脂溶性毒物中毒时忌用油类泻剂。

2. **灌肠** 灌肠时可用1%微温盐水、1%肥皂水或清水进行高位连续清洗，也可将药用炭加入灌肠液中，吸附毒物以加速其排出。对抑制肠蠕动的毒物（如巴比妥类、吗啡类）及重金属中毒，灌肠尤为重要。注意事项：腐蚀性毒物或患者极度虚弱时灌肠应列为禁忌；清洁灌肠宜于服毒6h或导泻2h后进行。

3. **利尿** 大多数毒物可由肾脏排泄，因此可采用强化利尿的方法，使毒物尽快由肾脏排出。通常可采取多饮水或静脉输液，然后给予利尿药，可使毒物较快地排出体外，尤以水溶性毒物或与蛋白结合疏松的毒物排出更快。注意事项：①利尿药作用较强，对电解质平衡影响较大，必须密切观察，以免发生电解质紊乱。②肾衰竭者不宜采用强化利尿。③注意观察心脏负荷等情况。

4. **血液净化** 重症中毒患者尤其是心、肾等脏器功能受损患者，上述救治方法难以奏效，可采用血液净化疗法迅速清除体内毒物，使重症中毒患者的死亡率明显下降。血液净化的方法主要有血液透析、腹膜透析、血液灌注、血浆置换、全血置换等。

（三）解毒药的应用

解毒药是指在物理与化学性质上或药理作用上能阻止毒物吸收、降低毒物毒性、除去附着于体表或胃肠道内的毒物、对抗毒物的毒性作用的药物。根据其作用机制，可分为特异性解毒药与非特异性解毒药两大类。

1. **特异性解毒药** 其专一性高，对某一类毒物有特效解毒作用、疗效好。诊断明确后，有特异性解毒药者应及早地、合理地使用特异性解毒药。根据其特点和疗效可分为以下几类：

（1）金属、类金属中毒解毒剂：对金属、类金属类有解毒作用，是一种金属络合剂。根据其化学结构可分为氨羧络合剂、巯基络合剂、羟肟酸络合剂和其他络合剂。

1）依地酸钙钠：是最常见的氨羧络合剂，可与多种二价和三价重金属离子络合形成可溶性复合物，由尿排出。本品主要用于治疗铅中毒，亦可治疗镉、锰、铬、镍、钴和铜中毒。

2）二巯丙醇（BAL）：属于巯基络合剂，能与金属或类金属形成无毒、难解离的络合物，由尿排出。此外，还能使已与金属络合的细胞酶复活而解毒，所以在金属中毒后应用越早越好。本品主要用于治疗砷、汞和金中毒，与依地酸钙钠合用治疗儿童急性铅脑病。

3）二巯丙磺钠：与二巯丙醇的药理作用相似，但解毒作用较强、全身应用疗效比二巯丙醇好，对砷、汞中毒疗效显著，对铋、铬中毒也有效。本品毒性小，只有二巯丙醇的1/8。本品用于治疗砷、汞、锑、铋、铬等中毒和路易试剂中毒；治疗毒蘑菇毒素毒肽、毒伞肽中毒；治疗沙蚕毒素类农药中毒。

此外，尚有喷替酸钙钠、二巯丁二钠、青霉胺、去铁胺、二乙基二硫代氨基甲酸钠和对氨基水杨酸等。

（2）氰化物中毒解毒剂：氰化物中毒一般采用亚硝酸盐-硫代硫酸钠法。适量的亚硝酸盐使血红蛋白氧化为高铁血红蛋白，能与氰离子形成氰化高铁血红蛋白，使细胞色素氧化酶恢复活性。硫代硫酸钠在酶的参与下，能与体内游离的氰离子相结合，变为无毒的硫氰酸盐，排出体外而解毒。其用药顺序及剂量为：亚硝酸异戊酯吸入，3%亚硝酸钠溶液10ml缓慢静脉注射，随即用25%硫代硫酸钠50ml缓慢静脉注射。

（3）高铁血红蛋白血症解毒剂：高铁血红蛋白血症可由许多工业毒物（如苯胺、硝基苯、苯肼、多种染料）、药物（如伯氨喹、磺胺药、亚硝酸盐、碱式碳酸铋）和含亚硝酸盐的植物中毒引起。常用解毒剂有：

1）亚甲蓝（美蓝）：是一种氧化还原剂，小剂量（1~2mg/kg，加入25%葡萄糖20~

40 ml 中，缓慢静脉注射）时，在辅酶Ⅱ高铁血红蛋白还原酶作用配合下，还原型的亚甲蓝可使高铁血红蛋白还原为血红蛋白，起到解毒作用。大剂量（5～10 mg/kg，然后再注射 25％硫代硫酸钠 20～40 ml）时可用于氰化物中毒。

2）甲苯胺蓝：作用同亚甲蓝，但起效比亚甲蓝快，疗效优于亚甲蓝。甲苯胺蓝还原高铁血红蛋白的速度比亚甲蓝快 37％。

(4) 有机磷毒物中毒解毒剂

1）胆碱酯酶复能剂：恢复未老化的被抑制的胆碱酯酶的活性。常用的为吡啶醛肟类化合物，有氯解磷定、碘解磷定、甲磺磷定、双复磷与双解磷等。

2）生理拮抗剂：主要为抗胆碱药，常用的有以周围抗胆碱能作用为主的阿托品、以中枢抗胆碱能作用为主的东莨菪碱、盐酸戊乙奎醚和贝那替秦（苯那辛）等。多在组成复方（如解磷注射液）中使用，极少单独应用。

(5) 其他特异性解毒剂：如阿片类药物中毒解毒剂纳洛酮与烯丙吗啡，苯二氮䓬类中毒解毒剂氟马西平，异烟肼中毒解毒剂维生素 B_6，对乙酰氨基酚中毒解毒剂 N-乙酰半胱氨酸，抗胆碱药中毒解毒剂水杨酸毒扁豆碱与催醒宁，有机氟农药中毒解毒剂乙酰氨，抗凝血类杀鼠剂中毒解毒剂维生素 K_1 等。

2. 非特异性解毒药 作用广泛，可用于多种毒物中毒，但无特效解毒作用，疗效低，多用作辅助治疗，主要有四类。

(1) 吸附剂：常用的吸附剂是活性炭（药用炭），具有强大的吸附作用，从而阻止毒物由胃肠道吸收。活性炭吸附毒物后形成的复合物比较稳定，解吸附过程较慢，至少 24 h 内不会解离，而且活性炭无任何毒性，十分安全，是一个常用的非特异性解毒剂。口服或灌胃用活性炭剂量，成人为 50～100 g（1～2g/kg），以 300～400 ml 水搅拌成悬浮液，在洗胃后从胃管灌入胃中。活性炭也可用作洗胃液，用量 4～8 g，加水 500～1000 ml 供洗胃用。对某些吸收后从肠道排泄的毒物，可用活性炭增加其排出。用法为每 4 h 服 50 g 或每 2 h 服 25 g，重复给药至血药浓度下降到适当水平。

(2) 沉淀剂：常用的沉淀剂是鞣酸。鞣酸可与部分有机或无机毒物结合成难溶性复合物而形成沉淀。但结合能力弱，易于解离，作用受 pH 影响，在胃的酸性环境中作用较强，在肠道碱性环境中，其沉淀作用明显减弱。鞣酸及其代谢产物对肝脏有损害，故不应留滞胃内以免吸收。常用 2％～4％鞣酸溶液洗胃或灌入浓茶一大杯。其他沉淀剂如 2％～5％硫酸钠或硫酸镁用于可溶性钡盐和铅盐口服中毒；15％乳酸钙或 0.5％氯化钙用于氟化物及草酸盐中毒；0.9％氯化钠（生理盐水）用于硝酸银中毒等。

(3) 中和剂：中和剂系指在摄入强酸性或强碱性毒物时，采用对机体无害的弱碱性或弱酸性物质与其起中和作用，达到降低毒物毒性及防止毒物对胃肠道黏膜的直接损伤的目的。常用的中和剂有氢氧化铝凝胶、氧化镁乳、1％～5％醋酸、淡醋或橘子汁等。

(4) 氧化剂：氧化剂用于洗胃，将毒物氧化而起解毒作用。常用的氧化剂为高锰酸钾。高锰酸钾洗胃液的浓度以 1∶5000 最好，浓度低时氧化作用减弱，浓度高则刺激性增大，可腐蚀胃黏膜。

应用解毒药的注意事项：①抓紧时机，使用适时。如有机磷和氨基甲酸酯中毒的解毒药应尽快使用，但汞中毒用巯基类络合剂的治疗时机要恰当，过分积极反而可能增加汞对肾脏的毒性。②熟悉解毒药的作用机制及其特异性。③注意剂量。如阿托品用于有机磷农药中毒宜大剂量，而用于氨基甲酸酯农药中毒时只宜小至中等量。④合理使用：对解毒药的适应证和禁忌证要充分了解，根据不同情况合理使用。

（四）高压氧疗法

高压氧疗法是在高气压环境下吸入氧以达到治疗疾病目的的一种自然疗法。由于高压氧可增加血氧浓度、提高组织含氧量、促进新陈代谢，因此它有解除缺氧、消肿、杀菌或抑制细菌生长、促进伤口愈合和解毒等功效。对于急性一氧化碳中毒和中毒性脑病、有害气体（硫化氢、液化石油气、汽油等）中毒、心肺复苏后急性脑功能障碍、缺氧性脑病、脑水肿等具有重要的疗效。

高压氧对意识、运动、语言等功能恢复有一定效果。在其他疗法基础上辅以高压氧治疗，急性期可使症状得到缓解，恢复期可加速患者康复。

（五）支持对症治疗

很多毒物至今尚无特效解毒药及特殊的解毒疗法，抢救措施主要依赖于及时排出毒物及合理的支持对症治疗。支持对症治疗的目的主要是处理并发症，如心脏骤停、急性呼吸衰竭、休克、肺水肿、脑水肿、急性肾衰竭、水电解质及酸碱平衡紊乱、中毒性心肌炎、中毒性肝病、继发感染、多器官功能障碍综合征等，保护及恢复重要脏器功能，维持机体的正常代谢状态，帮助危重患者转危为安。具体治疗中应注意以下方面：

（1）卧床休息、保暖、密切观察生命体征。

（2）输液或鼻饲维持营养，纠正水、电解质及酸碱平衡紊乱。

（3）昏迷患者注意保持呼吸道通畅，定时翻身以免发生肺炎和压疮。

（4）根据具体情况适当选用抗生素，预防和治疗继发感染。

（5）低血压患者如中心静脉压偏低，最好的方法是充分补液。由于中枢抑制引起的休克，可使用缩血管作用的药物。

（6）心律失常的患者应根据不同的心律失常类型选用药物。心脏骤停患者，应进行及时有效的心肺复苏处理。

（7）在抢救中毒性脑病患者时，应重视护理工作及营养补充，有脑水肿昏迷时应积极采用脱水方法。对急性一氧化碳中毒脑病者采用高压氧治疗，疗效显著。中毒引起的惊厥，可肌注苯妥英钠。一般情况下，地西泮或苯巴比妥不用于昏迷患者，否则会加深中枢神经系统的抑制作用。

（8）急性呼吸衰竭是由于毒物抑制中枢神经系统而导致肺换气不足及二氧化碳滞留所致，也可因中毒后呼吸肌麻痹或肺水肿而引起呼吸衰竭。对因麻醉剂过量而抑制呼吸中枢者采用纳洛酮 0.4mg 静推较为有效。抢救中毒性肺水肿，应积极进行氧疗，配合加压辅助呼吸及大量肾上腺皮质激素。

（9）中毒性高热必须物理降温，如果没有禁忌可考虑同时使用氯丙嗪化学降温。

（10）中毒性肾衰竭应尽早进行腹膜透析或血液透析。

第二节 临床常见药物急性中毒的解救

一、化学药物急性中毒的救治

（一）巴比妥类镇静催眠药中毒

1. **中毒原因** 误用过量、自杀吞服过量、治疗中用错药物或过量等。

2. 中毒机制 巴比妥类药物对中枢神经系统呈全面抑制作用。由于用量不同，可呈镇静、催眠、抗惊厥和麻醉作用。中毒剂量时，由于延髓呼吸中枢抑制，造成呼吸麻痹而致死亡。

3. 中毒表现 急性巴比妥类药物中毒的临床表现主要在中枢神经系统和心血管系统。

（1）轻度中毒：表现为嗜睡、意识模糊、语言不清、呼吸慢、感觉迟钝、判断及定向障碍、瞳孔缩小、对光反射存在。

（2）中度中毒：表现为近似醉酒时的酩酊状态、昏睡、呼吸浅慢、发绀、轻度肺水肿，可有手指和眼球震颤、瞳孔缩小、对光反射迟钝。

（3）重度中毒：昏迷、呼吸系统被抑制，呼吸变慢或浅快，或呈潮式呼吸，早期四肢强直，对光反射及深部反射尚可存在一段时间，巴宾斯基征阳性，后期全身松弛，瞳孔散大，各种反射消失，血压下降，少尿或无尿，可因肾功能、呼吸和循环衰竭而死亡。

4. 诊断与解救 患者有服药史和临床表现；胃内容物、血及尿液中巴比妥药物的定性和定量检测。

（1）误服中毒未超过 3 h，可用大量温水或 1∶2000 高锰酸钾溶液洗胃，然后用硫酸钠导泻，以促进药物排泄。也可给予药用炭混悬液。

（2）保证气道通畅和充分的换气：由于换气不良所致的呼吸性酸中毒，可促进巴比妥类药物透过血-脑脊液屏障而加重中毒。因此可给氧，必要时行气管切开和气管插管。

（3）抗休克治疗。

（4）静脉注射 50% 葡萄糖注射液，注意保肝、利尿、防治脑水肿。利尿可促使毒物排出，缩短昏迷时间，但须注意水、电解质平衡。

（5）碱化尿液有利于巴比妥类从尿中排泄。对长效药物的作用较大，而对短效的作用较差。首剂给 5% 碳酸氢钠注射液 80 ml 静脉滴注，再以 0.5% 的碳酸氢钠注射液维持，其滴速以能维持最大的 pH（8.0）为好。

（6）如有深度昏迷、反射消失、呼吸浅而慢或已发生呼吸衰竭时，可适当应用呼吸兴奋剂。

（7）肌内或静脉注射纳洛酮 0.4～0.8 mg，具有一定的疗效，必要时可于 30 min 后重复给药。

（8）其他对症治疗：如给予抗生素以防治继发感染，特别是肺部感染。

（9）中毒严重者可用血液透析法治疗。

由于长效巴比妥和短效巴比妥药物的中毒表现不甚相同，处理上也应有所侧重。对长、中效药物中毒，一般支持疗法很重要，对短效药物中毒，要特别注意呼吸、循环衰竭的抢救。

5. 常见巴比妥类药物的毒理参考数据

（1）苯巴比妥：中毒量 0.5 g，致死量 >5 g；中毒血药浓度 40～60 mg/L，致死血药浓度 >80 mg/L。

（2）司可巴比妥：中毒量 >1 g，致死量 >3 g；中毒血药浓度 10～30 mg/L，致死血药浓度 >30 mg/L。

（3）戊巴比妥：中毒量 >0.6 g，致死量 >3 g；中毒血药浓度 10～30 mg/L，致死血药浓度 >30 mg/L。

（4）巴比妥：中毒量 3～10 g，致死量 5～20 g；中毒血药浓度 60～80 mg/L，致死血药浓度>100 mg/L。

（二）苯二氮䓬类镇静催眠药中毒

1. 中毒原因　误用过量、自杀吞服过量、犯罪分子在作案时投入茶水或饮料中，或服用掺入该类药物的中药制剂导致中毒等。

2. 中毒机制　大剂量可使中枢神经系统及心血管抑制。由于肌肉松弛而引起呼吸障碍，由于心血管、呼吸抑制，可发生呼吸停顿、低血压、心跳停搏等。

3. 中毒表现　急性中毒的临床表现主要是在肌肉和中枢神经系统方面。可出现肌无力、肌张力低下、共济失调、发音困难、嗜睡。严重中毒者可出现昏迷、瞳孔散大、尿少、腱反射消失、发绀、休克和呼吸抑制。

4. 诊断与解救　患者有服药史和临床表现；血液及胃内容物的毒物分析可作为主要诊断依据。

（1）用1:5000高锰酸钾溶液洗胃，然后以硫酸钠导泻。

（2）静脉输液并加入适量维生素C，给予利尿药，如呋塞米20～40 mg肌内或静脉注射。

（3）针对呼吸抑制给予吸氧，适时应用呼吸兴奋药，或进行人工呼吸。

（4）药物治疗

1）纳洛酮：可解除镇静催眠药对呼吸、循环的抑制作用，可催醒并改善呼吸和心血管功能。

2）胞磷胆碱：胞磷胆碱是脑代谢激动剂，通过促进卵磷脂的合成而促进脑组织代谢，从而改善大脑功能，促进苏醒。

3）氟马西尼：为特异性拮抗剂，小剂量就可快速逆转苯二氮䓬类的镇静作用，起效快，但作用时间短，用于中毒解救时，可多次重复给药，直至患者清醒。

（5）给予抗生素预防感染。

（6）对于严重中毒且血中浓度已超过致死量的患者可以采用腹膜透析或血液透析除去药物。

5. 常见苯二氮䓬类药物的毒理参考数据

（1）地西泮：最小致死量0.1～0.5 g/kg；中毒血药浓度1～30 mg/L，致死血药浓度>30 mg/L。

（2）氯氮䓬：成人口服2 g可致急性中毒；中毒血药浓度5 mg/L；致死血药浓度20 mg/L。

（3）氯硝西泮：中毒剂量>5 mg；致死血药浓度>100 mg/L。

（三）三环类抗抑郁药物中毒

三环类抗抑郁药物常用的有丙米嗪、阿米替林、多塞平、氯米帕明等。本类药物急性中毒症状一般较为严重，且中毒者多数为抑郁症患者。

1. 中毒原因　吞服过量中毒，也有错用药品引起中毒者。

2. 中毒机制　本类药物具有中枢和周围抗胆碱能作用，抑制心肌收缩，减低心脏排出量，并影响化学和压力感受器，从而引起低血压。由于血压过低可导致周围循环衰竭。此外，心脏传导障碍和心律失常也是本类药物中毒时常见的致死原因。

3. 中毒表现　中毒早期中枢症状表现为激越、躁动、幻觉及精神错乱，继而出现嗜睡、昏迷及休克等；躯体症状有瞳孔散大、多汗、心率加快、血压波动、肠麻痹、体温升高、肌肉强直、反射亢进、癫痫发作等；严重者心血管症状明显，出现心律失常、房室颤动、传导阻滞、甚至心搏骤停而死亡。

4. 诊断与解救　多数为抑郁症患者，有服药史；中毒严重者多数表现为心脏毒性，可供诊断；血及胃液中药物浓度分析可作为主要诊断依据。

（1）未出现意识障碍者可催吐，口服吐根糖浆 15 ml，大量饮水。吞服大量者可用 1∶5000 高锰酸钾溶液洗胃，然后给予适量药用炭混悬液吸附，再以硫酸钠导泻。

（2）用水杨酸毒扁豆碱对抗三环类抗抑郁药的抗胆碱能作用，在中毒早期应一次静脉注射 1～4 mg，必要时可以重复给药。

（3）用普鲁卡因胺或利多卡因治疗心律失常，如出现心力衰竭，可静脉注射毒毛花苷 K 0.25 mg 或毛花苷丙 0.4 mg，并应严格控制补液量和速度。

（4）给予其他对症治疗。

5. 常见三环类抗抑郁药物的毒理参考数据

（1）阿米替林：成人口服平均致死量约为 1 g；中毒血药浓度＞0.5 mg/L，致死血药浓度 10～20 mg/L。

（2）多塞平：成人口服 1 g 以上可发生严重中毒；中毒血药浓度 0.5～2 mg/L，致死血药浓度＞10 mg/L。

（3）氯米帕明、去甲氯丙米嗪、丙米嗪：成人口服致死量＞50～75 mg/kg；中毒血药浓度 1～2 mg/L，致死血药浓度 3～12 mg/L。

（四）抗精神病药中毒

1. 中毒原因　绝大多数中毒者系精神病患者出院后自杀吞服中毒，也有医源性过量或错用中毒者。

2. 中毒机制　超量中毒时抑制中枢，出现过度镇静、嗜睡、意识障碍、谵妄、昏迷，并可引起呼吸抑制和低血压，可致休克、死亡。还可造成肝损害和骨髓抑制，出现恶性症候群（亦称下丘脑危象），抢救不及时可危及生命。

3. 中毒表现　中毒早期可表现镇静、嗜睡或烦躁不安及明显的锥体外系症状，如肌僵硬、震颤、动眼危象、角弓反张和扭转痉挛等。随着中毒的加重，以进行性意识障碍、昏迷为显著特点，瞳孔多缩小，体温降低，出现低热，还可出现传导阻滞、房颤、心衰和低血压症状。

4. 诊断与解救　多数为精神病患者，有服药史和临床表现；血及胃内容物的毒物分析可作为主要诊断依据。

（1）用 1∶5000 高锰酸钾溶液洗胃，反复抽洗，务求彻底；然后灌入适量调成糊状的药用炭，再注入适量硫酸钠溶液进行导泻。

（2）利尿促排泄：可给予渗透性利尿药（脱水剂），如甘露醇等，加速药物排泄，并有利于防止肺水肿和脑水肿的发生。一般应先静脉补足血容量，血压稳定时才利尿，注意体液平衡。输液内加入维生素 C 及护肝药。

（3）控制癫痫样症状发作可用地西泮，如有呼吸抑制者则选用苯妥英钠。

（4）严重中枢抑制时可给予哌甲酯、尼可刹米等，但不可量大以免诱发癫痫。

（5）给予其他对症治疗。

（6）对于严重中毒或血中浓度超过致死浓度者可以考虑血液透析或腹膜透析治疗。

5. 常见抗精神病药物的毒理参考数据

（1）氯丙嗪：成人口服致死量＞50～75 mg/kg；中毒血药浓度 1～2 mg/L，致死血药浓度 3~12 mg/L。

(2) 氯氮平：口服中毒量>0.8 g，致死量>1.5 g；中毒血药浓度>1 mg/L。

(3) 三氟拉嗪：口服致死量 15~150 mg/kg；中毒血药浓度 1.2~3 mg/L，致死血药浓度 3~8 mg/L。

(4) 硫利达嗪：口服致死量 1.5~8 g，中毒血药浓度 10 mg/L，致死血药浓度 20~80 mg/L。

（五）抗癫痫类药物中毒

1. 苯妥英钠中毒

(1) 中毒原因：多见长期用药的癫痫患者自服过量或错用药品。

(2) 中毒机制：大剂量中毒时，首先影响小脑及前庭功能，随后对中枢神经系统产生先兴奋后抑制作用，致小脑功能障碍，运动失常，并引起末梢神经病变等。

(3) 中毒表现：轻度中毒时有恶心、呕吐，甚至呕血、上腹部剧痛、吞咽困难、头痛、眩晕、心悸、视物模糊、言语不清、眼睑下垂等。当服药过量血中浓度大于 40 mg/L 时，即可出现急性中毒症状，如眼球震颤、复视、共济失调等，超过 50 mg/L 时，则可发生严重的昏睡以致昏迷状态。

(4) 诊断与解救：多数患者有癫痫史并有长期服药史；血液及胃内容物的毒物分析可作为主要诊断依据。

1) 尽快催吐，然后用生理盐水或 1‰~4‰鞣酸液洗胃，再用硫酸钠导泻。

2) 静脉滴注 10%葡萄糖注射液以加速排泄。

3) 呼吸抑制者可用烯丙吗啡，先静脉注射 5~10 mg，10~15 min 后重复注射，但总量不应超过 40 mg。

4) 心动过缓或传导阻滞者可用阿托品治疗，血压下降者可用升压药。

5) 给予其他对症治疗。

(5) 苯妥英钠毒理参考数据：成人口服中毒量>0.6 g，最小致死量 2~5 g；中毒血药浓度>40 mg/L，致死血药浓度>100 mg/L。

2. 卡马西平中毒

(1) 中毒原因：多见长期用药的癫痫患者自服过量或错用药物。

(2) 中毒机制：本品具有中枢神经镇静、抗抑郁、抗胆碱能作用及抗心律失常作用，过量中毒后主要引起中枢神经系统症状，并可引起呼吸抑制及心律失常。

(3) 中毒表现：临床可见呼吸不规则或呼吸抑制，恶心，呕吐，尿少或无尿，心电图异常；进而肌肉痉挛，震颤，角弓反张，共济失调，瞳孔散大，眼球震颤，先反射亢进后迟钝，意识丧失，昏迷。

(4) 诊断与解救：多数患者有癫痫史及长期服药史；血液及胃内容物的毒物分析可作为主要诊断依据。

1) 尽快催吐、洗胃，并灌入适量药用炭混悬液，然后导泻。

2) 静脉输液并给予利尿药，加快毒物的排泄。

3) 对于呼吸抑制、血压下降、惊厥等进行对症治疗，并注意抗休克。

4) 严重呼吸抑制者，需作气管插管给氧，并行人工呼吸。

5) 中毒严重者或血药浓度过高者并有肾功能衰竭时，可进行血液透析。

(5) 卡马西平毒理参考数据：中毒量>1.5 g/d，中毒血药浓度>12 mg/L。

（六）抗组胺药（H_1受体拮抗剂）中毒

该类药物在临床广泛用于过敏性疾病，由于大多数药物均有较强的中枢镇静及抑制作用，因此临床上过量中毒的病例多见。

1. 中毒原因　误服和用药量过大，也见自杀吞服过量中毒病例。

2. 中毒机制　对中枢神经系统先抑制，后兴奋，最后产生难以逆转的衰竭性中枢抑制。部分药物还有阿托品样抗胆碱能作用和对平滑肌的直接兴奋作用。临床死亡的主要原因为呼吸衰竭。

3. 中毒表现　中毒者有头昏、头痛、烦躁不安、失眠、口干、口渴、厌食、恶心、便秘、腹泻、尿频、排尿困难、尿潴留、血尿、胸痛、嗅觉错乱、瞳孔放大、视力障碍、复视、幻视、听觉障碍、精神错乱、恐惧、谵妄、嗜睡、手足徐动、肌肉震颤、运动失调、呼吸浅表、心动过速、心动过缓、心律失常、高血压或低血压。重症可出现惊厥（小儿多见）、昏迷、呼吸和循环衰竭，甚至死亡。

4. 诊断与解救　有服药史和临床表现；心电图示心动过速、心动过缓等心律失常的表现；血、尿及胃内容物的定性、定量分析可以确诊。

（1）内服大剂量中毒者进行洗胃、催吐、导泻。洗胃液可用1：4000高锰酸钾溶液或1‰碳酸氢钠溶液。

（2）静脉输液防治水、电解质和酸碱平衡紊乱，补充适当能量、维生素等。

（3）给予抗生素防治感染。

（4）神经系统抑制的处理：吸氧，呼吸抑制时采用人工呼吸。一般禁用中枢兴奋剂，以免诱发抗组胺药的中枢兴奋作用而致惊厥，仅对深度的中枢抑制患者可酌情用小量中枢兴奋剂如苯丙胺、尼可刹米等，分次给药，给药期间密切观察，以防发生惊厥。

（5）中枢兴奋时的处理：抗组胺药中毒所致中枢神经系统兴奋之后常继之有难以逆转的衰竭性中枢神经系统抑制，故一般不给予镇静剂，以免诱发或加重抑制。一般只在发生惊厥时，可用适量快速、短时作用的镇静剂，以达控制惊厥之目的。长效巴比妥类、毛果芸香碱、组胺类禁用于救治抗组胺药中毒所致的惊厥。

（6）小儿高热者以物理降温为主，勿用水杨酸类药物降温，以免诱发惊厥。

（7）其他对症治疗。

（8）中毒严重的危重患者应做血液透析。

5. 抗组胺药的毒理参考数据

（1）苯海拉明：中毒量≥300 mg，致死量＞500 mg；中毒血药浓度＞5 mg/L，致死血药浓度≥10 mg/L。

（2）氯苯那敏：致死量5～10 mg/kg；中毒血药浓度20～60 mg/L。

（3）异丙嗪：口服致死量≥200 mg/kg；中毒血药浓度1 mg/L，致死血药浓度≥2 mg/L。

（4）赛庚啶：人经口服致死量估计为25～250 mg/kg。

（七）镇痛药物中毒

主要为阿片类药物中毒。

1. 中毒原因　误用过量或吸毒者吸食过量。

2. 中毒机制　阿片类生物碱主要有效成分为吗啡，过量或频繁使用可致中毒。药物进入体内通过与阿片受体结合，抑制大脑皮质高级中枢、延髓呼吸中枢、血管运动中枢、咳嗽中枢，兴奋脊髓，提高胃肠及其括约肌的张力，蠕动受抑，引起胆道括约肌痉挛收缩，增高膀胱括约肌的张力，支气管收缩，促进组胺释放，使外周血管扩张，血压下降，脑血管扩张，颅内压增高。

3. 中毒表现　初时可见兴奋不安、头痛、眩晕、呕吐、谵妄，继而昏睡、昏迷、皮肤苍白、发绀、脉缓而弱、呼吸深而慢、排尿困难、肌肉松弛、瞳孔极度缩小、反射减弱或消失，中毒严重者血压下降、体温降低、呼吸高度抑制，最终由于呼吸中枢麻痹而死亡。

4. 诊断与解救　有服药史或吸毒史及典型临床表现；胃内容物和尿中可检出阿片类药物。

(1) 用 1∶5000 高锰酸钾溶液或药用炭混悬液洗胃，然后用硫酸钠溶液导泻。

(2) 保持呼吸道通畅：给予呼吸中枢兴奋剂尼可刹米、洛贝林等联合应用或交替使用，必要时使用人工呼吸机或行气管切开或气管插管。

(3) 吗啡拮抗剂的应用：纳洛酮肌内或静脉注射，每次 0.4～0.8 mg，具有极强的对抗吗啡的呼吸抑制及催醒作用。

(4) 对症及支持疗法：注意保温，应用抗生素控制感染，维持水、电解质及酸碱平衡，加强护理及其他对症和支持疗法。

5. 阿片类药物毒理参考数据

(1) 干阿片：致死量为 1.5～2 g。

(2) 吗啡：中毒量为 0.06 g；致死血药浓度 0.05～4 mg/L。

(3) 哌替啶：致死量约 1.2 g；中毒血药浓度 5 mg/L，致死血药浓度 300 mg/L。

(八) 解热镇痛药中毒

主要为对乙酰氨基酚中毒。

1. 中毒原因　用药过量或误服。此外，由于许多抗感冒的复方制剂中都含有该成分，几种感冒药同时服用很容易引起过量（一日量>10 g）中毒。

2. 中毒机制　过量对乙酰氨基酚消耗肝内谷胱甘肽，大量代谢产物与肝细胞内微粒体结合而致肝细胞坏死。对乙酰氨基酚中毒时可抑制中枢神经系统，损害肾脏，并致心内膜及心肌局灶性坏死，有时还可造成血小板减少、溶血性贫血、出现皮疹等。

3. 中毒表现　中毒者可出现恶心、呕吐、烦躁或意识障碍、昏迷、心律失常、血压下降、消化道出血、肝区痛、黄疸、肝功能损害等。严重者可死于急性肝功能衰竭。

4. 诊断与解救　有大量服用史及临床表现；尿、血或胃内容物分析可确诊。

(1) 及早催吐并用 1∶2000 高锰酸钾溶液、温开水洗胃。

(2) 拮抗剂治疗：迅速给予 N-乙酰半胱氨酸，开始用时给予 140 mg/kg 口服，然后以 70 mg/kg 每 4 h 1 次，共用 17 次；病情严重时可静脉给药，将该药溶于 5% 葡萄糖注射液 200 ml 中静注。拮抗药宜尽早应用，12 h 内给药疗效满意，超过 24 h 疗效较差。治疗中应进行血药浓度监测。

(3) 保护肝、肾功能：病情严重者给予维生素 C、葡萄糖、胱氨酸、蛋氨酸等，并及早进行血液透析。

(4) 给予其他对症治疗。

5. 对乙酰氨基酚毒理参考数据　成人 1 次口服 10～15 g 可发生严重的急性中毒；中毒血药浓度 400 mg/L，致死血药浓度大约为 1500 mg/L。

(九) 强心苷类药物中毒

1. 中毒原因　误服或医源性过量。

2. 中毒机制　洋地黄能抑制 Na^+-K^+-ATP 酶活性，中毒量则使窦房结自律性明显降低，下级起搏点自律性增强，窦房和房室间及房内传导减慢，心房结和心室肌不应期延长。由于电生理的改变，出现心律失常或传导阻滞，严重者可因休克而致死。

3. 中毒表现　临床可见恶心、呕吐、腹胀等胃肠道反应；视觉改变，出现黄视或绿视；引起各种心律失常或有传导阻滞、呼吸困难；出现头痛、失眠、忧郁、眩晕甚至神志错乱等神经系统表现。严重者出现谵妄、惊厥、昏迷，甚至休克而致死。

4. 诊断与解救　有用药史及典型临床症状；血清强心苷含量测定可供参考。

(1) 服药 8 h 以内均应洗胃，可用 1%～2% 鞣酸溶液，然后灌入药用炭混悬液，之后导泻。

(2) 静脉输液，如为低血钾诱发的心律失常，除补钾外，必要时给予依地酸二钠适量，以降低血钙浓度，减轻洋地黄的毒性。

(3) 针对心律失常情况，如为窦性心动过缓可用阿托品治疗，如为室性异位节律可给予利多卡因或苯妥英钠。

(4) 必要时吸氧，并进行其他对症治疗。

5. 强心苷类药物毒理参考数据

(1) 洋地黄毒苷：中毒量≥2 mg/次，致死量成人 5～15 mg；中毒血药浓度＞0.034 mg/L，致死血药浓度 0.45 mg/L。

(2) 地高辛：致死量成人约 10 mg；中毒血药浓度＞0.24 mg/L，致死血浓度＞2.4 mg/L。

（十）呼吸系统常用药物中毒

1. 氨茶碱中毒

(1) 中毒原因：多见于医源性用药过量，也见自杀吞服过量者。

(2) 中毒机制：该药对中枢神经系统、血管运动中枢有兴奋作用，兴奋程度随血药浓度上升而增加，静脉注射过速或剂量过大，可致血压下降、心室颤动、心搏骤停，对脑血管有收缩作用，中毒剂量可致脑缺氧和肾脏损伤，对胃肠道有刺激作用。

(3) 中毒表现：早期表现为恶心、呕吐、厌食、烦躁、失眠；继之出现腹痛、呕吐加剧或呕血、心动过速；严重者躁动、谵妄、高热、呼吸困难、昏迷、心律失常、血压下降、休克、癫痫发作、呼吸和循环衰竭，甚至心搏骤停。

(4) 诊断与解救：有用药史及临床表现；血浆茶碱浓度增高；脑电图检查：长期接受茶碱治疗的儿童脑电图可发生异常；呕吐物、尿中可见黄嘌呤产物。

1) 口服中毒用清水或 1∶5000 高锰酸钾溶液洗胃，或灌入适量药用炭混悬液，再用硫酸镁导泻。中毒 12 h 以上不再应用上述措施。

2) 静脉输液防治电解质紊乱及酸中毒。

3) 镇静、抗惊厥可给予地西泮或催眠药。

4) 脱水治疗：氨茶碱可使脑血流减少，相对缺氧，继而出现脑水肿，可表现为惊厥、呼吸衰竭、顽固呕吐。可选用 20% 甘露醇 200 ml 快速静脉输入，每日 2～4 次，也可用呋塞米静脉注射。呼吸衰竭时可应用尼可刹米。必要时可用阿托品。

5) 严重者给予吸氧、保持呼吸道畅通，并注意心电监护和抗休克。

6) 血中茶碱浓度超过致死浓度者可考虑血液透析治疗。

(5) 氨茶碱毒理参考数据：氨茶碱中毒量≥0.5 g，致死量 15 mg/kg；中毒血药浓度 30～40 mg/L，致死血药浓度≥50 mg/L。

2. 麻黄碱中毒

(1) 中毒原因：临床用药过量或误服。

(2) 中毒机制：本品能兴奋 α- 和 β- 两种受体，直接发挥拟肾上腺素作用。可兴奋大脑皮质及皮质下中枢，亦可兴奋血管运动中枢及呼吸中枢，使心脏兴奋而使心肌收缩力增强，心搏输出量增加；还可抑制平滑肌，特别是支气管平滑肌。

(3) 中毒表现：可见头痛、头晕、失眠、烦躁、焦虑或谵妄、面部潮红、多汗、寒战、发热、恶心、呕吐、腹胀、心律失常、心前区疼痛、便秘、少尿、排尿困难、血糖升高、震颤、痉挛、惊厥等。严重中毒者呼吸困难、发绀、血压下降、心室颤动，可因呼吸循环衰竭而死亡。

(4) 诊断与解救：有用药史及临床表现；血及胃内容物的分析可以确诊。

1) 误服者应尽快催吐，用 1:2000 高锰酸钾液洗胃，后用硫酸镁导泻。

2) 给予氯丙嗪可拮抗麻黄碱的中枢兴奋、升压作用及抗心室颤动作用，并具有抑制呕吐中枢及抗惊厥作用。成人用量为 25~50mg，3 次/日，口服。中毒症状明显者，可施行人工冬眠。

3) 其他对症治疗：用地西泮、水合氯醛等，以控制惊厥。四肢末端保温，以减轻末梢血管收缩等。

(5) 麻黄碱毒理参考数据：2 岁以下儿童最小致死量估计为 0.2g，成人致死量约 2g，最小致死量约 0.6g。

3. 可待因中毒

(1) 中毒原因：误服或用药过量，也有吸毒者吸食过量引起。

(2) 中毒机制：可抑制感觉神经末梢感受器，阻滞神经纤维冲动的传导。轻度中毒时，使下级中枢兴奋，出现呼吸加快、变浅，血压及体温升高。重度中毒时，兴奋脊髓，出现惊厥，最后可使心率加快或心脏抑制。

(3) 中毒表现：早期中毒症状有面部潮红、头痛、头晕、乏力、恶心、呕吐、恐惧感、欣快感等。中毒严重者有腹痛、腹泻、里急后重、心悸、脉快、血压升高、呼吸不规则、胸闷、发绀、寒战、高热流涎、咽部灼热、吞咽困难、瞳孔扩大、反射消失，可因呼吸麻痹而死亡。

(4) 诊断与解救：有用药史及临床表现；血及胃内容物的分析可以确诊。

1) 口服中毒者尽快催吐，用 1:5000 高锰酸钾溶液洗胃，并用硫酸钠导泻。局部注射中毒者，用冰袋冷敷在注射部位上端，用止血带结扎（间断放松）减少吸收。

2) 静脉输注高渗葡萄糖注射液及大剂量维生素 C 注射液，以促进毒物的排泄。

3) 呼吸困难时给氧，给予洛贝林或尼可刹米等呼吸兴奋剂，必要时做人工呼吸。

4) 给予其他对症治疗。

5) 中毒严重者可考虑血液透析治疗。

(5) 可待因毒理参考数据：成人经口最小致死量估计 0.5~1.0g；致死血药浓度 0.2~0.6mg/L。

(十一) 醇类中毒

1. 甲醇中毒

(1) 中毒原因：吸入或口服中毒（误服史或饮用含甲醇的假酒）。

(2) 中毒机制：甲醇对中枢神经系统有强烈毒性，能损害神经和视网膜细胞，导致失明。甲醇在体内氧化生成甲醛，甲醛加重机体损害，可引起酸中毒，肺水肿，脑水肿，肝、肾损害。

（3）中毒表现：中毒后潜伏期8～36 h，患者神经系统症状突出，视觉障碍，酸中毒明显。轻度中毒可见：头痛、头晕、视物模糊、乏力、兴奋、失眠、眼球疼痛；中度中毒可见：步态不稳、呕吐、呃逆、共济失调、腹痛、腰痛、视力障碍、飞雪感、复视甚至失明、表情淡漠、四肢湿冷；重度中毒可见：剧烈头痛、恶心、呕吐、意识朦胧、谵妄、抽搐、失眠、瞳孔散大、反射消失，同时有明显酸中毒、休克、昏迷，最后因呼吸麻痹而致死。

（4）诊断与解救：有接触史及临床表现；患者化验结果血甲醇＞50 mg/L 或血甲酸＞76 mg/L，尿中甲酸含量＞2000 mg/L 有诊断意义。

1）吸入性中毒者：应立即离开现场，给氧。

2）经消化道中毒者：尽快采取催吐、洗胃等措施，清除胃内尚未吸收的毒物。严重者可采取血液透析或腹膜透析疗法以排出甲醇及其代谢产物。

3）给予竞争性解毒药：可口服适量乙醇或将乙醇加入 5％葡萄糖注射液中，配成 10％的浓度静脉滴入。

4）有酸中毒者：给予 5％碳酸氢钠注射液适量静滴。意识模糊、嗜睡者可用纳洛酮。维持水、电解质平衡。

5）保护眼睛，免受刺激。依据临床症状及时给予其他对症治疗措施。

2．乙醇（酒精）中毒

（1）中毒原因：饮用过量或酗酒者多见。

（2）中毒机制：乙醇在体内主要在肝氧化代谢，其代谢过程是受乙醇脱氢酶（ADH）和乙醛脱氢酶（MDH）催化。人对乙醇的耐受性有种族和个体差异，对乙醇敏感者主要是乙醇脱氢酶活性大，很快产生乙醛，引起面赤、体温升高、脉率加快等症状，乙醛氧化成乙酸的速度慢，引起乙醛蓄积。乙醇对神经系统具有先兴奋后抑制的作用，大剂量可致呼吸中枢麻痹和心脏抑制。

（3）中毒表现：乙醇急性中毒大致可分为三期，各期的界限不甚明显，由前一期转向后一期的快慢亦不同。

1）兴奋期：眼部充血、颜面潮红或苍白、眩晕、兴奋、躁狂、情绪不稳定、行为失控或有攻击行为，有时粗鲁无礼，或谈论滔滔，或静寂入睡等。

2）共济失调期：兴奋后，患者的动作逐渐笨拙，身体平衡不稳，步态蹒跚，神志错乱，言语不清，语无伦次，可有呕吐、嗜睡、面红、心率加快、血压升高或降低。

3）抑制期：昏睡或昏迷、皮肤湿冷、体温降低、呼吸减慢、瞳孔散大、心率加快、血压下降，或有大小便失禁。中毒严重者可出现呼吸衰竭和循环衰竭，甚至引起死亡。

（4）诊断与解救：有接触史及临床表现；呼出气有酒精味即可诊断。必要时测定血、尿及呼气中乙醇浓度。

1）饮入中毒者：应迅速刺激咽部催吐，用 1％碳酸氢钠或 0.5％药用炭混悬液洗胃（也可用清水），同时灌服或由胃管注入浓茶水或咖啡水。

2）严重中毒者：50％葡萄糖注射液 100 ml 加胰岛素 20 U 静脉注射，可提高乙醇的代谢；肌注维生素 B_1、维生素 B_6 及烟酸各 100 mg，以加速乙醇在体内氧化，促进清醒。

3）静脉注射纳洛酮 0.4～0.8 mg，重者 1 h 后可重复给药。

4）昏迷者：可注射中枢兴奋剂，如安钠咖、哌甲酯等。

5）过度兴奋者：可用氯氮䓬，有惊厥者可酌用地西泮。勿使用吗啡及巴比妥类药物，防止加重呼吸抑制。

6）对症及支持疗法：四肢注意保温，头部可给予冷敷，并及时给予其他对症治疗。

(5) 乙醇毒理参考数据：纯乙醇的致死量，婴儿为 6～30 ml，儿童约为 25 ml；成人引起中毒的乙醇量个体差异很大，一般为 70～85 ml，其致死量为 250～500 ml。血中乙醇浓度达 0.35%～0.4% 时可导致死亡。

二、常见中药急性中毒的救治

（一）常见植物药中毒

1. 乌头中毒　乌头为毛茛科植物乌头的块根，旁生块根称附子，独根称天雄，均含有毒成分乌头碱等。

(1) 中毒原因：服用生品，服用、炮制不当，或服用过量。

(2) 中毒机制：乌头致毒成分乌头碱能引起中枢神经系统及周围神经先兴奋后麻痹，还可以直接作用于心肌和因兴奋迷走神经中枢而使心律失常及心动过缓等，由于延髓中枢被麻痹而发生血压下降、呼吸抑制，又因麻痹运动中枢致使肢体活动障碍，最后可发生心脏骤停及呼吸衰竭。

(3) 中毒表现：经口服中毒者首先是口腔至咽喉部黏膜有刺痛及烧灼感，舌及口腔周围有麻木感，半小时后出现全身中毒症状，主要有四肢麻木、特异性刺痛及蚁爬感，尤以指尖为甚，继而全身麻木、恶心、呕吐、流涎、腹痛、腹泻、心律失常、血压下降，重者瞳孔放大、昏迷、休克、呼吸及循环衰竭。

(4) 诊断与解救：有服药史及临床表现；一般在服药后 0.5～1 h 内发病，体液毒物分析可以确诊。

1）内服中毒立即催吐，用 1∶2000 高锰酸钾液或 1%～2% 鞣酸液洗胃，然后灌入适量药用炭或硫酸钠导泻，用 2% 盐水高位结肠灌洗。

2）阿托品 1～2 mg，皮下或肌内注射，给药次数视中毒情况而定，必要时可用 0.5～1 mg，静脉缓注。

3）昏迷及呼吸困难者给予中枢兴奋药，如安钠咖、洛贝林等；对室性早搏等心律失常者可用利多卡因、普鲁卡因胺等治疗。

4）静脉输液、吸氧或人工呼吸以及其他对症治疗。

(5) 乌头毒理参考数据：致毒成分主要为乌头碱、中乌头碱和次乌头碱。

1）中毒量：乌头碱为 0.2 mg（致死量 3～5 mg）；草乌为 5.0～7.5 g；川乌为 5～15 g；附子为 50～100 g。

2）毛茛科植物含乌头碱的还有雪上一枝蒿、落地金钱、搜山虎等。中毒量：雪上一枝蒿为 2.5～5 g；落地金钱为 0.9～2.4 g；搜山虎为 3 g。

2. 马钱子中毒　马钱子为马钱子科植物马钱子的干燥成熟种子，有大毒。

(1) 中毒原因：误服生马钱子或使用制马钱子过量。

(2) 中毒机制：马钱子的主要毒性成分士的宁和马钱子碱均可使中枢神经系统兴奋。当毒物达到一定量后，产生惊厥，大量中毒时，造成中枢神经系统疲惫与麻痹而死亡。

(3) 中毒表现：早期为躁动不安、焦虑、头痛、头晕、呼吸加快、出现潮式呼吸、面和颈部肌肉强直，吞咽困难，继而出现肌肉抽搐、阵发性强直痉挛、眼球突出、瞳孔放大、面带痉笑、面色青紫、角弓反张、兴奋过后继而出现麻痹，可因窒息或因呼吸麻痹而死亡。

（4）诊断与解救：有服药史及临床症状；体液中士的宁及马钱子碱的定性分析可以帮助确诊。

1）使中毒者静卧暗室，保持安静，避免声音、光线等刺激。

2）惊厥者给予吸氧，并给予催眠药迅速镇静，如中效、短效巴比妥类药物，或适量10%水合氯醛保留灌肠或给予其他镇静药，如氯丙嗪、地西泮等。

3）惊厥停止后可选用1：5000高锰酸钾，1：250的碘酊水稀释液，或2%鞣酸溶液、浓茶等解毒剂洗胃。

4）静脉滴注葡萄糖氯化钠注射液等以促进排毒。

（5）马钱子毒理参考数据：马钱子成熟种子含生物碱1.5%～5%，其中主要是士的宁（番木鳖碱），其次为马钱子碱。士的宁的中毒量为2 mg，致死量为30～100 mg；马钱子碱的毒性为士的宁的1/8～1/30。

3. **雷公藤中毒**　雷公藤为卫矛科植物雷公藤的根、叶及花。

（1）中毒原因：多见于误服或药用过量而引起中毒。

（2）中毒机制：本品对胃肠道局部的刺激作用强烈，同时吸收后对中枢神经系统（包括视丘、中脑、延髓、小脑及脊髓）造成损害，并可导致心脏、肝出血性坏死和肾损害。

（3）中毒表现：内服中毒一般在2 h后出现症状。若煎汁服或与酒同服则症状出现早且重。中毒初期出现恶心、呕吐、剧烈腹痛、腹泻、血样便、头昏、头痛、嗜睡。继而出现胸闷、气短、发绀、唇舌发麻、膝反射消失等症状，呼吸微弱、心跳无力、脉细弱、血压下降，2～3日后出现肾损害症状及脱发，重者可出现急性肾功能衰竭。绝大部分死亡多发生在中毒后1～4日内，多死于呼吸衰竭。

（4）诊断与解救：有服药史及典型临床症状。

1）用1：2000高锰酸钾液洗胃，然后给予硫酸钠或硫酸镁导泻，意识清楚者可催吐。

2）给予低盐饮食。

3）给予输液、输氧，对症处理呼吸衰竭及休克。

4）严重中毒者可考虑血液透析治疗。

（5）雷公藤毒理参考数据：雷公藤含多种生物碱成分，如雷公藤碱、雷公藤次碱、雷公藤春碱、雷公藤晋碱、雷公藤增碱等。此外，尚含有蛇藤醇、卫矛醇、雷公藤甲素等。内服雷公藤嫩芽7个或根皮50～100 g即可致死。

4. **钩吻中毒**　钩吻为马钱子科植物胡蔓藤的全草，为常年绿缠绕藤木，是一种常见的有毒植物。

（1）中毒原因：误服或用药过量。

（2）中毒机制：钩吻含有的钩吻碱易从消化道吸收，具极强烈的神经毒性，主要抑制延髓呼吸中枢，当呼吸中枢严重抑制时可引起酸中毒。可因延髓呼吸中枢及呼吸肌的麻痹而死于呼吸衰竭。此外，还作用于迷走神经，直接刺激心肌引起心律失常和心率的改变。也可抑制脑和脊髓运动中枢而引起肌麻痹。

（3）中毒表现：误食本品后中毒症状出现的快慢与食入的部位有关，用根煎水或食入其嫩芽时，可立即出现中毒症状。中毒后首先出现口、咽、腹部烧灼样疼痛，流涎、恶心、呕吐、口干或吞咽困难等症状，大部分中毒者尚有腹痛、腹胀及腹部压痛。继而出现神经毒性症状，言语不清、眩晕、四肢麻木、肌肉软弱无力、舌硬、吞咽困难、共济失调、烦躁不安及肌肉纤维颤动等。中毒晚期可发生特殊的类似破伤风样痉挛，严重者可发生呼吸肌麻痹，出现呼吸困难、窒息、昏迷及休克。此外，尚有复视、视物模糊甚至失明，并伴有眼睑下垂、瞳孔散大。迷走神经受刺激时，使心跳缓慢而后心跳加快及心律失常，继而出现四肢冰冷、面色苍白、体温不升及血压下降等。

(4) 诊断与解救：有服药史及临床症状；可进行毒物分析确诊。

1) 立即催吐及用 3%～5% 鞣酸液或 1∶2000 高锰酸钾液洗胃并导泻、输液加速排泄。

2) 解毒剂治疗：可用阿托品或士的宁皮下注射以对抗钩吻碱的迷走神经抑制作用。也可肌内注射新斯的明，每 6h 1 次，每次 1mg。

3) 羊血治疗：诊断为本品中毒后，可尽早用新鲜羊血 200～300 ml 灌服，共 1～2 次。如无羊血也可用白鸭或鹅血灌服。

4) 对症治疗：针对抽搐、休克等采取相应措施。血压下降时可用升压药物，呼吸抑制时可用洛贝林及尼可刹米交替注射，输入含二氧化碳 5%～7% 的氧气，必要时行人工呼吸。

(5) 钩吻毒理参考数据：钩吻全株均有毒，以根和叶，尤其嫩叶毒性最大。根含钩吻碱甲、子、丑、寅、卯等，叶中含钩吻碱甲、辰等。钩吻碱子为主要成分，含量最高，但钩吻碱寅的毒性最强。0.15～0.3g 钩吻碱，或 3.5ml 流浸膏，或 3g 根皮或 10 个嫩芽均可致死。

5. 鱼藤中毒 鱼藤为豆科植物毛鱼藤、马来鱼藤等十多种同属植物的全株。

(1) 中毒原因：误食或用药量过大。

(2) 中毒机制：鱼藤所含的鱼藤酮是一种神经毒素，人中毒时出现阵发性腹痛、恶心、呕吐、全身肌肉震颤与痉挛，呼吸减慢，最后由于呼吸中枢麻痹而致死亡。此外，对消化道黏膜有强烈的刺激作用。

(3) 中毒表现：中毒后主要症状为口腔黏膜麻木、恶心、呕吐、腹痛、烦躁不安、呼吸缓慢、阵发性全身痉挛、肌纤颤、昏迷，甚至发生呼吸衰竭而死亡。

(4) 诊断与解救：有服药史及临床症状；可进行毒物分析确诊。

1) 用 4% 的碳酸氢钠溶液或 1∶2000 高锰酸钾溶液洗胃，并用硫酸镁导泻。

2) 对消化道的腹痛症状可用颠茄酊治疗。

3) 呼吸衰竭者可用呼吸兴奋剂。

4) 其他对症治疗。

(5) 鱼藤毒理参考数据：本品的根茎、叶均有毒。主要毒性成分为鱼藤酮及鱼藤素，两者为同分异构体。人服生药致死量为 3.6～20g。

6. 巴豆中毒 巴豆为大戟科植物巴豆的干燥成熟果实。生品限于外用，内服用巴豆霜，多入丸、散用，用量 0.1～0.3g。

(1) 中毒原因：误服生品或服用过量的巴豆霜，或误将巴豆油作蓖麻油内服所致；小儿常因咀嚼引起；手剥巴豆壳或接触巴豆油，可引起皮肤损害。

(2) 中毒机制：脂肪油中的巴豆油酸在消化道分解为巴豆酸，巴豆酸对胃肠道有强烈腐蚀和泻下作用；巴豆毒素是一种细胞原浆毒，能溶解红细胞，并使局部细胞坏死。

(3) 中毒表现：内服 5～15 min 即可出现症状。初见咽喉肿痛、眩晕、呕吐、肠绞痛、频繁泻下米汤样大便或血便，并见血尿或无尿。可因剧烈呕吐引起脱水、脉搏细弱、体温下降、皮肤冷湿，危重者可因急性肾衰竭、呼吸或循环衰竭而死亡。接触脂肪油或手剥巴豆壳等,可引起局部损害,如发泡、水肿,有烧灼感;脂肪油入眼,可致结膜、角膜发炎而肿痛流泪。

(4) 诊断与解救:有服用史及典型临床表现。

1) 早期可催吐,用温水洗胃,然后给予牛奶、蛋清、豆浆等。

2) 静脉输液,纠正脱水、酸中毒和电解质紊乱。

3) 可用甘草、绿豆煎汤冷服。

4) 对症治疗,包括止痛、抗休克、解痉、治疗呼吸衰竭等。

5) 局部中毒者,可用冷水洗患处,或用黄连煎汤,冷却后冲洗患处。

(5) 巴豆毒理参考数据:巴豆含脂肪油(巴豆油)30%~40%,是主要毒性成分,内服20滴即可致死。另一种毒性成分为巴豆毒蛋白(巴豆毒素),精制巴豆毒素对小鼠急性LD_{50}为3.37 mg/kg。

7. 蓖麻子中毒 蓖麻子是大戟科植物蓖麻的种子,有大毒,医疗上一般供外用,作泻剂时内服,用量0.5~1g,入丸、散用。

(1) 中毒原因:误食或使用方法不当。由于本品各地广泛分布,农村中毒发生率较高。

(2) 中毒机制:蓖麻子中含蓖麻毒蛋白及蓖麻碱。蓖麻毒蛋白是一种细胞原浆毒,易使肝、肾等器官实质细胞发生损害而肿胀混浊,导致肝、肾出血及坏死等。蓖麻毒素还有凝集和溶解红细胞及麻痹呼吸中枢、血管运动中枢的作用。

(3) 中毒表现:早期有恶心、呕吐、腹痛、腹泻,继而发生便血、脱水、肝大、肝功能异常等;出现严重溶血症状,伴有白细胞增多、核左移现象;中枢神经系统失调,有头痛、体温升高、精神萎靡、嗜睡等,中毒严重者意识模糊、痉挛、角弓反张、呼吸困难、瞳孔散大、对光反应迟钝,最后血压下降、休克、心力衰竭而死亡;可有肾损害,出现血尿、蛋白尿、无尿、酸中毒、尿毒症;对内分泌系统也可产生明显的损害,使相关指标出现异常。

(4) 诊断与解救:有服用史及典型临床表现。

1) 用1:4000高锰酸钾溶液反复洗胃,再以硫酸镁导泻或作高位灌肠,然后服用牛奶、藕粉、蛋清等保护胃黏膜。

2) 静脉输入葡萄糖和氯化钠注射液,注意纠正水、电解质紊乱,并加入维生素C;病情严重者加入氢化可的松,必要时滴注乳酸钠或碳酸氢钠,以纠正酸中毒。

3) 如有条件,可皮下注射抗蓖麻毒血清。

4) 根据各系统出现的症状,采取适当的对症治疗措施。

(5) 蓖麻子毒理参考数据:蓖麻子的毒性成分主要是蓖麻碱和蓖麻毒蛋白,毒性相当大,蓖麻碱160 mg或蓖麻毒蛋白7 mg均可导致成人死亡。误食蓖麻子成人约20粒,小儿2~7粒即可引起死亡。

8. 白果中毒 白果为银杏科落叶乔木银杏树的种子。

(1) 中毒原因:炒食或煮食过量均可中毒,尤以10岁以下儿童多见。

(2) 中毒机制:白果果仁中的白果二酸及果肉中的白果酸主要作用于神经系统,引起中枢神经系统的先兴奋后麻痹作用。此外,果仁中含有的微量氢氰酸的CN^-能迅速与细胞色素氧化酶的三价铁结合,从而抑制酶的活性,使组织不能利用氧而产生"细胞窒息",导致细胞中毒性缺氧症。严重时可因呼吸麻痹而死亡。

(3) 中毒表现:早期出现消化道症状,表现为恶心、呕吐、腹痛、腹泻。继而出现中枢神经系统症状,表现为嗜睡、昏迷、恐惧、惊厥、神志迟钝、呼吸困难、面色青紫、瞳孔散大或缩小、对光反射迟钝，重者角弓反张，甚至呼吸麻痹。

（4）诊断与解救：食用白果史及临床表现。

1）迅速催吐、洗胃、导泻，并口服蛋清、药用炭混悬液，以保护胃黏膜并减少毒物吸收。

2）解毒剂的应用：①在用10%硫代硫酸钠或1：2000高锰酸钾溶液或3%过氧化氢溶液洗胃后，再给予硫酸亚铁溶液，每15 min约10 ml，使氧化物生成无毒的氰化亚铁。②用依地酸二钴、谷氨酸钴等钴盐类解毒剂治疗。

3）根据各系统出现的症状，采取适当的对症治疗措施。

（5）白果毒理参考数据：白果肉及种皮中含白果酸，种仁中含白果二酸，果仁中尚含有微量氢氰酸是引起中毒的重要成分。儿童食用7～150粒，成人40～300粒即可出现中毒。

9. 苦杏仁中毒　苦杏仁为蔷薇科植物杏或山杏的种子。

（1）中毒原因：误食过量或药用过量。

（2）中毒机制：苦杏仁中的毒性成分苦杏仁苷在体内分解出来的氢氰酸与细胞色素氧化酶结合，阻断Fe^{3+}还原成Fe^{2+}的携氧作用，使组织细胞无法利用氧而引起"组织窒息"，导致细胞中毒性缺氧症。

（3）中毒表现：中毒后早期可见消化道黏膜刺激症状，流涎、恶心、呕吐、腹泻、头痛、头晕、乏力、心跳加快、血压升高，继而出现四肢远端触觉迟钝，腱反射减低或消失等。中毒严重时可有意识丧失、瞳孔散大、对光反射消失、强烈痉挛、发绀、血压下降并有呼吸抑制，最终因呼吸麻痹而死亡。

（4）诊断与解救：有食用杏仁史；可闻到呼出气中苦杏仁味；典型的中毒症状；胃内容物中检出杏仁或氢氰酸检测阳性。

1）立即用10%硫代硫酸钠溶液或1：2000高锰酸钾溶液，或3%过氧化氢溶液洗胃，而后给予硫酸亚铁溶液，每15～20 min 10 ml。

2）解毒剂的使用：尽快吸入亚硝酸异戊酯1～2支，每2 min 1次，连续使用5～6支，同时用亚硝酸钠注射液，6～12 mg/kg，缓慢静脉注射，随后再静脉注射50%硫代硫酸钠注射液25～50 ml。必要时可在半小时后重复注射1次。如无亚硝酸盐注射液时，可静脉注射亚甲蓝注射液10 mg/kg，或用钴盐类注射液解毒。

3）根据各系统出现的症状，采取适当的对症治疗措施。

（5）苦杏仁毒理参考数据：本品的主要成分为苦杏仁苷，当大量食入后在胃酸及酶的作用下分解析出大量氢氰酸而发生中毒。成人误服苦杏仁20～30粒，小儿误服10～20粒，即可发生严重中毒。

（二）常见动物药中毒

1. 斑蝥中毒　斑蝥为芫菁科昆虫南方大斑蝥、黄黑小斑蝥的干燥虫体。毒性强烈，生品供外用。

（1）中毒原因：误食或用药过量。

（2）中毒机制：本品内服可引起胃肠炎症、黏膜坏死，吸收后可引起肾小球变性、肾小管出血，心肌也有出血，肝脏轻度脂肪变性，肺瘀血，并有小灶性出血，对毛细血管也有毒害作用，并可引起神经系统损害。

（3）中毒表现：①皮肤接触后局部灼感、潮红，形成水泡和溃疡，吸收后亦可引起全身中毒表现，约在2 h后发病。②内服中毒可引起局部消化道症状，口腔咽喉烧灼感、口麻、口腔黏膜发生水泡及溃疡、食管黏膜剥脱、恶心、呕吐、呕血、腹部绞痛、便血，可致严重出血、头晕、头痛、视物不清。毒素由肾脏排出可刺激泌尿道，引起肾炎及膀胱炎症状，表现为尿频、尿道烧灼感和排尿困难、血尿、尿少、尿闭及急性肾功能衰竭等。此外，可使子宫收缩或出血，可致孕妇流产。严重者，可有高热、休克和昏迷。对神经系统损害可表现为发音困难、口唇和四肢远端麻木，眼球不能转动和复视，咀嚼无力，甚至双下肢瘫痪等。

(4) 诊断与解救：有食用史及临床表现。

1) 立即洗胃，并内服牛奶、蛋清以保护胃黏膜，或口服氢氧化铝凝胶。

2) 内服活性炭混悬液或盐类泻剂导泻，减轻毒素吸收。

3) 静脉输液，维持水与电解质平衡。

4) 神经系统损害时可给予 B 族维生素，并适当给予辅酶 A、三磷酸腺苷、加兰他敏等，病情稳定后配合针灸及理疗。

5) 忌给油类食物。

6) 其他对症治疗。

(5) 斑蝥毒理参考数据：主要致毒成分为斑蝥素，占 1.2%～12%，又称斑蝥酸酐，为无色无味发亮结晶，毒性强烈。斑蝥虫体中同时含有斑蝥素及斑蝥酸的盐类（钾盐）。斑蝥中毒量约为 1 g，致死量约 3 g，斑蝥素致死量为 30 mg。

2. 蟾蜍与蟾酥中毒　蟾蜍为蟾蜍科动物中华大蟾蜍、黑眶蟾蜍的全体；蟾酥为蟾蜍的耳后腺及皮肤腺分泌的白色浆液干燥物，有毒。

(1) 中毒原因：误食或用药过量。

(2) 中毒机制：蟾酥所含的毒性成分基本结构与强心苷原相似，因此对心脏的作用与洋地黄相似，但其作用不强，易引起心律失常。此外，可刺激胃肠道催吐，有局部麻醉及引起惊厥的作用，对皮肤黏膜有局部刺激作用。

(3) 中毒表现：可见上腹部不适、流涎、恶心、呕吐、口腔黏膜产生白斑，或有腹痛、腹泻、水样便；心悸、心动过速、房颤、传导阻滞；神经系统症状有头晕、头痛、嗜睡、口唇和四肢麻木等；中毒严重者表现为烦躁、抽搐、昏迷、面色苍白、四肢厥冷、体温降低、出汗、脉细弱、口唇发绀、血压下降，可致呼吸及循环衰竭。蟾蜍浆液对黏膜有较强的刺激作用，溅入眼内可致眼损伤，立即感到剧痛难忍、流泪不止、眼睑肿胀、畏光、眼球结合膜充血，并可致角膜溃疡。外用可引起荨麻疹样皮疹、剥脱性皮炎等多种病症。

(4) 诊断与解救：有服用史、接触史及临床表现。

1) 口服药用炭混悬液或浓茶水后催吐，然后用 1∶5000 高锰酸钾溶液洗胃，并用硫酸镁导泻，禁用油类泻剂。

2) 吐泻剧烈者应静脉输液，补充水和电解质。给予大剂量 B 族维生素及维生素 C。

3) 抗心律失常治疗：给予阿托品 0.5～4 mg，肌内或静脉注射，每日 3～4 次，重者可每 2～3 h 1 次，并可应用利多卡因等抗心律失常药。其他处理方法可参考洋地黄中毒的处理。

4) 根据临床症状给予其他对症治疗。

5) 眼损伤的处理：①3% 硼酸溶液或生理盐水冲洗眼部（情况紧急时也可用常水冲洗）。②酌情滴用抗菌眼液、可的松及阿托品滴眼液。③内服维生素 B_1、B_2、C 及 A，D 等。④必要时也可用注射用抗生素或可的松类激素。

(5) 蟾蜍与蟾酥毒理参考数据：蟾蜍的主要毒性成分是蟾蜍配质及蟾蜍毒素。内服蟾酥超过 135 mg 即可引起中毒。

3. 水蛭中毒　水蛭为水蛭科动物蚂蟥、水蛭、柳叶蚂蟥的全体。

(1) 中毒原因：多为用药过量或在水田劳动时被水蛭咬伤。

(2) 中毒机制：水蛭的主要致毒成分为水蛭素及组胺样物质，可引起凝血功能障碍、血管扩张而引起出血。

(3) 中毒表现：水蛭中毒潜伏期为 1~4 h。表现为恶心、呕吐、子宫出血。严重时出现胃肠道出血、剧烈腹痛、血尿、昏迷等。如为咬伤，则局部表现为长时间出血不止。

(4) 诊断与解救：有服用史、接触史及临床表现。

1) 内服中毒者出现胃肠道症状可用绿豆 10 g，甘草 10 g 水煎服。出现剧烈腹痛，口服云南白药，3 次/日，每次 1~3 g。出现休克时可用万年青、半边莲各 30 g 水煎，分 2 次口服，每 2~4 h 1 次，连服 2~4 次。若出现大出血时可输血。

2) 水蛭咬伤用盐水或醋冲水蛭或在水蛭身上撒盐，使其身体缩小，放松吸盘而退出，伤口处涂紫药水，出血不止者应局部压迫止血。

(5) 水蛭毒理参考数据：水蛭中毒量为 15~30 g，雌性小白鼠皮下注射水蛭煎液 LD_{50} 为 15.24 g/kg。

4. 鱼胆中毒

(1) 中毒原因：多为过于相信鱼胆的功效而食用。

(2) 中毒机制：鱼胆中毒可导致多种脏器功能不全，脏器损害严重程度依次为肾、肝、心脏及胃肠道。目前鱼胆中毒致急性肾衰的发病机制尚不清楚，通过研究发现，鱼胆中毒后肾功能、尿 N-乙酰葡糖胺（NAG）酶、肝功能、心肌酶及肾脏显微结构均有明显变化。

(3) 中毒表现：鱼胆中毒的临床发病甚急多在吃鱼胆后 1~3 h 发病，严重者会损伤肝、肾功能。起初为恶心、呕吐、上腹部及脐周围疼痛、腹泻，继而出现少尿、甚至尿闭，同时呕吐物显咖啡色。如不及时抢救，严重者就会出现神志模糊、谵妄、烦躁不安、抽搐、肾功能衰竭、昏迷，直至休克死亡。

(4) 诊断与解救：有食用史及临床表现。

目前尚无特效治疗方法主要是中毒的一般治疗及对症治疗，抢救成功的关键在于正确处理肾功能衰竭，度过危险期，同时还应包括护肝、护心和保护胃肠道黏膜等综合治疗。

1) 催吐、洗胃、导泻，减少毒物吸收。

2) 呕吐严重者应补液纠正酸中毒，但补液时应注意尿量及肾脏功能。

3) 防治急性肾功能衰竭，早期透析治疗。

4) 保护肝脏功能，口服或静脉注射葡萄糖、葡醛内酯及大量维生素 C 等保肝药物

5) 重症使用肾上腺皮质激素。

6) 给予广谱抗生素预防感染，特别是革兰阴性杆菌的感染。

7) 必要时作腹膜透析或血液透析，以使患者度过危险期。

(5) 鱼胆毒理参考数据：鱼胆中含有组胺、胆盐及氰化物等剧毒物质。成人一般吞食 500 g 鱼的鱼胆 4~5 个或 2000 g 鱼的鱼胆一个即可中毒；吞食 2500 g 鱼的鱼胆 2 个即可致死。

(三) 常见矿物药中毒

1. 砒霜中毒

(1) 中毒原因：用量过大、误服或刑事案件投毒等。

(2) 中毒机制：砒霜主要成分为三氧化二砷，能与细胞酶蛋白的巯基结合，使其失活，从而阻碍细胞的氧化功能，影响组织的新陈代谢，使糖代谢停止、蛋白质分解而细胞死亡。此外，砷还能破坏红细胞引起溶血，造成组织营养障碍以至坏死。并可破坏毛细血管和肾小球，也可引起中枢神经系统麻痹、循环衰竭、急性肾衰竭而死亡。

(3) 中毒表现：中毒者首先感到口、咽部灼烧、干痛、口有金属味，恶心、呕吐、剧烈腹痛、腹泻，吐泻物中常有黏液和血性物，有葱蒜臭味，吐泻严重者出现脱水，血压下降，甚至休克。中毒严重者可见烦躁不安、谵妄、惊厥、意识模糊和昏迷，并有高热、四肢疼痛性痉挛、多发性神经炎、心肌损害，可致心衰及肝、肾功能衰竭而死亡。

(4) 诊断与解救：有误用或用药史；血及尿中砷化物的定性检查呈阳性可以确诊。

1) 应立即催吐并洗胃，口服12%硫酸亚铁溶液与20%氧化镁混悬液的等量混合液，每5~10 min灌服一匙，直到呕吐。

2) 及时给予特效解毒剂，如二巯丙磺钠、二巯丙醇等。

3) 可用明矾3 g，大黄24 g，甘草15 g煎水灌服。

4) 静脉输液，给予葡萄糖氯化钠注射液及维生素C注射液，维持水与电解质平衡。

(5) 砒霜毒理参考数据：砒霜主要成分为三氧化二砷，剧毒；砒霜中毒量0.01 g，致死量0.1~0.2 g。

2. 硫黄中毒

(1) 中毒原因：饮用硫黄酒或药用过量等。

(2) 中毒机制：内服后在肠道中生成大量的硫化氢及硫化物，被吸收进入血液后，可使血红蛋白转变为硫化血红蛋白，引起组织缺氧，从而引起中枢神经系麻痹并出现突然死亡。

(3) 中毒表现：中毒后出现头晕、头痛、全身无力、恶心、呕吐、腹痛、腹泻、便血、体温升高、意识模糊、瞳孔缩小，对光反射迟钝、血压下降，继而出现昏迷、甚至休克而死亡。

(4) 诊断与解救：有服用史及临床表现。

1) 用温开水反复洗胃，洗胃前向胃内注入饱和硫酸铁溶液100 ml，加温开水200 ml。洗胃后注入硫酸镁溶液导泻。

2) 静脉注射1%的亚甲蓝10 ml，加入50%葡萄糖注射液40 ml中，或注射20%硫代硫酸钠40 ml，以促进血液中血红蛋白的复能。

3) 补充大量维生素B、C、K等。

4) 用生绿豆粉15 g，每日1~4次温开水送服。或用甘草15 g，黑豆30 g煎水服。

(5) 硫黄毒理参考数据：硫黄中毒量>5~10 g/次。

3. 水银及其制剂中毒

(1) 中毒原因：大量误服含汞的化合物或药物。

(2) 中毒机制：汞盐进入人体后与酶蛋白的巯基结合，从而抑制多种酶的生理活性，阻碍细胞的正常代谢。汞离子能与肠、血液及其他内脏组织形成疏松的蛋白化合物，从而使细胞发生营养不良性改变，甚至坏死。由肾脏排出时，可以抑制肾实质细胞巯基酶系统的活性，引起肾小管坏死。

(3) 中毒表现：无机汞中毒主要为急性腐蚀性胃肠炎及肾损害、口腔及咽喉疼痛、黏膜灰色、恶心、呕吐、上腹痛、腹泻、血便、血尿，严重者肾功能衰竭及休克。有机汞中毒主要是胃肠道和神经系统症状以及心、肝、肾损害。另外，有流涎，口腔有金属味。如有接触史,可有接触性皮炎。

(4) 诊断与解救:有用药史及典型的临床症状;呕吐物、尿、胃内容物中检测到汞的存在。

1) 误服者尽快用 2% 碳酸氢钠溶液洗胃,然后大量饮用牛奶、豆浆或蛋清,再内服适量碳酸氢钠溶液,使其呕吐而排出胃内容物,继而用硫酸镁导泻或肥皂水洗肠。

2) 用磷酸钠 0.324~0.65 g 再加醋酸钠 0.324 g 溶于半杯温开水中,每小时服 1 次,共服 4~6 次,以使氯化汞还原为毒性较低的甘汞。

3) 本品的特效解毒药为巯基类药物,以二巯丙磺钠最为有效,肌内注射,剂量可按 5 mg/kg,第 1 日每 6~8 h 1 次,第 2 日每 8~12 h 1 次,以后每日 1 次,7 日为一个疗程。

4) 及时纠正酸中毒和水、电解质平衡,并根据临床症状采取对症疗法。

(5) 水银及其制剂毒理参考数据:升汞中毒量为 0.1~0.2 g,致死量为 0.3~0.5 g,轻粉(甘汞)致死量为 2~3 g。

【思考题】

1. 何谓毒物及中毒?
2. 简述中毒发生的机制。
3. 简述急性中毒的一般处理原则。
4. 什么是解毒药?如何分类?举例加以说明。
5. 如何解救地西泮、对乙酰氨基酚及乙醇的中毒?
6. 叙述乌头、巴豆、白果、鱼胆及砒霜中毒的解救方法。

(张贵岑)

第十一章 合理用药

> **学习要点**
> 1. 掌握合理用药的概念、基本要素、基本原则及具体原则；临床上不合理用药的主要表现；合理用药的影响因素及其模式；抗菌药物、中药的合理使用及特殊人群的合理用药。
> 2. 熟悉临床常用药品的基本注意事项。
> 3. 了解不合理用药的后果、合理用药的相关内容。

第一节 概 述

近年来，临床医疗决策十分强调遵循科学的证据，即循证医学。循证药学又是循证医学在药学领域的延伸。医药学家一直以来也在不懈地创造最佳证据，并制订指导临床实践的诊治指南。然而，在应用证据治疗疾病的过程中，由于患者年龄、性别、种族、个体差异以及社会文化诸多因素的影响，药品选择与不合理使用的现状极为严重，药害已威胁到人类健康与生命安全。在20世纪六七十年代，发达国家开始大力开展临床药学工作，药动学和药效学的发展使药物治疗成为可监测的过程，并针对医药费用的增长提出了药物经济学的概念，各国均提出以安全、有效、经济作为合理用药的目标。1985年，世界卫生组织（WHO）合理用药专家委员会提出了"临床合理用药"的概念并将其在世界各国推广，1989年，又资助建立了合理用药国际网络（INRUD），致力于促进全球化尤其是发展中国家的合理用药。2007年5月23日第60届世界卫生大会作了题为《世界卫生组织药物战略实施进展》的合理用药工作报告。

在我国当今市场经济条件下，伴随全球的大变革，国内外新药品种大量上市，不合理用药现象普遍存在，促进合理用药工作已成为医务界、药学界、患者和社会普遍关心的大事，合理用药在"人人拥有健康"的21世纪显得尤为重要。

一、合理用药的概念

合理用药（reasonable use drug）关键在于一个"理"字，它主要解决临床诊疗过程中，该用哪些药品，不该用哪些药品的问题。在1985年，内罗毕国际合理用药专家会议提出合理用药的要求：对症开药，供药适时，价格低廉，配药准确，以及剂量、用药间隔和时间均正确无误，药品必须有效，质量合格，安全无害。1987年，WHO提出合理用药的标准是：处方药应为适宜的药品，在适宜的时间，以公众能支付的价格保证药品供应，正确地调剂处方，以准确的剂量、正确的用法和用药天数服用药品，确保药品质量安全有效。

20世纪90年代以来，给合理用药赋予了更科学、完整的概念，即以当代药物和疾病的系统知识和理论为基础，安全、有效、经济、简便、适当地使用药品，从而达到最小的卫生资源投入，取得最大的医疗和社会效益的目的。合理用药的生物医学标准：药品正确无误；用药指征适宜，以明智的医学考虑作为开处方的基础；选药适宜，考虑到疗效、安全性及费用对患者是适当的；适当的用药途径、剂量与疗程；对患者无用药禁忌并且不良反应的可能性最小；正确的药品调配，包括向患者交代适宜的用药信息；患者能遵嘱用药。

二、合理用药的基本要素

因病情和病原的多变性，以及国家、地区、人群的不同，某一种疾病应该用哪些药品，的确有不同的选择，临床上绝对的合理用药较难达到，但推荐相对的合理用药应包含安全性、有效性、经济性及适当性四个基本要素。

1. 安全性　是临床合理用药的首要前提。它涉及用药的风险和效益，医师在用药时必须权衡利弊，要尽量给予患者有利的药品，从而使患者承受最小的风险，获得最大的治疗效果。但同时应积极教育患者，宣传安全用药，让患者正确了解药品都有两重性，既有治疗疾病的一面，又有发生不良反应的一面，药品治疗是具有一定风险的。

2. 有效性　是临床选药治病的首要目标。医师应针对患者的病症，尽量选用经过高质量随机对照试验验证和流行病学监测随访证实有效的药品，强调以最小的治疗风险而获得尽可能大的治疗效益。但由于受到医学科学发展水平的限制，对有些疾病的药品治疗仅能减轻和缓解其病情的发展，因此应使患者对药品的疗效有较正确的理解，有一个恰当的期望值，使之达到医患双方均可接受的用药目标。

3. 经济性　是合理用药的基本要求。临床医疗中应追求以尽可能低的成本换取尽可能大的治疗效益，降低社保和患者的支出。但对经济性不能理解为价格最低的药品。测算药品费用时，不仅要计算每种药品的单价，还应注意治疗的总费用，包括因不良反应造成的健康损失、消耗的成本等。

4. 适当性　是实现合理用药的基本保证。针对每个患者的具体特点，尽量做到用药个体化，有无使用某类或每种药品的禁忌证。除了处方用药与临床诊断相符外，还应考虑特殊人群，药品的剂量、用法是否正确，选用剂型与给药途径是否恰当，是否有重复给药现象，尤其是否有潜在临床意义的药物相互作用和配伍禁忌，是否充分发挥了药品的治疗作用，减少了不良反应，迅速有效地控制了疾病的发展，使人体恢复健康。

促进药品的合理应用，无疑有助于患者利益，有利于提高医疗质量和节约医疗卫生资源，以利于医药事业的持续发展。

第二节　不合理用药

从阿片类强效麻醉性镇痛药芬太尼贴片到镇咳药氢溴酸右美沙芬，从抗组胺药阿司咪唑到非甾体抗炎药，各国药监部门之所以纷纷发出警示，并不断修改说明书，不仅在于药品本身潜在的不良反应，而是更多的药品不良事件是由于不合理用药而导致的。

一、临床上不合理用药的主要表现

长期以来，因药品使用管理的薄弱，造成药品使用缺乏有力的法律依据和严谨的监管手段，临床不合理用药现象普遍存在。据国外文献报道，住院患者的处方用药错误发生率为12%；我国从回顾性病例分析得到的数字来看，不合理用药发生率占住院病例的20%左右。

早在20世纪70年代，WHO就指出，全球有1/3的患者不是死于自然疾病，而是死于不合理用药。在我国每年5000多万患者中用药不当引起死亡的达19万人之多。调查结果表明：有80%被调查者通过"医师处方使用药品"，7%通过"药店推荐"，6%通过"广告宣传"选择药品。临床上不合理用药主要表现以下几种情况：

1. 医师对疾病诊断不明确或误诊　不能单纯只根据疾病的临床表现而判断是某种疾病。如2003年上半年发生的传染性非典型肺炎（急性呼吸综合征，SARS），其临床症状大多是持续发热、干咳等，此与上呼吸道感染、流感、典型肺炎等呼吸系统疾患有点相似，而此时用解表药或治肺炎的药品，必然会贻误病情，引起死亡。又如某患者2008年3月到医院就诊，主诉3日前出现鼻塞、流涕、全身酸痛，后又有头痛、喷射性呕吐、颈部抵抗，医师则误诊为感冒初期，给予复方盐酸伪麻黄碱缓释胶囊治疗。分析：以患者发病在春季，早期表现为鼻塞、流涕、全身酸痛，继又出现神经系统症状，则诊断流行性脑膜炎可能性最大。

2. 处方医师不了解患者的用药史　医师不询问患者有无药物反应史、药物过敏史、遗传缺陷及家族史等而开具处方，则可能引起不良反应。如患者对磺胺有过敏史，医师又开了复方磺胺甲噁唑片，结果导致药热、皮疹等变态反应。又如对体内葡萄糖-6-磷酸脱氢酶（G-6-PD）缺陷患者，当服用磺胺类药时可致正铁血红蛋白血症和溶血性贫血。

3. 医师书写药品名称时笔下之误　在临床中，很多药名仅有一字之差（一个文字、一个字音或一个字母之差）。这些药品看似"差之毫厘"，实则"谬以千里"，其作用及用途大相径庭，给临床带来一定的隐患，轻者会延误治病良机，给患者带来不可弥补的损失；重者则会产生严重的不良反应，甚至危及生命。如临床诊断为焦虑症患者，医师将"氯氮䓬片"错写为治疗精神分裂症的"氯氮平片"；又如临床诊断为甲状腺功能亢进症，医师将"甲巯咪唑片"误写成广谱驱肠虫药"甲苯咪唑片"；又如临床诊断为脑动脉硬化，医师将"桂利嗪"误写成"布桂嗪"，而后者为麻醉性镇痛药。因此，药师在调剂时必须从临床诊断、剂型、规格及用法用量加以审核，尽量避免易混药品带来的隐患。

4. 抗菌药物的滥用　WHO的一个统计资料表明，在美国部分教学医院，抗菌药物的不合理使用达41%；澳大利亚为48%，泰国为91%。WHO监测报告显示，30%的住院患者使用抗菌药物，其中半数以上使用多种抗菌药物，仅30%用于感染治疗。在我国，超范围、无针对性地使用抗菌药物的现象越来越普遍，其使用率和消费金额高居用药榜首。据调查，我国每年有20万人死于药物的滥用，其中40%死于抗菌药物的滥用。

(1) 非理性使用抗菌药物：无明确目标适应证，如治疗病毒感染性疾病感冒、麻疹、流感等用抗生素治疗有害无益。据报道，病毒性上呼吸道感染患者90%以上使用抗菌药物，在基层80%门诊处方含有抗菌药物。

(2) 预防使用抗菌药物过多：预防使用抗生素占抗生素总用量的30%～40%，其预防性应用常指征不强，偏于滥用。如在外科领域，有时不分手术大小、性质等，均以抗菌药物"预防"感染、"增强抵抗力"为由；在内科领域，预防用抗菌药物在昏迷、休克、心力衰竭等比较多见；此外，如消化道出血伴发热，一般发热原因不明，长期同用肾上腺皮质激素者，也常用抗生素。

(3) 广谱抗菌药物优于窄谱抗生素：在明确了致病的微生物，不是首选对致病菌有效的窄谱抗生素而青睐各种广谱药物，甚至不适当地多种联用。同类药物联合应用，除抗菌作用相加外，毒性也是相加的，如氨基糖苷类中同类药物联合应用，常导致其耳、肾和神经肌肉阻滞毒性增强；不同类的药物联合应用有时也可导致某些毒性增强，如氨基糖苷类和头孢菌素联合应用往往可导致肾毒性增强等。

（4）盲目使用抗菌药物：不顾患者的病理、生理、免疫状态、疾病及病情的严重程度而盲目用药，如老年人因肾血流量减少，肾小管分泌功能下降而影响药物自肾脏的排泄，若再使用氨基糖苷类抗生素，容易发生不良反应，甚至加重病情导致严重后果；肝功能不全患者选用氯霉素，可能引起黄疸加深、肝性脑病加重；新生儿选用氟喹诺酮类药物可致软骨损害等。

（5）抗菌药物的配伍不当：有些临床医师仅考虑治疗学上的协同作用，却忽略了配伍禁忌，如肠球菌和草绿色链球菌所致的心脏内膜炎选用青霉素与庆大霉素合用可产生协同作用，但若将两者混于同一输液瓶中滴注，则庆大霉素疗效显著降低；头孢哌酮钠、氨苄西林钠等在室温条件下与0.9%氯化钠注射液配伍较为稳定，而在5%葡萄糖注射液中稳定性较差；一些钙剂或铁剂与喹诺酮药物一起口服，会降低喹诺酮类的生物利用度；红霉素与地高辛配伍使用，可引起地高辛的血药浓度升高。

（6）剂量和疗程把握不妥：在抗菌药物使用上未遵循"最小有效剂量，最短必需疗程"的原则，如无菌手术后长期使用抗生素，不仅浪费了药品，而且最易诱导耐药致病菌株。

（7）新的比老的好，贵的比便宜的好：药品使用不按有效、价廉的原则选用基本抗菌药物，而首选价格高昂的新药、进口药。各种抗菌药物都有自身的特性，如对军团菌肺炎和支原体肺炎，选用价格非常高的碳青霉烯类抗生素和第三、四代头孢菌素的疗效就不如老的、价格便宜的红霉素好。

5. **用药不对症** 多数情况属于选用药品不当，如发高热感冒的患者用复方盐酸伪麻黄碱缓释胶囊（新康泰克，Compound Pseudoephedrine Hydrochloride Sustained-release Capsules）就无效，因此药品只有抗组胺及缩血管使用，而无解热镇痛作用；无用药适应证而保险或安慰性用药，或者有用药适应证而得不到药品治疗，则属于两种极端情况。

6. **忽视患者原有病理状态** 不注意患者原有疾病及机体质量要脏器（心、肝、肾等）的病理基础给予对其有损害的药品而加重原有疾病，如严重肝硬化患者对巴比妥类药物的不耐受现象，尽管对此类药物清除率可能降低，只要给正常人1/3～2/3剂量的药品，就可以引起明显的脑电图异常，甚至诱发肝脑病。又如庆大霉素用于肾功能严重不足的患者时，其生物半衰期可长达24 h（正常者约为2.3 h），若不延长给药间隔时间，则易引起蓄积中毒，造成耳、肾损害。

7. **给药剂量、用法不正确** 大多数药品在一定范围内剂量愈大，体内的血药浓度愈高，作用也就愈强。如一般抗心绞痛药的效应取决于剂量的大小，若过量使用硝酸甘油非但不能使静脉扩张、减低前负荷而降低心肌氧耗、改善心绞痛，反而可引起小动脉扩张及反向性静脉收缩造成心灌注降低，加重心绞痛。又如有些药品当一定剂量使肝脏代谢呈饱和时，若长期使用也会造成血药浓度不成比例地升高，而出现毒性反应，如苯妥英钠几乎全部在肝脏被代谢，而对此药敏感的患者因肝脏缺乏特异羟化酶，代谢速度慢，若长期应用，易引起体内的蓄积，当血药浓度超过30 mg/L时，则发生中枢神经或小脑中毒症状。又如盐酸多西环素片的$t_{1/2}$为12～22 h，只需每日给药1次即可，若每日给药3次，则血药浓度过高，不良反应也相应增加。又如青霉素钠或钾盐每日1次给药比较多见，这不仅达不到抗菌要求，反而易引起耐药菌生长。因青霉素类属时间依赖性抗生素，最佳治疗血药浓度为最低抑菌浓度（MIC）的4～6倍，关键在于维持血药浓度高于MIC的时间，而青霉素钠或钾盐肌注后的t_{max}为0.5 h，此类抗生素又无抗菌后效应（PAE）。

8. 联合用药不适当　不适当地合并用药,可导致不良的潜在意义的药物相互作用和配伍禁忌。如:①阿司匹林与非甾体类消炎药同用时,胃肠道不良反应增加而疗效并不加强;与口服抗凝药同用时,可导致出血危险。②秋水仙碱能干扰"营养吸收障碍综合征"患者对维生素 B_{12} 的吸收。③具有肝肠循环的药物,一旦肠道细菌群被抗生素杀灭,致某些药物就不再有肝肠循环,例如口服广谱抗生素可引起口服避孕药的避孕失败。④氢氯噻嗪、两性霉素 B、盐皮质素类激素等引起血清 K^+ 浓度下降,可增加心肌对强心苷的毒性反应;增加某些抗心律失常药物产生心室节律失常的危险性等。

9. 给药方案不合理　给药时间、间隔时间、途径不当,多种药品混合使用方法不妥。如卡托普利为血管紧张素转化酶(ACE)抑制剂,对多种类型高血压均有明显降压作用,但食物能降低其吸收速率与吸收量(减少30%～40%),故必须饭前1 h服用,其生物利用度可达70%以上。又如奥美拉唑胶囊与琥珀酸亚铁(速立菲)合用,前者用药后随胃酸分泌量的明显下降,胃内pH迅速升高,而后者的活性成分要在酸性环境下才能被充分吸收,两者同时服用会降低琥珀酸亚铁的吸收,故应间隔一定时间服用。

10. 忽视患者个体因素　未考虑特殊人群:老年人、新生儿、婴幼儿、妊娠期妇女、哺乳期妇女及肝、肾功能不全患者的药动学与药效学的特点,即未作适当的剂量调整。如某尿毒症患者,因近伴扁桃体发生,医师给予青霉素钠560万单位/次,每日2次,静脉滴注。2天后患者开始出现手足抖动、精神萎靡不振等症状,这是因为青霉素主要通过肾脏排泄,而此例患者肾功能严重受损,此时应用大剂量青霉素就会发生蓄积而引起青霉素脑病,故需减少每日剂量或改为主要从肝脏代谢的药物。

11. 不知复方制剂的成分而重复用药　多名医师给同一患者开相同的药品,或者提前续开处方,甚至于同一张处方。如布洛芬片合用阿苯片,后者含有阿司匹林,两药同用时,疗效不增强,而胃肠道不良反应及出血倾向发生率增高。又如五酯胶囊与复方益肝灵,后者为含五味子和水飞蓟素的复方制剂,其五味子成分与五酯胶囊的成分重复。

12. 受经济利益驱使　一些医院将使用新药、高价药、利润高的药品作为创收的一种手段;另外,医药代表以不正当促销手段,使所谓"经济效益"好的药多开多用,下"大包围",甚至错开药。服用的药品种类越多,药物相互作用的机会就越多,不良反应发生率则越高。

二、不合理用药的后果

不合理用药可以引起人体的生理、生化功能的紊乱,必然导致不良后果。这些不良后果有些是单方面的,有些是综合性的;有些程度较轻,有些十分严重。归纳起来,不合理用药导致的后果主要有以下几方面:

1. 延误疾病治疗　有些不合理用药直接影响到药物治疗的有效性,轻者降低疗效,治疗失败或得不到治疗。如滥用抗菌药物,更加快了细菌基因蔓延的速度,其耐药性的产生使人们不能得到有效的治疗,使患者患病时间延长,死亡的危险性增大,发生流行病的时间更长,使其他人感染的危险性增加。

2. 导致细菌耐药性　据报道,抗菌药物用量上升使细菌耐药性大增,其中革兰阳性菌对青霉素、氨苄西林等有50%以上产生了耐药性,革兰阴性菌对氨苄西林有60%以上产生了耐药性。据2005年我国国家细菌耐药性监测中心和中国药品生物制品检定所报告:葡萄球菌、表皮葡萄球菌、金黄色葡萄球菌、肠球菌、耐万古霉素肠球菌(VRE)、耐青霉素肺炎球菌（PRSP）、铜绿假单胞菌、多重耐药的铜绿假单胞菌、沙门菌属等的耐药率等每年都在不断增加，而且发展十分迅速，不少抗菌药物对某些细菌已几乎无效。如美国用于人类抗感染，每年有 4 万死亡病例是由耐药菌所致，而我国此类问题就更为严重。

3. 浪费卫生资源　不合理用药可造成药品乃至有限的医疗卫生资源（物质、资金和人力）有形和无形的浪费，并增加了患者的经济负担。如滥用抗菌药物，使抗感染的费用急剧增加，对耐药菌治疗的所需费用为敏感菌的 100 倍。据 1998 年的一项统计表明，仅不合理使用第三代头孢菌素就使我国每年浪费卫生资源价值 7 亿元人民币。

4. 发生药源性疾病　据统计，我国 5000 万残疾人中 1/3 为听力残废，其致聋原因 60%～80% 属氨基糖苷类抗生素使用不当，其中每年约有 3 万儿童因不恰当地使用耳毒性药物而造成耳聋；另有报道，我国住院患者药源性疾病的发生率在 1% 左右，国外药源性疾病入院率为 2.95%～5.1%，其中因用药不当致死亡者为 0.5%～1.4%。据哈佛医学实践研究表明：医院的致残事件有 1/5 左右是用药所致，其中 45% 为用药错误，是可以预防的。

5. 酿成药疗事故　因用药不当而造成的医疗事故，称为药疗事故。临床上药品不合理使用的危害，一方面是发生了严重的甚至是不可逆的损害，如致残、致死；另一方面涉及人为的责任，是医药人员的"过失"行为造成的。根据对患者人身造成的损害程度，药疗事故可分成四个等级：一级，因用药造成患者死亡，重度残疾；二级，因用药造成患者中度残疾、器官组织损伤导致严重功能障碍；三级，因用药造成轻度残疾、器官组织损伤导致一般功能障碍；四级，因用药造成患者明显人身伤害的其他后果，包括引起严重毒副反应，给患者增加重度痛苦。当前医药消费者自我保护意识增强，医疗纠纷频繁发生且大多涉及不合理用药。

6. 干扰正常秩序　由于经济利益的驱使，使有促销费的药多开多用，没促销费的药少开或不用；3 天内的药量即可控制病情的却开了 7 天的量，甚至更多，全然不顾临床需要。这样必然干扰正常的药品采购、供应管理秩序，扰乱临床药品的合理应用。

第三节　合理用药

合理用药是卫生医疗机构文化内涵的重要体现。无论社会怎么发展，安全、有效、经济、适当地使用药品，始终成为人群对药疗信赖所在，尤其是对医疗供方，合理用药是一种与时俱进的真善美的追求。医疗卫生领域的"求真"是探索疾病本质规律，"求善"是医疗实践符合社会道德水准，"求美"是追求人生事业的完美境界。

一、影响合理用药的因素及其模式

（一）影响合理用药的因素

合理用药的核心是个体化给药。应用药品预防和治疗疾病的过程，必然涉及药物因素、生物学因素和剂型因素。另外，还受社会因素、经济因素、心理因素的影响。①社会因素：主要包括国家卫生政策、医疗保险制度、社会保障制度、基本药物制度、药物产业政策和商业流通体制等。这些政策和制度的执行，最终会对临床合理用药产生影响。②经济因素：经济因素对合理用药的影响很复杂。不同医疗费用支付方式对合理用药产生不同影响。参与医疗保险和合作医疗的患者，其医疗费用的支付至少涉及医疗保险公司或合作医疗费用支付机构、医疗机构和患者三方利益，三方经济利益关系的相互制约影响合理用药。对于单独付费患者,其对疾病所需费用的支付能力决定其就医取向和就医费用的支出,不可避免地对合理用药产生影响。③心理因素:人是社会-生物-心理的统一体,心理因素的改变会导致用药行为的变化,最终影响合理用药和患者对用药品的依从性。

(二) 合理用药影响因素模式

上述合理用药的影响因素,涉及核心因素和外围因素。核心因素更多地从专业技术层面关注合理用药,包括药物因素、生物学因素和剂型因素三方面,组成了合理用药核心,决定了合理用药的基本框架。外围因素主要从非专业技术层面关注合理用药,包括社会因素、经济因素、心理因素及其他因素,形成了合理用药的外部环境,对合理用药的核心因素产生影响。影响合理用药的核心因素和外围因素也可分别称之为技术影响因素和非技术影响因素。核心因素和外围因素组成合理用药影响因素模式,即"核心因素-外围因素模式"(图11-1)。

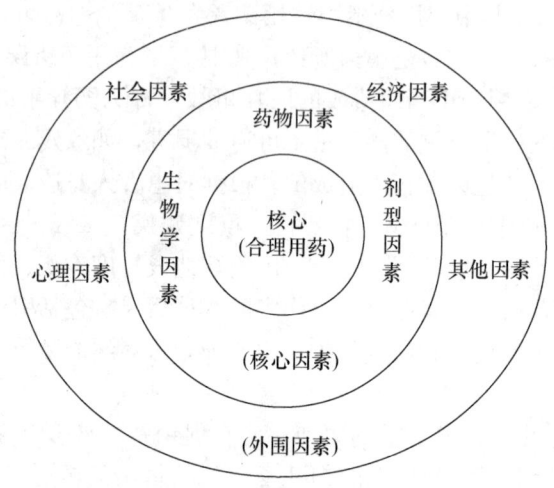

图 11-1 合理用药影响因素模式

二、合理用药的相关内容

(一) 临床剂型因素与合理用药

1. **临床剂型因素的概念** 临床剂型因素(clinical dosage form factor)是指在临床用药实践中涉及的剂型概念及与剂型相关的各种因素。主要包括:药物物理性质;药物化学性质;药物的剂型及用药方法;制剂中辅料的性质和用量;处方/制剂中药物的配伍和相互作用;制剂/调剂的配制过程、操作条件及贮存条件等。重点强调的是临床用药实践,关注临床用药方案中剂型因素的合理性,旨在通过研究剂型因素,发挥剂型因素在合理用药中的积极作用,重点解决临床用药中因剂型因素导致的用药问题和用药质量低下的问题,促进合理用药水平的提高。

2. **临床剂型因素对合理用药的影响** 临床剂型因素对合理用药产生的影响是多方面的。从影响性质看,包括物理变化、化学变化和生物变化的影响;从一般表现看,包括外在变化和内在变化;从用药的质量看,主要表现在药物配伍变化(包括微粒、内毒素变化,稳定性以及辅料的影响),药品与包装、输注材料的相互影响,药品调配行为、技术对质量的影响等。实践证明,临床剂型因素对合理用药可产生严重影响,可导致临床用药问题和用药质量低下,直接影响临床用药的有效性、安全性和经济性。

(二) 国家基本药物与合理用药

基本药物是一个全球性概念，具有全球有效性。WHO 在 1980 年即在全球范围内推广基本药物。我国 1982 年至 2004 年共公布了 6 版《国家基本药物目录》，有化学药与中药 2033 个，品种数居世界首位，基本涵盖了临床用药的主要品种。为此，不仅为我国公费医疗、劳保医疗及医疗保险提供了科学、合理、规范的用药依据，有利于节约卫生资源、净化医疗环境，而且对临床合理用药具有极大的指导意义，增强临床医师掌握用药的信心。

(三) 药物经济学与合理用药

药物经济学（pharmacoeconomics）是对卫生保健系统和社会的药物治疗成本的描述和分析，也可称为评定药物治疗成本的科学。其核心是将有限的卫生资源发挥最大的经济效益（效果），最大限度地提高患者的生活质量。利用药物经济学的最小成本分析（cost-minimization analysis）、成本-效益分析（cost-benefit analysis）、成本-效果分析（cost-effectiveness analysis）、成本-效用分析（cost-utility analysis）和疾病成本（cost of illness）的评价对不同的药物、不同的药物治疗方案、药物治疗与其他治疗方案以及不同的医疗或社会服务项目所产生的相对经济效益（效果）进行比较、分析和抉择。其主要的研究目的是从全社会的角度和整个人群的利益出发，达到药物高效、安全和经济，以最低的医疗费用得到最佳的医疗保健效果。因此，药物经济学的评价为临床合理用药提供科学的信息技术和决策依据，不仅可以提高治愈率、降低药源性疾病，而且能使有限的卫生资源充分发挥效益，同时也直接影响患者的利益。

(四) 循证医学与合理用药

循证医学（evidence-based medicine）就是负责、明确、明智地利用现有的最好证据来决定不同患者的诊治措施。它的三个基本要素是临床医师的工作能力、有说服力的药品临床试验、患者的自身价值和愿望；它强调以证据为基础，开发以随机、盲法、对照为基本要求的大样本上市药品临床研究，是界定临床用药合理性的"黄金标准"。循证医学的诞生和发展使得药品的使用有可能成为"去糟取精"的一个动态过程，对于合理用药的作用很大。

(五) 药物利用评价与合理用药

药物利用评价（drug use evaluation，DUE）通常是指药物在社会上的市场、分布、处方和应用情况以及由此引起的医疗、社会和经济的决策分析，是利用金额指标、治疗日（TD）、限定日剂量（DDD）、处方日剂量（PDD）、药物利用指数（DUI）等方法对药品进行金额排序、用药频度分析及处方行为研究的回顾性评价。其中 DDD 和 DUI 分析主要反映临床医师的用药处方习惯，用药是否合理，有无滥用情况或误用情况，可使临床药师及时发现存在的问题，制订出合理的给药方案。用药频度一般应能够反映药物疗效，从而对临床用药具有反馈性指导作用。因此，药物利用评价的主要目的是要求实现用药的合理化，这种合理化必须从医疗、社会和经济等方面综合评价，以获得最大的社会效益和经济效益。它与药物经济学、药物流行病学等研究相结合，主要涉及用药处方的合理性以及对临床和经济方面的影响。目前，更应注重其网络信息分析，采用现实性的药物利用研究信息，解决处方中的重复用药、超量或不足，用药的持续时间过长和药物间相互作用等问题。开展药物利用评价有利于提高合理用药意识，促进医疗水平的提高。随着我国计算机化、信息化的发展，药物利用评价向数据管理模式转变，有利于将合理用药扩展到更深更广的领域。

(六) 药学服务与合理用药

医院药学经历了三个发展阶段：调剂药学、临床药学和药学服务。药学服务（pharmaceutical care）是医院药学的重大革命，是临床药学更高层次的发展。为了有效实施药学服务，临床药师除了对治疗目标设计治疗方案外，还应对整个用药过程进行监测。临床药师参与药疗方案，将会实现药品治疗成本的合理性、药品治疗的安全性及药品治疗的个体性。

纵观合理用药发展的历史，经历了由浅入深、由初级向高级发展渐进的过程，它将始终与合理治疗伴行，是一个永恒的话题。目前，我国正在全面展开的医疗体制改革及其所带动的一系列配套制度的改革与《处方管理办法》的发布、施行为合理用药工作的开展创造了良好的氛围，必将推动合理用药工作与国际接轨，向着更高、更深层次发展。

三、合理用药的具体原则

由于药品的有限性，即品种有限，以及疗效的无限性，即疾病种类无限及严重性无限，因此不能简单以疾病是否治愈作为判断用药是否合理的标准。但从避免或减少可能发生的不良反应及药源性疾病，充分发挥药品的疗效来看，合理用药总的基本原则就是安全、有效、经济、适当地使用药品。其具体原则如下：

1. 明确临床诊断　确定患者的临床问题是实现合理用药的基础。只有诊断正确，用药才能有的放矢，特别对急症和重症的早期诊断尤为重要，一旦误诊误治，可能会出现不良反应，甚至造成不可逆转的后果。如感染性疾病，首先应鉴别是细菌还是病毒感染，即使是细菌感染亦应分清是何种致病菌，否则，选用抗菌谱与致病菌不符的再新再好的抗菌药物亦难奏效；又如药物过敏性休克与感染中毒性休克、"药物肝"与"病毒肝"、地高辛治疗中出现的心律失常，是地高辛的中毒反应还是心脏病加重等，若不注意鉴别而盲目用药，可延误治疗而危及生命；又如患者可能因为"双下肢水肿"就诊，此时医师应根据病史、体格检查、实验检查等检查结果，明确患者的诊断，如果是因为甲状腺功能减退所致，盲目使用利尿药不仅不能减轻水肿，还可导致电解质紊乱，补充甲状腺激素（左甲状腺钠、碘塞罗宁钠、甲状腺粉等）才是合理的治疗方法。

2. 确定患者的治疗目标　综合患者的疾病问题，制订相应的治疗目标，可以避免不必要的药品使用、过长的治疗疗程和过多的剂量。目标越明确清楚，药品的选择就越具有针对性，如 2004 年美国国家胆固醇教育计划中高脂血症的治疗目标（低密度脂蛋白胆固醇）：极高危者 700 mg/L，高危者 1000 mg/L，中等高危 1300 mg/L，低危 1600 mg/L。低危患者可通过生活方式调整或低剂量的羟甲戊二酰辅酶 A（HMG-CoA）还原酶抑制剂治疗即可达标，减少药品不良反应发生的几率和治疗费用。

3. 综合考虑联合用药　临床上联合用药必须权衡利弊得失后再做出正确的抉择。尽量少用所谓的"撒网疗法"，即多种药品合用以防漏治或误治，这样不仅浪费而且容易发生相互作用，尤其是潜在的不利于临床治疗的药物相互作用。

4. 对因对症治疗并重　在采用对因治疗的同时要采用对症支持疗法。如在严重的病毒和细菌感染及癌症化学治疗时，应重视采用免疫增强剂以增强机体免疫功能。

5. 加强治疗药物监测　在有条件的医院对一些药品要进行治疗药物监测，为用药方案的调整提供依据。

6. 开具正确的医师处方　处方实际上是将临床医师的"个人治疗"转化为具体治疗的过程，是患者接受治疗信息的桥梁，因此，开具一张信息充分、内容完整正确的处方十分重要。医师必须根据临床诊断及用药指征有目的地选用药品，绝不能滥用。即使是疗效很好的药品，使用时也要做到有的放矢、对症下药。如β-内酰胺类青霉素除了较多引起变态反应外，几乎没有其他严重的不良反应，但若不分有无感染征象盲目使用，也极易导致细菌耐药性的产生。同时医师应当按照诊疗规范、药品说明书中的药品适应证、药理作用、用法、用量、禁忌、不良反应和注意事项等开具处方。另外，同样的药物以不同的剂型应用会产生不同的后果。对于口服能获得疗效的，应尽量口服，不宜采用注射剂。

7. **指导患者规范用药** 治疗指导包括三部分内容：①对患者介绍服用药品的必要性。②向患者交付药品时，按照药品说明书或者处方用法，进行用药交待与指导，包括每种药品的用法、用量、注意事项等。③询问患者是否清楚自己的治疗，必要时应让患者重复主要内容。在药品实施过程中，保持良好的医患关系，提高患者用药的依从性（顺从性、顺应性，non-compliance）是药品治疗必须遵循的重要原则。

8. **制订个体化用药方案** 不同患者因个体特点、病情和对药品的敏感性不同，可能使药品治疗变得复杂。因此，需要分析影响药物作用的因素，不能单纯公式化，用药尽量个体化，并评价包括治疗该患者的适宜性：①活性药物及其制剂是否合适。②标准剂量是否合适。③标准的药品治疗过程是否合适。如对于肝功能严重不良的患者，不能使用必须经肝脏转化才有活性的药品。

9. **随访监测和调整治疗** 大多数疾病治疗需要一定的药品治疗过程。随访可以观察治疗效果，及时调整治疗方案，杜绝误诊误治，减少不良反应的发生，积累治疗经验。监测工作应贯穿于治疗的全过程：①对于已治愈的患者应及时停止治疗，防止药品滥用。②对于治疗有效但未完成疗程的患者，应及时分析原因，予以继续治疗或更换药品。③对于治疗无效的患者，需重新考虑诊断、确定治疗目标，并给予患者新的药品治疗指导和随访。

四、临床常用药品的基本注意事项

为了最大限度地发挥药物作用，降低不良反应的发生率，使临床用药更加规范、合理，提高整体诊疗水平，现将临床常用药品的基本注意事项列举如下（抗菌药物及中药的合理应用见本节五、六）。

(一) 解热镇痛抗炎药

解热镇痛抗炎类药物又称非甾体抗炎药（nonsteroidal anti-inflammatory drugs, NSAIDs），除有镇痛抗炎作用外，尚有抑制血小板聚集功能，但无控制或改变原疾病病情的作用。

(1) NSAIDs主要通过抑制炎症细胞的花生四烯酸代谢物——环氧酶（COX），减少炎症介质——各类前列腺素和血栓素的合成。其作用机制相同，疗效亦大致相同，可以在作用部位相互竞争结合位点，从而影响各自的疗效，一般不宜联合应用。

(2) 此类药物的不良反应严重性差异甚大，其中以胃肠不良反应最常见，宜饭后服用或与抗酸药配伍可使之减轻。有慢性胃出血、活动性胃溃疡病史的患者慎用。

(3) 贝诺酯、布洛芬、萘普生、芬布芬、吲哚美辛、吡罗昔康等可引起眩晕与嗜睡，影响正常思维及判断。驾驶员、机械操作人员及高空作业人员应慎用。

(4) 此类药物的风险性与个体特点、服用疗程、药品剂量相关。选择NSAIDs时个体特点要首先考虑：年龄≥65岁，并有其他疾病同时需服其他类药品者发生NSAIDs不良事件多，风险性高；有心肌梗死、脑梗死史者则避免用COX-2抑制剂等。因此，在选择用哪一种NSAIDs时要考虑到用药后出现的效益和风险。

(5) 氟喹诺酮类药物可抑制 γ-氨基丁酸与其受体结合，从而增加中枢神经系统的兴奋性，若与 NSAIDs 合用，可增加惊厥等不良反应的发生率，临床应用过程中需注意。

(6) 正确选用感冒药：感冒是一种常见病、多发病，但用药却不能随意，或者凭感觉用药。首先，在选择感冒药前，要了解清楚患的是普通感冒，还是流行性感冒。感冒一般是由病毒引起的，引起普通感冒的病毒超过百种，每人每年平均会得 2~4 次，每次感染的可以不是同一种感冒病毒。普通感冒常见症状轻、好转快、很少传染，不会造成流行，四季均可发生，以冬春季节为甚。而流行性感冒由甲、乙、丙型流感病毒引起，发病急、病情重，冬春季节多发，常在人群中迅速传播、流行。普通感冒和流行性感冒的症状很相似，但流行性感冒是先突然发热，且发热在 39~40℃，同时出现头痛、全身酸痛、干咳、胸痛、恶心、食欲不振等症状，而打喷嚏、鼻塞、流鼻涕、咽喉痛等呼吸道症状不明显；普通感冒多数是先有呼吸道症状，一般不会高热到 39℃ 以上，也不会出现全身酸痛。

由于感冒发病急，症状复杂多样，因而至今没有一种药物能解决所有问题。因此，治疗感冒用药大多为复方制剂，而且品种繁多。其主要成分有解热镇痛药、血管收缩药、镇咳祛痰药、抗组胺药、抗病毒药、中枢兴奋药、中药等。市场上出售的感冒用药主要有三类：第一类是纯化学药复方制剂，第二类是化学药与中药结合复方制剂，第三类是纯中药复方制剂。

1) 含有非那西丁、氨基比林的感冒药：传统的复方制剂中大多含有非那西丁，久用可导致肾乳头坏死、尿毒症，并可能引起肾盂癌；可发生溶血性贫血及肝损伤等；量大时可出现发绀，甚至严重缺氧症状，尤以儿童多为；还可能与某些复方久用引起的依赖性有关。此外，一些感冒药含有氨基比林，少数患者可能引起粒细胞缺乏症，有致命危险。因此，此类感冒药不宜超量、长期使用。

2) 根据病情选择感冒药：①纯化学药复方制剂或化学药与中药结合复方制剂：依据临床症状，对症选药，复方盐酸伪麻黄碱缓释胶囊是由抗组胺及缩血管成分组成，可用于鼻塞、打喷嚏、流鼻涕为主要症状的患者；但是有发热症状的患者应选择含有解热镇痛成分的感冒药。有咳嗽症状的患者应选择含镇咳成分的感冒药。②纯中药复方制剂：风寒表实证：应选用表实感冒颗粒、风寒感冒颗粒、感冒清热颗粒、感冒软胶囊等药品；风寒表虚证：应选用桂枝合剂、表虚感冒颗粒；风寒表证：应选用通宣理肺丸；风寒挟湿证：应选用九味羌活丸、柴连口服液、调胃消滞丸、藿香正气水；风热表证：应选用风热感冒颗粒、感冒清胶囊、感冒退热颗粒、金羚感冒片、精致银翘解毒片、抗感颗粒等药品；风热挟湿证：应选用芙朴感冒颗粒；气虚表证：应选用参苏丸、玉屏风胶囊；秋燥表证：应选用秋燥感冒颗粒；暑热证：应选用紫金锭（散）、十滴水（软胶囊）、清暑解毒颗粒、清暑益气丸；暑湿证：应选用午时茶颗粒、纯阳正气丸、沙溪凉茶（颗粒）、暑湿感冒颗粒、暑热感冒颗粒等药品；表寒里热：应选用防风通圣丸；表里俱热：应选用复方大青叶合剂、消炎退热颗粒、牛黄消炎灵胶囊；少阳证：应选用少阳感冒颗粒、小柴胡颗粒（片）；时疫感冒，表里俱热：应选用清瘟解毒片、羚羊清肺颗粒。

3) 根据患者具体情况选择药品：①老年人由于心、肝、肾功能较差，应选择蓄积作用小的感冒药。②10 岁左右儿童，患流感或水痘后忌用含阿司匹林及其他水杨酸制剂，否则可能诱发 Reye 综合征，严重者可致死。③大多数感冒药都含有对乙酰氨基酚，此药物可通过胎盘，故应考虑到孕妇用本品后可能对胎儿造成的不良影响；也不宜用大量或长期用此药以防引起造血系统和肝、肾损害。④机动车驾驶员、机械操作者、高空作业者，应避免使用含抗组胺成分的复方制剂,以免嗜睡的不良反应引起事故。

4) 抗菌药物的使用:因感冒一般是由病毒引起的,不要滥用抗菌药物。通常,感冒时除非出现黄脓鼻涕同时伴有发热,不宜服用抗生素;当感冒症状严重或者并发其他症状时,应及时就诊,在明确有细菌感染或者有并发症时,在医师的指导下选择抗菌药物。但对超过65岁的老人或慢性疾病患者,因为身体天然防御的能力较弱,得了流行性感冒更让其他病毒、细菌有机可乘,入侵鼻窦、中耳、支气管,甚至引起肺炎致死,因此可注意适时地使用抗菌药物。

(二) 神经系统用药

1. 催眠药与镇静药 催眠与镇静是中枢神经的两种不同的抑制程度。小剂量或作用弱,给药后引起镇静效果的药物称为镇静药;中等剂量或作用强而短,给药后起到催眠作用的药物称为催眠药。然而,有些药品却在小剂量时起镇静作用,中等剂量时起催眠作用,而大剂量时则起麻醉作用。有些还起抗惊厥作用。

(1) 此类药物均易发生耐药性和依赖性,因此均应避免长期服用。必须使用时应选择几种有效药品交替使用或间歇服用的给药方式。

(2) 许多具有长效作用的镇静剂和催眠药有宿醉效应,即在服用催眠药后的次晨,醒后感到头晕、疲劳等症状。

(3) 长期使用后突然停药易出现戒断症状和撤药反应(撤药综合征),因此应缓慢减量。

(4) 过量使用镇静或催眠药可引起急性中毒,出现不同程度的呼吸抑制,严重者甚至死亡。

(5) 巴比妥类药物为肝药酶诱导剂,可使自身和其他多种药物代谢加快,作用减弱。联合用药时须调整相关药品的剂量。

(6) 肝、肾功能不全者、有用药过敏史者禁用或慎用巴比妥类,老年人忌大剂量使用。

(7) 此类药物和其他中枢抑制药(吗啡、乙醇、吩噻嗪类)同时合用,可引起神经系统的抑制效应增强,因此,两种药品的剂量均应酌情减少。其中,巴比妥类中毒时可使用硫酸钠导泻,禁用硫酸镁;而苯二氮䓬类药物中毒时可采用其拮抗剂氟马西尼(Flumazenil)解救。

(8) 苯二氮䓬类药物与口服避孕药合用,可增加其毒性反应的发生率,应避免合用。

2. 抗癫痫药与抗惊厥药 癫痫是常见的神经系统疾病,据 WHO 估计患病率 5‰,全球约有 5000 万癫痫患者,我国约有 600 万患者。

(1) 根据发作类型选用抗癫痫药。具体见表 11-1。

表 11-1 根据发作类型选用抗癫痫药

发作类型	首先单药治疗	其他对此型发作有效的药物*
全面性		
强直阵挛	丙戊酸、苯妥英钠、卡马西平	氯巴占、加巴喷丁、拉莫三嗪、苯巴比妥、扑米酮、噻加宾、托吡酯、氨己烯酸
失神	丙戊酸、乙琥胺	乙酰唑胺、氯巴占、非胺酯、拉莫三嗪、托吡酯
肌阵挛	丙戊酸	乙酰唑胺、氯巴占、氯硝西泮、非胺酯、拉莫三嗪、托吡酯
失张力	丙戊酸	氯巴占、非胺酯、拉莫三嗪、托吡酯

续表

发作类型	首先单药治疗	其他对此型发作有效的药物*
部分性		
单纯、复杂	卡马西平、丙戊酸、苯妥英钠	托吡酯、拉莫三嗪、氯巴占、加巴喷丁、苯巴比妥、扑米酮
有/无继发全面性		噻加宾、氨己烯酸
综合征		
良性外侧裂癫痫	丙戊酸	卡马西平、氯巴占、加巴喷丁、苯妥英钠
青少年肌阵挛癫痫	丙戊酸	氯巴占、拉莫三嗪、托吡酯
Lennox-Gastaut综合征	丙戊酸	氯巴占、氯硝西泮、非胺酯、拉莫三嗪、托吡酯、氨己烯酸
婴儿痉挛	促肾上腺皮质激素、丙戊酸、托吡酯	氯巴占、氯硝西泮、拉莫三嗪、氨己烯酸

(引自 Guberman)有修订

(2) 长期规则用药：服药后5倍消除半衰期的时间才能达到稳态有效血药浓度，发挥最高疗效。长期规则服药才能保证血药浓度波动范围小。

(3) 单药治疗：这是目前公认的治疗原则。其优点是：①无药物间的相互作用。②不良反应少。③费用少。④依从性好。单药治疗可使65%的发作得到控制。

(4) 合理的多药治疗：单药治疗证明无效时可以考虑多药治疗，以2～3种药品为宜。①应选用不同机制的抗癫痫药。②相互间可以减少不良反应。③药动学及药效学有优势互补。

(5) 抗癫痫药的换用：一种抗癫痫药证实其无效（应观察5个平均发作间隔时间以上），在换用另一种抗癫痫药时应遵守先加后减的原则，即先加新药证明有效以后，再缓慢减原用抗癫痫药。

(6) 抗癫痫药的停用：发作控制后再按原剂量服用3～5年，证实可以停用时，应逐渐停用，停药过程需0.5～1年。

(7) 抗癫痫药的治疗周期较长，个体差异较大，治疗指数偏低，宜实施个体化给药，定期检查血、尿、肝功能等项指标。有条件的地方最好进行治疗药物浓度监测。

(8) 抗癫痫药可影响肝药酶的活性（大多数药物为肝药酶的诱导剂，但丙戊酸钠却是肝药酶的抑制剂），与其他需在肝脏代谢的药物（肾上腺糖皮质激素、避孕药、苯二氮䓬类等）合用时，能影响这些药物的作用（如使避孕失败）。加之多数药物的血浆蛋白结合率较高，易发生药物间的相互作用，联合用药时须注意。

(9) 抗癫痫药对胎儿有致畸作用，故孕妇慎用。

3. 抗帕金森病与其他运动障碍性疾病药 帕金森病（Parkinson disease，PD）又称震颤麻痹，是一种较常见的锥外体系疾病。该病已经成为继脑血管疾病、癫痫病之后第三大神经科疾病。抗帕金森病药对原发性帕金森病疗效颇佳，但对帕金森综合征的疗效不佳或完全无效。

(1) 本类药物对脑动脉硬化、一氧化碳中毒引起的帕金森综合征亦有效，对吩噻嗪类抗精神失常药引起的锥体外系症状，使用多巴胺受体激动剂无效。

(2) 左旋多巴用于帕金森病和帕金森综合征。也用于急性肝功能衰竭引起的肝昏迷。

1) 本品会影响乳汁分泌，故哺乳期妇女不宜应用。

2) 老年患者：①对左旋多巴作用的耐受力减低，只需较少剂量。另外，外周多巴脱羧酶也随年龄增长而减少，故无需用大剂量。②伴骨质疏松用本品治疗有效者，应缓慢地恢复正常的活动，因为增加活动后会增加骨折的危险性。③同时接受其他抗帕金森病药，特别是抗胆碱能药品治疗时更易发生精神系统不良反应。④特别是已有冠状动脉病变患者对本品的心脏作用特别敏感。若本品与卡比多巴或苄丝肼合用时，对心脏的不良作用可减轻或消除。

3) 下列情况应慎用：支气管哮喘、肺气肿、严重的心血管疾病、肝肾功能障碍、闭角型青光眼、精神病、有惊厥或黑色素瘤病史者、糖尿病及其他内分泌疾病，如影响下丘脑或垂体功能者。胃肠道溃疡患者可增加上消化道出血的危险性。

4) 须注意调整用量：使患者既能获得治疗所需的血药浓度，同时不良反应又极轻微，这对老年患者和同用其他药品的患者尤为重要。

5) 逾量中毒的处理：应立即洗胃并用一般支持疗法。必要时需用抗心律失常药。维生素 B_6 并不能逆转左旋多巴急性逾量的作用。

6) 吩噻嗪类、丁酰苯类、硫杂蒽类等抗精神病药，利血平、萝芙木生物碱类、苯妥英钠、罂粟碱和甲氧氯普胺等药物可减弱、对抗左旋多巴作用，降低其疗效。制酸剂、多巴胺受体激动剂、金刚烷胺、单胺氧化酶 B 型（MAO-B）抑制剂和儿茶酚-氧位-甲基转移酶（COMT）抑制剂可增强左旋多巴的作用，需适当减少左旋多巴的用量，否则有可能产生运动并发症或/和精神障碍。

7) 禁与单胺氧化酶 A 型抑制剂如呋喃唑酮及丙卡巴肼以及非选择性单胺氧化酶抑制剂如苯乙肼、帕吉林等合用，以免引起高血压危象，故在用左旋多巴前应先停用单胺氧化酶 A 型抑制剂 2~4 周。

8) 禁与维生素 B_6 同用，因维生素 B_6 为多巴脱羧酶的辅酶，能加强多巴脱羧酶的活性，促进左旋多巴在脑外脱羧为多巴胺，从而减少进入中枢神经系统左旋多巴的量，使疗效降低，外周不良反应增加。但使用左旋多巴和苄丝肼或左旋多巴和卡比多巴时应合用维生素 B_6，因维生素 B_6 可通过血-脑脊液屏障，促进脑内左旋多巴脱羧为多巴胺，以增加脑内多巴胺的含量，从而提高其疗效。

9) 肾上腺素受体激动药与左旋多巴合用可能增加心律失常的发生，前者的用量应减少；与卡比多巴、苄丝肼等外周多巴脱羧酶抑制剂合用时可减少心律失常的发生。

4. 抗偏头痛药　偏头痛是一种由神经-血管功能障碍所致的反复发作的一侧搏动性头痛，是临床常见的原发性头痛。人群患病率约为 10%。由于偏头痛有反复发作的特点，每次发作头痛的程度多较严重，持续时间均较长，其药物治疗可分为以下两个阶段。

（1）偏头痛发作期的治疗：常用的药物包括：①解热镇痛抗炎药及复方制剂：如阿司匹林、对乙酰氨基酚等。②阿片类药物：如吗啡、可待因、美沙酮和哌替啶等。③麦角衍生物：如酒石酸麦角胺、双氢麦角胺等。④曲普坦类药物：如舒马曲坦、佐米曲普坦、那拉普坦、阿莫曲坦、氟伐普坦、雷扎曲坦、依拉曲坦等。⑤类固醇皮质激素：如泼尼松、地塞米松、氢化可的松、甲泼尼龙等。⑥其他：止吐药如甲氧氯普胺、多潘立酮、昂丹司琼（Ondansetron）；抗焦虑药如地西泮、氯硝西泮等；抗精神病药物如氟哌啶醇、氯丙嗪等。

轻至中度的偏头痛多用非甾体类抗炎药、镇静剂及其复方制剂等药物治疗。中至重度及难治性偏头痛多采用曲普坦类药物及复方镇静剂治疗。麦角衍生物虽有治疗偏头痛急性发作的作用，但由于不良反应明显，目前临床上已很少使用。

(2) 偏头痛的药物预防：常用的药物包括：①β受体拮抗剂：如普萘洛尔、美托洛尔等。②钙离子拮抗剂：如氟桂利嗪、维拉帕米、尼莫地平等。③三环类抗抑郁药：如阿米替林、去甲替林、多塞平等。④新型抗抑郁药：如氟西汀、舍曲林、文拉法辛等。⑤麦角衍生物：如美西麦角。⑥抗惊厥药：如丙戊酸盐、加巴喷丁、托吡酯等。⑦非甾体类抗炎药：如萘普生、托芬那酸等。⑧其他：如碳酸锂。

5. 中枢神经兴奋药　中枢兴奋药是指能提高中枢神经系统功能活动的药物。其治疗用途已逐步减少，有被淘汰的趋势。

6. 抗重症肌无力药　重症肌无力是由于神经肌肉接头传递障碍所致的以随意肌易疲劳无力为主要临床特征的自身免疫性疾病。

(1) 重症肌无力的药物治疗包括仅能缓解症状的抗胆碱酯酶药物及针对病因治疗的肾上腺皮质激素、免疫抑制剂等。

(2) 抗胆碱酯酶药只能治标而不能治本，长期应用弊多利少；晚期重症患者由于乙酰胆碱受体遭到严重破坏，常可出现耐药性。

(三) 麻醉药与麻醉辅助用药

1. 吸入全麻药　是指经气道吸入后，通过肺泡毛细管膜弥散入血而产生麻醉的药物。

(1) 本类药物可分为挥发性麻醉药，如乙醚、氯仿、氯乙烷、乙烯醚、三氯乙烯、氟烷、恩氟烷、异氟烷和七氟烷等；气体麻醉药，如氧化亚氮、环丙烷和乙烯等。

(2) 吸入全麻药大部分以原型经肺呼出而被清除，因此必须建立排污装置，以减少对手术室的污染。

2. 静脉全麻药　是直接将麻醉药输入血液循环内产生全身麻醉作用。

(1) 目前临床上常用的静脉全麻药主要有硫喷妥钠、氯胺酮、依托咪酯和丙泊酚。

(2) 地西泮和咪达唑仑大剂量可产生麻醉作用，此两药不仅作为麻醉前用药和麻醉辅助用药，有时亦可作为全麻诱导药和静脉复合麻醉的组成部分。

(3) 此类药物可单次静脉注射产生全麻，也可经静脉滴注或泵注而维持全麻。

(4) 本类药物对中枢神经系统的影响见表11-2。

表11-2　常用静脉全麻药对中枢神经系统的影响

药品名称	脑血流	脑需氧代谢	颅内压
硫喷妥钠	－－	－－	－－
地西泮	－	－	－
咪达唑仑	－	－	－
依托咪酯	－－	－－	－－
氯胺酮	++	++	++
丙泊酚	－－	－－	－－

注：+增加；－下降

3. 局部麻醉药　局部麻醉药（简称局麻药）是一种能暂时、完全和可逆地阻滞神经传导功能的药物。

(1) 本类药物临床使用概况见表11-3。

表 11-3 注射用局麻药临床使用概况

局麻药		硬脊膜外阻滞	蛛网膜下腔阻滞	浸润局麻	区域阻滞	静注区域阻滞②	外周神经丛阻滞	眼球后阻滞
酯类	普鲁卡因	①	√	√	√		√	
	氯普鲁卡因	√		√		√		√
	丁卡因	√	√					√
酰胺类	利多卡因	√	√	√	√	√	√	√
	甲哌卡因	√		√	√		√	
	布比卡因	√	√	√			√	√
	依替卡因	√					√	
	罗哌卡因	√		√			√	
	丙胺卡因	√		√	√			

①超高浓度的药液才生效；②静注区域阻滞指在双重止血带的下方静注局麻药液，解开止血带时要防止骤然有大量的局麻药进入血流循环而致中毒

（2）应根据不同的临床要求，采用不同的麻醉方式，选用不同的药品和剂量，如表面麻醉用穿透性强的丁卡因、利多卡因；浸润麻醉和传导麻醉选用安全性大的普鲁卡因和利多卡因。

（3）局麻药的体内过程为一级动力学过程，增加药物浓度并不能按比例延长局麻时间，反而有加快吸入血液引起中毒的危险。因此，试图通过增加药量或浓度来延长局麻时间的做法不可取。

（4）当作脓肿切开手术行环行浸润麻醉时，不能将局麻药直接注入脓肿腔中，以免降低局麻效果。

（5）局麻药中加肾上腺素可延长作用时间，增强疗效，但慎用于妇科手术和手指、足趾手术，禁用于甲亢、高血压和严重心脏病患者。

（6）用药过程密切观察，做好急救准备，发现异常情况立即停药。

（7）普鲁卡因或利多卡因静脉滴注时，可加强肌松药的作用。当两者合用时，后者的剂量应酌减。

（8）不合理的合并用药有：①合用抗胆碱酯药，增加普鲁卡因毒性。②合用磺胺类药，削弱磺胺类药物的药效。③合用强心苷，增强心脏毒性等。

（9）局麻前给小剂量苯巴比妥等镇静药有助于患者精神松弛，更好发挥局麻作用。

4. 镇痛药　镇痛药可防治剧烈疼痛引起的严重生理功能紊乱，在临床治疗中具有重要意义。

（1）临床使用的镇痛药：一般可分为麻醉性镇痛药（narcotic analgesic）和非麻醉性镇痛药。前者主要是指阿片类镇痛药；其次如盐酸布桂嗪等。目前使用的强效阿片类药用后可能有成瘾性等不良反应，因此必须严格控制，一般只限于中到重度急、慢性疼痛和癌痛反复使用。

（2）麻醉性镇痛药主要是阿片类药物，依来源可分为以下三大类：①阿片生物碱：以吗啡为代表。此外，还有可待因及化学结构和性能不同于吗啡类的罂粟碱。②半合成的吗啡样镇痛药：如双氢可待因、纳布啡、丁丙诺啡、氢吗啡酮和羟吗啡酮。③合成的阿片类镇痛药：依据化学结构不同又可分成四类。苯哌啶类：如哌替啶、芬太尼、舒芬太尼和阿芬太尼

等。二苯甲烷类：如美沙酮、右丙氧芬。吗啡烷类：如左啡诺、布托啡诺。苯并吗啡烷类：如喷他佐辛、非那佐辛。上述各种药物对阿片受体具有不同程度的选择性作用，而有些药物则具有部分激动-拮抗作用，如喷他佐辛与烯丙吗啡。纳洛酮、纳曲酮是临床上应用的纯粹的阿片受体拮抗药。

1) 阿片各型受体激动后产生的效应见表11-4。

表 11-4 阿片受体分型、效应及药物作用的比较

受体分型		激动药	效应
μ	μ_1	吗啡、哌替啶、芬太尼等	镇痛（脊髓水平以上）、欣快感、依赖性
	μ_2	吗啡、哌替啶、芬太尼等	呼吸抑制、心动过缓、胃肠道运动抑制、恶心呕吐
κ		吗啡、哌替啶、纳布啡	镇痛（脊髓水平）、镇静
		喷他佐辛、丁丙诺啡	轻度呼吸抑制
δ		喷他佐辛、烯丙吗啡、环唑辛	镇痛、血压下降、欣快感、调控 μ 受体活性、缩瞳

2) 阿片类镇痛药禁用：①中毒性腹泻，毒物聚积于肠腔未能排出。②急性呼吸抑制，通气不足。③遇有血液病或血管损伤出现血凝异常时，以及穿刺的局部存在炎症时，不得经硬膜外或蛛网膜下腔给药，戒断时由此给药也并不能使症状改善或减轻。

3) 交叉敏感，仅存在于化学结构相似的一些药物，如在哌替啶类、芬太尼类或美沙酮类，其他比较少见。

4) 小儿与衰老患者由于清除率缓慢，消除半衰期长，尤其容易引起呼吸抑制，用量应低于常用量。

5) 下列情况应慎用：①哮喘急性发作、慢性尤其是病理性呼吸功能不全。②心律失常、心动过缓。③惊厥或有惊厥史的患者。④精神失常有自杀意图时。⑤脑外伤。⑥孕妇及哺乳期妇女。

6) 给药说明：①使用成瘾性镇痛药时，须按患者年龄、性别、精神状态、体质量、身高、健康状况以及所存在的病理、生理情况调整用药量。②这类药的使用必须严格按照药品说明书或遵医嘱，按时按量给药；硬膜外与蛛网膜下腔给药不得使用含防腐剂的药液，注药后加强随访，遇有呼吸抑制或血压偏低早期征兆，即应予以纠正。③门诊患者的镇痛，按需以选用本类药与对乙酰氨基酚等消炎镇痛药的复方为宜，既能止痛，又减少本类药的用量，提高安全性。④静注常用于复合全麻，应由麻醉专业人员处理；快速静注可出现突发性变态反应、胸腹壁僵硬、严重呼吸抑制等，应警惕。⑤给药过程中如发生危象的早期征兆，应先作对症处理，待好转后才给予足量。⑥世界卫生组织早已提出"使癌症患者不痛"的目标，并建议实施癌痛治疗的三阶梯方法。具体实施方法见卫生部医政管理司颁布的《癌症患者三阶梯止痛疗法的指导原则》。

7) 由于吗啡、哌替啶等药物可增加胆道或泌尿道平滑肌及括约肌的肌张力，故慎用于胆绞痛、肾绞痛（可使疼痛加剧），必要时必须和阿托品类解痉药合用。

8) 单胺氧化酶抑制剂与吗啡、哌替啶、芬太尼合用，吗啡与新斯的明、氯丙嗪、三环类抗抑郁剂合用，均易引起中毒。

(3) 临床常用的非麻醉性镇痛药有：①对乙酰氨基酚和非甾体抗炎药。②曲马多镇痛作用强；罗通定、延胡索乙素等止痛作用较弱，主要用于轻至中度头痛。③抗抑郁药中三环类

抑郁药，如盐酸阿米替林、盐酸丙咪嗪、盐酸氯米帕明、盐酸多塞平等。④加巴喷丁（Gabapentin）、卡马西平、普瑞加巴林等；氯硝西泮等；利多卡因、美西律等。⑤氯胺酮、美沙酮、右丙氧酚等。⑥可乐定、右美托咪定（Dexmedetomidine）等。

（四）抗精神失常药物

1. 抗精神病药　精神障碍（精神疾病）有精神病性与非精神病性两种，抗精神病药主要是用以治疗精神分裂症等精神病性障碍的药物。

（1）并非所有的精神病患者都需要使用抗精神病药。抗精神病药原则上以重症患者为首选对象；轻症患者应注意着重消除诱因（此时采取心理治疗及改变生活环境往往可以取得较好的效果）。

（2）锥体外系反应和抗胆碱能症状为氯丙嗪等药引起的最常见的不良反应，可合用抗震颤麻醉药及对症处理，由于临床症状的复杂性，用药过程中可由于误诊而使病情加重。

（3）定期进行血常规、肝功能及血药浓度监测。

（4）老人、儿童、孕妇慎用。

（5）抗精神病药的使用原则主要有以下几点：

1) 以单一药物治疗为主，包括各种精神病性障碍的急性发作、复发和病情恶化的病例。如疗效不满意且无严重不良反应，则在治疗剂量范围内适当增加剂量。已达治疗剂量而仍无效者，可考虑换用另一类化学结构的抗精神病药。

2) 经上述治疗，若疗效仍不满意，可考虑两种药品合用，以化学结构不同、药理作用有所区别的药品合用较好。达到预期疗效后仍以单一用药为原则。

3) 药品种类、剂量和用法均应注意治疗个体化，因人而异。

4) 治疗中应密切观察，正确评价疗效，注意药品不良反应，及时适当处理并调整剂量。

5) 对精神分裂症等病程冗长的疾病，给药时一般由小剂量开始，逐步增加至有效治疗量。药品调整速度和幅度，应根据患者情况和药品性质而定。疗程应充足，急性期治疗至病情缓解后，应有相当时间的巩固治疗，然后再可适当减少剂量作较长时间维持治疗，一般不少于2～5年，以预防疾病复发。

（6）吩噻嗪类与抗酸药、噻嗪类利尿药、奎尼丁、肾上腺素、抗胆碱药、锂盐、镇静催眠药、麻醉药、三环类抗抑郁药等合用时，因药物的相互作用，可产生严重后果，需高度警惕。

2. 抗抑郁药　抑郁症是常见的一种精神障碍，以持续的心境恶劣与情绪低落、兴趣缺失、精神不足等为主要临床特征，常伴随认识或精神运动障碍或躯体症状等。根据抑郁发作的严重程度分为轻度、中度及重度三级。抗抑郁药是一类具有抗抑郁作用的药物。它不仅能治疗各类抑郁症，而且对焦虑、强迫、慢性疼痛、疑病及恐怖等都有一定疗效。

（1）各种抗抑郁药对抑郁症均有较好的疗效，传统的三环类抗抑郁药疗效明确，因其作用位点多，故易产生多种不良反应，例如自主神经系统、中枢神经系统、心血管系统等不良反应。现较广泛使用的四环类抗抑郁药有盐酸马普替林（Maprotiline Hydrochloride），其疗效与三环类药物相当，但不良反应较轻。

（2）原则上应使用单一药物，联合用药应谨慎。这类药物起效较慢，一般在用药2～3周后才出现疗效。

（3）服用单胺氧化酶抑制剂（MAOI），如吗氯贝胺（Moclobemide）期间不宜进食含酪胺的饮食，否则易出现高血压危象。

（4）老年人剂量减半。青光眼、严重高血压、尿潴留患者及孕妇禁用。

(5) 三环类抗抑郁药，如盐酸阿米替林等与下列药物间的相互作用：

1) 与西咪替丁、哌甲酯、抗精神病药、钙通道阻滞剂等肝药酶抑制剂合用可降低其代谢，导致血药浓度增高，易引起或加重不良反应，甚至产生中毒症状。

2) 与吗啡合用能增强后者的镇痛效果，易引起中毒。

3) 与可乐定、胍乙啶合用可降低后者的降压效果。

4) 与MAOI、中枢兴奋药、哌替啶、抗组胺药合用可引起严重后果（激动、抽搐、高热及惊厥等），应慎用。

(6) 抗抑郁药与拟肾上腺素药合用，明显增加升压作用，严重时可发生高血压危象。

3. 抗焦虑药 抗焦虑药是一大类主要用于减轻焦虑、紧张、恐惧、稳定情绪兼有镇静催眠作用的药物。

(1) 尽量避免大剂量、长时间用药，以免成瘾。易出现戒断症状，停药时应缓慢减量。

(2) 老年人、司机、高空作业人员、胃溃疡患者慎用；重症肌无力患者禁用。

(3) 与巴比妥类、乙醇、吩噻嗪类合用，中枢抑制作用增强；与异烟肼合用，代谢延缓，剂量要酌情减少；与口服避孕药合用，可增加抗焦虑药的毒性反应，应避免合用。

(4) 目前苯二氮䓬类（BDZ）仍是抗焦虑的首选药。一类新的非镇静抗焦虑药，如盐酸丁螺环酮（Buspirone Hydrochloride）、枸橼酸坦度螺酮（Tandospirone Citrate），其优点是镇静作用较轻，无滥用风险，但起效较慢，见表11-5。

表11-5 几种常见抗焦虑药及其临床应用

	药物	起效时间	作用时间	适应证	禁忌证	不良反应	相互作用
镇静抗焦虑药（BDZ类）	阿普唑仑	快	中	焦虑、惊恐	过敏，急性窄角青光眼	中枢神经系统抑制，低血压，轻度呼吸抑制，心律失常，长期应用药物依赖	酒及其他中枢神经系统抑制剂、氟西汀、氟伏沙明升高血浓度和效应
	艾司唑仑	快	中	催眠	过敏	同阿普唑仑	同地西泮
	三唑仑	快	短	失眠	同阿普唑仑	同阿普唑仑、遗忘、意识模糊	中枢神经系统抑制剂、西咪替丁、红霉素、酮康唑、口服避孕药升高血浓度
	地西泮	快，很快(iv)	长	同阿普唑仑	同阿普唑仑	同阿普唑仑	酒及其他中枢神经系统抑制剂、西咪替丁升高血浓度，利福平降低血浓度
	氯硝西泮	快	中	焦虑、惊恐、癫痫	急性窄角青光眼、过敏、严重肝病	同阿普唑仑	同地西泮
	劳拉西泮	快，很快(iv)	中	焦虑、抽搐障碍	同阿普唑仑	同阿普唑仑	中枢神经系统抑制剂、酒、利福平降低血浓度
	奥沙西泮	快	短	焦虑	同阿普唑仑	同阿普唑仑	同阿普唑仑
非镇静抗焦虑药	丁螺环酮	很慢	长	焦虑、慢性焦虑	过敏	头晕、头痛不安	无

注：起效时间：很快<15min，快15～59min，慢1～4h，很慢3～4周；作用时间：短1～6h，中7～12h，长>12h

4. 心境稳定剂 既往称为抗躁狂药，是一类主要用于双相心境障碍躁狂状态的药，因对躁狂和抑郁具有双向调节、稳定病情、预防复发的作用，故名心境稳定剂。属于这一大类的药主要有碳酸锂和抗癫痫药卡马西平、丙戊酸钠以及近年开发的拉莫三嗪和托吡酯等。

（1）碳酸锂在治疗期间应密切临床观察，谨慎调节剂量。急性躁狂患者可耐受较大剂量，一旦症状缓解应减量。

（2）碳酸锂禁用于严重肾病，缺钠、低盐饮食，急性心肌梗死，室性早搏，重症肌无力，帕金森病和癫痫，孕妇。

（3）碳酸锂治疗窗窄，常用治疗量与中毒量接近。中毒时可出现脑病综合征，应立即停药，适当增加钠盐的摄入，且静脉注射氨茶碱，以促进锂的排泄。

（4）碳酸锂与利尿药合用可产生矛盾性抗利尿作用，使锂的排泄减少，血锂浓度升高，易致中毒；与非甾体类抗炎药、乙醇和大多数抗精神病药合用，可使血锂浓度升高，增加锂的毒性；与卡巴西平、苯妥英钠、四环素、博来霉素和卡托普利合用，可使血锂浓度升高；与碘合用易引起甲状腺功能降低。

5. 精神兴奋药 能提高精神活动，促使思路敏捷、解除疲劳、精神振作的药物。

（1）盐酸哌甲酯和洛贝林、二甲弗林合用称为呼吸三联针，用于治疗各种原因引起的中枢性呼吸衰竭。

（2）盐酸哌甲酯不宜用于年龄大于12岁或小于6岁的儿童；凡有青光眼、高血压、抽搐病史或家族史者应慎用；长期应用应注意发生药物依赖性。

（3）盐酸哌甲酯与苯妥英钠合用，由于抑制代谢，使后者血药浓度升高；与胍乙啶合用，使降压作用减弱；与单胺氧化酶抑制剂合用，可引起高血压危象。

（五）心血管系统用药

1. 抗心力衰竭药 心力衰竭是一种复杂的临床综合征，是各种心脏病的严重阶段，发病率高，住院率和死亡率也高。治疗心衰的药物有针对纠正血流动力学异常的药物：强心药、利尿药、血管扩张药是心力衰竭标准治疗的传统药物；针对阻断神经内分泌系统、阻断心肌重塑以修复心肌生物学性质的药物：血管紧张素转换酶（ACE）抑制药、β受体阻滞药、醛固酮拮抗药；血管紧张素Ⅱ受体阻滞药是近年来已发展或发展中的药物。

（1）洋地黄类强心药，如地高辛、去乙酰毛花苷、毒毛花苷K等：①本类药物个体差异极大，治疗剂量与中毒剂量相近，易中毒。②本类药物作用方式各异，需进行血药浓度监测，实现个体化给药。③不同患者、不同病变、不同病期、不同严重程度、有无合并症均可影响本类药物的耐受体，药品说明书中用量是重要的参考，但实际用药应严密观察，具体分析，调整给药方案。④禁用于任何强心苷制剂中毒；室性心动过速、心室颤动；梗阻型肥厚性心肌病（若伴收缩功能不全或心房颤动仍可考虑）；预激综合征伴心房颤动或扑动。⑤注意与其他药物的配伍，如钙剂可增加心律失常，氨茶碱、排钾利尿剂可致中毒。⑥用药期间应注意随访检查：心电图，血压，心率及心律，心功能监测，血电解质尤其钾、钙和镁，肾功能等。

（2）非强心苷类正性肌力药物的安全范围较大，但具有不同作用机制，因此用药前应对各类药物的不同制剂有充分了解。临床选用时须慎重，原则上仅做短期使用。

（3）非洋地黄类磷酸二酯酶抑制药氨力农、米力农等只限于洋地黄类应用有困难者或于重症心力衰竭的短期应用；其静脉注射液不能用含右旋糖酐或葡萄糖注射液稀释。

（4）硝普钠＋多巴胺、硝普钠＋多巴酚丁胺、硝酸异山梨酯＋沙丁胺醇、硝酸异山梨酯+吡布特罗、氨力农+盐酸肼屈嗪、利尿剂+多巴酚丁胺等药联用可以产生协同作用。

2. 抗心律失常药　抗心律失常药品种较多，可分为以下四大类：Ⅰ类为膜稳定剂（钠通道阻滞剂），Ⅱ类为β受体阻滞剂，Ⅲ类为以延长动作电位为主要作用的药物，Ⅳ类为钙拮抗剂（钙通道阻滞剂）。此外，作用于自主神经系统的药物也可用于治疗心律失常，洋地黄类、腺苷（包括三磷腺苷）、α受体兴奋药为代表的升压药可用于治疗阵发性室上性心动过速，阿托品及其他胆碱受体阻滞药、异丙肾上腺素、麻黄碱可用于治疗缓慢性心律失常。

（1）这类药物受疾病影响，配伍不同，有个体差异，应用剂量有很大区别，有条件时需进行血药浓度监测，实现个体化给药。通常采用联合用药，心电监护。

（2）硫酸奎尼丁、盐酸普鲁卡因胺、盐酸利多卡因等药与肌松药或氨基糖苷类抗生素配伍时，能使后者的肌松作用增强，减弱新斯的明的作用，不宜用于重症肌无力患者。

（3）苯巴比妥及苯妥英钠可增加硫酸奎尼丁的清除率而降低其药效；肝内代谢，使消除半衰期缩短，应酌情调整剂量。

（4）磷酸丙吡胺、硫酸奎尼丁、盐酸胺碘酮、盐酸维拉帕米与地高辛合用，易引起地高辛中毒，应减少地高辛的用量。

3. 用于休克的血管活性药　在休克的治疗中，用血管活性药物调整血管阻力占重要地位。按药物对血管的最后作用可以分为血管收缩药和血管扩张药两大类：①血管收缩药习称升压药：以兴奋α受体为其主要作用，包括去甲肾上腺素、间羟胺、去氧肾上腺素、甲氧明、美芬丁胺。其中去甲肾上腺素、间羟胺、美芬丁胺还兼有轻微的$β_1$受体兴奋作用。目前比较常用的是间羟胺、去氧肾上腺素和去甲肾上腺素，去甲肾上腺素作用强烈而短暂，间羟胺作用缓和而持久。②血管扩张药包括多巴胺受体活性药、β受体激动药和α受体阻滞药：多巴胺受体活性药主要是多巴胺和多巴酚丁胺；β受体激动药主要指异丙肾上腺素；α受体阻滞药包括酚妥拉明、酚苄明和妥拉唑林。除上述各种血管扩张药外，阿托品及莨菪碱类也用于治疗感染性休克，主要作用为解除小血管痉挛。

（1）血管收缩药的作用与剂量有关，开始时尽可能使用小剂量，避免长期持续使用。

（2）使用时须进行血压监测，必要时监测心排血量、心电图及尿量。

（3）本类药物引起患者死亡的最常见原因是心律失常，甚至室颤，故对心脏病患者应特别小心。

（4）休克合并肺水肿、急性肾衰及DIC时均不宜使用。

（5）本类药物同为拟交感胺类，相互存在交叉过敏，且与苯丙胺、麻黄碱、异丙肾上腺素等也存在交叉过敏。

（6）静脉用药时应选用粗大的静脉作静注或静滴，以防止药液外漏，产生组织坏死；如确已发生药液外漏，应在外漏处迅速用5～10 mg酚妥拉明以氯化钠注射液稀释至10～15 ml作局部浸润注射，12 h内可能有效。

（7）静脉滴注时应控制每分钟的滴速，其滴速和时间需根据血压、心率、尿量、外周血管灌流情况、异位搏动出现与否而定，可能时应做心排血量测定。

（8）用药时出现持续头痛以及异常心率缓慢、呕吐、头胀或手足麻刺痛感，提示血压过高而逾量，应立即重视，调整用药剂量。

（9）在缺氧、电解质平衡失调、器质性心脏病患者中或逾量时，可出现心律失常。

（10）盐酸肾上腺素主要用于抢救过敏性休克，可缓解过敏性休克的心跳微弱、血压下降、呼吸困难等症状，亦用于心脏复苏等。本品治疗量可使人体耗氧量增加20%～30%，对休克不利，故不宜用于非过敏性的其他类型休克。

（11）重酒石酸去甲肾上腺素：①本品血管收缩作用强烈，不良反应多且严重，除非绝对必要，一般不作为常规用药。②抗休克用药宜小剂量，过大剂量有害无益。③应缓慢停药，否则易出现低血压。④本品易通过胎盘，使子宫血管收缩，血流减少，导致胎儿缺氧，孕妇应用时必须权衡利弊。⑤老年人长期或大量使用，可使心排血量降低。⑥应用中必须监测：动脉压；必要时按需测中心静脉压、肺动脉舒张压、肺微血管嵌压；尿量；心电图，注意心律失常。

（12）重酒石酸间羟胺：①休克时选用血管收缩药多以本品为首选。②本品升压作用缓慢，且有蓄积作用，如用药后血压上升不明显，须观察 10 min 以上再决定是否加大剂量，以免贸然增量致使血压上升过高。③短期内连续使用，出现快速耐受性，作用会逐渐减弱。④逾量的表现为抽搐、严重高血压、严重心律失常，此时应立即停药观察，血压过高者可用 5～10 mg 酚妥拉明静脉注射，必要时可重复。⑤长期使用骤然停药时可能发生低血压。

（13）盐酸多巴胺：①本品的作用与其用量有关，而剂量的大小并不表现为作用的强弱，而是产生不同性质的作用。②如在静脉滴注时血压继续下降或经调整剂量仍持续低血压，应停用多巴胺，改用更强的血管收缩药。③应用本品治疗前必须先纠正低血容量。④突然停药可产生严重低血压，故停用时应逐渐递减。⑤药品逾量时反应为严重高血压，此时应停药，必要时给 α 受体阻滞药。

（14）甲磺酸酚妥拉明：①禁用于严重动脉硬化及肾功能不全者、胃炎或胃溃疡患者。②慎用于冠状动脉供血不足、心绞痛、心肌梗死患者，但在有心力衰竭时可以考虑。③药品逾量而发生低血压时，可静脉滴注去甲肾上腺素，但不宜用肾上腺素，以免血压进一步降低。

4. 抗高血压药　高血压为常见的心血管病，除部分患者可找到原因外，多数为原发性，须长期进行降压治疗。当前应用于临床的抗高血压药主要为以下各类：利尿降压药、β 受体阻滞药、钙拮抗药、血管紧张素转换酶抑制剂、血管紧张素受体阻滞剂、α 受体阻滞药、周围血管扩张药、周围作用的肾上腺素能神经阻滞药、咪唑啉受体激动药。

（1）对轻型高血压近来的观点认为最好采取非药品治疗，如限制钠摄入、控制体质量、戒除烟酒、合理饮食、调整生活规律等，药品仅在非药品治疗无效时应用。对中度以上高血压，或有心血管危险因子，或已有心、脑、肾等靶器官疾病者应及早开始降压药治疗。

（2）由于高血压为慢性疾病，绝大多数采用口服药治疗；抗高血压药的选择应结合病情，根据病理、生理状况及药物的药理特点加以决定，即个体化原则。

（3）由于治疗是长期的，宜选用作用缓和而不良反应较少的药品。

（4）不少患者用单一降压药不一定能达到高血压治疗目标，而需要合并应用两种或更多种药品。现有的临床试验结果支持以下组合：利尿药与 β 受体阻滞药、血管紧张素转换酶抑制药或血管紧张素受体阻滞药；钙拮抗药与血管紧张素转换酶抑制药、β 受体阻滞剂或利尿药；α 受体阻滞药与 β 受体阻滞药。以上各种组合中有些已经制成固定复方制剂，如复方利血平氨苯蝶啶片（0 号）、复方卡托普利片（每片含卡托普利 10 mg 及氢氯噻嗪 6 mg）等。

（5）近年对心血管病中的昼夜节律规律和 24 h 心血管总负荷对靶器官损伤有所了解，因而要求 24 h 控制血压，主张采用一日一次给长作用的药品。

（6）中度高血压用利尿降压药氢氯噻嗪加用盐酸普萘洛尔或盐酸肼屈嗪、盐酸可乐定、盐酸哌唑嗪等，也可用卡托普利及尼群地平；重度高血压改用或加用硫酸胍乙啶或米诺地尔；高血压危象或脑病须静脉给药，选用硝普钠、尼卡地平、二氮嗪等，也可用短效神经节阻断药咪芬或强效利尿药呋塞米。

(7) 根据并发症合理选择用药：并发肾功能不全者宜选用甲基多巴、肼屈嗪、米诺地尔等对肾影响小的药品；并发冠心病或心衰者宜选用利血平、利尿降压药等作用缓和的药品；并发消化性溃疡者宜用盐酸可乐定等不促进胃酸分泌的药品；并发精神抑郁者不宜用利血平、甲基多巴。

5. 抗心绞痛药　心绞痛是冠状动脉供血不足、心肌缺血所引起的症状，是冠心病的主要临床表现。临床上按发病的特征分为稳定型心绞痛和不稳定型心绞痛。目前用于治疗心绞痛的药物主要有以下三类：硝酸酯类、β受体阻滞药、钙拮抗药。近年来正在开发多种改善心肌缺血的药物，包括窦房结抑制药如扎替雷定（Zatebradine）、法利帕米（Falipamil）；钾通道开放药如尼可地尔、泛癸利酮、左卡尼汀；心肌细胞保护药或代谢抑制药如曲美他嗪（Trimetazidine）、雷诺嗪（Ranolazine）；促侧支循环药如血管内皮生长因子（VEGF）、成纤维细胞生长因子（FGF）；醛糖还原酶抑制药如唑泊司他（Zopolrestat）；螯合剂如EDTA、去铁胺等。其中尼可地尔、泛癸利酮（辅酶Q_{10}）、左卡尼汀、曲美他嗪等已用于临床。

(1) 应根据不同的心绞痛类型及各类药物的特点，选择作用机制不同的药物。如钙拮抗药对自发性及变异型心绞痛患者较适用；β受体阻滞药适用于由劳力或交感神经兴奋诱发的心绞痛，对由冠状动脉痉挛所致的心绞痛，可能在β受体阻滞后α受体相对增强而有所不利；硝酸酯类可用于各型心绞痛，尤其是突发性心绞痛，继后再以长效制剂维持疗效。

(2) 硝酸酯类、β受体阻滞和钙拮抗剂三者之间联合应用，可起协同作用，但合用时要注意适当降低相关药品的剂量。临床证明，硝苯地平和普萘洛尔合用为最佳组合。

6. 血脂调节药　当前应用的血脂调节药主要包括以下四类：羟甲戊二酰辅酶A（HMG-CoA）还原酶抑制剂，简称他汀类（statins）；贝丁酸类，或称贝特类、甲氧芳酸类、纤维酸类（fibrates）；烟酸及其衍生物；胆酸螯合剂，或降脂树脂，为阴离子交换树脂。此外，尚有普罗布考（Probucol）、依泽替米贝（Ezetimibe）。来自鱼油中的长链n-3脂肪酸，来自植物油的亚油酸、亚麻酸等所含的十八碳三烯酸，也有降三酰甘油（甘油三酯）作用，但只能作为辅助之用。

(1) HMG-CoA还原酶抑制剂宜与饮食共进，以利吸收；与贝丁酸结合树脂合用，可产生协同作用而提高疗效；与烟酸、环孢素、红霉素、吉非贝齐、免疫抑制药同用使肌溶解和急性肾衰竭的机会增加。联合用药时应注意密切观察。

(2) 贝丁酸结合树脂可干扰食物中脂溶性维生素的吸收，长期应用应注意补充脂溶性维生素。

(3) 他汀类的副作用与剂量相关。在活动性和慢性肝病者禁用。很重要的一点，要识别有发生肌病较高危险的一些患者，如下列情况：年迈，年过80岁（特别是女性）；个小体弱者；围术期；伴多系统疾病（如慢性肾衰，特别是糖尿病所致）；多种药物合用，特别是与下列药物合用：环孢素、吉非贝齐、大环内酯类抗生素如红霉素和克拉霉素、咪唑类抗真菌药如伊曲康唑和酮康唑、HIV蛋白酶抑制药、抗抑郁药奈法唑酮（Nefazodone）和维拉帕米。饮用大量西柚汁（每日约1.1 L以上）者、嗜酒者等，要避免用他汀类，或只用小剂量，密切随访。

(4) 贝丁酸类具有高血浆蛋白结合率，故与华法林同用时可使与蛋白结合的华法林游离而产生出血倾向。有些贝丁酸类的代谢需要细胞色素 P450 3A4，故与同样需要 P450 3A4 代谢的辛伐他汀、洛伐他汀、阿托伐他汀同用时须注意可能发生肌病。

(六) 呼吸系统用药

呼吸系统疾病常用药物包括的种类很多，如镇咳药、平喘药、呼吸兴奋药、抗感染药、抗肿瘤药、抗炎药、免疫抑制剂等。其中镇咳、祛痰、平喘三类药物一般来说都属于对症治疗药。在对症治疗的同时还必须注重病因的治疗。患某些呼吸系统疾病时，咳、痰、喘三种症状往往同时存在，并有一定的互为因果的关系，在治疗上也有内在的联系。

1. 镇咳药　咳嗽是一种保护性反射活动，可将呼吸道内的黏痰和异物排出。一般把作用于咳嗽反射活动中枢环节的药物，称为中枢性镇咳药，如右美沙芬；抑制其他环节的称为外周性镇咳药，如那可丁；有的药物兼有中枢与外周两种作用，只是主次不同而已，如喷托维林。

（1）轻度而不频繁的咳嗽，只要痰液或异物排出就可自行缓解，不必应用镇咳药；需排痰时如单独应用镇咳药无益而有害。对于有痰的咳嗽多数应同时应用祛痰药；但无痰或少痰而过于频繁剧烈的咳嗽，增加患者痛苦，影响休息，此时就应适当应用镇咳药。

（2）中枢性镇咳药能引起头晕、轻度嗜睡、口干、便秘、恶心和食欲不振，只在特殊情况下短时间应用。妊娠 3 个月内妇女忌用；痰量多的患者慎用。

2. 祛痰药　在呼吸道炎症等病理情况下，分泌物发生质和量的改变，刺激黏膜下感受器使咳嗽加重；大量痰液还可阻塞呼吸道引起气急，甚至窒息；由于痰液是良好的培养基，有利于病原体滋生，引起继发性感染。此时促使痰液排出就是重要治疗措施之一。

祛痰药主要包括刺激性祛痰药（又称恶心性祛痰药）及黏液溶解剂。前者刺激胃黏膜反射性引起气道分泌较稀黏液，稀化痰液使易于排出；后者使痰液中黏性成分分解或黏度下降，使痰易于排出。

（1）本类药品大部分对黏膜有刺激作用，消化道患者慎用，特别是消化道溃疡者。

（2）各种药物的祛痰机制、作用强度不同。应根据呼吸道积痰的性质选用合适的祛痰药，如呼吸道急性炎症后期选刺激性祛痰药，对痰液黏稠不易咳出者选用黏痰溶解药等。

（3）氯化铵使尿液呈酸性，能促进某些弱碱性药物（如哌替啶）的排泄，降低其疗效；而对某些弱酸性抗菌药物则可增加肾小管的重吸收，延长作用时间，提高疗效。

3. 平喘药　能缓解支气管哮喘的药物称为平喘药，除支气管平滑肌松弛药外，尚包括如酮替芬等有抗过敏作用的药物。哮喘是一种慢性炎症，所以在应用平喘药物的同时还应当注意针对病因的抗炎治疗，如糖皮质激素吸入疗法等。常用的支气管松弛剂主要分三类：β 受体激动剂、茶碱类药物及抗胆碱药。近来有将这几类药物配伍制成复方制剂的发展趋势，如异丙托溴铵和硫酸沙丁胺醇定量气雾剂及雾化吸入液等。此外，尚有塞曲司特片，本品为血栓素 A_2/前列腺素 H_2（TXA_2/PGH_2）受体拮抗剂，适用于治疗轻、中度支气管哮喘，每日晚饭后口服一次即可。

（1）哮喘发作时，在给予有效平喘药的同时应采取祛痰措施，一般不宜同时给予镇咳药。如服用复方氯丙那林片（每片含盐酸氯丙那林 5 mg，盐酸溴己新 10 mg，盐酸去氯羟嗪 25 mg）。

（2）茶碱类药物有一定的不良反应，但应用小剂量的茶碱仍能起到平喘作用，并且兼有一定程度的抗炎作用。

（3）茶碱类和 β 受体激动剂均能引起中枢和心脏兴奋，常与抗组胺药合用。

（4）根据不同类型的哮喘选择各类平喘药，并注意联合用药。如喘息型支气管炎，用异丙托溴铵；外源性哮喘，选用支气管扩张药；药源性哮喘，用糖皮质激素效果较好；氨茶碱与盐酸麻黄碱对过敏性哮喘起协同作用，用量减少，不良反应减轻。

（5）特别注意区别支气管哮喘和心源性哮喘。心源性哮喘用吗啡或哌替啶治疗，而支气管哮喘则选用常规的平喘药。后者禁用对呼吸有抑制作用的吗啡或巴比妥类药物。

（七）消化系统用药

消化系统疾病病种多而常见，用药庞杂，且药效除与药物本身的作用有关外，还与用药的方式、方法有关。

1. **抗酸药与胃黏膜保护药** 降低胃内酸度的药物包括抗酸药和抑酸药。抗酸药为碱性物质，口服后通过中和胃酸而达到降低胃酸目的。此类药物的作用特点是作用时间短，服药次数多，不良反应大。胃黏膜保护药是指预防和治疗胃黏膜损伤，保护胃黏膜，促进组织修复和溃疡愈合的药物。

（1）目前抗酸药多为复方制剂，如复方氢氧化铝。一般而言，抗酸药液态和胶态制剂比片剂好，片剂应嚼碎服，因抗酸药作用时间短，故应增加服药频度，服药时间应在饭后1.5 h和睡前。

（2）抗酸药能与四环素、磷盐、金属元素等形成大分子的络合物而影响其吸收；通过改变胃肠道的pH、药物解离度而减少普萘洛尔、维生素C、铁制剂、氯丙嗪、西咪替丁等药物的吸收，增加磺胺类、哌替啶、左旋多巴等药物的吸收；抗胆碱药通过改变胃肠运动影响药物吸收；组胺H_2受体阻断药是肝药酶抑制药，可增强在肝代谢药物的作用，增加不良反应发生率。

（3）胃黏膜保护药品种繁多，有的胃黏膜保护剂还同时兼有抗酸作用，如碱式碳酸铋，有的兼有杀灭幽门螺杆菌的作用，如胶体铋剂。

（4）枸橼酸铋钾禁用于对本药过敏者、孕妇及哺乳期妇女、严重肾功能不全患者；慎用于儿童、肝功能不全、急性胃黏膜病变时的患者。服药时不得同时食用高蛋白饮食（如牛奶等）及服用抗酸药，如需合用，应至少间隔半小时以上。

2. **抑酸药** 抑酸药是抑制胃酸分泌的药物。抑酸药通常包括H_2受体阻断药（如西咪替丁、雷尼替丁、尼沙替丁和罗沙替丁）和质子泵抑制剂（奥美拉唑、兰索拉唑、泮托拉唑、雷贝拉唑和埃索美拉唑）。

（1）本类药物主要是抑制酸的制造和分泌，或对进入胃囊的H^+进行中和。

（2）抑酸药是目前治疗消化性溃疡的首选药物，其品种繁多，机制各异，但都是为了达到缓解症状、促进溃疡愈合、预防复发的目的，需要长时间用药，用药量较大，因此应密切注意不良反应，一旦发现，应及时停药并作相应处理。

（3）质子泵抑制剂如注射用奥美拉唑应溶于0.9%氯化钠注射液或5%葡萄糖注射液中静脉滴注，不宜与其他药品同瓶使用。怀疑有恶性病变时禁用本品。

3. **胃肠动力药** 目前的胃肠动力药主要有如下几类：M受体拮抗剂、多巴胺受体拮抗剂、5-羟色胺（5-HT）受体制剂、胃动素受体激动剂、一氧化氮合酶（NOS）抑制剂、胆囊收缩素（CCK）$_A$受体拮抗剂、γ-氨基丁酸（GABA）$_B$受体激动剂、阿片肽κ受体拮抗剂、生长抑素及其类似物等。

（1）临床上使用的解痉药以抗胆碱药物为主，多为非特异性受体拮抗药，如硫酸阿托品、颠茄、氢溴酸山莨菪碱、丁溴东莨菪碱等。

(2) 甲氧氯普胺除具有多巴胺受体 D_2 拮抗作用外，还兴奋 5-HT_4 受体而产生促动力作用，长期应用本品可产生锥体外系副作用；西沙必利、莫沙必利为 5-HT_4 受体激动剂，临床应用时宜严格掌握适应证和剂量。

(3) 匹维溴铵为钙离子拮抗剂，对胃肠道有高度选择性。本品禁用于儿童及孕妇，慎用于哺乳期妇女；宜在进餐时用水吞服。

4. 助消化药　助消化药物是促进胃肠道消化功能的药物，其中一类是消化分泌液内的正常成分，如盐酸和各种消化酶制剂，当消化分泌功能减弱时，起到补充治疗的作用；另一类是能促进消化液分泌或肠道内过度发酵的药物，用于治疗消化不良等。

(1) 首先判断有无胃腺或胰腺的分泌不足，而后采取替代疗法或应用促分泌药。

(2) 胃蛋白酶在含有 0.2%～0.4%盐酸（pH1.5～2.5）时，消化力最强。忌与碱性药物配伍，不宜与抗酸药物同服；与硫糖铝拮抗，不宜合用。本品在饭前或进食时（胃蛋白酶合剂）服用。

(3) 胰酶服用时不可嚼碎，以免药粉残留于口腔内，消化口腔黏膜而发生严重的口腔溃疡；忌与稀盐酸等酸性药物同服，避免与阿卡波糖、吡格列酮合用，因使后者的药效降低；不应与 pH 小于 5.5 的食物（如鸡肉、小牛肉、绿豆等）同用，因可使本药的肠衣溶解，降低胰酶的药效。

(4) 乳糖酶主要用于"乳糖不耐受症"患者。本品使用后症状无明显改善者应停止使用。

5. 催吐药与止吐药　催吐药为引起呕吐的药物。某些临床情况须用催吐药以祛除进入胃内的有害物质。止吐药按其作用部位，有中枢性和外周性之分；按作用的受体，则有抗组胺受体、抗多巴胺受体、抗 M 受体和抗 5-HT_3 等各类。

(1) 盐酸阿扑吗啡用于中毒及不能施行洗胃术患者的催吐。本品不宜用于麻醉药、士的宁或误吞入强酸或强碱等腐蚀剂的中毒。

(2) 呕吐系由多种疾病引起，须予以对因治疗；也可由于使用某些药品，特别是化疗药品所致。

(3) 抗多巴胺受体（如甲氧氯普胺）对多种原因引起的呕吐有效，但该类药物能抑制中枢神经系统的功能，影响正常的思维和活动。驾驶员、高空作业者等特殊工种患者慎用；孕妇及哺乳妇女不宜使用；小儿、老年人大量长期应用，容易出现锥体系症状。

(4) 吩噻嗪类药物对除晕动病以外的呕吐有效，也能影响多种药物效应；增强中枢神经抑制药的作用，降低胍乙啶的抗高血压效应，不宜与甲氧氯普胺合用，以免增加锥体外系反应的发生率与严重性。

6. 泻药与止泻药　目前用于临床的泻药品种颇多，有刺激性泻药、润滑性泻药、容积性泻药（包括高渗透性泻药和膨胀性泻药）。反之，止泻药主要有抑制结肠的蠕动和减轻对结肠黏膜刺激两大类。前者为吗啡类和人工合成之替代吗啡类的苯基哌啶类以及抗胆碱能类；后者为收敛剂和吸附药。

(1) 对于便秘，尤其是习惯性便秘，治疗时应首先从调节饮食、养成良好的排便习惯着手，多吃蔬菜、水果等常能收到良好的效果。

(2) 泻药仅适用于短暂便秘患者，不宜长期使用，否则易引起严重的代谢紊乱及妨碍营养物质、无机盐（钙、磷等）的吸收。与洋地黄合用可使后者的毒性增大。

(3) 应根据不同的情况选择不同类型的泻药。如排除毒物、驱虫，应选硫酸镁、硫酸钠等作用较强烈的容积性泻药；一般便秘，应选比沙可啶、酚酞等作用温和的刺激性缓（轻）泻药为好；老人、动脉瘤、肛门手术等，以选液状石蜡、甘油等润滑性泻药为好。

（4）中枢抑制药中毒后的导泻不宜用具有中枢抑制作用的泻药硫酸镁，可用硫酸钠。

（5）止泻药地芬诺酯、阿片制剂长期应用具有依赖性和成瘾性；与其他中枢抑制药物（如巴比妥类）合用可增强其抑制效应。禁用于肝功能不良和严重溃疡性结肠炎的患者。

（6）收敛剂、吸附剂及鞣酸蛋白不宜与铁制剂合用；药用炭不宜与吐根、抗生素、维生素、磺胺类、生物碱等药物合用。

7. 肝胆疾病辅助用药　胆系疾病多数需外科手术治疗，但对胆系结石、慢性胆囊炎等疾病可试以药物溶石，或利胆消炎治疗。我国肝病目前以病毒性肝炎及其相关肝病居多，代谢性肝病也有增加趋势。

（1）治疗胆系疾病的药物主要是促使胆汁分泌增多、降低胆汁中胆固醇的饱和度，或是增强胆囊收缩、舒张 Oddi 括约肌等。

（2）对于肝脏疾病在尚无特效治疗情况下，保肝治疗具有重要意义；对于 HBsAg 阳性的慢性肝炎患者，可用抗病毒药；对于肝硬化，应针对病因作相应处置，目前已有若干抗纤维化药物问世；对于肝性脑病，根据其发生机制选择用药。

（3）治疗肝病的药物种类很多，通常情况下联用 2～3 种即可，观察时间不要太长，一般不超过 2～3 个月，有效时再将疗程适当延长。

（4）就目前的保肝药物而言，其疗效有限或可疑。因此，对急、慢性肝炎，HBsAg 携带者，治疗时以休息、营养为主，不可盲目轻信用药；如果发生肝功能衰竭，则需采取综合治疗措施。要注意尽量避免使用具有肝脏损害的药物（如利福平、甲基多巴等）。

（八）泌尿系统用药

泌尿系统用药种类较多，但其中多数与其他系统用药雷同，而归类于其他系统。

1. 利尿药　利尿药主要应用于治疗水肿性疾病，与降压药合用治疗高血压，在某些能经肾脏排泄的药物、毒物中毒时，本类药物能促使这些物质的排泄。目前常用的利尿药有下列几类：噻嗪类利尿药、袢利尿药、潴钾利尿药、碳酸酐酶抑制剂、渗透性利尿药。

（1）要根据不同的用药目的及患者的病因选用各种合适的利尿药。肾功能正常者常以噻嗪类为主，并酌情补充钾盐，必要时加用潴钾利尿剂；肾功能减退者适量选用袢利尿剂如呋塞米（忌用依他尼酸）为宜，因此时噻嗪类利尿效果欠佳，潴钾利尿剂有引起高钾血症之虞，应慎用；对顽固性水肿者可联合使用袢利尿剂，噻嗪类和潴钾利尿剂可同时阻断髓袢升支厚壁段和远端小管对钠的重吸收，有时产生明显的利尿效果，但应避免过度利尿和长期用药，以防止不良反应的发生。

（2）无论哪种利尿药，均可引起电解质紊乱（低钾或高钾血症等），若将排钾和潴钾利尿药合用或交替使用，不仅可减少不良反应，同时还能使效应增强。临床使用过程中通常将中效类利尿药（噻嗪类）与螺内酯或氨苯蝶啶或阿米洛利联用，强效利尿药一般不与其他利尿药合用。

（3）该类药物与其他药物之间的相互作用较多，临床合并用药时要特别注意以下情况：排钾利尿药与肌肉松弛剂、强心苷合用，易出现中毒不良反应；强效利尿药拮抗降糖药作用，加重氨基糖苷类抗生素的耳、肾毒性和头孢菌素的肾毒性；利尿药和降压药、抗心绞痛药和抗凝血药有协同作用，合用时适当减少剂量。

（4）丙磺舒可与呋塞米争夺肾小管的弱酸性分泌系统而降低其利尿作用，吲哚美辛可抑制后者的排钠作用。

（5）痛风患者慎用。肾功能不全患者慎用中效利尿药。

2. **脱水药** 目前主要用于组织脱水，一般称为脱水药，以甘露醇为代表。其次高渗葡萄糖也有组织脱水作用。

（1）脱水药本身无明显的药理活性。其作用的产生主要是利用其理化性质。临床上这类药物主要用于脑水肿、青光眼、肾衰竭的早期（少尿期）治疗，合用两种以上药物，可使疗效增强。常用的联合用药如糖皮质激素加甘露醇。因甘露醇和许多药品存在理化禁忌，所以忌与其他药品混合静脉滴注。

（2）心功能不全及活动性颅内出血患者禁用。

（3）使用脱水药可引起电解质平衡紊乱，因此，用药过程中，应密切观察水、电解质的变化，适当补充钾、钠。

（4）脱水药和抗高血压药合用时，能加强抗高血压药物的作用，与中枢抑制剂（巴比妥类、麻醉性镇痛药、抗精神病药、乙醇等）合用时，易发生直立性低血压。联合用药时应将相关药品的剂量降低。

（九）**血液系统用药**

目前临床用于血液病的药物品种很多，有升血细胞药（抗贫血药与升白细胞药）、止血与抗纤溶药、抗凝药、抗血小板药、溶栓药、血浆代用品。

1. **抗贫血药** 外来营养物质与造血生长因子的不足以及各种免疫异常是贫血的重要病因。

（1）贫血的原因多种多样，治疗时首先应该找出导致贫血的原因，进行对因治疗。在此基础上采取综合措施纠正贫血的症状。长期用药过程中应定期检查血常规，以监测疗效。

（2）应根据不同的贫血原因选择不同的药品。缺铁性贫血选用铁制剂；巨幼红细胞性贫血用叶酸（但叶酸拮抗药引起的巨幼红细胞性贫血则用四氢叶酸），恶性贫血用维生素B_{12}；慢性再生障碍性贫血应用雄性激素治疗，国内报告缓解率达50%左右，但其确切疗效仍有争论；重型再生障碍性贫血有免疫机制参与发病，应用抗淋巴（胸腺）细胞球蛋白和/或环孢素治疗已取得40%~50%的缓解率，早期及时应用是成功的关键，疗效仅次于异基因造血干细胞移植；肾上腺皮质激素是自身免疫性溶血性贫血及免疫性血小板减少性紫癜的主要治疗药物，60%~80%的患者可获近期缓解；慢性肾衰竭合并贫血的患者应用基因重组红细胞生成素后已明显提高了生活质量；化疗药物羟基脲还是一种γ球蛋白基因激活剂，可升高β地中海贫血患者的HbF水平，改善贫血及减少输血。

（3）铁制剂的胃肠道刺激较大，饭后服用可以减轻，但要注意饮食中的有些成分可妨碍铁的吸收。

（4）胃肠道给药时存在着许多影响其体内过程的因素。其中，茶叶、大黄等含鞣酸的嗜好品或植物、四环素类抗生素、高钙高磷酸盐食物（牛奶、矿泉水等）、抗酸药及中枢性降压药甲基多巴等因素能减少铁的吸收，合并用药时应避免以上因素。相反，食物中的还原性物质（果糖、半胱氨酸、维生素C等）、稀盐酸有助于铁的吸收，但也易致胃肠道反应。联合用药时应注意利用这些因素。另外，别嘌呤能阻断铁代谢酶，增加肝中铁的浓度而引起含铁血红素沉着症，羟基脲可延缓血浆中铁的清除，并降低红细胞对铁的利用。用药过程中应注意去除这些因素。

（5）口服铁制剂（如硫酸亚铁糖浆、枸橼酸铁铵溶液等）时，应以无毒塑料管吸服，服后立即漱口,以免铁腐蚀牙齿。

(6) 应遵循缺多少,补多少的原则。尽量采取口服给药的方式。注射铁剂时应精确计算剂量,以免过量中毒。发生中毒时除以磷酸盐或碳酸盐溶液洗胃外,还可在胃内注入特殊解毒剂喷替酸钙钠(促排灵)或去铁胺以结合残存的铁。

2. **止血药和抗凝药** 止血药是促进血液凝固,使出血停止的药物。抗凝药是阻止血液凝固,或降低血凝活性的药物。常用的有肝素及香豆素两大类。

(1) 用药过程中要注意监测血象指标(出、凝血时间,血小板计数等),以便及时调整给药剂量,发现问题并妥善处理。

(2) 本类药物种类繁多,应根据各类药物的作用机制、作用场所和作用特点的不同有针对性地选用药品。盲目用药有时反而会加重病情。

(3) 此类药物的作用易受其他药物的影响。其中,能使抗凝作用降低的药物有:胆汁酸结合树脂(考来烯胺等,可由于络合作用减少药物的吸收)、肝药酶的诱导剂(加速药物的代谢)、口服避孕药(其中的雌激素可促使血栓形成)。使抗凝作用增强的药物有:广谱抗菌药、矿物性泻药(干扰维生素 K 的吸收)、和抗凝药竞争结合血浆蛋白的药物(阿司匹林、甲苯磺丁脲等)、肝药酶的抑制剂(甲硝唑、西咪替丁)、有抗凝协同作用或降低血小板功能的药物。

(十) 内分泌系统用药及避孕药

1. **糖皮质激素** 糖皮质激素调节糖、蛋白质和脂肪代谢,并具有抗炎作用和免疫抑制作用等药理作用,临床应用非常广泛,但必须强调根据病因、病情权衡利弊,切忌滥用。

(1) 常用糖皮质激素类药物比较见表 11-6。

表 11-6 常用糖皮质激素类药物比较

药物		作用持续时间(h)	糖皮质激素作用	盐皮质激素作用	等效剂量(mg)	消除半衰期(min)
短效	氢化可的松	8~12	1	1	20	90
	可的松	8~12	0.8	0.8	25	30
中效	泼尼松	12~36	4	0.8	5	60
	泼尼松龙	12~36	4	0.8	5	200
	甲泼尼龙	12~36	5	0.5	4	180
长效	地塞米松	36~54	20~30	0	0.75	100~300
	倍他米松	36~54	20~30	0	0.6	100~300

(2) 糖皮质激素在临床上主要用于症状治疗,不能消除病因。对于有其他药品治疗的疾病,糖皮质激素不作首选。由于该类药物的不良反应和禁忌较多,临床应用时必须综合考虑。

(3) 禁用于有严重的精神病史,活动性胃、十二指肠溃疡,新近的胃肠吻合术后,骨质疏松症,糖尿病,严重高血压,青光眼、白内障,未能用抗菌药物控制的病毒、细菌和真菌感染者。

(4) 应用糖皮质激素注意事项:①妊娠期用药:糖皮质激素可通过胎盘。人类使用药理剂量的糖皮质激素可增加胎盘功能不全、新生儿体质量减少或死胎的发生率。②哺乳期用药:生理剂量或低药理剂量(每日可的松 25mg 或泼尼松 5mg,或更少)对婴儿一般无不良影响。但是,如乳母接受高药理剂量的糖皮质激素,则不应哺乳,由于糖皮质激素可由乳汁中排泄对婴儿造成不良影响,如生长受抑制、肾上腺皮质功能受抑制等。③小儿用药:小儿如长期使用糖皮质激素,需十分慎重,因激素可抑制患儿的生长和发育,如确有必要长期使用，应采用短效（如可的松）或中效制剂（如泼尼松），避免使用长效制剂（如地塞米松）。口服中效制剂隔日疗法可减轻对生长的抑制作用。儿童或少年患者长期使用糖皮质激素发生骨质疏松症、股骨头坏死、青光眼、白内障的危险性都增加，必须密切观察。④老年用药：老年患者用糖皮质激素易发生高血压。老年患者尤其是更年期后的女性应用糖皮质激素易发生骨质疏松。⑤糖皮质激素与感染：由于糖皮质激素抗炎不抗菌，但在某些感染时应用激素可减轻组织的破坏、减少渗出、减轻感染中毒症状，但必须同时用有效的抗菌药物治疗、密切观察病情变化，在短期用药后，即应迅速减量、停药。

（5）实行个体化给药，采用能控制或缓解症状的最低剂量。

（6）根据用药目的的不同选择合适的药品和给药途径。一般病例多采取口服给药的方式；抢救患者时通过静脉给药；局部用药时选择局部制剂。其常用给药方法如下：

1）肾上腺皮质功能减退症患者需终身服用生理替代剂量的糖皮质激素，对未发生应激状态的患者每日用氢化可的松 20～30 mg，或可的松 25～37.5 mg，根据患者的体质量、工作强度适当增减。一日量的 2/3 在清晨服用，另 1/3 在下午服用。必要时可加用小量盐皮质激素，注意不可过量，以免发生浮肿、高血压。

对急性肾上腺皮质功能减退症或慢性患者，在发生严重应激状况时需静脉滴注氢化可的松，每日 200～300 mg。同时，应采用相应的抗感染、抗休克等措施。

2）肾上腺酶系缺陷所致的肾上腺增生症，应长期使用生理剂量的糖皮质激素，以抑制 ACTH 的过度分泌，使过多的雄激素减少（21-羟化酶缺陷）。可用氢化可的松，于上午服用全日量的 1/3，傍晚服用 2/3。如用地塞米松，可每日服 1 次。

3）肾上腺以外的疾病，利用糖皮质激素的药理作用，大致可分为以下三类情况：①急症：如过敏性休克、感染性休克、严重哮喘持续状态、器官移植排斥反应，往往需静脉给予大剂量糖皮质激素，每日数百以至 1000 mg，疗程限于 3～5 天，必须同时应用有关的其他有效治疗，如感染性休克应用有效抗生素，过敏性休克时用肾上腺素、抗组胺药。②中程治疗：对一些较严重的疾病，如肾病综合征、狼疮性肾炎、恶性浸润性突眼，应采用药理剂量的人工合成制剂，如每日口服醋酸泼尼松 40～60 mg，分次服用，奏效后减至维持量，疗程为 4～8 周。用药剂量和疗程需根据病情的程度和治疗效果而予以调整。③长程治疗：慢性疾病，如类风湿性关节炎、血小板减少性紫癜、系统性红斑狼疮，应尽量采用其他治疗方法，必要时用糖皮质激素，采用尽可能小的剂量，病情有好转时即减量，宜每日上午服 1 次或隔日上午服 1 次中效制剂（如醋酸泼尼松），以尽可能减轻对下丘脑-垂体-肾上腺轴的抑制作用。对于病情较重者，在隔日疗法的不服用激素日，可加用其他治疗措施。

（7）长期用药后药品的撤除必须逐步进行，不可骤停；用药时间越长，撤药越慢。

（8）糖皮质激素可和许多药物产生相互作用。与抗胆碱药、三环类抗抑郁药或肾上腺素受体激动剂合用，可引起眼内压升高；与排钾利尿药、两性霉素 B 合用，可增加钾的排出，造成低血钾；与强心苷合用，易引起强心苷中毒；与维生素 A 合用，抗炎作用被抑制；与雌激素合用，糖皮质激素作用增强；与苯妥英钠、苯巴比妥合用，糖皮质激素的治疗降低；与解热镇痛药合用，消化道溃疡的发生率增强；与口服降糖药合用，降糖作用降低；与抗酸药合用，可减少泼尼松或地塞米松的吸收；与免疫抑制剂合用，可增加感染的危险性，并可能诱发淋巴瘤或其他淋巴细胞增生性疾病。

（9）严重肝功能不全患者不宜使用泼尼松或可的松，而应使用泼尼松龙或氢化可的松。

2. **性激素** 雄激素具有两类作用，即男性化作用和蛋白同化或生长刺激作用。女性的性激素主要由卵巢的成熟卵泡和黄体所分泌,有雌激素、孕激素和雄激素。其中雌激素是一类18碳的类固醇化合物,常有以下几类:天然雌激素、雌激素合成衍生物、全合成雌激素(如己烯雌酚)。

(1) 本类药物属机体内源性激素,它们直接参与人体的生理活动过程,应用时必须掌握适应证,严格控制用药剂量,否则易导致内分泌系统紊乱。

(2) 多数药物能引起肝损害,肝功能不良患者慎用。雄激素、雌激素和同化激素的化学结构与盐皮质激素相似,也具有水、钠潴留作用,肾炎、肾病综合征、高血压、心功能不全患者慎用。此外,长期大量使用雌激素类药物可引起子宫内膜过度增生及子宫出血,有子宫内膜炎及子宫出血倾向的患者慎用;孕妇早期服用己烯雌酚,其女性后代在青春期后宫颈和阴道的腺病及腺癌发生率升高,男性后代生殖道异常和精子异常发生率也增加。连续大量服用抗雌激素类药物能导致卵巢肥大,卵巢囊肿患者禁用;孕激素的副作用较小,但长期使用可引起子宫内膜萎缩,易并发阴道真菌感染;雄激素长期应用于女性会引起妇女男性化现象;同化激素则能提高肌肉的爆发力,能虚假地提高运动员的成绩,属体育比赛中的禁品。

(3) 雌激素与其他药物合用能产生明显的相互作用。其中,苯巴比妥、利福平等肝药酶的诱导剂可促进雌激素的代谢灭活而使药效较低,导致避孕失败;氨苄西林能影响雌激素类药物的吸收;雌激素能促进哌替啶代谢灭活,使其作用减弱,与香豆素类抗凝药呈药理性拮抗,与甲状腺激素合用可降低后者的作用。这些药品应尽量避免合用,必须合用时也应注意调整药品的剂量。

(4) 去氢甲睾酮能抑制葡萄糖醛酸转移酶,降低羟基保泰松的代谢速度,合用时使后者的不良反应增强,应引起注意。睾酮、去氢甲睾酮可增强口服抗凝药的作用,严重的可引起出血,应避免合用。

3. 避孕药 类固醇类避孕药是利用雌激素或雌激素和孕激素的合并使用的作用,抑制排卵或使受精卵难以着床而达到避孕目的。避孕药大多为复方制剂,有口服的短效或长效制剂、长效的注射液、事后避孕片、供分居两地临时探亲夫妇使用的制剂。其剂型有片剂、膜剂、丸剂、油制注射液,近年来研制成模拟正常月经周期中内分泌变化的三相口服避孕片。还有缓释药物的皮下植埋剂及宫内节育器等。

(1) 虽然临床报道口服避孕药的不良反应较多,如增加胆囊和心血管疾病的发病率,使血糖、血脂和凝血功能提高等,但总的来说,复方口服避孕药的利大于弊。除了少数高危妇女(高血压、糖尿病、高脂血症、血栓栓塞性疾病等)外,一般人可长期服用。应根据用药者的具体特征选择适合个体的避孕药品。

(2) 本类药物与其他药物间存在相互作用。因口服避孕药能使凝血系统功能增强,对抗口服抗凝药(华法林等)的抗凝作用,合并用药时应增加后者的剂量。与6-氨基己酸合用致高血糖状态,应慎用。许多抗生素和肝药酶的诱导剂(苯妥英钠、苯巴比妥、卡马西平、乙琥胺、螺内酯、利福平、乙醇等)能降低避孕药的避孕效果,而合用维生素C则提高其效力。因该类药物为肝药酶的抑制剂、能减慢糖皮质激素的代谢,合用时需将此类药物的剂量降低。有急慢性肝病、子宫肌瘤、乳房肿块及糖尿病需用胰岛素治疗者应慎用口服避孕药。宫颈癌患者禁用。

4. 甲状腺疾病用药 甲状腺功能减退或亢进,可致体内甲状腺激素水平过低或过高,都会引起各种症状,需要分别应用甲状腺激素或抗甲状腺药物治疗。

(1) 常用的甲状腺激素有左甲状腺素钠(T_4)、碘塞罗宁钠(三碘甲腺原氨酸钠,T_3)

及甲状腺粉（干片），主要用于甲状腺功能减退症、单纯性甲状腺肿及甲状腺手术后的替代或抑制治疗等。抗甲状腺药则能阻止甲状腺激素的合成和分泌；缓解甲状腺功能亢进症状。大剂量碘及碘化物在手术前准备及治疗甲亢危象时应用。

（2）甲状腺功能低下的患者对甲状腺粉的反应极为敏感，治疗应从最小有效量开始。

（3）当甲状腺激素与其他血浆蛋白结合率高的有机酸类药物（如口服抗凝药、口服降血糖药、强心苷等）合用时，这些药物的游离血药浓度增加，易出现严重的不良反应。高血压和动脉粥样硬化患者慎用。

（4）硫脲类抗甲状腺药物的不良反应大多发生在用药的头2个月，轻度白细胞减少较多见，严重的粒细胞缺乏症较少见，应定期检查血象，同时告知患者注意其先兆症状（皮疹、发热、喉痛、乏力等），一旦发现，立即就诊。临床不宜与易致白细胞减少的药品（保泰松、甲苯磺丁脲、吲哚美辛等）合用。因可对胎儿和乳儿产生不良反应，妊娠期及哺乳期的甲亢患者禁用硫脲类药物。

（5）碘剂与血管紧张素转化酶抑制剂或潴钾利尿剂合用时，易导致高钾血症，应监测血钾。该药禁用于肺结核患者（可使结核病灶扩散），哺乳期妇女、婴幼儿除缺碘外。有甲状腺肿或甲亢家族史者慎用碘剂。

（6）磺胺类、钾盐、对氨基水杨酸、对氨基苯甲酸、磺酰脲类、维生素B_{12}、巴比妥类、酚妥拉明等能抑制甲状腺的功能，与抗甲状腺类药物合用时须注意。

5. 治疗糖尿病药 糖尿病是一组以长期血葡萄糖（简称血糖）水平增高为特征的代谢疾病群。引起血糖增高的病理生理机制主要是胰岛素分泌缺陷和（或）胰岛素作用缺陷。目前将糖尿病主要分为四大类，即1型糖尿病、2型糖尿病、其他特殊类型糖尿病和妊娠期糖尿病（简称GDM）。

（1）目前强调早期治疗、长期治疗、综合治疗、治疗措施个体化的原则。糖尿病现代治疗的五个要点包括饮食控制、运动疗法、血糖监测、药物治疗和糖尿病健康教育。

（2）胰岛素应用中主要防止低血糖发生，长期应用的患者可产生耐药性，应考虑用不同动物种属的制剂或加服降血糖药。

（3）有很多药物能与胰岛素相互作用，使其作用减弱的药物有：乙醇、苯妥英钠、吲哚美辛、左旋多巴、抗结核药、双香豆素、利尿药、可的松类、甲状腺制剂、高血糖素、肾上腺素、雌激素、吩噻嗪类等。使其作用增加的药物有：水杨酸类、保泰松、普萘洛尔、哌唑嗪、氨茶碱、利血平、胍乙啶、帕吉林、氯贝丁酯、磺胺药、氯霉素、土霉素、血浆蛋白、丙磺舒等。

（4）口服降糖药常见消化道不良反应，肝、肾功能损伤和老年患者减量使用。最常见的为低血糖反应，应在使用中密切关注。药物的相互作用参见胰岛素。

（十一）子宫收缩药与引产药

这是一类能选择性地兴奋子宫平滑肌的药物，例如垂体后叶制剂、麦角制剂、前列腺素等。由于药物的品种不同、用药的剂量不同和子宫所处的生理状态不同，使子宫产生节律性收缩或强直性收缩，可用于引产与分娩时的催产，也可用于流产和产后止血或产后子宫复原。常用的子宫兴奋药有：缩宫素（催产素）、麦角制剂及前列腺素（PG）。

（1）缩宫素的作用与其剂量有很密切关系。催产和引产时，只能使用小剂量，而且产妇不能有产道障碍，使用过程中需密切观察胎心和产妇的宫缩、血压、心率等情况，以调整用药剂量；用于产后止血时必须使用大剂量。用于催产或引产加强宫缩，必须稀释后作静脉滴注,不可肌注。

(2) 麦角新碱禁用于催产和引产,只能用于产后止血,但在胎盘未娩出前不用。由于该类药物可收缩血管,引起剧烈头痛和血压骤升,对高血压和心脏病患者只能与缩宫素合用,不得单用。伴有血管硬化、冠状动脉疾患合并妊娠高血压的孕妇禁用。

(3) 子宫收缩药和马来酸麦角新碱升压有协同作用,肾上腺素和麻醉药则可减弱宫缩药的作用。

(十二) 抗变态反应药

变态反应(又称过敏反应)是人体接触过敏原后出现的不正常的免疫应答。抗变态反应药通常包括三大类:抗组胺药、抗白三烯以及其他介质药、肥大细胞稳定剂。

1. 抗组胺药 抗组胺药亦称 H_1 受体拮抗剂。根据化学结构,可将抗组胺药分为以下几类:①烷基胺类:氯苯那敏、曲普利啶、溴苯那敏等。②单乙醇胺类:苯海拉明、氯马斯汀等。③乙二胺类:吡苄明等。④吩噻嗪类:异丙嗪、美喹他嗪等。⑤哌嗪类:羟嗪、去氯羟嗪、西替利嗪等。⑥哌啶类:氯雷他定、地氯雷他定、赛庚啶、阿司咪唑、特非那定、非索那丁、依巴斯汀、左卡巴斯汀、咪唑斯汀等。⑦其他:多塞平、氮䓬斯汀等。

(1) 新型抗组胺药可与周围组胺 H_1 受体结合,而较少通过血-脑脊液屏障,故新型抗组胺药中枢抑制作用较轻;而传统抗组胺药可通过血-脑脊液屏障进入中枢,当其与中枢的 H_1 受体结合后,会出现明显的中枢抑制作用。

(2) 抗组胺药主要用于Ⅰ型变态反应,对于其他类型的过敏性疾病,不应滥用。抗组胺药的不良反应主要有中枢抑制、抗胆碱作用、心脏毒性及体质量增加四大类。

(3) 药物反应的个体差异较大,剂量品种应尽量个体化。因有中枢抑制作用,故驾驶人员、高空作业人员应慎用。妊娠初3个月和哺乳期妇女不宜使用。

(4) 不宜与中枢神经抑制药、单胺氧化酶抑制剂、三环类抗抑郁药、氨基糖苷类抗生素合用。

2. 白三烯受体拮抗剂 现已证明,许多变态反应的症状与白三烯有关,如过敏性鼻炎,特别是其鼻塞症状主要由白三烯引起,另外非甾体抗炎药诱发的阿司匹林哮喘、过敏性哮喘及运动性哮喘中的支气管痉挛也主要由白三烯所致。有两种途径可拮抗白三烯的作用,其一为抑制 5-脂氧合酶;其二为拮抗半胱氨酰白三烯受体。如孟鲁斯特钠和扎鲁斯特均为白三烯受体拮抗剂。

3. 肥大细胞膜稳定剂 肥大细胞(或嗜碱性细胞)脱颗粒是变态反应的最重要环节。色甘酸钠(气雾剂)可阻滞钙离子内流,还可以通过抑制肥大细胞内的磷酸二酯酶,使细胞内环磷腺苷(cAMP)浓度下降,进一步减少钙离子内流,从而达到稳定肥大细胞膜的作用。酮替芬和曲尼斯特是可口服的肥大细胞膜稳定剂。此外,酮替芬还有较强的抗组胺作用。

(十三) 糖类、盐类与酸碱平衡调节药

在治疗过程中,首先应明确平衡失常的类型和程度,以决定用药的种类、剂量、速度等;其次应严密随访病情,评价疗效,并及时发现可能出现的其他平衡失常;第三,本类药品均有其各自不同的不良反应,主要与药品剂量和给药速度等有关,故在用药过程中应及时调整剂量,防止不良反应的发生。

1. 糖类 以葡萄糖最常见。

(1) 长期单纯补给葡萄糖时易出现低钾、低钠及低磷血症的电解质紊乱。

(2) 禁用于糖尿病酮症酸中毒未控制者、高血糖非酮症性高渗状态、葡萄糖-半乳糖吸

收不良症（避免口服）。

（3）分娩时注射过多葡萄糖可刺激胎儿胰岛素分泌，发生产后婴儿低血糖。

2. 钠盐　临床常用氯化钠。

（1）输注或口服过多、过快，可致水、钠潴留，引起水肿、血压升高、心率加快、胸闷、呼吸困难，甚至急性左心衰竭。

（2）慎用：①水肿性疾病。②急性肾衰竭少尿期，慢性肾衰竭尿量减少而对利尿药反应不佳者。③高血压。④低钾血症。⑤老年人和小儿补液量和速度应严格控制。

3. 钾盐　临床常用的钾盐有氯化钾、枸橼酸钾、谷氨酸钾和门冬氨酸钾镁。

（1）临床上选择何种钾盐主要根据是否伴随其他电解质紊乱和酸碱平衡紊乱而决定。以氯化钾应用最为广泛，因其口服吸收好。但同时存在高氯血症或代谢性酸中毒时，不宜应用氯化钾，而应改用枸橼酸钾、谷氨酸钾等。枸橼酸钾还同时能纠正酸中毒。肝病伴低钾血症时以选用谷氨酸钾为佳。伴有低磷血症时选用磷酸钾盐、门冬氨酸钾镁，后者在伴低镁血症时，尚能同时补充镁。

（2）氯化钾口服刺激性较强，需饭后服用或多喝水。谨防摄入过多引起高血钾。10%氯化钾注射液在未经稀释时与氢化可的松、盐酸四环素、氯霉素、乳糖酸红霉素、地西泮、氟尿嘧啶、盐酸氯丙嗪、甘露醇等存在配伍禁忌。

4. 钙盐和磷酸盐　常用的钙盐和磷酸盐有葡萄糖酸钙、氯化钙、乳酸钙、磷酸钙、磷酸二氢钾和磷酸氢二钾。

（1）钙盐禁用：①高钙血症和高钙尿症。②含钙肾结石或有肾结石病史。③类肉瘤病（可加重高钙血症）。④洋地黄中毒时禁止静脉应用钙剂。

（2）钙盐在应用强心苷期间或停药后7日内应减量使用；钙盐注射液如有外漏，立即用0.5%盐酸普鲁卡因注射液局封。钙剂能增强心肌应激性，宜缓慢推注，每分钟不超过2ml。

（3）与氯化钙存在理化禁忌的有：硫酸卡那霉素、氢化可的松、琥珀酸钠、地塞米松磷酸钠。与葡萄糖酸钙存在配伍禁忌的有：氨茶碱、青霉素、氢化可的松、甲泼尼龙、三尖杉酯碱、氨甲环酸、多柔比星、放线菌素D、丝裂霉素。与两者都有禁忌的有：甘露醇、地西泮、依他尼酸、呋塞米、毒毛花苷K、毛花苷丙、碳酸氢钠、氯霉素、四环素、乳糖酸红霉素、硫酸镁、头孢曲松钠等。

（4）磷酸盐禁用于高磷血症、肾结石（指感染所致的含磷酸铵镁盐结石）、严重的肾功能损害及内生肌酐清除率小于正常的30%者。

5. 镁盐　目前常用的镁盐有硫酸镁、氯化镁、氧化镁及三硅酸镁等。

（1）硫酸镁禁用于心脏传导阻滞、心肌损害、严重肾功能不全及内生肌酐清除率每分钟低于20ml者。

（2）硫酸镁注射液，与硫酸多黏菌素B、硫酸链霉素、盐酸多巴酚丁胺、盐酸普鲁卡因、青霉素、葡萄糖酸钙、四环素和萘夫西林等存在配伍禁忌。

6. 酸碱平衡调节药　治疗代谢性酸中毒常用碳酸氢钠和乳酸钠。代谢性碱中毒常由失氯、失钾引起，一般补给足够的生理盐水和氯化钾即可，偶可应用氯化铵口服治疗严重的代谢性碱中毒。

纠正水、电解质和酸碱平衡紊乱不能矫枉过正，不少病例需要边治疗边观察反应，强调治疗过程中密切观察。

(十四) 维生素类药、矿物质与微量元素

1. **维生素类药** 维生素是一类维持机体正常代谢和身体健康必不可少的低分子有机化合物，它们在人体内含量甚微，既不能提供能量，也不作为机体构成成分。造成维生素缺乏的原因除膳食摄入不足外，还可因消化吸收障碍、分解破坏增强、生理需要增加及细菌合成障碍引起。

(1) 与其他药物相比，总的来说，维生素的不良反应较少，临床应用较安全，但维生素补充过多有害无益。临床应用应做到"有的放矢"，该补则补，避免盲目应用。对于轻度维生素缺乏者，通过食物补充不失为一种简便、经济、安全的方法。

(2) 有许多因素可干扰维生素的体内过程。硫糖铝片、氢氧化铝、新霉素、药用炭、考来烯胺、液体石蜡可影响维生素 A、D、E 的吸收；广谱抗生素抑制肠道细菌合成维生素 K；肝药酶的诱导剂加速其分解破坏；水杨酸类和口服抗凝药与维生素 K 产生药理性拮抗，不宜合用。青霉胺、口服避孕药促进其排泄；乙醇及含醇制剂可使维生素 B_1、B_2 的吸收减少，碱性药物则可使维生素 B_1 分解变性；氯霉素、肼屈嗪、环丝氨酸、糖皮质激素、环磷酰胺、吡嗪酰胺及大剂量服用异烟肼可致维生素 B_6 缺乏。考来烯胺、乙醇、维生素 C、新霉素、对氨基水杨酸钠、氯霉素、抗癌药、双胍类降糖药、氯化钾可影响维生素 B_{12} 的体内过程，口服避孕药、考来烯胺、肝药酶的诱导剂、阿司匹林可影响叶酸的体内过程，苯妥英钠、甲氨蝶呤、甲氧苄啶、乙胺嘧啶、氨苯蝶啶等直接对抗叶酸的作用。

(3) 维生素 B_6 与左旋多巴配伍可逆转后者的抗帕金森病的作用，但该药与多巴脱羧酶抑制剂配伍则可产生协同作用。

(4) 口服避孕药、阿司匹林、铁制剂能影响维生素 C 的吸收和利用。维生素 C 慎用于半胱氨酸尿症、痛风、高草酸盐尿症、草酸盐沉积症、尿酸盐性肾结石、糖尿病（可能干扰血糖定量）、葡萄糖-6-磷酸脱氢酶缺乏症（可引起溶血性贫血）、血色病、铁粒幼细胞性贫血或地中海贫血（可致铁吸收增加）、镰形细胞贫血（可致溶血危象）等。维生素 C 注射液与氨茶碱、博来霉素、头孢唑啉、结合雌激素、右旋糖酐、多沙普仑、红霉素、甲氧西林、青霉素、维生素 K、华法林、碳酸氢钠有配伍禁忌。

2. **矿物质与微量元素** 微量元素的重要生化活性、营养作用、生理功能及临床应用已引起了医学界的密切关注。

人体内可以检出的微量元素约有 70 种，包括必需、非必需、有害、无害四类，其中必需微量元素包括铁（Fe）、铜（Cu）、锌（Zn）、锡（Sn）、锰（Mn）、硒（Se）、碘（I）、钴（Co）、铬（Cr）、钼（Mo）、钒（V）、镍（Ni）、氟（F）、硅（Si）等 26 种，具有特殊的营养价值及生理功能，缺乏时可引起疾病或影响正常生长发育。

(十五) 抗肿瘤药与免疫调节药

1. **抗肿瘤药** 抗肿瘤药物分类见表 11-7。

表 11-7 抗肿瘤药物分类

类　　别	作用机制	药　　品
细胞毒类药物	作用于 DNA 化学结构的药物	①多柔比星、表柔比星、吡柔比星 ②柔红霉素、丝裂霉素、博来霉素 ③烷化剂：盐酸氮芥、甘磷酰芥、硝卡芥、苯丁酸氮芥、甲氧芳芥、环磷酰胺、塞替派、洛莫司汀、卡莫司汀、司莫司汀和甲基磺酸酯类（白消安） ④铂类化合物：顺铂、卡铂和奥沙利铂

续表

类别	作用机制	药品
	影响核酸合成的药物	①DNA多聚酶抑制剂：盐酸阿糖胞苷、吉西他滨 ②二氢叶酸还原酶抑制剂：甲氨蝶呤、培美曲塞 ③胸腺核苷合成酶抑制剂：卡培他滨、氟尿嘧啶、替加氟、卡莫氟、去氧氟尿苷 ④嘌呤核苷合成酶抑制剂：甲氨蝶呤、硫鸟嘌呤、巯嘌呤 ⑤核苷酸还原酶抑制剂：羟基脲
	作用于核酸转录的药物	放线菌素D、美法仑、盐酸平阳霉素
	拓扑异构酶抑制剂	拓扑替康、盐酸依立替康、羟喜树碱
	主要作用于有丝分裂M期，干扰微管蛋白合成的药物	紫杉醇类、长春碱类、高三尖杉酯碱
	其他细胞毒药	L-门冬酰胺酶
激素类	黄体生成素释放激素激动剂/拮抗剂	戈舍瑞林、醋酸亮丙瑞林
	抗雄激素	氟他胺
	抗雌激素	枸橼酸他莫昔芬、枸橼酸托瑞米芬
	芳香化酶抑制剂	来曲唑、阿那曲唑、氨鲁米特
生物靶向治疗药		干扰素、白介素-2、A群链球菌制剂、短棒状杆菌制剂
单克隆抗体		群司珠单抗、利妥昔单抗
其他	细胞分化诱导剂 细胞凋亡诱导剂 新生血管生成抑制剂 表皮生长因子受体抑制剂 基因治疗 疫苗	维甲类和亚砷酸等
辅助药	升血细胞药	粒细胞集落刺激因子、粒细胞-巨噬细胞集落刺激因子、白介素-2、重组人促红素
	止呕药	昂丹司琼、盐酸格拉司琼
	镇痛药	阿司匹林、对乙酰氨基酚、可待因、曲马多、吗啡、芬太尼透皮贴剂
	抑制破骨细胞药物	双磷酸盐、帕米磷酸二钠

(1) 常根据药物的作用机制和作用点、药物的毒副反应和肿瘤的病理性质选择抗肿瘤药物。临床上常采用先后给予不同药物的序贯疗法和同时给予集中药物的联合疗法以增强疗效，降低毒性。

(2) 大多数抗肿瘤药物对机体正常脏器有一定损害作用，应用时应综合评价其疗效和不良反应。一旦开始肿瘤化疗，除被迫停药外，不可轻易停药，否则可能出现"反跳"，使肿瘤在短期内快速增长。

(3) 抗肿瘤药物均有细胞毒作用，对接受抗肿瘤药物治疗的患者，应密切观察骨髓抑制的征象，即血细胞减少，特别是白细胞、血小板减少，这是减量或停药的指标。

(4) 抗肿瘤药物对胃肠道黏膜的损伤如口腔溃疡、肠出血、腹泻等，常是药品逾量或长期用药而引起毒性反应的征兆。

(5) 静脉注射时如漏出血管外，应立即停止注射，且以氯化钠注射液稀释，或以1‰盐酸普鲁卡因注射液局封，温湿敷或冷敷。

2. 免疫调节药　免疫调节药通过影响机体的免疫应答反应和免疫病理反应而调节机体的免疫功能，防治免疫功能异常所致的疾病。依其作用方式不同，可分为免疫抑制药和免疫增强药。

（1）免疫抑制药既抑制细胞免疫反应，又抑制体液免疫反应，既抑制异常免疫反应，又抑制正常免疫功能，因此毒性大，不良反应严重，可降低机体抵抗力，诱发恶性肿瘤，影响生殖功能。所以应用免疫抑制药应严格掌握适应证，一般只用于变态反应性疾病、自身免疫病、组织器官的移植和一些非特异性炎症的抗炎治疗。

（2）一些免疫增强药具有双向调节免疫的作用，应用时应注意掌握剂量。机体必须具有免疫反应性，机体内的瘤细胞限制在一定范围内，免疫增强剂才能发挥作用。在免疫反应性低下或瘤细胞量较多时，首先采用其他措施提高免疫性，减少瘤细胞，不可盲目应用免疫增强药。

（十六）消毒防腐药

消毒防腐药是指用化学方法来达到杀菌、抑菌和防腐目的抗菌剂，它能杀灭或抑制病原微生物的生长，但不一定能杀灭所有的微生物，而是降低到一个水平下，既对健康无害，又不对被消毒物的质量产生影响。

（1）本类药物的作用与药物本身的理化性质和使用浓度有关。在选用本类药物时，需从多方面考虑，才能达到满意的预期效果。

（2）醛类消毒防腐药的穿透力弱，熏蒸消毒时，应充分暴露物品的表面。

（3）酚类消毒防腐药对皮肤、黏膜有刺激性，不宜用于婴幼儿、破损皮肤、黏膜的消毒，也不宜用于橡皮、塑料或纤维织品的消毒。

（4）酸类消毒防腐药、汞溴红忌与碱性药物配伍，而甲紫（龙胆紫）在碱性环境中活性却增强。

（5）氧化剂的化学性质不稳定，应避光保存。其中，高锰酸钾禁止与甘油、乙醇、木炭、升华硫等还原剂接触；过氧乙酸配制或使用时禁止与金属或含金属离子的液体接触，因有漂泊及腐蚀作用，该药禁用于有色织物和有色纸张的消毒。

（6）碘易氧化，应避光、密闭保存。禁与碱、生物碱、水合氯醛、酚、硫代硫酸钠、汞盐、淀粉、鞣酸和植物性收敛剂配伍。

（7）苯扎氯铵与苯扎溴铵均为阳离子表面活性剂，禁止与肥皂、阴离子表面活性剂、碘化物、硝酸盐、枸橼酸盐、高锰酸盐、水杨盐酸、银盐、酒石酸盐、生物碱、过氧化氢、含水羊毛脂、硫酸锌和某些磺胺药等配伍。配制溶液时水的硬度过高会降低其杀菌效力。

（十七）预防和保健用药

随着物质、文化生活的提高，人们对健康的关注程度也越来越高。人们依靠医院、医师、药师或自身掌握的药学知识，通过一定的药品、营养、饮食等达到维护健康、防治疾病的目的，主要包括预防用药、保健用药、含药生活用品等方面。

1. 预防用药　预防用药是预防医学的基础，用药范围广，普及率高。因为预防用药的对象是健康人，因此，具体用药时应注意药品质量、用药时机。目前国内外的预防用药重点在防治心脑血管病、恶性肿瘤、职业病和地方性疾病以及意外伤亡。如预防甲状腺疾病，推广使用加碘食盐，可有效降低发病率。

2. 保健用药

(1) 孕妇幼儿用药：孕妇多缺铁和钙，注意在膳食中补充，如有不足，可适量服用安尔康。婴幼儿可根据营养情况适当补充钙、葡萄糖酸锌和赖氨酸等食品。

(2) 少儿用药：少年儿童正处于生长发育旺盛期，对各种维生素、微量元素需要增加，应注意钙、铁、锌和维生素的补充。

(3) 老年用药：进入老年后机体组织的功能下降，保健用药尤要慎重，应充分考虑机体的代谢能力、耐变能力和个体差异，药疗方案遵从"小剂量开始"的原则。

3. 含药生活用品　近年来随着人们对营养保健品需求的增加，药用制品迅速扩展到社会生活的各个领域，如加药食品、药膳、含药衣物、加药牙膏、加药化妆品等，成为人们生活的重要组成部分。但由于部分企业急功近利，不管有没有作用，都以加药为时尚，依靠不切实际的广告宣传，夸大医疗价值，使大量伪装产品混入市场。所以人们应树立正确的观念，不能认为只要是保健品都只有好处没有坏处而盲目滥用。加药生活用品的使用同样应结合自身机体状况，尽量在医师和药师指导下使用，确保用药的安全。

五、抗菌药物的合理应用

(一) 概述

抗菌药物 (antibacterial agents) 系指具有杀灭或抑制细菌与真菌、结核分枝杆菌、非结核分枝杆菌、支原体、衣原体、螺旋体、立克次体及部分原虫等病原微生物的作用，可以口服、肌内注射、静脉注射、静脉滴注等全身应用的各种抗生素、磺胺类和喹诺酮类药以及其他化学合成药（异烟肼、甲硝唑、呋喃妥因等）。

在感染性疾病的治疗中，合理应用抗菌药物是个复杂的问题。它涉及被感染的机体、抗菌药物和病原体三者间的相互作用关系，见图 11-2。它要求具备有关感染性疾病的诊断学、抗菌药物的临床药理学和微生物学等多学科合作。它是在安全的前提下保证有效；短时间内迅速控制感染，短疗程及时停药减少不良反应，防止二重感染，能用窄谱尽量不用广谱等问题。

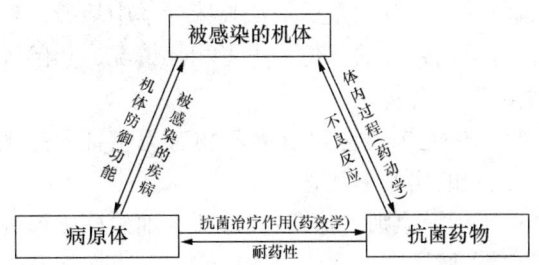

图 11-2　被感染的机体、病原体、抗菌药物三者关系图

2004年10月9日由卫生部、国家中医药管理局和中国人民解放军总后卫生部联合颁布的《抗菌药物临床应用指导原则》（以下简称《指导原则》）是我国首次颁布的关于合理应用抗菌药物的指导性文件。此《指导原则》分四个部分：一是"抗菌药物临床应用的基本原则"，二是"抗菌药物临床应用中的管理"，三是"各类抗菌药物的适应证和注意事项"，四是"各类细菌性感染的治疗原则及病原治疗"，分别就细菌性感染的抗菌治疗原则、预防应用抗菌药物原则、制订合理用药方案及管理进行了规范，提出了要求，同时列举了一部分常

用抗菌药物的适应证、注意事项及导致常见细菌性感染的病原治疗原则。这对指导医师提高感染性疾病的抗菌治疗水平，防止滥用抗菌药物，减缓细菌耐药发生的速度和概率，降低医药费用将起深远影响。

（二）抗菌药物临床应用的基本原则

抗菌药物的应用涉及临床各科，正确合理应用抗菌药物是提高疗效、降低不良反应发生率以及减少或减缓细菌耐药性发生的关键。抗菌药物临床应用是否正确、合理，基于以下两方面：①有无指征应用抗菌药物。②选用的品种及给药方案是否正确、合理。

1. 抗菌药物治疗性应用的基本原则

（1）诊断为细菌性感染者，方有指征应用抗菌药物。

（2）尽早查明感染病原，根据病原种类及细菌药物敏感试验结果选用抗菌药物。

（3）按照药物的抗菌作用特点及其体内过程特点选择用药。

（4）抗菌药物治疗方案应综合患者病情、病原菌种类及抗菌药物特点制订。

2. 抗菌药物预防性应用的基本原则

（1）预防用药必须充分权衡感染发生的可能性大小、预防效果、不良反应与耐药性的增长及价格等因素后决定是否采用，总的原则是大量临床实践证实预防用药确实能降低细菌感染发生率的属适应证，不应擅自扩大适应证。

（2）主要针对最可能引起感染的一两种细菌选择合适抗菌药物，应遵循公认的惯用用药方案，且不应任意选用药品种类和延长用药天数，企图选用多种抗菌药物联合或新型、广谱、昂贵的抗菌药物防止多种细菌感染，非但减低不了感染率，反而易引起耐药菌感染难以控制。

（3）外科预防用药不能代替严格的消毒技术和无菌操作。

（4）外科手术感染预防用药在术前约 1 h 注射给药一次，手术超过 4 h 可重复给药一次。清洁小手术一般不给予预防用药。一旦发生感染将引起手术彻底失败等严重后果的清洁手术，预防用药一般不超过 24 h。污染手术一般用药 3 天。

（三）抗菌药物合理应用的基本思路

合理应用抗菌药物的原则最关键的是尽量从临床标本中培养出致病菌，针对致病菌种类选药。当病原菌不明时，可根据感染的部位、患者相伴情况、年龄等，分析最可能的致病菌给予经验疗法，选用合适的抗菌药物。

1. 树立病原学的观念　首先围绕应用抗菌药物有无指征及查明感染原以针对性用药，实质是要求临床医师树立强烈的病原学观念。

（1）对于治疗性用药：《指导原则》强调："诊断为细菌性感染者"或"由真菌、结核分枝杆菌、非结核分枝杆菌、支原体、衣原体、螺旋体、立克次体及部分原虫等病原微生物所致的感染"方为应用抗菌药物的指征。而"诊断不能成立者，以及病毒性感染者"，均无指征。这对临床提出了明确的用药要求。

（2）对于预防性用药：在《指导原则》中规定得更为具体。将内科、儿科领域"预防一种或两种特定病原菌入侵体内引起感染"、"预防在一段时间内发生的感染"和原发疾病"可治愈或缓解者，预防用药可能有效"等三种情况可列为指征。《指导原则》同时指出一系列不宜常规预防应用抗菌药物的情况，包括病毒性感染、昏迷、休克等。对外科预防用药的要求很明确，即"预防手术切口感染，以及清洁-污染或污染手术后手术部位感染及术后可能发生的全身性感染"；氟喹诺酮类药物除泌尿系统外，不得作为其他系统的外科围术期预防用药。

（3）规范收集相应标本：规范收集相应标本作病原培养、鉴定及药敏测定是明确致病原最基本的途径。

细菌反复培养为同一种病原体，患者又有感染的表现，可诊断为致病病原菌；而如果患者无感染表现，虽细菌培养阳性，或重复培养结果反复变化，则可能为污染菌或正常菌群。

（4）依据感染部位和患者临床表现的特点：依据感染部位和患者临床表现的特点，正确判断致病菌性质，这也是确定致病原的重要途径，有助于尽早选用有效的用药方案，对于危重感染患者尤为重要。

（5）参考经验疗法：在未获得病原培养结果前，或培养阴性时或病情危重时，应参考经典权威著作介绍的经验疗法，根据感染部位、患者的病史与临床特点，结合本地区病原流行病学资料与耐药状况，针对最可能的致病原，决定首选药、可选药，这乃是针对致病原合理应用抗菌药物最实用的途径。

2. 根据抗菌药物的特性选择最佳方案　合理选用抗菌药物需综合考虑"病原体-抗菌药物-被感染的机体"三个关键因素。各种抗菌药物最突出的特性，一般从以下三方面分析，归纳出其他品种难以与之相比的、临床实用价值大的特性，临床上选用时即可发挥其最突出的特性。

（1）独特的抗菌特点：可从药物的抗菌谱确定各品种独特的抗菌特点。例如，万古霉素与去甲万古霉素对各种革兰阳性菌，特别是耐甲氧西林金葡菌（MRSA）、耐甲氧西林表葡菌（MRSE）和肠球菌具强大的抗菌活性，作用优于其他所有品种。

必须强调的是，单纯从药物的抗菌谱有时并不能发现独特的抗菌特点，而应从作用类似的药物比较中予以明确。如亚胺培南（Imipenem）、美罗培南（Meropenem）等碳青霉烯类虽然抗菌谱极广，对需氧菌与厌氧菌、革兰阳性菌与阴性菌均具强大抗菌作用，单从抗菌谱而言，该组药物用于病原菌不明的感染，确实通常能奏效，但极容易造成指征难以严格控制。

（2）在感染部位药物浓度高且维持一定时间：抗菌药物的吸收、分布、代谢、排泄等药动学特点直接影响药物在感染部位的浓度高低和决定抗菌杀菌的持续时间。大多数抗菌药物在血供丰富的组织及尿、浆膜腔中的浓度可达有效水平，故这些部位的细菌感染易于控制。但在血供差的组织或有生理屏障的部位，药物浓度较低，如骨、脑脊液、前列腺等。

（3）对患者安全：特别对老人、小儿、孕妇、哺乳期妇女、肝功能或肾功能不全者更应考虑药物的安全性。

（四）抗菌药物的临床合理应用

1. 要及早确立病原学的诊断　确立正确的病原为合理选用抗感染药物的先决条件。有些病原采用常规方法不易分离者亦应尽量选用其他辅助诊断技术，包括各种免疫学试验。分离和鉴定病原菌后应尽可能作细菌的药物敏感度（药敏）测定，必要时进行联合药敏试验，供选用抗菌药物参考，这在处理严重全身性感染时尤为重要。

2. 应根据抗病原微生物的活性、药动学、适应证及不良反应选用抗菌药物

（1）在药效学的基础上进行药动学选用：首选在体内分布组织浓度、血浓度高的抗菌药物。①中枢神经感染首选易透过血-脑脊液屏障的抗菌药物。②胆道感染首选胆组织浓度高的抗菌药物（经胆汁排泄只是有利因素之一）。③肠道感染首选肠壁血浓度高的抗菌药物，所以呋喃唑酮、小檗碱、口服氨基糖苷类不是首选药。④泌尿系统感染首选血浓度、组织浓

度高的抗菌药物，呋喃妥因、萘啶酸是次选药。

（2）在保证组织、血浓度的基础上按排泄途径选用：药物的排泄途径与脏器的分布及转运、不良反应等有密切的关系。如大环内酯类药物大部分是由肝脏排泄出去，尿中很少，同时考虑到大环内酯类的抗菌谱，除了非典型感染的特殊病例之外，对一般细菌引起的尿路感染症不是其适应证，对于呼吸器官感染症、皮肤感染症、耳鼻咽喉感染等才是适应证。抗生素的消除药理学见图11-3。

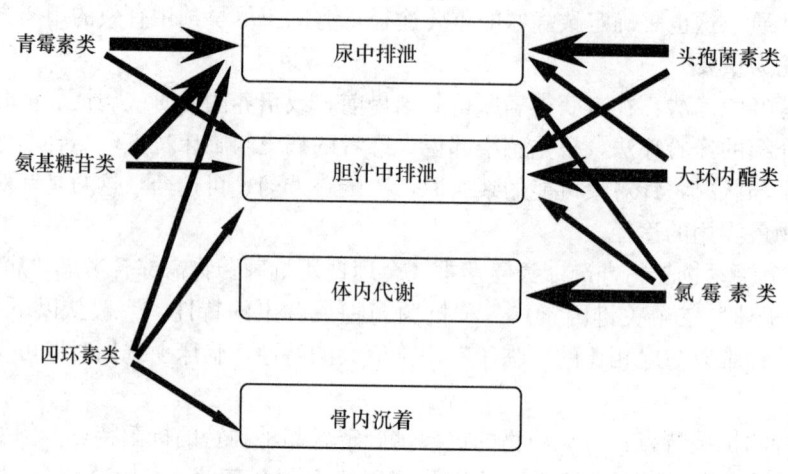

图11-3 抗生素的消除药理学示意图

（3）按不良反应选用：根据抗菌药物的不良反应来选择比较安全的类别和品种。一些抗菌药物的不良反应见表11-8。

表11-8 抗菌药物的不良反应

抗菌药物	变态反应	肝毒性	肾毒性	血液毒性	神经毒性
青霉素	++++				
头孢菌素	+		+		
氨基糖苷	+		++++		++++
氯霉素	+			++++	
大环内酯	+	+			
四环素	+	+	+		
两性霉素B	+		++++	+	
利福平	+				
氟喹诺酮	+				+

++++ 表示不良反应发生率较高，反应严重；+ 表示不良反应发生率低，反应较轻

3. **应按患者的生理、病理、免疫等状态而合理用药** 新生儿体内酶系发育不全、血浆蛋白结合药物的能力较弱、肾小球过滤较低，老年人的血浆蛋白大多减少、肾功能也减退，应用常规剂量后血药浓度和消除半衰期常有增高和延长，故用量以偏小为宜，有条件时对某些药物宜定期监测血药峰浓度、谷浓度。

4. **预防或局部应用抗菌药物要严加控制或尽量避免** 应当用于少数有明确指征者；如用于预防昏迷、休克等患者并发感染，或清洁手术预防后感染则往往徒劳无益；加强围术期抗菌药物预防应用的管理，对具有预防使用抗菌药物指征的常见手术，要参照表11-9选择

抗菌药物。应尽量避免皮肤、黏膜等局部应用抗菌药物，因易引起变态反应，也易导致耐药菌产生。故除主要供局部应用的药物如新霉素、杆菌肽、莫匹罗星（Mupirocin）、磺胺米隆等外，其他主要用于治疗全身感染的药物，特别是青霉素类的局部应用要尽量避免。

表 11-9 常见手术预防感染用抗菌药物表

手术部位	抗菌药物选择
头颈外科手术	第一代头孢菌素
经口咽部黏膜切口的大手术	第一代头孢菌素+甲硝唑
心脏手术	第一、二代头孢菌素
神经外科手术	第一、二代头孢菌素，头孢曲松钠
血管外科手术	第一代头孢菌素
乳房手术	第一代头孢菌素
腹外疝手术	第一代头孢菌素
应用植入物或假体的手术	第一、二代头孢菌素
骨科手术（包括用螺钉、钢板、金属、关节置换）	第一、二代头孢菌素
胸外科手术（食管、肺）	第一、二代头孢菌素，头孢曲松钠
胃十二指肠手术	第二代头孢菌素
胆道手术	第二代头孢菌素，有反复感染史者可选头孢曲松钠、头孢哌酮钠、头孢哌酮-舒巴坦
阑尾手术	第二代头孢菌素或头孢噻肟钠；+甲硝唑
结、直肠手术	第二代头孢菌素或头孢曲松钠或头孢噻肟钠；+甲硝唑
泌尿外科手术	第二代头孢菌素；环丙沙星
妇产科手术	第二代头孢菌素或头孢曲松钠或头孢噻肟钠；+甲硝唑

注意：对β-内酰胺类抗菌药物过敏者，可选用克林霉素；耐甲氧西林葡萄球菌发生率高的医疗机构，如果进行异物植入手术（如人工心瓣膜植入、永久性心脏起搏器放置、人工关节置换等），可选用万古霉素预防感染

5. 联合应用抗菌药物需有明确的指征 临床多数感染用一种抗菌药物即可控制，联合用药徒然增加不良反应和治疗费用（详见第三章第四节）。

6. 应选用适宜的给药方案、剂量和疗程 轻、中度感染患者可口服给药，重症患者采用静脉给药，严格实行抗菌药物的序贯疗法和替代疗法；宜按药动学参数制订给药方案，以更确切地保证临床疗效。剂量过大或过小均不相宜，过小起不了治疗作用，反可促使细菌产生耐药性；剂量过大的突出例子是青霉素类，不仅浪费严重，且易诱发中枢神经系统毒性反应及电解质平衡失调等不良反应。抗菌药物通常应持续应用至体温正常、症状消退后72～96h，但败血症、感染性心内膜炎、骨髓炎、化脓性脑膜炎、伤寒、布氏菌病、结核病等不在此列。如用药后效果不显著，急性感染在48～72h内应考虑改药或调整剂量。

7. 严格按照抗菌药物分级管理制度规定，加强抗菌药物临床应用的管理 建立健全抗菌药物分级管理制度，按"非限制使用"、"限制使用"和"特殊使用"分级管理规定，明确医师使用抗菌药物的处方权限，预防和纠正不合理应用抗菌药物的现象。医疗机构在使用作为"特殊使用"的抗菌药物时应严格掌握临床应用指征，经抗感染或有关专家会诊同意，由具有高级专业技术职务任职资格的医师开具处方。①第四代头孢菌素：头孢吡肟、头孢匹罗、头孢噻利。②碳青霉烯类及其复合制剂：亚胺培南-西司他丁钠、美罗培南、帕尼培

南-倍他米隆、朵利培南。③甘酰胺类抗菌药物：替加环素。④糖肽类与噁唑酮类抗菌药物：万古霉素、去甲万古霉素、替考拉宁、多黏菌素、利奈唑烷。⑤抗真菌药物：卡泊芬净、米卡芬净、伊曲康唑（口服剂、注射剂）、伏立康唑（口服剂、注射剂）、两性霉素 B 含脂制剂。

（五）特殊情况下的抗菌药物应用

抗菌药物在特殊生理与病理情况下的体内过程与一般正常生理条件下不同，因此其用药剂量与给药方案必须调整。否则，不仅影响疗效，而且会增加药物毒性反应。

1. **肾功能减退时抗菌药物的应用** 某些药理特点突出的抗菌药物却具有一定的肾毒性；凡是肾功能减退者易于感染；大多数的抗菌药物主要经肾排泄，这些都显示肾功能减退者的抗菌药物如何合理应用十分重要。

合理用药的原则：①根据患者肾功能损害程度、药物的肾毒性、主要排泄途径、感染严重程度、药敏结果、是否血透或腹透等因素综合决定抗菌药物的品种与剂量。②避免使用肾毒性药物，必须使用时应严格调整剂量。③采用延长间期法调整剂量时，血药浓度波动大，可能影响疗效。减量法或减量与延长间期结合较妥当。④实行血药浓度监测个体化给药是应用毒性明显的药物的安全有效方法。

2. **肝功能减退时抗菌药物的应用** 目前临床上常规应用的肝功能检验结果并不能确切反映肝脏对药物代谢和排泄的能力，因此对肝功能减退者应用抗菌药物尚无较精确的剂量调整方法。总的来说，肝功能减退者应避免使用或慎用具肝毒性或主要在肝内代谢、经肝胆系统排泄且血药浓度显著增高的抗菌药物。避免使用的药物包括四环素类、红霉素酯化物、氯霉素类、利福平、两性霉素 B 等。林可霉素类减量使用。异烟肼、磺胺药、酮康唑、咪康唑及氟胞嘧啶必要时可慎用。

能以正常剂量用于肝功能减退者的药物有青霉素类、头孢菌素类、氨基糖苷类、万古霉素、多黏菌素与磷霉素等。广谱青霉素类的剂量应减少。肝、肾功能同时减退者在应用青霉素和头孢菌素类时也应予以减量。

3. **抗菌药物在老年人的应用**

(1) 老年人细菌感染特点：①免疫功能降低，胃、胆汁和尿中常有细菌生长，易发生感染，常见慢性支气管炎、肺炎、尿路感染、皮肤软组织感染、胆道感染、心内膜炎和败血症等。②常见致病菌为革兰阴性肝菌，其次为金葡菌、肺炎球菌、肠球菌属和真菌等。③常有心血管、呼吸道疾患，前列腺肥大，糖尿病等疾病基础。

(2) 抗菌治疗原则：①宜选用杀菌剂，但尽量避免毒性明显的药物，常用青霉素类、头孢菌素类等 β-内酰胺类。②剂量宜低，一般为成人剂量的 $2/3 \sim 3/4$。可按肾功能减退程度调整。青霉素剂量不宜过大，且需分次给药，以防"青霉素脑病"。③有条件的应作血药浓度监测个体化给药，特别是必须选用毒性明显的品种时。④不良反应多见，且易于疏忽，需严密观察及时处理。⑤重视综合治疗，纠正水、电解质紊乱，密切注视心、肝、肾功能变化。

4. **抗菌药物在新生儿中的应用** 抗菌治疗原则：①宜选用安全有效的杀菌剂如青霉素类、头孢菌素等。②剂量应按体质量计算。新生儿的药动学过程随日龄而变化，故应按日龄调整剂量与用药方案。③禁用氨基糖苷类、氯霉素、多黏菌素类、硝基呋喃类、四环素类、磺胺药（复方磺胺甲噁唑例外）、第一代和第二代喹诺酮类、新生霉素、杆菌肽、乙胺丁醇等抗菌药物，氟喹诺酮类不宜选用。④避免肌注给药。

5. 抗菌药物在孕妇中的应用　抗菌治疗原则：①妊娠期可安全选用的药物有青霉素类、β-内酰胺酶抑制剂、头孢菌素类、大环内酯类（除酯化物外）、磷霉素等，林可霉素类慎用。②妊娠期避免使用的有四环素类、红霉素酯化物、氨基糖苷类、异烟肼、氟喹诺酮类、万古霉素、呋喃类、磺胺、某些抗病毒药等；妊娠早期避免应用的有氯霉素、磺胺药等。某些品种在权衡利弊后可谨慎使用，如氨基糖苷类、万古霉素、氟康唑、氟胞嘧啶、异烟肼等，必要时可作血药浓度监测。

6. 抗菌药物在哺乳期妇女中的应用　在乳汁中药物浓度高且对乳儿有影响的品种有磺胺药、甲氧苄啶、四环素类、氨基糖苷类等，故乳母应用时应暂停哺乳。青霉素类与头孢菌素类在乳汁中的浓度低，口服吸收率不高，对乳儿安全，故可继续哺乳。

7. 抗菌药物在免疫缺陷者中的应用　免疫缺陷者在临床上见有增多趋势，其合并感染发生率高，临床表现不典型，抗感染治疗的疗效远不如免疫功能正常者。

（1）常见致病菌：细胞免疫缺陷者感染以李斯特菌、各种胞内感染（如军团菌、结核杆菌与其他分枝杆菌、麻风杆菌、病毒、弓形体等）、真菌、卡氏肺孢子虫等为主。中性粒细胞减少者感染以条件致病菌（如绿脓杆菌、大肠杆菌、肺炎杆菌、葡萄球菌）、具荚膜的细菌（肺炎球菌、流感杆菌、脑膜炎球菌）及真菌为主。体液免疫缺陷者感染以具荚膜的细菌和病毒为主。而肿瘤及使用导管、异物者发生的感染以局部寄殖菌与革兰阳性菌为主。总的规律为革兰阴性杆菌为多，但革兰阳性菌、分枝杆菌、真菌、多重耐药菌见增多趋势。

（2）抗菌治疗原则：①用药前尽量作相应病原检查，且尽早进行经验治疗。②选用杀菌剂，且静脉给予足量，较重感染者可联合用药。③给予相应的免疫疗法。

总之，面对细菌及疾病带来的挑战，临床医师有必要经常与临床微生物学工作者、药学专业技术人员（尤其是临床药师）进行沟通，了解国际、国内抗菌药物研究动态，不断更新抗感染治疗知识；增强社会责任感，充分认识到保护抗菌药物资源、维护人类抗感染生存权利，是当今至关重要的公共健康问题。故须促进临床科学、规范、合理应用抗菌药物。

六、中药的合理使用

随着制药工业的飞速发展，运用现代药剂学的技术、方法和设备制成的中药制剂已在临床上广泛应用，由于人们受到传统观念的影响，加上一些不实广告宣传的误导，对于中药及其制剂不良反应缺乏足够的了解和认识，关于中药损害肾脏、肝脏等不良反应，以及养颜美容的中药有害等屡见不鲜，进一步提示我们不可忽视中药的不良反应；同时也说明，只要合理使用中药，其不良反应是可以避免与预防的，不仅有利于保障公众用药安全，而且对于促进中药产业的健康发展具有重要意义。

（一）要正确认识中药

在一些社会媒体宣传中，不少人总认为中药尤其是中成药是纯天然的，无毒副作用。其实这是不科学的，中药相对来说比化学药的不良反应要小些，但自古以来，医家皆明白"是药三分毒"的道理，即使是中药有许多补药，然而，补药并不一定就能有益健康，因为对于不虚的人来讲，补药并无实际意义；而对于虚证体质来讲，也有阳虚、阴虚、气虚、血虚之分，补之不当也是"毒药"；而对于有实邪内阻者来讲，胡乱补益无异于"闭门留寇"，危害很多。如人参在《神农本草经》中列为滋补身体的上品，但若长期连续服用或大剂量服用（每日服3克以上），便可引发"人参滥用综合征"，临床表现为眩晕、头痛、失眠、容易激动、神经过敏、心律不齐、血压升高，严重者会出现精神错乱以及胸闷等不良反应；人参制品及人参酒对于身体状况良好的人也会造成鼻出血等不适。又如鹿茸是补精填髓的良药，若服用不当，往往出现吐血、尿血、鼻出血、目赤头晕、中风晕厥等症状。又如蛤蚧有补肺益肾定喘之效，但儿童服用可引起性早熟。又如首乌是一味补肾药，但长期服用可出现大便稀溏，少数人还可出现轻微腹痛、恶心等胃肠道反应，个别人还会有皮疹、肢体麻木等不适。关于中药或其制剂中毒的报道也不少，如巴豆、木通、牵牛、雷公藤、甜瓜蒂、苍耳子、六神丸等。所以应加强中药用药知识的科普宣传，消除中药没有毒副作用的观念。

（二）了解中药的不良反应

国际上先后出现两大中药制剂的"药害"事件。其一是香港出口到西欧的"苗条丸"（制剂中含有马兜铃酸），曾引起100多名中青年女性发生尿毒症的"中草药肾病"。其二是日本88例慢性肝炎患者服用小柴胡汤导致"间质性肺炎"事件，其中有10例死亡。国内最大的"药害"事件为患者服用龙胆泻肝丸引起肾病的"马兜铃风波"。而且中药制剂不良反应率逐年增加，国家药品不良反应监测中心2007年第4期药品不良反应通报的24种药品中涉及了8种中药制剂。因此，了解中药不良反应的原因是合理用药的根本（详见第四章第七节）。

（三）必须强调辨证施治

辨证施治是预防中药不良反应的保证。在治疗时既要强调因时、因地、因人施方，根据准确的辨证结果制订正确的治疗方法，又要遵循"君、臣、佐、使"选择适宜的药品治疗，才能及时控制疾病的演变。如果辨证失当、寒热不分、虚实不辨、药不对证，不仅治之无效，还会使患者难愈。在临床中对于不同的病态个体，其阴阳盛衰等各有不同，用药亦当有别。如辨证用药不当，给肝阳上亢患者服用细辛、肉桂等，等于火上加油。又如素体脾胃虚寒者，慎用苦寒之品，以防伤脾败胃；素患脾热胃火盛者，慎用辛热之品，以免生热助火；正气虚脱而邪气未尽或又感新邪者，不宜单用收剑之品，以防闭门留寇而延误治疗；气虚阴亏者，不宜单用或大量用辛温之品，以防再伤气阴等。即使是对同一个体，其生理、病理机制会因各种内外因素的影响而不断地变化，因此选药疗疾也当顺应这种变化。如素体气虚血亏，又新感湿热而患便痢脓血之疾，治当以清热燥湿、解毒止痢为主，而不能以补气养血为先，否则就会导致闭门留寇之患。女性若正处月经期，则不宜用攻下破血之品，以免导致经期出血量增多；若正处妊娠期，则应慎用辛热滑利、破气攻下和破血逐瘀药，并禁用毒烈药，以免损伤胎儿乃至堕胎、死胎；若正处哺乳期，对毒性中药亦当慎用，以免有毒成分从乳汁排泄，伤及婴儿。

（四）要重视中药的合理配伍

在开具中药饮片处方时要遵循"七情合和"的配方原则：①单行：用一种主药，发挥其特效，如独参汤。②相须：是将功效类同的两味中药合用，可增加疗效，如大黄与芒硝合用，泻下通便作用加强。③相使：是将功效有所关联的两味中药，分别主辅同用，以提高主药作用，如黄芪配茯苓，补气利水效果显著。④相畏：一味中药能抑制另一味中药的毒性或烈性，或相互减低原有药性，如半夏、天南星与生姜、白矾分别炮制。⑤相杀：指两种对立的中药而言，如防风解砒霜毒、绿豆解巴豆毒等。⑥相恶：一味中药能抑制另一味中药的性能，甚至使药效消失，如人参恶莱菔子、生姜恶黄芩等。⑦相反：两味中药同用，产生明显的不良反应为相反，如"十八反"的内容。

1. 配伍合理　中药的复方配伍是按中医药理论组织起来的药味群，它同其功效密切相关，它是中药最大的特点，同时又是中药理论的精华和特殊性所在。中药的合理配伍可增强其功能或减轻其不良反应。《中国药典》2005年版一部收载复方成方制剂512种，《中国药典临床用药须知》2005年版中药卷共收载了1420余个中成药品种。最大复方制剂是七十味珍珠丸（藏族验方，由珍珠、檀香、降香、九眼石、西红花、牛黄、麝香等七十味药加工制成的丸剂），而最小的复方仅两味药，如二丁颗粒、二冬膏、二至丸、二陈丸、二妙丸。复方尤其大复方制剂的组方是否合理，减少药味是否仍然有效，其作用机制是什么，各药味间的相互关系如何等都是中药配伍研究的重点课题，也是中药现代化的重要任务之一。

（1）临床效应：临床直接观察复方配伍相互作用。水蛭与不同中药（黄花、贝母、鳖甲、磁石）配伍，治疗各种血瘀证，其疗效显著优于单用水蛭治疗；四逆汤（附子、干姜、甘草）的毒性较单用附子低4.1倍，而若三味药分别单煎后混合则不能降低其毒性。又如《和剂局方》收载的苏合香丸，是中医药界熟知的成药名方，该方最早见于唐代《外台秘要》，转引自《广济方》，全方共45味药，该方对中风猝死昏厥、牙关紧闭、不省人事等寒闭证，有温通开窍之功；对胸腹胀满冷痛、时疫霍乱之吐泻等，亦有温中祛寒、行气止痛、和中止呕、化湿止泻等功效；而且对寒凝血瘀之证，还有温经活血、化瘀止痛之功效。现代用该方治疗冠心病、心绞痛属于气滞血瘀、寒凝者，确有较好的疗效，但根据该证的病因病机，减去原方2/3的药味，仅留苏合香、冰片、乳香、檀香、木香组成冠心苏合丸，治疗相同症型的冠心病心绞痛，其效尤佳；进而减去针对性不很强的次要药乳香、檀香、木香，研制为苏冰滴丸，药虽仅有2味，但同样有效。这样精简了的处方，能节约资源，便于制剂生产和质量控制，又提高了疗效。

（2）药理效应：观察不同配伍导致的药理效应的变化，从而可找到复方配伍规律。如黄芪、当归以5：1的量配伍能增强抑制血小板聚集，并明显增强当归的补血作用。又如正柴胡饮全方具有抑制流感病毒的作用，但构成该复方的各单味药仅赤芍具有此作用，主药柴胡作用不明显，而全方作用最强，减去方中任何一种单味药均削弱其作用。又如红花与当归、川芎配伍，三者均为理气、活血、祛瘀药，现代药理研究表明，红花可降低心肌耗氧量、扩张冠脉及增加冠脉血流量，当归、川芎都含有阿魏酸，可抑制血小板聚集、降低5-羟色胺释放和减少前列腺素的合成，故配伍应用后可增强抗凝作用，提高对血栓性疾病的治疗效果，因此复方红花、当归注射液或当归、川芎注射液的药理效应均强于各药单用的效应。又如黄连复方配伍，将黄连与黄连解毒汤在同样条件下接种细菌培养试验表明，细菌在黄连高于原试验浓度32倍的情况下仍能生长，而黄连解毒汤仅为原试验浓度4倍，则说明黄连单方的抗药性大于黄连解毒汤；而复方的抗菌作用比单方黄连增强了8倍。

（3）化学成分变化：其原理是复方效应的物质基础是复方中所含有效成分，成分的变化必将引起药理效应和临床疗效的变化。借助现代高、精、尖的仪器分析手段，研究复方配伍过程中化学成分的动态变化，即有无原复方中药味不含的新化学成分产生、原有成分量的增减等。如对生脉散（人参、五味子、麦冬）的研究表明，全方药材的共煎液中产生了一种新的成分5-羟甲基-2-糠醛（5-HMF），新化合物具有抗心肌缺血的作用，而该方各味药分煎后合并却没有发现该成分，从而为该方共煎及作用机制提供了新的依据。

乌头配甘草，则汤剂中的乌头生物碱含量降低，大黄和黄芩配伍，水煎液中蒽醌类成分、黄芩苷的溶出率均提高1倍。二陈汤中人参皂苷的溶出率为单味药人参的74.14%，均说明复方配伍可以改变单味药在复方中化学成分的种类、数量，从而影响临床疗效。

2. 配伍禁忌 有些中药单味使用时对人体无毒性反应，但不能放在一起同时混用，否则产生配伍禁忌，引起严重的不良反应。宋代已将重要的配伍禁忌中药加以总结，列出其名称，亦即至今所遵循的"十八反"和"十九畏"。"十八反"包括：甘草反大戟、芫花、海藻、甘遂；藜芦反人参、党参、丹参、沙参、玄参、苦参、细辛、白芍、赤芍；乌头反半夏、瓜蒌、贝母、白蔹、白及。"十九畏"包括：硫黄畏朴硝，水银畏砒霜，狼毒畏密陀僧，巴豆畏牵牛子，丁香畏郁金，牙硝畏三棱，川乌、草乌畏犀角，人参畏五灵脂，肉桂畏赤石脂。

（五）要遵照医嘱合理使用中药

在临床上一定要严格按照医嘱规定使用中药，按某些中药的特殊要求进行煎煮，如布包、先煎、后下等；不可随意加大剂量，改变用药间隔时间和服药方法；同时，古方用药十分精当，不可擅自更改，当某种中药紧缺时，代用品不能选用不良反应较多的中药，更不可影响疗效。

（六）合理使用中药注射剂

中药注射剂系我国特有的现代化中药新剂型。目前，国内已通过国家质量标准的中药注射剂达109种，属于复方制剂的有50种（45.9%），其中原料药3味及以上者有34种，超过5味的16种，超过7味的6种，有的多达12味（如清热解毒注射液）。因其化学成分很复杂、制备工艺有待完善、质量标准不够合理，临床发生不良反应较多，如清开灵注射液、双黄连注射剂、葛根素注射液、穿琥宁注射液、参麦注射液、鱼腥草注射液、莲必治注射液等。而关于中药注射剂的药动学、药理毒理的资料较少，因此临床上要更加重视中药注射剂的合理使用。

1. 合理的配伍使用 影响中药注射剂产生配伍变化的因素主要有：①溶剂组成的改变。②pH的改变，如黄芩注射液（pH 7.5～8.0）、何首乌注射液（pH 7.0～8.0）若与葡萄糖注射液（pH 3.2～5.5）或葡萄糖氯化钠注射液（pH 3.5～5.5）等酸性注射液混合时，可因黄芩苷、蒽醌苷溶解度降低而析出沉淀。③原辅料的纯度，如氯化钠原料若含有微量的钙盐，与含有甘草酸、绿原酸、黄芩苷等成分的中药注射剂配伍能生成难溶于水的钙盐；中药注射剂中未除尽的高分子杂质在贮藏过程中，或与输液配伍时会出现混浊或沉淀。④成分之间的沉淀反应，如黄酮类化合物的注射液遇Ca^{2+}能产生沉淀，含黄芩苷的注射液遇小檗碱也会发生反应而产生沉淀。⑤混合浓度、顺序及其稳定性的影响。⑥辅料的影响等。

中药注射剂配伍使用时应加强其安全性监测，如输液中的配伍、中药注射剂与化学药的配伍、两种中药注射剂的配伍使用等应分别进行安全性考察，为临床配伍使用提供依据。如果药品说明书上未标明配伍使用，应严格观察配伍用药时患者的临床反应，如有异常，应及时停药；最好静脉用药时宜分瓶滴注，避免配伍使用。

2. 按照药品说明书使用中药注射剂 用药前须仔细阅读药品说明书，严格按照其功能主治及用法用量进行给药，如注射用双黄连静脉滴注，应先以适量灭菌注射用水充分溶解后，再用稀释剂稀释，若直接用稀释剂溶解，则导致溶解不充分而使微粒数增加。特别要注意说明书中的禁忌证和注意事项，如使用前应观察成品的性状、静脉给药的速度等提示内容，避免因用药不当而引发不良反应。

3. 注意患者的个体差异 对于老人、儿童等特殊人群及机体的易患性和初次使用中药注射剂的患者要慎重用药，并在用药前仔细询问家族过敏史及既往药品不良反应史等，并密切观察患者在用药过程中的反应。

（七）加强毒性中药的管理

毒性中药要专柜加锁并由专人保管，严格执行医药卫生部门对毒性中药的使用规定。凡加工炮制毒性中药，必须按照《中国药典》2005版一部或者省、自治区、直辖市药监部门制订的《炮制规范》规定进行。从事中药工作的药学专业技术人员必须掌握毒性中药的性能、用法及常规使用量，凭注册执业医师和执业助理医师签名的正式处方才能调剂，其医疗用毒性中药处方保存期限为2年。对处方未注明"生用"的毒性中药，应当付炮制品。具有药师以上专业技术职务任职资格的人员负责处方审核、评估、核对、发药以及安全用药指导。

总之，要科学地认识中药，加强中药制剂安全性研究，加强中药及其制剂的管理，增强中药执法的广度和力度等防治对策。每种中药其性都有所偏，临床应用中药一定要辨证施治；谨防以西药为主，以中药为陪衬，增加药品不良反应的发生率；不可超时超剂量用药；密切关注药物之间的相互作用，特别是与化学药的相互作用；针对发生不良反应的原因，采取有效措施，尽量减少和避免盲目用药带来的不良反应，以增强功效，达到合理使用中药的目的。

七、特殊人群的合理用药

(一) 老年人的合理用药

老年人由于机体各部位各脏器的退行性改变，生理功能和生化过程等也发生不同程度的变化，对药物吸收、分布、代谢和排泄等体内过程都发生影响。临床研究表明老年人的药品不良反应、药源性疾病和中毒发病率都较青壮年高且严重。主要原因是：①老年人用药较多，有35%的老人每日用药达3~4种，而且用药时间长。②药动学特性随年龄而改变，血药浓度常保持在较高水平，不良反应增加。③随年龄增加，体内稳态机制变差，药物效应相对增强。④老年人各系统，尤其是中枢神经系统对多种药物敏感性增高。⑤人体的免疫机制随年龄增加而降低，易出现变态反应。因此，老年人在防治疾病和医药保健中的用药尤其需要注意其合理性。除了明确诊断、对症选药及按药理、药性合理地使用药品外，尚须注意以下几个方面：

1. **应从近期和远期疗效结合上考虑选用药品** 治病用药，首先考虑缓解症状，尤其是急、重老人患者，应着眼于近期疗效。但同时也应尽量结合考虑远期效果，尤其是慢性病的长期用药，更需特别注意考虑远期效果。一些老人患有"三高"症，即高血脂、原发性高血压、高血糖，例如一些抗高血压药物，如普萘洛尔、噻吗洛尔、阿替洛尔等β受体阻滞剂，虽有较好的降压效果，但它们对血脂有不利影响，可使胆固醇、三酰甘油（甘油三酯）、低密度脂蛋白升高，高密度脂蛋白降低，对血脂多有不正常的老年人后果是不好的，不宜长期应用，同时对糖尿病患者也慎用。而哌唑嗪、拉贝洛尔等，不仅降压疗效确实，而且对血脂有良好的影响，适于老年人应用。

2. **老年人应有合理的用药剂量** 由于老年人的药物体内过程有其特殊性，所以在用药剂量上应有特殊规律。但是由于老年人的衰老进程和个体差异较大，各种药物的体内过程影响因素较多，所以老年人用药剂量的特殊规律十分复杂，目前尚不完善。我国通常是根据老年人的年龄、体质量和体质情况而定。对年龄较大、体质量较轻、体质较差的老年人，应从"最小剂量"开始，即按成人量的1/5、1/4、1/3、1/2、2/3、3/4等顺序用药。一般推荐用成人剂量的半量或1/3量为起始剂量，然后观察患者的反应和病情改善的情况，调整稳定至合理剂量。据报道，心脏收缩功能减退的老年患者出院后服用血管紧张素转化酶抑制剂（ACEI），可观察到高剂量ACEI与低死亡率之间存在相关性，因此，需要在大样本临床研究中增加年长老年人的数量,以观察不同年龄及不同剂量对患者的影响。肾功能衰退者,应根据其肌酐清除率水平酌情调整剂量和用药间隔时间;还应根据病情的轻重及主要脏器的功能,综合考虑设定剂量。鉴于老年人个体差异较大,有的用药剂量可相差数倍,如解热镇痛抗炎药、抗心律失常药等,个体用药差异都较大,所以主张实行个体化用药,有目的地进行治疗药物监测,细致观察用药效果和反应,找出个体用药规律。用药个体化应该成为老年人合理用药的发展方向。

3. 老年人应有合理的用药时间 常规服药方法仍不失为老年人合理用药时间的一种参照依据。但是老年人由于对药物的体内过程,对药物的敏感性、耐受性等多方面的特殊情况,在用药时间和间隔时间上又有某些特殊性。如降压药物,由于老年人血压受多种因素影响,波动较大,个体差异也大,最好监测 24 h 动态血压,找出最佳的用药剂量、时间和间隔时间。一般晚上不宜服用降压药,以防血压太低而引起脑供血不足等危重后果。而酒石酸美托洛尔缓释片,每日早晨服用 1 次即可,对高血压、心绞痛疗效较好,又较安全。这类新型制剂正在不断开发,品种将日益增多,适于老年人用药。静脉滴注给药时,老年人输液速度宜慢,一般每小时不超过 100~150 ml(20~40 滴/分),以防心、肾负荷过重。此外,治疗药品尽量避免长期用药,以免产生蓄积中毒。

4. 注意老年人对药物反应的敏感性 临床经验显示老年人对药物的反应比年轻人强烈。其原因有以下三点:

(1) 药动学作用:血药浓度由于受增龄代谢、排泄的改变而增高。

(2) 药效学作用:靶器官或细胞的敏感性增强,因而造成在一定血药浓度下的效应增加。

药动学、药效学变化表现在药物分布、结合、生物利用度等的综合结果使作用部位效应增强,如老年人用同剂量的吗啡,其镇痛作用比年轻人持续时间长;用安定类药产生困倦等不良反应比年轻人多 2 倍。

(3) 自我稳定反应能力衰减:药物引起的器官功能改变得不到反射性代偿。由于老年人心血管系统功能减退,压力感受器的反射调节功能降低,心脏和自主神经系统反应障碍,因此利尿药、亚硝酸类、抗高血压药等在正常血浓度即可引起直立性低血压。老年人心脏对儿茶酚胺的最大效应降低,对 β 受体阻滞药作用增强。另外,老年人凝血能力减弱,对洋地黄类强心苷十分敏感,应用这两类药时应密切观察。

5. 注意老年人用药不依从性 表现为自作主张,可以背着医师拒服某药,也可以私下自购药品服用,其后果不仅会贻误病情,还能引起潜在的不利于治疗的药物相互作用等不良反应;一般老年人服药的种类较多,故在处方时要交代清楚;剂量和用法要标记明显,容易辨认;老年人肌力减弱,药瓶或容器均应易于开启;要考虑老年人视力差、记忆衰退,常会忘记按时服药,因此服药情况应经常核实,最好要有人监护,以免漏服、误服、加倍服或突然中断服药等而影响疗效,尽量减少不良反应。

6. 老年人应合理使用补药 老年人由于生理功能的衰退,常感到体力、精力不如当年,总想用些滋补强壮保健品,尤其是延缓衰老药来增强体质,延年益寿。但由于对保健品,特别是中医补药的基本知识缺乏了解,往往应用不当而出现或存在着不少问题。以下简述中医补药的合理应用。

(1) 辨证施补,合理选用:应该辨证施治,按需行补。如果不辨病症,不分气血、阴阳、寒热、温凉,滥用补药,很容易引起病情加重或诱发新的疾病。如老年慢性支气管炎日久会出现肺阴虚象，宜用西洋参、沙参等，益气养阴清热，若用红参，偏于甘温，反而使余邪复燃，病情加重。

(2) 注意季节时令，合理进补：进补要注意时令，才能取得最佳效果。四季比较，以秋冬为佳，尤以冬季最佳，此季人体的阴精阳气也趋于潜藏，补益阴精阳气易于吸收而藏于体内，使体质得以增强，起到扶正固本的作用。如果忽略季节时令，春夏大补，则易上火，出现口干、咽燥，甚至引发新的病症。

(3) 注意补药的服用方法：补药的种类很多，服用方法也多种多样。成药一般都有功能、适应证或适用人、服用方法和剂量以及用药注意事项，只要适应自己的体质情况，参照说明书服用即可，但剂量常标明一定的幅度，采用底线或高线量应按各人情况而定。各种服用方法可根据条件酌情选用，但应注意吸收传统的经验和现代研究的成果。如人参宜切片，用有盖容器加水蒸服，以减少其挥发油的损失，或切片嚼服，或泡酒饮服。研究发现人参切片舌下含服，最后嚼碎吞下，吸收效果很好。许多滋补膏等补药宜空腹服用，利于吸收，并忌喝茶和吃虾蟹等食物。

(4) 注意进补的宜忌和适时：自古有"用之得当，大黄是补药；用之不当，人参是毒药"之说，补药的应用大有讲究。患病外邪未尽时不宜进补，以防"闭门留邪"，如感冒发热未愈时，切忌服用人参之类的补药，否则致使病程延长。有些慢性病，在不补正气不足以祛邪的情况下，需扶正祛邪并用，但需注意补药的用量不宜过大，应小量开始，逐渐增加。应坚持不虚不补，用药补虚，当防偏颇，缺啥补啥，否则反而导致疾病和衰老。

对于老年人来说，对能通过改善社会因素和心理因素解除的疾病，应尽量少用或不用药。一旦需用药，应根据老年人的特点选择最佳的药品；应根据老年人的病情分疗程，采用间断、交替的方法给药，且遵循"先取食疗、而后用药，先用中药、后用化学药，先以外用、后用内服，先用内服、后用注射，先用成药、后用新药"的原则；对患有多种疾病的老年人，不宜盲目应用多种药品，如确实病情需要联用时，应首先了解是否有潜在临床意义的药物相互作用和配伍禁忌，防患于未然；此外，由于进入老年，智能及认知能力逐年下降，容易发生用药意外，须特别小心。总之，要达到老年人合理用药的目的。

(二) 新生儿及婴幼儿的合理用药

出生至28天为新生儿，28天到1岁为婴儿，1～3岁为幼儿。新生儿、婴幼儿时期的神经系统、胃肠道、肝肾功能和内分泌系统发育尚未健全，其身体构成成分和生理功能等也都处于不断变化过程，这些变化通常影响药物在体内的过程，使药效与成人有显著差别，因此用药不是单纯地将成人剂量减少，而有其特殊性。

1. 根据新生儿及婴幼儿药动学特点用药　详见第八章第三节一。
2. 注意新生儿及婴幼儿用药的特殊反应

(1) 药物敏感性改变：新生儿的体质量大部分来自水，水占体质量的80％左右，且主要存在于细胞外液，因此对一些药物特别敏感。新生儿对酸、碱和水、电解质平衡的调节能力差；过量水杨酸类可致酸中毒，利尿剂可致缺钠或缺钾，口服铁剂引起呕吐，氯丙嗪易引起麻醉性肠梗阻，氯霉素致灰婴综合征和再生障碍性贫血，长期使用糖皮质激素易引起胰腺炎等。

(2) 溶血反应：主要发生在红细胞葡萄糖-6-磷酸脱氢酶缺乏的新生儿。因还原型辅酶Ⅱ生成不足，使红细胞还原型谷胱甘肽水平低下，使用水溶性维生素K、磺胺类、噻嗪类、利尿药、萘啶酸、呋喃唑酮等有氧化性的药物时，可使红细胞膜发生破裂，引起溶血。

(3) 核黄疸：新生儿本来就有黄疸的因素，在使用一些与胆红素竞争血浆蛋白的药物时，血中的游离胆红素升高，进入脑内与基底核结合导致胆红素脑病或核黄疸，在临产妇女及出生 1 周内新生儿禁用。

(4) 神经系统反应：新生儿血-脑脊液屏障发育不成熟，药物易透过血-脑脊液屏障直接作用于脆弱的中枢神经系统，引起神经系统反应。如阿片类药物易引起呼吸抑制，抗组胺药、苯丙胺、氨茶碱、阿托品可致昏迷及惊厥；糖皮质激素易引起手足抽搐，氨基糖苷类抗生素易引起视神经损伤等。

(5) 牙色素沉着：四环素、多西环素、米诺环素等可沉积于胃组织和牙齿，致恒齿黄染、牙釉质发育不良和骨生长抑制，故妊娠期、哺乳期妇女和 8 岁以下儿童除眼科局部用药外，不得应用四环素类抗生素。

3. 新生儿及婴幼儿药品剂量的计算

(1) 新生儿药品剂量的计算

1) 计算药品剂量的基本公式为：

$$D = \Delta C \times V$$

式中，D 为药品剂量（mg/kg）；ΔC 为血药浓度峰谷浓度差（mg/L），ΔC＝预期的血药浓度－起初的血药浓度；V 为表观分布容积（L/kg）。

2) 负荷量和维持量的计算方法

①首次负荷量计算公式为：

$$D = \Delta C \times V$$

式中，ΔC 为预期达到的血药浓度。

②维持量和输注速度计算公式为：

$$k_0 = k \times C_{ss}$$

式中，k_0 为滴注速度 [mg/(kg·min)]；k 为消除速度常数（min^{-1}）；C_{ss} 为稳态血药浓度（mg/L）。

(2) 婴幼儿（小儿）药物剂量的计算

1) 根据成人剂量按小儿的体质量计算

①小儿剂量＝成人剂量×小儿体质量/70 kg

此方法简单易记，但对年幼儿剂量偏小，而对年长儿，特别是体质量过大儿剂量偏大。

②根据推荐的小儿剂量按小儿的体质量计算

每次（日）剂量＝小儿体质量×每次（日）药量/kg

2) 根据小儿月、年龄计算

①Fried's 公式：婴儿量＝月龄×成人剂量/150

②Young's 公式：幼儿量＝年龄×成人剂量/年龄＋12

3) 其他公式

①1 岁以内用量＝0.01×（月龄＋3）×成人剂量

②1 岁以上用量＝0.05×（年龄＋2）×成人剂量

根据年龄计算的方法不太实用，但对某些剂量不需要十分精确的药品，如止咳药、消化药，仍可以年龄计算；如复方甘草口服溶液，一般每岁用 1 毫升。

(三) 妊娠期的合理用药

在临床用药问题上，孕期需要考虑的不仅是药效问题，还要考虑对胎儿的影响，是涉及母子平安的问题。妊娠妇女服药率较高,据统计,孕妇在妊娠期间曾服用过至少一种药品者占 90%,至少 10 种者占 4%,平均服用 8 种药品。某些药物可以透过胎盘屏障,而且大多数均属被动转运,因此,孕妇用药不当则有可能影响胎儿的生长发育,甚至畸形,这是人类社会中的大事。

1. 药物的致畸作用

(1) 药物致畸的概念:主要指在妊娠期内服药后,使出生后的新生儿在体形及器官结构、功能生化方面出现异常,亦包括小儿发育过程的异常,精神、智力发育迟缓或弱智。

(2) 药物致畸的胚胎关键时间:最敏感的阶段是卵子受精后的 13~56 天。此期是胎儿器官生成期。①15~25 天:中枢神经系统发育,如氨基糖苷类抗生素及氯喹均可造成先天性耳聋,沙利度胺(Thalidomide)可致耳聋。②20~40 天:心脏发育,如锂盐可致心血管系统畸形、脑及眼球发育异常。③24~48 天:肢体发育,如沙利度胺可造成海豹形畸形,苯妥英钠可致多指畸形及腭裂。④60 天:大部分内脏已分化完成。⑤90 天:分化已完成。⑥>90 天:药物很少致畸。但在第 3 个月后,胎儿的生殖器官、牙及中枢神经系统仍继续发育。在胚胎最初 10 周中,华法林可使鼻发育不良。抗叶酸药物在胚胎最初 3 个月中可造成多种畸形,如生长迟缓、骨质发育不全、腭裂、下颌发育不全、耳畸形。甲氨蝶呤使颅发育不全及缺指。先天性畸形的图解见图 11-4。

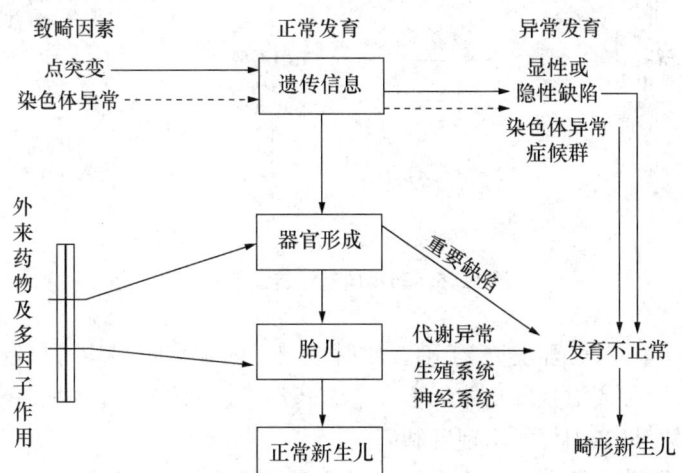

图 11-4 先天性畸形的图解(可由遗传信息异常及药物引起)

2. **妊娠期合理用药** 妊娠期患病需要用药的时候还是应该用,因为只有孕妇健康,胎儿才能得到正常发育,但需具备以下条件:

(1) 在怀孕期内,宜停服一切药品,尤其在妊娠前 3 个月。
(2) 用药需要有明确指征,在必须用药时,要权衡利弊。
(3) 所用药品应不属于致畸、致出生缺陷或影响新生儿的药品。
(4) 宜用小剂量及尽量短时期,且尽量避免在胚胎器官形成的关键时间段内服药。
(5) 已证明药物对灵长目动物胚胎是无害的。
(6) 采用对药物代谢有清楚说明的药品。

总之,妊娠用药必须掌握好用药时间,尽可能采用对胎儿安全性大的药品,同时须在医师或临床药师指导下用药,更不可滥用药物。

(四) 哺乳期的合理用药

因母亲或乳母服药,新生儿及婴儿亦可被动地接受药物。药物来自乳汁,每日摄取 500~700 ml 乳汁,其药物浓度虽然不高,但总量却相当可观。

1. **药物由乳汁被动服用** 需注意如下情况:①婴儿体质量轻,由乳汁摄取的药品剂量相对较多。②婴儿肾及肝均未发育成熟,药物从婴儿体内消除的功能不全。③如果发生药品中毒,婴幼儿的症状体征均不典型,难以诊断。④婴儿若有先天性缺陷,如 G-6-PD 的缺乏,更造成病情复杂及诊断困难。

2. **药物向乳汁内转运** 影响药物向乳汁转运的因素:①相对分子质量<300 的药物易于进入乳汁。②脂溶性及非离子型药物易进入乳汁。③酸性药、血药浓度高及表观分布容积小,均不易透过。④碱性药、血药浓度低及表观分布容积大,均易透过。⑤蛋白结合率低,非结合部分高,易于转运入乳汁。

无论酸性药或碱性药,均能进入乳汁,如在乳汁中药物含量低,实际危险性是很小的。婴儿总摄取量不超过母体全日剂量的 1%,但仍有可能发生药品的不良反应,见图 11-5。

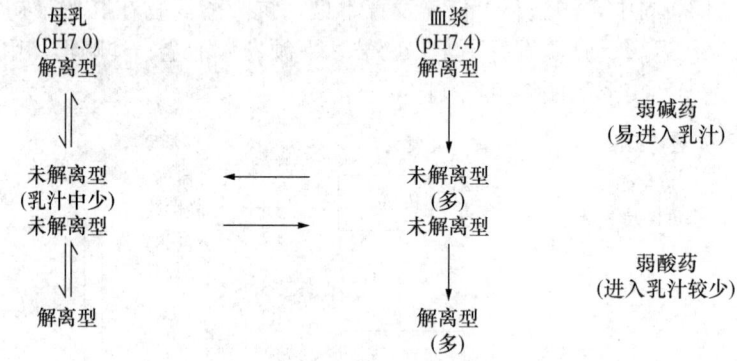

图 11-5 药物向乳汁转运示意图

3. **某些药物可能带来的问题** ①碘、放射性碘、丙硫氧嘧啶均可抑制婴儿的甲状腺功能,可能造成甲状腺肿或甲状腺功能低下。②农药污染、六氯苯、小麦除真菌药,可引起丘疹、胃肠炎及死亡。母亲则可能出现肝肿痛。

哺乳期内一般服药的危害性并不大。可在服药前哺乳,必要时停药。但一些药品在哺乳期内服用后,对婴幼儿会造成明显的危害,应禁用,见表 11-10。

表 11-10 药物转入乳汁及对婴儿的影响

药物	转运入乳汁	对婴儿的影响	哺乳期用药
氯噻酮	大量	有利尿作用	禁用
氢氯噻嗪	大量	血小板减少	禁用
氯霉素	大量	骨髓受抑制	禁用
甲硝唑	大量	血液病、神经系统疾患	禁用
四环素	可疑大量	牙变污	禁用
萘啶酸	大量	贫血	禁用
乙胺嘧啶	大量	呕吐、骨髓抑制、血小板减少	禁用
奎宁	大量	偶有血小板减少	慎用
氯喹	无		安全

续表

药物	转运入乳汁	对婴儿的影响	哺乳期用药
异烟肼	大量	肝中毒	禁用
^{131}I 及其他放射活性药	大量	永久性甲状腺功能减退	禁用
硫氧嘧啶	少量	暂时性甲状腺功能低下	可应用一般药量
水合氯醛	微量	无	安全
甲丙氨酯	血浆水平的 4 倍	镇静作用	禁用
地西泮	中等量	镇静	慎用
锂	1/3～1/2 血浆水平	低体温，青紫	禁用
吩噻嗪类	可疑大量	昏睡	慎用
苯巴比妥	可疑大量	无	安全
青霉素	中等量	微小	安全
红霉素	大量	无明显不良反应，可能有腹泻	服药期暂停哺乳
阿司匹林	很少	微小，血小板功能改变	偶用或小量用药是安全的
磺胺	各种磺胺量不同	有发生黄疸可能	慎重用药
普萘洛尔	微量	无	可哺乳
双香豆素	微量	无	可哺乳

综上所述，临床合理用药涉及医疗卫生大环境的综合治理，依赖于国家相关方针政策的制订和调整；临床医师须提高自身综合素质；临床药师必须掌握全面的药学综合知识及相关知识；加强在校医药专业学生的合理用药教育及医德教育；亟待普及全民合理用药知识等措施。21世纪全球化、系统化、法制化、信息化将使合理用药达到更高、更深层次。

【思考题】
1. 何谓合理用药？并详细说明其基本要素。
2. 临床不合理用药有哪些主要表现？
3. 合理用药的基本原则是什么？且简述其具体原则，并概述合理用药的影响因素及其模式。
4. 如何正确选用感冒药？
5. 应用糖皮质激素应注意哪些问题？
6. 什么是抗菌药物？抗菌药物临床应用的基本原则有哪些？且简述其合理应用的基本思路及临床合理应用。
7. 叙述特殊情况下应如何使用抗菌药物。
8. 简述中药的合理使用。
9. 老年人在防治疾病和医药保健用药中如何注意其合理性？
10. 妊娠期妇女如何合理用药？

（刘蜀宝）

第十二章 循证药学

> **学习要点**
> 1. 掌握循证药学的概念、核心及在药学领域的作用；循证药学研究的一般过程；证据的研究方法及结果报告的评价原则；循证药学在药学中的应用。
> 2. 熟悉循证医学/药学数据库；Meta-分析。
> 3. 了解循证药学与传统药学的区别；循证药学基础及 PICO-S 方法；循证药学中药物临床研究证据分类、等级；Cochrane 图书馆；循证药学偏倚的原因及解决方法；系统评价的基本方法。

第一节 概述

一、循证药学的概念

循证药学（evidence-based pharmacy，EBP）是应用药学、医学相关学科（如临床药物治疗学、生物药剂学、临床药理学、流行病学、内科学、传染病学、药物经济学等）知识，针对疾病的病因和临床发展过程，依据患者的生理、病理、心理和遗传特征，对全面、系统收集的证据进行综合分析，根据所得结论，结合临床药师和临床医师的个人经验，对患者做出合理的临床药物治疗决策。循证药学的核心是如何寻找证据、分析证据和运用证据，对疾病治疗做出安全、有效、经济的临床药物治疗决策。

目前临床药物治疗方案的选择和治疗效果的评价多以临床医师的经验和推论为基础，即根据药物对疾病临床指标（如血压、血液生化指标、心脏跳动等）的影响，推论其对疾病的治疗作用。临床药师以散在的药物临床研究资料、药动学研究资料为依据，凭经验及借助治疗药物监测结果参与临床药物治疗。传统的药物治疗对预后、治疗有效性的评价建立在非系统观察的临床经验基础上，即建立在对发病机制、病理和生理知识的理解基础上，建立在对专家和经验的依赖基础上，其临床用药的随意性和盲目性大，难保临床用药决策的合理性。

随着人们生活水平不断提高和人口老龄化，人类疾病谱发生了深刻变化，肿瘤、心脑血管疾病、糖尿病等已转变为主要致死性疾病，多因素引起的疾病越来越多，其药物治疗比单因素疾病更复杂，不同个体对药物的敏感性差异大，依靠传统的药物治疗方案常不能达到控制或治疗疾病的目的。

循证药学是对现有某一疾病所有临床药物治疗资料进行系统分析，筛选出具有普遍的、最有效的用药证据，而非临床药师与临床医师的个人经验，通过建立系统准确的评价标准来指导临床用药，最大限度地避免临床用药的随意性、盲目性，确保临床用药的安全、有效、经济。

二、循证药学与传统药学的区别

循证药学来源于传统药学,又高于传统药学,两者的主要区别在于(表12-1):

(1) 关注对象:传统药学的关注对象是疾病;循证药学的关注对象是患者。

(2) 证据来源:传统药学的决策证据来自于临床经验、动物试验、体外试验、零散临床研究和过时的文献资料及专家意见等;循证药学的决策证据则提倡个人经验与外部最佳证据结合,注重证据及证据的可靠性,即证据的来源是否基于设计严谨、方法科学可靠的临床研究报告。

(3) 证据收集:传统药学不系统、不全面地观察和收集相关资料和信息;循证药学系统、全面地收集相关内容资料。

(4) 评价证据:传统药学对评价证据不够重视,临床决策主要取决于个人意识;循证药学是以评价证据为依据,采用 Meta-分析等进行证据综合评价。

(5) 疗效指标:传统药学的疗效判断依据主要是一些中间指标,如病理改变、实验室指标的改变、仪器或影像学结果;循证药学则是要求以患者最终结局和生存质量为判效指标。

(6) 治疗依据:传统药学临床治疗依据基础研究和动物试验的推论、个人的临床经验等;循证药学临床治疗则以当前的最佳临床治疗研究证据为依据,结合临床药师与临床医师的专业知识和经验以及患者的意愿。

(7) 医疗模式:传统药学以疾病和药师/医师为中心,只需掌握疾病的发病机制和病理生理学原理即可指导临床药物实践,较少考虑成本效益与药物经济学等要求;循证药学以患者为中心,以当前最佳临床证据结合个人经验和疾病发生的机制作为指导临床药物实践的依据,同时考虑成本效益和经济技术等问题。

表 12-1 传统药学与循证药学的区别

特征	传统药学	循证药学
关注对象	疾病	患者
证据来源	动物试验和体外试验、零散临床研究、文献资料(过时)	以患者为中心的临床研究,不断更新的系统评价
收集证据	不系统、不全面	系统、全面
评价证据	不重视,主要取决于个人意识	重视,有专门的方法学指导
判效指标	实验室指标的改变,仪器或影像学结果(中间指标)	患者最终结局和生存质量(终点指标)
治疗依据	基础研究和动物试验的推论、个人的临床经验	当前可得到的最佳临床研究证据
医疗模式	以疾病和医师为中心	以患者为中心

三、循证药学的作用

循证药学是随着临床药学和循证医学(evidence-based medicine,EBM)的发展而逐步发展起来的,是 20 世纪 90 年代临床药物治疗学(clinical medication therapeutics)的重大发展,在药学领域正在发挥着十分重要的作用。

1. 提供临床药物治疗方案 循证药学可为临床制订治疗方案提供客观依据,如对治疗脑卒中药物的研究。

(1) 阿司匹林:国际研究(IST)报告,阿司匹林可降低脑卒中死亡危险 15%,降低心、脑梗死 30%。中国卒中研究组用阿司匹林 160 mg/d 治疗 2000 例脑卒中，结果可降低死亡率 14%，降低复发率 1.6%。美国卒中协会建议，应在卒中发病后 24～48 h 内应用阿司匹林。

（2）噻氯匹啶：具有抑制二磷酸腺苷（ADP）诱发的血小板聚集作用。以剂量 250 mg/d 治疗脑卒中，疗效优于阿司匹林，但有较严重的不良反应，现国外已很少应用。

（3）氯吡格雷：为噻氯匹啶的第二代产品，临床治疗脑卒中有效，其不良反应较噻氯匹啶小，美国、欧盟等推荐氯吡格雷与阿司匹林作为一线治疗脑卒中的药物。

2. 澄清临床药物治疗中存在的问题　以往临床治疗经验总结较多，缺乏科学的理论依据，存在许多误区，循证药学可以澄清药物存在的问题，提高用药的合理性。

（1）以往认为心肌梗死后心律失常的治疗以利多卡因为佳，但随机化对照试验结果显示，利多卡因治疗组的病死率明显高于安慰剂组。

（2）以往认为慢性心衰应忌用 β 受体阻滞药，经 20 项随机、对照试验，超过 10000 例心衰患者在应用 ACE 抑制药和利尿药基础上应用 β 受体阻滞药治疗结果却肯定了 β 受体阻滞药在治疗慢性心衰中的作用。

（3）以往认为硝苯地平能有效地降低血压，又无明显肝、肾损害，因而被认为是一种安全有效的降压良药而广泛用于临床，甚至推广用于治疗不稳定型心绞痛和急性心肌梗死等。但经 Meta-分析表明，尽管硝苯地平能有效降压，达到满意的临床效果，但可增加心肌梗死和死亡的危险，且用药量越大危险越大。硝苯地平在广泛应用了 20 年后，被发现其存在安全性问题。

3. 提供复杂疾病的药物治疗方案　不稳定型心绞痛（UA）和非 Q 波心肌梗死的治疗错综复杂，目前认为这两种疾病的主要病理生理机制是冠状动脉内斑块破裂与血栓形成，即急性冠状动脉综合征（ACS），以往对此类疾病强调积极溶栓治疗。经过 9 个临床试验共 2859 例 UA 患者的 Meta-分析发现，与安慰剂相比，使用溶栓剂的死亡和非致死亡性心肌梗死发生率平均增加 51%，相对危险性为 1.5。随后对许多 ACS 抗血小板和抗凝治疗临床结果分析，确认抗血小板药物与抗凝药物（如阿司匹林、氯吡格雷、低分子肝素）以及血小板膜糖蛋白受体拮抗剂才是治疗 ACS 的最佳药物。

4. 运用价格/效益比的药物经济学规律　合理的药物治疗方案必须是在取得最佳医疗效果的同时，尽可能节省医药费用；而绝不是仅靠表面、简单的指标或近期疗效作出结论。事实表明，单纯的评价指标不能平行反映药物对患者预后的影响，有些药物对一般临床指标有显著作用，却可增加患者的死亡率，使预后恶化。如临床试验证明，应用 ACE 抑制药治疗慢性充血性心力衰竭（CHF）的疗效肯定，迄今至少已有 39 项应用各种 ACE 抑制药治疗心力衰竭的试验（含 8308 例心衰患者）结果表明，ACE 抑制药均能改善心衰临床症状；ACE 抑制药能延缓心室重塑，防止心室扩大的发展（包括无症状患者）；并可减少反复住院，虽然需要支付较高的医药费，但大大降低了 CHF 患者的死亡率，使死亡危险性下降 24%（95% 可信限 13%～33%），实际节省了总的医疗开支，因而国外和国内已推荐 ACE 抑制药作为心衰治疗的首选药物。

5. 规范医师、药师临床用药行为　20 世纪 80 年代以来，临床试验对许多药物进行了评价或再评价，其中包括适应证、剂量、疗效和安全性等。如洋地黄类药用于治疗慢性充血性心力衰竭（CHF）已有 200 多年历史，直到 20 世纪 90 年代通过 Meta-分析证明，洋地黄类药物对 CHF 患者仅能降低住院率，而不能降低死亡率，即只能改善症状，而不能减少总死亡率。反之，过去长期认为β受体阻滞药具有负性肌力与负性频率作用，治疗CHF禁用β受体阻滞药，而应选用能够增加心肌收缩力的洋地黄类药物；但目前研究认为交感神经亢进和儿茶酚胺分泌增加是CHF的真正致病原因，因此采用β受体阻滞药治疗才是合理的，但必须从极小剂量开始，每2～4周剂量加倍，达到最大耐受量或目标剂量后，长期维持。

6. 提供制订政策法规的依据　冠心病的危险因素究竟有哪些？针对不同的危险因素采用什么用药方案？不同的治疗方案对冠心病患者最终结局和生存质量有什么影响？诸如此类的问题都必须通过循证医学和循证药学加以回答，政府有关部门据此可制订相应的群防群治教育计划、各种疾病防治指南和基本药物目录。

7. 提供新药开发的依据　对临床试验的要求是评价其预后指标，包括主要终点和次要终点以及生活质量和药物经济学。故评价一个药物的有效性，必须设计和进行包括主要预后指标为终点的前瞻性、多中心、大规模、随机对照临床试验，大多数试验的主要终点为患者的最终结局和生存质量，它是评价药物的"金标准"。

当新药研发者已经知道某种药物的确有效时，仍远远不够，因为在做临床试验时，通常是选择特定的患者或健康志愿者，且患者人数是非常有限的。当某种药品上市后，会遇到有不同情况的患者，如有些患者可能同时患有多种疾病，这就需要涉及这些患者的证据。

第二节　循证药学的方法

一、循证药学基础

1. 最佳的临床科研证据　循证药学必须占有当前最佳的临床药物治疗科研成果（证据）。最佳临床药物治疗证据是指对临床药物治疗研究文献，应用临床药物治疗学和临床流行病学的原理和方法以及有关质量评价标准，通过认真分析与评价所获得的真实、可靠和有临床重要应用价值的临床药物治疗证据。最佳证据主要来源于设计合理、方法严谨的临床随机对照试验、Meta-分析和系统评价，获得安全、有效、经济治疗疾病的药品。

2. 高素质的临床药师　临床药师是实践循证药学的主体，对疾病的药物治疗应有临床药师的参与。高素质的临床药师是循证药学实践的有力保证。因此，实践循证药学要求临床药师应具备崇高的医德和全心全意为患者服务的精神，具有丰富的药学知识、临床经验以及必要的医学理论知识，不断学习和吸收新理论、新方法。

3. 临床药物治疗学、临床流行病学是循证药学的方法学基础　临床药物治疗学、临床流行病学和药物临床研究指南是循证药学决策所需证据的基础理论，又是决策者正确理解和利用证据所需要的研究方法。临床药物研究的设计，文献质量的评价、分析，指标的评价、分析，文献研究真实性的分析，证据的药物经济学分析与评价等，都必须应用临床药物治疗学与流行病学的基本理论和基本方法。

4. 患者的配合　患者是临床药物治疗实践的接受主体，是临床药物治疗过程的中心。患者有着强烈的康复愿望，药师在参与药物临床治疗决策时，应充分了解其利弊，包括患者的经济承受能力。尊重患者的正当权益，得到患者的配合和依从，才能产生最佳药物治疗效果。

5. 信息资源　充足的信息资源是践行循证药学的基础。应有足够的信息资源和数据库，能简便、快捷获得最佳证据，使其应用于临床药物治疗服务。

二、循证药学研究的一般过程

循证药学实践是结合临床经验与最佳证据对患者进行药物治疗的过程,包括提出问题、收集证据、评价证据、最佳证据应用和提高临床药物治疗决策能力五个步骤。

1. 提出问题 检索证据的前提是提出问题,从患者所患疾病提出临床药物治疗问题,弄清药物治疗方案。临床药物治疗问题包括:患者或人群、干预措施或暴露因素、结果与对比。针对患者,临床药师应配合临床医师准确采集病史、收集相关试验结果、分析论证、找出所需解决的临床药物治疗问题。

2. 收集证据 收集证据是循证药学实践一个不可缺少的重要组成部分,其目的是通过系统检索证据,为循证药学实践获取最佳证据奠定坚实的基础。最佳临床药物治疗证据来源:循证医学数据中心,如 Cochrane 协作网、Cochrane 图书馆、中国循证医学中心资料库、APC 杂志俱乐部(American College of Physician Club)、核心期刊、系统综述等。

3. 评价证据 应对文献资料的真实性、可靠性和实用性进行评价。循证药学的核心思想是:任何临床药物治疗决策都应建立在新近最佳临床科学研究证据基础上,以保证决策的科学化,因而对于证据的评价、分析和决策都有着至关重要的意义。检索有关医学文献,全面搜集证据、评价证据,根据临床药物治疗实践所提出的问题,系统检索相关文献,采用临床流行病学、临床药物治疗学以及循证药学研究质量评价标准对证据真实性、可靠性和实用性进行评价,获得确切结论,指导临床用药。

4. 最佳证据应用 将经过严格评价的文献、从中获得真实、可靠、有临床应用价值的最佳证据用于指导临床药物治疗决策,服务于临床。对于经严格评价为无效,甚至有害的治疗药物予以否定;对于尚难定论并有希望的药物,则可进一步进行研究论证。因而,应审慎地评价和使用所获得的证据,并在循证药学的实践中充分体现"临床医师和药师的工作能力、有说服力的临床试验证据、患者自身的价值和厚望"三个基本要素的有效结合。

5. 提高临床药物治疗决策能力 最佳证据与临床药物治疗经验、患者个体情况相结合,做出科学的临床用药,对其临床效果进行评估。如评价结果不理想,则应对证据进行再搜集、再分析、再评估,总结成功或不成功的经验和教训,进行具体分析和评价,促进临床药物治疗决策能力的提升。

三、确定需要解决的临床问题

临床问题的提出应根据拟解决的临床问题来决定,好的临床问题应遵循 PICO-S 方法来制订。P(patient, population, problem)指面对的是什么样的患者人群,什么临床问题;I(intervention)是指要评价的干预措施、治疗药物等;C(comparison)是指与干预措施相比较的对照组治疗方案;O(outcome)是指要达到的临床结局或治疗改善;S(study)是指研究设计。

第三节 循证药学中药物临床研究证据分类、等级及检索方案

循证药学要求任何临床药物治疗策略均应根据当前的最佳证据,结合临床药师与医师的临床工作能力与患者的个人意愿来制订。在实际临床工作中,临床药师与医师在多数情况下必须根据有力的证据,做出最佳的临床药物治疗决策。因此,需对临床证据进行分类和分

级,使临床药师与医师在大量质量参差不齐的科研文献中,筛选出最佳的证据。

一、循证药学中药物临床研究证据分类

根据研究和应用的不同需要,将临床研究证据按不同的用途分为四类,即按研究方法分类、按研究问题分类、按用户需要分类、按获得渠道分类(表12-2)。

表12-2 循证药学的临床研究证据分类

按研究方法分类	按研究问题分类	按用户需要分类	按获得渠道分类
原始临床研究证据	病因临床研究证据	系统评价	公开发表的临床研究证据
二次临床研究证据	诊断临床研究证据	临床实践指南	灰色文献
	预防临床研究证据	临床决策分析	正在研究的临床证据
	治疗临床研究证据	临床证据手册	网上信息
	预后临床研究证据	卫生技术评估	
		健康教育资料	

(一)按研究方法分类

按这种方法分类,可将临床研究证据分为原始研究证据和二次研究证据两类。

1. 原始研究证据 原始研究证据是对直接在患者中进行单个有关病因、诊断、预防、治疗和预后等试验研究所获得的第一手数据,进行统计学处理、分析、总结后得出的结论。主要包括单个的随机对照试验、交叉试验、队列研究、前后对照研究、非随机同期对照试验及描述性研究等。原始研究证据的来源:①Medline 数据库。②Embase 数据库。③中国生物医学文献数据库(CBM)等。

2. 二次研究证据 二次研究证据是尽可能全面搜集某一问题的全部原始研究证据,通过严格评价、整合处理、分析总结后所得出的综合结论。它是对多个原始证据再加工后得到的更高层次的证据。二次研究证据主要包括系统评价、临床实践指南、临床决策分析、临床研究手册、卫生技术评估报告及药物经济学研究等。二次研究证据的来源:①Cochrane 图书馆。②OVIDEBM 数据库。③SumSearch 网站。④EBM 方面的免费电子版杂志。这类杂志有 Evidence-based Medicine,ACP Journal Club,Effective Health Care Bulletins,Bandolier,New Zealand Evidence Based Healthcare Bulletin 等。⑤临床实践指南(Guidelines)有美国的 National Guideline Clearinghouse (NGC),英国的 Guidelines,加拿大的 CMA Clinical Practice Guidelines,新西兰的 NZGG 等。

(二)按研究问题分类

根据研究问题的不同,可将临床研究证据分为病因、诊断、预防、治疗和预后临床研究证据等类别,具体包括原始研究证据和二次研究证据。

(三)按用户需要分类

依据用户的需要,可将临床研究证据分为系统评价、临床实践指南、临床决策分析、临床研究手册、卫生技术评估报告等类别。临床药师与医师根据临床实践指南、临床决策分析、临床研究手册、卫生技术评估等研究证据,对患者的临床药物治疗进行决策。

(四)按获得渠道分类

按获得渠道可将临床研究证据分为公开发表的临床研究证据、灰色文献、在研临床研究证据和网上信息。

1. 公开发表的临床研究证据 公开发表在杂志、著作、手册及光盘、音像制品等中的

原始临床研究证据和二次研究证据。

2. 灰色文献　灰色文献指已完成、但未公开发表的临床研究证据，常以会议论文和内部资料形式交流。它有以下几个特点：①流通渠道特殊，按不同密级要求流通。②出版形式多样，没有固定的形态、固定的名称和固定的篇幅，制作份数少，容易绝版。③有特殊的参考价值。"灰色文献"中的技术资料，包括调研、设计、试验方案、记录、计划、图纸等是重要的技术和竞争情报源，获取难度大。

3. 在研临床研究证据　在研临床研究证据指正在进行的原始临床研究和二次研究。如国家新药试验（原始研究证据）和正在进行的系统评价、卫生技术报告及临床实践指南（二次研究证据）。

4. 网上信息　网上信息包括不同的医药学术组织和机构发布的各种原始研究证据和二次研究证据数据库。如Cochrane图书馆网站全面收集各种临床研究证据的网上数据库之一。

二、循证药学中药物临床研究证据的分级

循证药学根据循证医学对证据的分类方法，将临床药物研究证据分为5级，其证据的质量及可靠程度依次降低。

一级：按照特定的要求收集所有质量可靠的随机对照试验后所作的系统评价或Meta-分析。

二级：单个样本量足够的随机对照试验（RCT）结果。

三级：设计合理的队列研究、病例-对照研究或无对照的系列病例观察，但未用随机方法分组的研究。

四级：无对照的系列病例观察（包括低质量的队列和病例对照研究）。

五级：专家意见或基于生理、病理和其他基础研究的证据。

证据的分级有助于决策时判断证据的权重，前两级证据可靠性最高。国际公认相对于其他类型的证据，RCT的系统评价或RCT结果是证明某种药物治疗有效性和安全性最可靠的依据（金标准）。根据证据的级别和数量，将所获得的证据确定某一药物在临床应用的推荐水平，药物在临床中的推荐强度分为五个水平，其强度依次降低。

A水平：至少得到2个一级证据的支持。

B水平：至少得到1个一级证据的支持。

C水平：仅得到数个二级证据的支持。

D水平：至少得到1个三级证据的支持。

E水平：仅得到四级或五级证据的支持。

三、循证药学中药物临床研究证据检索方案

在浩瀚的医药学信息中，为了更有效地获取所需信息，对证据的检索可分类、分步骤进行，先检索一些对临床药物治疗或研究工作最有价值的数据库，如不能满足研究需求，再采用扩展检索方法，有的放矢地扩大检索范围。

（一）循证医学/药学数据库

（1）Cochrane图书馆（http://www.cochranelibrary.com）：是公认的获取临床证据最好的单一信息源，由国际Cochrane协作网制作，系统评价主要通过光盘形式每年向全世界公开发行。该数据库包括7个子数据库，分别是：Cochrane协作网系统评价数据库（CD-

SR)、疗效评价数据库（DARE）、Cochrane 临床对照试验资料库（CCTR）、Cochrane 系统评价方法学数据库（CRMD）、Cochrane 协作网（CC）、卫生技术评估数据库（HTA）和英国国家卫生服务部卫生经济评价数据库（NHS EED）。

（2）MEDLINE 数据库（http://ncbi.nlm.nih.gov/pubMed）：是美国国立医学图书馆建立的 MEDLINE 系统中最大和使用频率最高的在线生物医学文摘型数据库。该数据库收录了 1966 年以来世界 70 多个国家和地区的生物医学及其相关学科期刊 4000 种，涉及 43 种语言，数据每月更新，年报道量约 37 万条，是世界公认的检索证据的主要数据库之一。

（3）EMBASE 数据库：EMBASE 数据库是由 Elsevier Science 出版社出版的生物医学文献数据库，是纸本检索工具 Excerpta Medica（荷兰医学文摘）的电子版，也是最重要的生命科学文献数据库之一，药学和药理学是其收录的重要内容。

（4）OVID 数据库（http://www.acpjc.org）：可获得 Cochrane 系统评价（ADSR）等的全文链接，一次可检索多个数据库，检索功能完善，并有参考文献链接。

（5）SUMSearch 数据库（http://sumsearch.uthscsa.edu）：可快速获得所需临床用药证据，可检索 Cochrane 系统评价（CDSR 摘要，PubMed，NGC）和 AHRQ（美国卫生研究质量管理机构的资料库）、《Merck Manual》等，可针对病因、诊断、治疗、预后等进行检索。

（6）TRIP Database 数据库（http://www.trip-database.com）：收录 70 个以上的高质量医学信息资源，其中有 Cochrane 系统评价摘要，也有循证医学方面的杂志和相关网站上的系统评价、相关问题问答、在线高质量医学专业杂志的原始研究和评价性文章、指南、电子教科书等，既可直接检索出二级研究杂志上的系统评价等，也可对一些在线的高质量的原始研究杂志进行检索。

（7）Doctors Desk 数据库（http://drsdesk.sgul.ac.uk）：是英国国家保健服务（系统）卫生保健电子图书馆（NeLH）建立，可检索循证医学方面的指南、系统评价或研究论文。

（8）CRD Database 数据库：可检索疗效评价文摘库（DARE）、英国国家保健服务（系统）经济评价数据库、卫生技术评估数据库。

（9）PEDro 数据库（http://ptwww.cchs.usyd.edu.au/pedro）：是悉尼大学物理治疗证据中心建立的物理治疗证据数据库，可提供物理治疗方面的系统评价、随机对照试验等方面的各种信息。

（10）Best Evidence 数据库（http://www.best-evidence.co.uk/）：是专门报道临床医学方面的问题，是跟踪循证医学研究最新进展情况的最好的网站。

（11）Best Evidence Topics 数据库（http://www.bestbets.org/）：是英国曼彻斯特皇家医院提供的急诊医学服务的循证医学网站，在线数据库允许访问者通过浏览或检索方式查找感兴趣的课题，主要内容有临床问题、临床表现、检索策略、检索结果、相关文献列表、评价、临床概要等。

（12）Clinical Evidence 数据库（http://www.clinicalevidence.org/）：是一种有关证据对临床介入的影响的文献数据库，可查找和解答常见的临床问题。

（13）Clinical Trials 数据库：是美国国立卫生研究所通过国立医学图书馆建立的提供临床研究信息的数据库，具有多个检索入口，使用方便，既可对字段内容进行检索，也可进行字段限定检索。

(14) Current Controlled Trials 数据库：是英国伦敦一个商用网站，该网站的 mRCT 是一个重要的医学各领域在研随机对照试验数据库，通过简单注册，便能免费检索相关数据库，获得正在进行的临床试验信息，同时也有接收临床试验信息的接口。

(15) 中国生物医学文献数据库：是中国医学科学院医学信息研究所开发的综合性医学文摘数据库。该数据库收录了 1980 年以后近千种中国期刊以及汇编、会议论文的文摘题录。内容涉及基础医学、临床医学、预防医学、药学、中医学及中药学等各学科。

(16) 中文生物医学期刊数据库：是解放军医学图书馆开发的最常用的中文生物医学文献书目型光盘数据库之一，收录了 1994 年以来国内正式出版发行的生物医学期刊和一些自办发行的生物医学刊物 1000 余种的文献题录和文摘。

(17) 中国循证医学中心：该网站的临床证据模块中有中文 Cochrane 系统评价摘要。

（二）循证医学/药学相关期刊

（1）循证医学杂志（Evidence Based Medicine，EBM）：从大量的国际性医学杂志中筛选和提供全科、外科、儿科、产科和妇科方面的研究证据。

（2）美国医师学会杂志俱乐部（ACP Journal Club）（http：//www.acponline.org/）：旨在通过筛选和提供已出版的研究报道和文献综述的详细文摘，使医疗卫生工作者掌握治疗、预防、诊断、病因、预后和药物经济学等方面的重要进展。

（3）Bandolier（http：//www.jr2.ox.ac.uk/Bandolier）：临床研究系统评价以及二次研究证据，主要提供干预疗效方面的最佳证据。

（4）循证护理杂志（Evidence Base Nursing）（http：//www.bmjpg.com/）：是一种提供与护理相关的最好研究和最新证据的高质量国际性杂志。

（5）循证卫生保健杂志（Evidence Based Health Care）（http：//www.Harcourt.international.com/）：旨在为健康卫生管理者和决策者提供健康研究保健金融、组织和管理方面的最佳证据。

（6）Effective Health Care Bulletins：登载高质量系统评价和临床研究的印刷型和电子版刊物，涉及临床医学的各个领域，每期均有一个紧密结合临床的专题，提供系统评价的全文或摘要。

（7）英国医学杂志（BMJ）（http：//www.bmj.com）：免费提供医学研究的全文。

（8）美国医学杂志（JAMA）（http：//jama.ama-assn.org）：免费提供医学研究的全文。

（9）柳叶刀（The Lancet）（http：//www.thelancet.com）：有的医学研究全文可免费提供，有的需注册才能提供。

（10）《中国循证医学杂志》：报道循证医学的最新研究成果，反映循证医学学科发展趋势。

（11）《中医循证医学》：关于中医方面的循证医学资源。

（三）循证医学/药学临床实践指南

临床实践指南（clinical practice guideline）是另一种基于对证据进行研究后制作的循证医学资源。

（1）美国国立临床实践指南库（National Guideline Clearinghouse，NGC）（http：//www.guidelines.gov/index.asp）：是一个循证临床实践指南数据库，由美国卫生健康研究与质量机构、美国医学会和美国卫生健康计划协会联合制作。提供结构式摘要，可进行指南之间的比较，对指南内容进行分类，部分指南全文可链接，对指南的参考文献、指南制作方法、指南的评价、指南使用等提供链接、说明或注释。

(2) 加拿大医学会临床实践指南（Canadian Medical Association：Clinical Practice Guidelines）(http：//www.cma.ca/cmaj/guidelines.htm)：加拿大医学会临床实践指南由加拿大医学会维护，指南包括来自加拿大各地和各机构团体提供的临床实践指南。

(3) 英国临床实践指南（Guidelines）(http：//www.his.dx.ae.uk/guidelines/)：是一个经过严格评价、筛选的临床实践指南数据库。

四、Cochrane 图书馆简介

Cochrane 图书馆分为多个数据，其中最有名的是 Cochrane 协作网系统评价资料库，该库中系统评价方法严谨，并且在发表其系统评价结果后不断收集反馈信息和新证据，及时对系统评价进行更新，以保证高质量的证据。

(一) Cochrane 系统评价资料库

(1) 系统评价全文资料库：系统评价的全文资料库收集了由 Cochrane 系统评价各专业组（49 个）完成的系统评价全文。对已发表的系统评价，评价者根据系统评价专业组的要求，根据读者的建议和评价以及阅读和筛选新的临床研究资料，在规定的时间范围内将更新系统评价的内容。

Cochrane 系统评价全文大纲的内容包括：标题、背景、目的、筛选研究文献的标准、检索策略、评价方法、对研究内容的描述、方法学方面的质量、结果、小结和分析、讨论、评价者的结论、致谢、参考文献以及评价员的信息（包括联系方式等）。

(2) 疗效评价文摘库：英国国家保健服务（NHS）评价与传播中心的研究人员负责对已发表的系统评价（非 Cochrane 系统评价）进行收集、整理，对其方法学等内容的质量进行再评价，并按该中心规定的格式作出详细的结构式文摘。该结构式文摘除文摘的一般内容外，还包括作者的目的、干预措施类型、研究设计、检索策略、结果评价、作者结论以及该中心的研究人员对该系统评价所作的结论等多方面的内容。

(二) Cochrane 临床对照试验资料库

该资料库由 Cochrane 协作网对照临床试验注册中心进行管理，其目的是为了向 Cochrane 协作网系统评价专业组和其他制作系统评价的研究人员提供信息。信息的收集来自 Cochrane 协作网各中心、各专业组及志愿者等，他们通过手工检索和计算机检索，从医学杂志、会议论文集和其他来源收集随机对照试验（RCT）或对照临床试验（CCT）文献，按规定的格式送到 Cochrane 协作网的对照试验资料库注册中心，中心对 RCT 和 CCT 的鉴别及质控有统一的规范。

(三) Cochrane 协作网方法学评价数据库

(1) 完整的评价：该评价制订的格式类似于 Cochrane 系统评价，也有研究背景、目的、文献纳入与排除标准、研究设计、检索策略、方法学质量、结果评价、评价者结论等多方面的内容。

(2) 研究方案：收集了 Cochrane 系统评价各专业组的评价者在协作网注册的研究方案。研究方案需对拟进行的系统评价进行介绍，研究方案至少包括以下内容：标题、作者及作者联系地址、研究背景、研究目的、研究对象选择标准、检索策略和研究方法等。

(四) Cochrane 协作网方法学文献注册数据库

该库收录与卫生保健提供证据方面的方法学文献（包括论文与书籍），以参考文献的格式入库，不少记录附有摘要。

(五) 有关 Cochrane 协作网系统综述专业组和各中心简介

介绍 Cochrane 协作网各专业组、网络和中心等的相关内容。

(六) Cochrane 协作网卫生技术评估数据库

Cochrane 图书馆卫生技术评估数据库收录国际卫生技术评估网络成员单位和其他卫生技术评价机构提供的结构式摘要，其中一些记录是正在进行研究的项目。

(七) 英国国家卫生服务系统经济评价数据库

该库按一定规范，系统收录各种相关数据库和杂志中卫生保健干预措施的经济学评价记录，记录有详有略，摘要为结构式摘要。

第四节　循证药学证据评价

全世界每年有 200 多万篇有关生物医学的文章发表在 2 万余种生物医学杂志上，但针对某一专题的医药学文献中真正有用的不足 15%，多数文献未经同行严格评价，或者带有商业目的，即使发表在最著名的医药杂志上，也不一定完美无缺。许多发表在医药杂志上的临床试验文章，从设计、实施、结果、分析和文章撰写等方面均存在不同的缺陷，许多药品未经严格评估就进入临床常规应用，给患者造成严重的危害。

临床医药工作者应掌握快速阅读和正确评价临床医学文献的基本原则和方法，从大量的信息中系统、全面、快速、准确地获取所需要的临床药物治疗研究证据，将真实、有临床意义的研究证据应用于临床药物治疗实践，为患者作出最佳的临床药物治疗决策，尽可能提高患者的满意度、减少患者的痛苦和延长其寿命。

将收集的有关文献，应用临床流行病学方法及循证医学质量评价的标准，从证据的真实性、可靠性、临床价值及其实用性做出具体的评价，得出确切的结论以指导临床实践。在运用研究证据之前，必须对循证药学证据进行以下四个方面的评价：

(1) 证据有效性评价：对研究方法和系统综述方法及结果进行评估。若一项严格的系统综述不能给决策者明确的答案时，应结合各研究证据的强度进行分析。

(2) 成本-效益评价：研究证据证明某药物治疗有效时，并不一定表示有临床应用价值，是否用于临床取决于其利是否大于弊，即干预措施产生的效益是否远大于其危险性及成本。

(3) 从一般到个体运用的评价：研究证据是否能应用于某一特定患者，不能单纯直接从研究中推断，研究结果只提供一个平均效应，每个患者可能与平均水平不同，他可能存在影响治疗效果或治疗作用的各种因素，临床药师和医师在将研究证据应用于某一特定患者前应考虑下列情况：①与干预措施有关的相对危险性减少是否因为该患者的生理和临床特征不同而受影响。②如不接受干预，患者发生有害事件的绝对危险如何。③是否有减少干预效果的并发症或禁忌证。④是否存在影响治疗适宜性与受欢迎性的社会和文化因素。⑤患者及患者家属的要求是什么。

(4) 群体利益与个体利益的关系评价：在将某项研究结果应用于临床时，必须考虑这一措施的成本及其产生的健康改善收益。研究结果的预期效益受多种因素的影响，如研究证据与现行方案之间的差异大小、政策因素等，将影响进一步实施的边缘效益。

因此，并非所有的研究证据都可被应用，在运用证据时应考虑优先原则。研究证据的应用取决于研究的质量、结果的可信程度、与临床实际的相关性、患者的收益是否超过所有副作用等。

一、临床药物治疗研究证据评价

临床药物治疗研究是指以患者为研究对象的临床药物治疗，其目的是为了提高治疗效果，改善患者的预后。严格掌握评价临床药物治疗研究证据的技巧非常重要，可避免被动接受文献的观点和结论，对文献的价值给予客观、公正、科学的评定，以便将最佳的证据应用于临床、教学、科研和卫生政策的制订，提高临床药物治疗的合理性，改善人民的身体健康。

1. *研究证据的真实性*　研究证据真实性是评价研究证据的核心。研究证据的真实性包括文献的研究方法是否合理、统计分析是否正确、结论是否可靠、研究结果是否支持作者的结论等。如评价临床药物的治疗性，应考察合格病例是否随机分配到治疗组和对照组、随机化方法是否完善隐藏、统计分析时是否按随机分配的组别将全部研究对象纳入分析、是否采用盲法等。如果一篇文献的真实性有缺陷，其应用价值相应降低。

2. *研究证据的临床重要性*　研究证据的临床重要性是指研究结果本身是否具有临床价值。评价研究结果的临床价值主要采用一些客观的指标，不同的研究类型其指标是不同的。如药物治疗性研究可采用相对危险度降低率、绝对危险度降低率和防止某种事件的发生需要治疗的病例数等判断某种治疗措施的净效应及其临床价值；而诊断性试验则采用敏感性、特异性、阳性和阴性预测值、似然比及受试者工作特征曲线（ROC 曲线）等指标判断某种诊断试验的价值。

3. *研究证据的实用性*　研究证据的实用性是指文章的结果和结论在不同人群、不同地点和针对具体病例的推广应用价值，是临床医药工作者十分关心的问题。即使拟采用的证据真实且有临床意义，还应分析研究结果和结论对所需处理患者的适用性，即研究证据是否仅适用于符合该研究纳入标准的对象，证据可否适用于研究患者的各型病例，在研究所限定的条件下获得的结果是否能够推论到一般人群；同时还应考虑现实临床病例与文献研究对象的特点是否类似以及具体患者对疾病不同结局的价值观。考虑患者现实条件，包括具体的病情特点、社会经济状况、面临的医疗环境和条件以及医师的技能水平等。如大型临床试验和系统评价均证实使用β受体阻滞药对心力衰竭患者有益，但当心衰患者有糖尿病、目前正在使用胰岛素治疗且有明显血脂增高时，是否使用β受体阻滞药需仔细权衡其利弊，不能盲目根据文章结论套用。

二、证据偏倚的原因

在系统评价的各个步骤中，均有可能产生偏倚（bias）。偏倚是指在资料的收集、分析、解释和发表过程中任何可能导致结论偏离真实结果。按照系统评价的程序，可将系统评价过程中偏倚的来源分为两类。

1. *文献检索过程中产生的偏倚*

（1）发表偏倚：指研究者在根据研究目的收集相关资料时，往往较易收集到有阳性结果的资料，或者说阳性结果的文章容易发表，而阴性结果的文章不易发表从而造成的偏差。发表偏倚对系统评价结果的真实性和可靠性有很大影响，特别是当入选系统评价的研究主要以小样本为主时，发表偏倚常使系统评价的效应合并值高估，甚至使结论逆转而产生误导。

(2) 语种偏倚：指将检索限定在某种语种所引起的偏倚。因为语言障碍和信息资源所限造成的系统评价结果偏倚十分常见。国外研究表明，发表在英文杂志上的系统评价文章均不同程度地倾向于只利用英文文献进行研究。许多非英语国家学者也愿意将其研究中的阳性结果发表在国际性英文期刊上，而将其阴性结论文章发表在本国期刊上。因此只利用英文文献进行系统评价，其结果很有可能发生偏倚。

(3) 文献数据库偏倚：当前没有一种数据库能全面收录所有已发表的医学文献，而各国文献收录的标准均有差异。进行系统评价最常用的是美国生物医学文献数据库 MEDLINE 和荷兰医学文摘电子版 EMBASE。MEDLINE 和 EMBASE 的内容有部分重复，但是欧洲各国出版的文献多收录于 MEDLINE。对发达国家研究者而言，他们的文章往往有更多机会被收录在各个数据库中，而对不发达国家却并非如此。

(4) 多重发表偏倚：同一组研究对象的观察结果被作者分为两篇或多篇论文发表，可产生研究对象的多重发表偏倚。单个研究的重复发表不容易识别，有时会被认为是不同研究而纳入系统评价，从而导致过度估计其作用，发生偏倚。有时某些多中心研究的作者分别发表研究结果时，文献的作者会无一相同，给多重发表偏倚的识别带来困难。因此识别多重发表偏倚，需要从文章的作者、研究单位、试验设计中的研究对象以及研究对象的观察时间的描述等几个方面进行综合分析。

(5) 查找偏倚：指检索词不当或者检索策略失误导致的偏倚。检索策略是指按照检索内容的需要，合理选择相关的数据库，确定检索途径和检索词，按照一定的逻辑关系将检索途径和检索词合成建检索表达式，并在检索过程中修改和完善。因此，制订科学规范的检索策略既可以提高查全率、查准率，又使研究具有良好的可重复性。

2. 文献选择过程中产生的偏倚

(1) 选择偏倚：包括选择者偏倚和纳入标准偏倚。①选择者偏倚是指因选择者筛选文献时受主观意愿的影响，纳入证据不准确而产生的偏倚。②纳入标准偏倚是指因文献的选择标准不准确产生的偏倚。

选择者偏倚和纳入标准偏倚都是在根据纳入和剔除系统评价文献标准时产生的偏倚。在制订文献纳入和剔除标准时一般应对研究对象、研究设计类型、暴露或干预措施、研究结局、样本大小及随访年限、语种、纳入年限等作出明确规定，否则很容易导致偏倚。在选择文献时，应两人或以上采用盲法独立进行，即隐去那些对文献筛选者可能产生影响的信息，如期刊名、作者、作者单位、基金资助情况等。对筛选结果不一致的文献应进行复核，并请专家评议。

(2) 数据提取过程中产生的偏倚：包括提取者偏倚、质量评分偏倚、报告偏倚。①提取者偏倚：研究者提取数据不准确产生的偏倚。②质量评分偏倚：纳入研究的方法学质量评分不恰当导致的偏倚。③报告偏倚：纳入的研究数据所致的偏倚。特别是当一些研究有多个结局变量，但纳入文献只报告了有统计学意义的结局变量时，应考察是否存在报告偏倚。

在系统评价中，常遇到研究数据描述不清的文献，大多数研究者将这些文献予以剔除，而更严谨的办法是系统评价者应与作者联系，以获得完整的数据。另外，提取数据时应设计用于提取数据信息的专门表格，包括基本信息、研究特征、结果测量等内容，对纳入研究质量的评价应严格按照循证医学评价文献的方法和原则进行。

系统评价过程中的每一个步骤都有可能产生偏倚，理想的系统评价应当纳入当前所有相关的、高质量的阳性和阴性的同质量研究，考察偏倚存在的大小和对最终结论有无实质性影响，采用正确的统计学方法，使系统评价所提供的证据更加科学、可靠。

三、证据的研究方法

临床上通常有用病案报告、队列研究、病例-对照研究、随机对照试验（RTC）等形式评价药物治疗，其中 RTC 被认为是评价药物治疗效果的金标准，其试验中所获得的证据可作为临床实践指南。

1. 病案报告　病案报告是对一种或多种病例的陈述，其目的是给医药工作者提供有关药物的罕见作用、新的药品不良反应以及效用。因为缺少对照且仅有少量高特异性病例样本可供参考，所以病案报告不能首先得出因果假设，只能帮助临床医师了解药物可能的不良反应和作用，而不能成为临床用药决策的依据。此类报告通常发表于临床医学杂志及与临床紧密相关的药学期刊。

2. 队列研究　队列研究属于观察性试验，研究对象具有预先制订的相同的纳入和排除标准。该研究的调查对象均未患所研究的疾病，但有患病的可能性。如测定解热镇痛抗炎类药物（非甾体抗炎药，NSAIDs）对胃肠道的损伤，经过数千人随访数年得出结论：服用 NSAIDs 的人比未服用 NSAIDs 的人，其暴露危险度大约为 1.5 倍／（1000 人·年）。与随机对照试验相比，队列研究更方便，费用更少，但该研究的主要缺点是缺少严格的对照。

3. 病例-对照研究　病例-对照研究亦属于观察性研究，病例组患相同的调查疾病，而病例的配比组与病例组有相同的可能性（如性别、种族、治疗情况相同）却不患所调查的疾病。该研究常用于慢性罕见病症的研究。其主要缺点是易受偏倚影响，尤其是选择对照组时易产生选择性偏倚，因为人们常不了解或不能确定所有的相关因素，多数情况下偏倚往往被忽略。

4. 随机对照试验　随机对照试验是最好的试验设计。试验中，符合研究标准（如调查情况、性别符合标准）的患者随机分配到试验组和对照组中。这种随机过程在样本量足够时能保证各组可影响结果的特征因素的分配几率相同。随机对照试验的缺点是时间长、耗资大，但双盲法随机对照试验代表了所有研究方法的最高标准。

5. 非随机同期对照　未按随机原则分配研究对象，由临床医药工作者实施分配或按不同地点分组，常可造成治疗组和对照组在基本临床特征和预后因素分布不均，导致研究结果的偏倚。

6. 历史性对照　将一种新疗法用于一组患者，将研究结果与前同类患者用另一方法的治疗结果比较，进行非随机非同期对照。常因两组患者可比性差、文献及过去病史记录不详、诊断手段、诊断标准改进等造成偏倚。

7. 随机化　随机化分组是在分配患者时，研究者、临床医师、临床药师和患者均不知哪一位患者进入哪一组，以避免选择偏倚（被试对象分组时，由于人为干预导致的偏倚）。随机化方法包括简单随机化、区组随机化和分层随机化。

四、结果报告的评价原则

1. 盲法　盲法是临床医师、临床药师、研究者和患者均不知道哪一位患者采用的是药品或是安慰剂治疗，可避免测量和期望偏倚（测试研究结果受人为倾向因素造成的偏倚），对于因各种因素无法对临床医师、临床药师和患者进行盲法时，试验结果的评定者也必须为盲（即不知被测定者属于哪一组）。

2. 治疗前的可比性　患者随机化分配后，两组的基线情况应一致，即在重要临床特点及预后因素方面应具有可比性。如两组基线不一致，说明治疗前两组无可比性，最终得到的治疗结果无科学性。随机化后的基线情况在一定程度上反映了是否真正实行了随机化。

3. 意愿治疗分析　意愿治疗（intention-to-treat，ITT）分析要求资料分析时必须按照随机化分组情况进行分析，即包括所有进入随机化分配的对象（不管是否最后完成治疗及随访）。对于在治疗过程中已死亡或脱落的患者也应包括在最后资料的分析中，这样可防止预后较差的患者从最后分析中排除，从而保留随机化的优点。

4. 方案的分析　方案的分析指仅对参加完研究全过程的患者进行最后分析，所获得的结果偏倚大。

5. 患者随访的完整性　造成患者失访的原因较多，可因好转或治愈而不再继续求医，有因疗效很差或药品不良反应或死亡而离开试验，患者的失访越多结果的偏倚越大。失访者越少，方案的分析与意愿治疗分析越接近。

除了试验干预外，各组其他治疗应该相同。避免干扰（给予治疗组更多的关照）或沾污（给予对照组更多的关照），以保证研究结果的科学性和有效性。

6. 成本-效益评价　成本-效益分析是一种成本和结果均以货币单位测量的经济学分析方法。与成本-效果分析所不同的是结果以货币形式表现出来，它不仅具有直观易懂的优点，还具有普遍性，既可以比较不同药物对同一疾病的治疗效益，还可以进行不同疾病治疗措施间的比较，甚至疾病治疗与其他公共投资项目，如公共教育投资的比较，适用于全面的卫生以及公共投资决策。然而，许多中、短期临床效果变化，例如患病率、死亡率、残疾状态难以用货币单位衡量，有关长期效果的数据资料很少或者很不全面，而且经济学家以外的临床医务人员和公众很难接受以货币单位衡量的生命、健康的货币价值。所以，成本-效益分析在卫生经济学以及药物经济学研究上的应用远远少于成本-效果分析。

第五节　系统评价的基本方法

系统评价（systematic review，SR）是根据预先提出的某一具体的临床问题，采用预先设计的方法，全面收集、选择和评估相关的临床原始研究数据，逐个进行严格筛选，从中提取和分析得出科学的综合结论，为临床疾病的诊治提供证据。系统评价能够随着新的临床研究的出现，及时更新，随时提供最新的知识和信息作为临床医疗决策的依据，以改进临床医疗实践和指导临床研究的方向。

一、提出拟解决的问题

确立临床研究目的是最重要和最基本的第一步。根据提出的研究目的才可明确收集什么资料、纳入什么试验、提取什么数据等。

确立临床研究目前，应进行全面、系统的检索，了解同一临床问题是否已进行或正在进行系统评价。系统评价课题确立后，应制订计划书，其内容包括系统评价的题目、背景资料、目的、检索文献的方法及策略、选择合格文献的标准、评价文献质量的方法、收集和分析数据的方法等，并有明确的研究对象、干预措施、疗效标准、设计方案。一般来说，系统评价的范围太窄推广性较差，其结果容易有偏倚；而范围太宽则针对性较差，费用大耗时多。

二、文献检索

尽可能全面、系统地收集所有有关的临床试验证据是进行系统评价的最基本步骤。为了避免发表偏倚和语种偏倚，应按照计划书中制订的检索策略，采用多种渠道和系统的检索方法。不仅收集已发表的文章，还应收集尚未发表的内部资料以及多语种的相关资料。采取多种方式收集临床试验证据：①计算机检索。②手工检索有关专业杂志，即逐本翻阅有关杂志。③从临床试验报告论文或综述的参考文献中追踪查询。④查阅学术会议论文集。⑤收集国际国内的临床试验资料库资料。⑥收集药品生产企业有关资料。⑦从临床试验研究者或其他人员获得信息。值得注意的是，由于研究者本人以及出版机构有不愿意发表阴性结果的倾向，所以杂志上发表的文章以阳性结果居多。如果系统评价只包括了发表的阳性结果试验而遗漏未发表的阴性结果试验，就容易导致发表偏倚而使结果欠真实、不可靠。故尽可能地收集未发表的阴性结果的文章有助于系统评价者快速、全面地获得相关的原始文献资料。

三、确定文献的纳入和排除标准

根据研究目的确定纳入和排除标准，列出被纳入和排除的试验，说明被排除的理由，以此为依据对收集的临床试验进行筛选。常用于确定纳入标准的因素有：疾病类型，患者年龄、性别、病情严重程度等，治疗组和对照组的干预措施，疗效评定标准，研究设计等。不符合纳入标准或符合排除标准的临床试验均不能入选。应该详细阅读全文，对可能合格的文献资料，应逐一阅读和分析。对有疑问和有分歧的文献数据应通过与作者联系，获得有关信息后再决定取舍或在以后的选择过程中说明分析。

四、评估文献质量

文献质量评估是系统评价的关键。研究文献质量差异可导致结果差异，对文献质量进行严格的评估，可使结果接近真实。文献质量是指文献所包含的单个临床试验在设计、实施和分析过程中防止或减少系统误差（偏倚）和随机误差的程度。虽然目前尚无统一的量表用于各试验方法学的质量评估，但临床上多采用临床流行病学评价文献质量的原则和方法，对文献质量进行评估。其中主要包括各种偏倚的预防，如选择性偏倚、实施偏倚、失访偏倚和测量偏倚等，重点评估文献中的患者是否真正随机地分配到治疗组或对照组，观察者和患者在分配前都不知道患者将分在哪一组；是否除所要研究的干预措施以外，无其他混杂因素；是否有过多的失访病例；是否采用了盲法判断疗效，是否由两名以上研究者独立进行盲法评估疗效等。

五、收集数据

根据预先设计的表格收集并提取有关的数据资料，其结果可以反映研究质量指标及其他重要资料。由于工作量大，提取资料过程很容易发生错误，为保证质量，应由两人单独进行资料提取，然后进行交叉核对，如有错误立即更正。文献中需提取的数据很多，可以分为：①一般资料：如评估者姓名、研究题目、作者姓名、原始文献编号和来源、评估日期等。②研究内容：如治疗疾病名称、干预手段的名称、剂量、疗程、处理组和对照组的患者数、年龄、性别、治愈人数、好转人数、无效人数、死亡人数、失访人数等，必须记录具体的人数以便今后分析。③研究特征：如研究的设计方案和质量、纳入和排除指标、偏倚防止措施等。如果在发表的文章中，缺乏所需要的数据，应与作者联系以补充完善。

六、统计学处理

系统评价的统计过程需要解决以下三个主要问题：①多个独立研究效应的同质性。按统计原理，只有同质的资料才能进行合并或比较等统计分析，反之，则不能。②多个独立研究的效应合并。当多个独立研究的例数不等时，它们的综合效应不等于这多个单独效应的平均数。所以，只有通过系统评价才能合理地对多个独立研究效应进行合并。③多个独立研究合并统计量的检验。多个独立研究效应合并后的统计量（效应尺度）是否具有统计学意义，需要进行检验，其原理与假设检验完全相同。按照统计学原理，对于提取的数据可采用定性或定量的方法进行分析处理。定性分析主要是采用描述的方法，将每个临床研究的特征按对象、干预措施、结果等进行总结合成，并进行结果解释；定量分析主要包括Meta-分析、敏感性分析和失安全数。

1. Meta-分析（Meta-analysis） Meta-分析又称后综分析、荟萃分析，是用统计学方法对具有相同研究目的的多个独立原始研究结果进行系统的、定量的分析。大多数临床研究由于样本来源限制所致样本量偏小，影响了研究结果的可靠性，以及不同的研究报告效应不一，进行 Meta-分析可增大样本量，达到增加统计效能的目的。

（1）Meta-分析的主要特点：①对原始研究的异质性（即不同研究结果间的差异）做出判断。②通过对每个研究报告中的统计量进行加权合并，得出相关临床研究结果的更精确估计。③Meta-分析结果的有效性完全依赖于系统评价的质量。④Meta-分析有其自身的质控措施，可尽可能避免人为造成的一些选择性、样本大小及研究异质性的偏倚。⑤可以利用合并资料后样本扩大的优势形成新的研究假设，推测出单独验证这一假设研究所需样本大小，为进一步研究提供依据。

（2）Meta-分析的统计方法：第一步是计算各个独立研究的综合统计量，并进行异质性检验。在有对照的临床试验中，这些统计量是对每个研究效应大小的描述，如两分类变量数据的统计量可为 RR 和 OR，连续变量数据的统计量为均数差等。第二步是对每个研究报告中的统计量（效应大小）进行加权合并。加权合并的公式为：

$$加权平均 = \frac{\sum T_i W_i}{\sum W_i} \tag{12-1}$$

式中，T_i 为研究 i 的效应统计量；W_i 是赋予研究 i 的权重。如果所有研究的权重相等则加权平均就等于各研究统计量合并后的均值，权重大的研究的统计量对加权平均贡献较大。因此权重反映了每一个独立研究的信息含量及价值。如果各研究结果一致，则可用固定效应模型进行分析。反之，则用随机效应模型。异质性检验是 Meta-分析的重要一环，发现和剔除明显不合理的研究结果。

（3）Meta-分析的统计过程：①同质性检验：检验多个研究结果合并后的总效应是否同质。若多个研究结果合并后的总效应同质时，可使用固定效应模型。若多个研究结果合并后的总效应不同质时，可使用随机效应模型，或作其他处理后再进行 Meta-分析。②多个试验效应的合并：将多个研究结果合并（或汇总）成某个效应尺度，以反映多个研究综合结果。

常用的效应尺度有：比值比（odds ratio，OR）、相对危险度（relative risk，RR）、危险度差值（risk difference，RD）、相关系数（r）、对照组与试验组间的标准化差值等。③效应尺度的检验：以检验多个研究结果合并后的效应尺度是否具有统计学意义。其检验方法有两种，即假设检验法和可信区间法。

一般临床药物评价研究需采用大规模、前瞻性、随机双盲的研究方法，参加人数成千上万，需进行3～5年的临床观察，不易实施。Meta-分析则可以将小样本的随机对照试验联合起来进行分析，因而在临床药学实践中有着重要的作用。

2. 敏感性分析（sensitivity analysis） 指比较两种不同方法对相同试验进行的系统评价是否得出不同结果。通过改变某些影响结果的重要因素如纳入标准、研究质量差异、失访情况、统计方法（固定效应或随机效应模型）和效应量的选择（OR或RR）等，以观察合成结果和同质性是否发生变化，从而判断结果的稳定性和强度。如比较纳入失访情况进行的系统评价，与不纳入失访情况所进行的系统评价是否会得出不同的结论。

3. 失安全数（fail-safe number） 为排除发表偏倚的可能，当系统评价的结果出现统计学的显著性意义时，可计算大约需要多少个阴性试验的结果才能使结论逆转。同时，可采用漏斗图了解发表偏倚的情况。

七、结果分析

1. 灵敏度分析 在排除异常结果的研究后，重新进行Meta-分析，并将结果与未排除异常结果研究的Meta-分析结果进行比较。敏感性是评价Meta-分析真实性的指标之一，敏感性高说明结论正确性强，外在真实性好，应用范围广，有较高的参考价值。

2. 质量评定 质量评定包括以下内容：①研究设计是否合理。②综合能力是否用了恰当的统计学方法进行分析。③怎样控制偏倚。④是否做了同质性检验。⑤是否考虑到了敏感性分析。⑥对结果的应用如何。

八、结果解释及更新

系统评价结果将对临床医师、药师和卫生决策者的临床实践和今后研究具有指导性意义，故解释系统评价结果时必须严谨，其结论必须客观、可靠。其内容包括：①证据强度：检索和采集数据的质量如何，目前此类研究是否存在方法学的局限、汇总结果效应值的大小、系统评价结果是否能够得出某一药物有效或无效的结论。②明确结论：目前研究通过系统评价是否得出某一药物有效或无效；如果现有资料尚不足以下结论，有何趋势；进一步进行临床试验的建议。③推广意义：现在的结论是否可以在临床实践中推广此药物；是否存在环境背景和地域差异；在推广应用时，应结合该系统评价的文献纳入/排除标准，考虑其样本的代表性如何等。

系统评价的结论不是一成不变的，它只是对现有文献综合分析的结果，随着新的研究资料不断地收集，其结论应加以更新。所以系统评价的定期更新是得出当前最佳临床用药决策的保证，可为临床工作者和卫生决策者提供最新的医疗信息。其定期更新时，必须按前述步骤重新进行材料检索、收集、分析、评价，以便及时更新和补充新的信息，使系统评价日趋完美。

第六节 循证药学在药学中的应用

一、指导药物临床试验

药物临床试验是在患者或志愿者身上所进行的系统科学研究，为药物研发过程的关键环节之一。新药研究评价需多中心、高质量研究结果的积累，采用循证药学的方法对已有随机对照试验、临床对照试验文献进行系统评价，可获得更具指导性的结论，有助于后续研究的严谨与科学性。循证药学更重要的意义在于推动临床科研工作尽可能选择目前论证强度最高的随机双盲试验或论证强度较强的非盲法随机对照试验，从而保证以临床试验科学性为核心的药物临床试验管理规范（good clinical practice，GCP）与循证药学相互促进，共同健康发展。

二、指导基本药物遴选及新药准入基本药物

从大量的临床应用药物中，经过科学评价而遴选出在同类药物中具有代表性的药物，以满足人们日益增长的卫生保健需求。WHO 从 1977 年开始全球性的基本药物目录制订工作，现在全球已有包括中国在内的 156 个国家在此基础上制订了本国的基本药物目录。对有疑问的药品进行循证药学评价研究，以逐步探索出完善的基本药物体系，结合自己国家的用药研究成果，制订基本药物目录。

三、指导新药的临床准入

引进的新药对某种疾病是否有特殊疗效、疗效是否较现有的药品好、不良反应是否较现有药品少、药费是否明显降低等问题在不明确的前提下，可利用 Meta-分析方法对现有的研究资料进行分析、评价，获得客观、准确的证据，以判断新药是否进入临床应用。如卡托普利是血管紧张素转换酶抑制剂，是一种降压药，经循证药学评价，此药可降低急性心肌梗死患者的联合终点事件（死亡＋心衰），故卡托普利适用于前壁梗死、心率正常或偏快的患者。

新药的临床准入即决定某一药品在医疗机构的首次使用。目前，新药临床准入多由医院药事管理委员会依据药品生产企业提供的资料以及专家的个人经验讨论决定，受医药代表宣传的影响和个人经验的限制，可能会做出一些不准确、不客观、甚至错误的决定。循证药学通过完整的收集、筛选、分析资料和系统评价，为医疗机构引进安全、有效、稳定、经济的新药，提供一个客观公正的手段。

四、指导药品应用评价

药品应用评价是一种改进用药行为的方法，着眼于对用药过程的评价和改进，以达到优化患者治疗结果的目的。药品应用评价可用于一个药物或一类药物、疾病状态或条件、药品应用过程（如开具处方、药品调配、给药和监测）或特殊治疗的结果。最终使药品应用达到高效、安全、经济的标准。

20 世纪 80 年代以前，评价药品的治疗效果多以经验和推论为基础，即根据某一药品对某些临床指标的作用（通常不包括预后指标），如血压、血液流变学指标、血液生化指标或某些临床症状、体征的改善来推断其对某些疾病的疗效。如硝苯地平片（胶丸、胶囊）经临

床观察能有效降低血压，又无明显的肝肾毒性，大多数患者也能耐受，因而被认为是一种安全有效的降压药，被广泛用于临床，甚至被推广用于治疗不稳定性心绞痛和急性心肌梗死等。但是，经对照研究和分析表明，硝苯地平能有效降压，达到临床满意效果，但它可能增加心肌梗死和死亡的危险，而且用药剂量越大，危险性也越大。因而这种广泛应用了20年的药品，最终被发现其安全性存在问题，但硝苯地平控释制剂不存在安全性问题。

有以下情况的上市药品需进行再评价：①已知或怀疑该药可能引起不良反应，或与其他药物、食物和诊断试剂有相互作用，明显危及健康。②该药是很常见的处方药，其影响广泛。③该药具有潜在毒性或正常剂量下可引起患者不适。④该药是某种特殊疾病、状态或医疗操作中影响治疗的关键部分。⑤处方集正考虑增加、保留或淘汰的药品。⑥昂贵药品。⑦同类药或不同药厂的相同药品。

五、指导临床药学实践

临床药学是医院药学的重要组成部分，临床药学的核心问题是最大限度地发挥药品的临床疗效，确保患者合理用药。

我国开展临床药学已有20多年，然而大多只停留在处方分析、药品不良反应监测、血药浓度监测和用药咨询上，而药师深入临床，参与治疗尚未广泛开展。临床药师应依据循证药学开展临床药学，注重药物的基础研究成果，在尊重证据的基础上，客观评价药品的疗效和不良反应，注重两者的普遍性和多发性，考虑患者的个体性和适用性，以确定最佳的给药方案，为临床用药决策提供参考。

（一）药物疗效验证

利用Meta-分析可对药物的研究资料进行综合分析，判断药物对特定疾病的疗效和不良反应，判断治疗特定疾病的药物中哪种药物的综合评价最好，更有利于疾病的治疗。如对16898名先兆子痫高危女性（8679例治疗组和8219例对照组）接受阿司匹林治疗后进行Meta-分析，获得低剂量阿司匹林对先兆子痫具有保护作用的结论。又如对采用镇静催眠药治疗老年人失眠症的Meta-分析结果显示，少量镇静催眠药对改善老年人失眠症有效，但老年人摔倒的次数以及认识功能障碍增加，对超过60岁的老人，特别是对存在认识缺损的老年人，其弊大于利。又如对子宫松弛药利托君和硫酸镁治疗早产进行Meta-分析，利托君在治疗早产中与硫酸镁比较无明显优越性，反而有较多的不良反应，患者的依从性差，故利托君并非是治疗先兆早产的特效药。

（二）联合用药与合理用药

运用循证药学的方法不仅可以干预不合理用药，判定药品的不良反应，进而为合理用药提供依据，同时可以分析多种药品联合用药对某种疾病的疗效是否优于单一药品的疗效，为临床提供准确的药品信息和合理用药方案。如对碘塞罗宁钠（T_3）和左甲状腺素钠（L-T_4）联合治疗甲状腺功能减退症进行Meta-分析，T_3、L-T_4联合用药的治疗效果并不比单独使用T_3或L-T_4优越，因而传统的T_3、L-T_4联合用药治疗甲状腺功能减退症并不合理。

六、指导药物经济学研究

从药物经济学角度出发，治疗疾病时药物应满足"高效、安全、方便、廉价"的原则。药物经济学把用药的经济性、安全性和有效性处于等同的位置，目的不仅是简单地节约卫生资源，而是更有利于合理用药，减少药品不良反应和药源性疾病以及减轻患者的经济负担。

目前我国进行药物经济学方面的研究多以回顾性分析为主，真正采用前瞻性的随机对照试验研究较少。在进行药物经济学研究过程中应遵循循证药学原则，考虑成本-效果关系，从试验设计开始，增加成本信息的收集，从而得到药物安全、有效、经济的可信结果，制订出合理的成本-效果治疗方案，为临床合理用药和治疗决策科学化提供依据，使患者得到最佳的治疗效果和最小的经济负担。如应用血管紧张素转化酶抑制药治疗慢性充血性心力衰竭疗效肯定，治疗时支付药费较高，但采用该药治疗既可减少反复住院次数，又可减少总死亡率，且可大幅度延长患者的存活期和提高生活质量，从主要终点、次要终点、生活质量和药物经济学结果等预后指标分析，该药从总体上节省了经济开支，取得了满意的预后效果。

七、在其他药学领域的应用

药品监督管理部门依据循证药学提供的资料（证据）制订切实可行的政策法规，制订OTC 药品目录、医保目录。药品生产企业依据循证药学对药品进行全面评价，从而决定新药的研发方向和目标。

循证药学对现代药学的贡献是显著、卓越、有效的，它提供了一个比经验药学更科学的方法学。循证药学目前还存在一些局限，如国际上尚无规范统一的循证药学概念，其适用原则尚未完全明确，循证医学和循证药学的范畴尚存争论等，这些均制约了循证药学的发展。但仍可预见随着信息技术和逻辑方法的不断成熟，循证药学理论的不断完善，必将带动现代药学的飞速发展。

【思考题】
1. 循证药学的核心是什么？
2. 循证药学在药学领域中有何作用？
3. 叙述循证药学研究的一般过程。
4. 循证药学证据如何分类？
5. 引起循证药学证据偏倚的原因有哪些？结果报告的评价原则是什么？
6. 循证药学在药学中有哪些应用？

（肖廷超）

第十三章 药品信息管理

> **学习要点**
> 1. 掌握药学信息的特点；药学信息服务的质量要求；药学信息服务与临床药学的关系；文献计量学的概念、特点及研究对象；《中国药学文摘》、中国药学会主办的药学期刊和药品信息的传递。
> 2. 熟悉药学信息学的概念、分类及药学信息服务的目的；药品信息的类别、来源及收集。
> 3. 了解药学文献计量学的应用研究；药品信息工作的意义和作用；药品信息的整理和保管。

第一节 药学信息

在现代信息社会中，药学信息资源充实，内涵丰富，动态更新，按需开放，它依托药学工作者紧密联系药学信息流各节点的流动变化实际，对大量原始的和亟须规范的信息资料，根据信息分类学提供的方法进行加工处理，以适时满足药学领域各行业研究、生产和发展的需要。

一、药学信息学的概念与特点

（一）药学信息学的概念

药学信息学是一门以计算机为主要研究工具，合理应用药学的科学理论，动态探索与深入研讨药学信息流全程中的信息运动规律和应用方法，以求使药学工作者开阔眼界，增强药学理性思维能力的新兴学科。它实质上是信息科学和药学之间相互渗透、融合而产生的一门边缘学科。

（二）药学信息的特点

1. **多样性** 药物不仅能防病治病，而且还是各种安全性、有效性、经济性和合理使用信息的载体，这就自然决定了药学信息内涵丰富，涉及广泛的属性，使其既包括与新药研究、生产、流通、使用和管理等环节相关的多学科内容，又涉及药学领域所有的新知识和新信息。因此，多样性是药学信息的一个特点。

2. **时效性** 实践证明，药学信息能否及时提供和有效利用，直接影响其工作效益。因为有的药学信息只有在一定的时间内才能产生效果。药学信息的这种时效性特点，要求药学工作者牢固树立时效意识，在本职工作中珍惜时间，抢抓机遇，力争第一时间内提供各种富有应用价值的药学信息，有利于疾病的药物治疗。

3. **公开性** 药学信息作为信息社会的一种社会资源，是依赖全球计算机信息网络系统而流动、更新和发展的。由于与该系统联网的众多数据库都面向大众开放，用户只需按有关要求交纳一定费用,便可获取所需的药学信息。因而,公开性自然成为药学信息的特点之一。

4. 可加工性　在医疗卫生服务活动中,医药人员和药品用户所应用的药学信息,是通过临床药师根据需要,经严格的识别、分析、筛选、综合等加工处理而汇编的。这样,药学信息的另一个特点当然是可加工性。

5. 可传递性　实际上,药学信息一旦生成,就迫切需要借助多种渠道进行传递,以求不断扩大影响和提高利用效率,进而增强其信息资源的软实力。通常,药学信息的这种可传递性特点具体表现为以下两种传递方式:①直接传递:指药学信息在临床药师、医务人员和药品用户之间利用语言所进行的相互传递。②间接传递:即在医疗卫生服务过程中,药学信息依靠人们借助电话、通讯、文件、手册和索引等载体或应用计算机、互联网等现代信息技术所进行的传递。

6. 可存储性　通常,药学信息需凭借临床药师记忆、纸质载体(如资料、文件、书籍等)、计算机内、外存储器等多种方式加以存储。目前,它的这种特点正随着信息技术的发展和高技术存储水平的提高而更加突出,进而使得药学信息的存储范围不断扩大,存储速度逐步加快,存储质量日益提高,在药学信息数字化轨道上迅猛发展。

二、药学信息分类

(一) 按行业分类

具体分为药学教育、药监管理、药学管理、药学研究、药品生产、药品流通、药品使用、药品价格、药品广告等类别。

(二) 按信息流分类

通常分为:研究部门、新药设计、临床研究、生产上市、宣传推广、产品经营、临床应用、疗效评价、不良反应监测等类别。

(三) 按信息学分类

一般分为数据处理与统计、管理信息系统、智能专家系统、多媒体技术应用、文献检索查询、辅助设计与辅助教学、药学信息产品研制、药学信息传递、药学信息服务等类型。

三、药学信息服务目的

药学信息服务通常是临床药师以增加工作负荷和难度的方式免费向人民大众提供的,其目的在于客观反映临床药师为人类健康服务的责任心和使命感,生动体现社会的公益性。具体内涵如下:

(一) 有效促进合理用药

在临床药学实践中,合理用药既是医疗卫生服务的一项基本要求,也是迫切需要医护人员和患者及其家属密切协作,才能顺利实现用药目的,圆满完成治病任务的一种常规工作。它涉及临床医师正确诊断疾病和设计药物治疗方案,临床药师准确适时地调配出优质实用的药剂,护理人员正确理解医嘱和投药,患者自觉依从药品说明书或医嘱正确服药等基本过程,具体要求医护人员严格按照合理用药规程,紧扣立即控制病情、尽快减轻病痛与伤害的用药目标,积极针对不同患者的实际病情,在经济实惠和安全有效的前提下,选用适当的药品、剂量和疗程,通过适当的途径给患者服用,继而达到治愈疾病,保护患者,防止因药品不良反应、药物滥用、药物过量中毒、有害药物相互作用等而导致的伤害和药源性疾病。显而易见，要达成上述目标，开展药学信息服务至关重要，借助它的优质服务，可帮助各类人员沟通信息，交流感情，依托服务，加深了解，有利于营造一种促进合理用药的良好氛围。

（二）改善药物治疗结果

由于确保药物治疗获得预期的满意结果（outcome）是药学信息服务的终极目标。因此，有人围绕这个目标的达成状况，建立了评价医疗结果的 ECHO（economic clinical and humanistic outcome）模型，旨在通过综合评价医疗干预（含药物治疗）造成的经济学、临床医学和人道主义三方面的结果，将治疗结果的概念广义化，达到对患者治疗终点评估之目的。

事实上，药物治疗结果常有好坏之分。医护人员和患者所期望的是能有效防治疾病的好结果，而不能防治疾病的坏结果如用药不当、发生药品不良反应、加重病情、延长住院时间、增加医疗开支、甚至致残或致命等，一直是药学专业技术人员凭借自身努力，积极采取开展用药咨询指导，传播合理用药信息；检索药学信息，查找临床用药问题的解决方法；利用药学信息资源，协助医护人员化解用药矛盾等措施而全力防止和严格控制的。正是这些举措的合理实施，为获取良好的药物治疗结果发挥了重要的作用。

（三）体现临床药师价值

通常，患者认为在发药窗口工作的药师是没有明显业务差别的，这就说明药师的专业形象在患者面前不能单凭外在标识，而是要依靠自己所提供服务的专业技术含量。开展药学信息服务，可有效解决这种服务的技术含量提升问题，通过发挥临床药师的专业特长，生动体现其自身价值，逐步在患者面前重新塑造临床药师的专业形象。

四、药学信息服务的质量要求

根据药学信息服务既有药学专业特征，又有信息服务那种快捷、新颖、可靠等特点的双重性，特对药学信息服务提出以下质量要求：

（一）可靠性

可靠性是药学信息使用价值的首要标志，因而提供内容准确、真实、可靠的药学信息，是药学信息服务的基本要求。临床药师应利用药学领域丰富的信息资料和计算机资源，扎实有效地做到：①广泛收集准确、可靠的药学信息，及时运用有效的方式方法加以准确记录、整理及储存。②本着认真负责的态度，向医护药人员动态提供可靠的药学信息，在实践中不断提高所提供药学信息的可靠性。

（二）效用性

效用性是药学信息使用价值的一个衡量标准。由于药学信息的专业性较强，因而它的内容不仅要有针对性，更要突出效用性，进而增大药学信息的使用价值，使临床药师和药学专业技术人员所提供的信息，能直接帮助医护人员和患者妥善解决在临床用药过程中所遇到的各种疑难问题，不断提高药学信息的实际效用。

（三）新颖性

新颖性是药学信息使用价值的内在要求，它与药学信息的效用性密切相关，直接决定其效用的程度与水准。因此，药学信息务必内容新颖，更新及时。否则，一旦内容陈旧，甚至过时，除了废弃无用外，还会误导决策或下错结论。故负责药学信息更新的责任药师应善于捕捉各种药学新信息，及时更新信息库的资料内涵，提高所存信息的新颖程度和使用价值。

（四）及时性

事实上，药学信息能否充分发挥作用，还取决于其获取和传递的畅通度和速度。只有在渠道畅通和传递迅速的情况下，医护药人员和患者才能迅速获取和利用有关药学信息，充分发挥它们的实际作用，合理利用其使用价值。

（五）共享性

药学信息资源历来是公开的，它的这种特性决定了其自身的共享性。广大信息用户应齐心协力，不懈追求，力争实现药学信息资源的共享，以便最大限度地开发、利用药学信息资源。尤其应在医疗机构的药剂科（或药学部）构建开放式的药学信息室，进而吸引、方便和促使医护药及其他人员入室查找和灵活应用所选的药学信息。

（六）先进性

同其他情报信息一样，药学信息务必采取先进的信息技术和手段进行管理。这样，才能真正实现药学信息系统的计算机化、多媒体化、网络化和智能化，促成药学信息的规范管理和全方位共享，确保用户所需的信息资源能方便查找和合理利用。

五、药学信息服务与临床药学的关系

从学科的目标、属性和业务等角度来剖析药学信息服务与临床药学，不难发现这两门学科既各具特色，又相互渗透，它们之间的关系可由以下"三性"来具体体现：

（一）目标的一致性

比较上述两门学科的目标，可见药学信息服务的目标是促进合理用药，改善药物治疗效果。而临床药学的目标是最大限度地发挥药物的临床疗效，确保患者的用药合理。虽然它们是两个不同的学科，但两者的目标均趋同于采取有效措施，促进合理用药，力求给患者的用药能发挥最大的药物治疗效果。因而在学科目标上，具有明显的一致性。

（二）学科的独立性

分析这两门学科的属性，可清楚地发现药学信息服务作为药学信息学的重要组成部分，旨在运用有关科学理论和计算机技术，遵循药学信息的运行规律，探讨药学信息的应用方法，确保药学信息服务所提供的信息，能先进可靠，新颖有效，及时敏捷，开放共享，可全方位满足临床药学工作需要。而临床药学则以患者为对象，利用多学科理论成果，结合现代药学与临床实践，研究如何合理地使用药品问题，以求提高用药水平和医疗质量。显然，两者属性不同，作用各异，具有很强的学科独立性。

（三）业务的相关性

尽管上述两门学科的属性、作用各异，但在业务上却彼此相关，难以分开。因为两者的业务都是围绕依据患者的实际情况，如何实现合理用药之目的而开展的。无论是药学信息服务实施的促进合理用药和改善药物治疗效果的业务措施，还是临床药学开展的剂型设计、处方分析、药物信息咨询和参与临床治疗等业务活动，均呈密切联系，融合共存，优势互补，作用互促的相关状态，从而生动体现了两者的业务相关性。

第二节　药学文献计量学简介

一、文献计量学的概念

文献计量学（bibliometrics）是一门以文献体系和文献计量特征为研究对象，运用数学、统计学、计算机科学和系统科学等基本方法，对各类文献的诸计量特征进行统计分析，进而研究文献情报的分布结构、数量关系、变化规律和定量管理，揭示文献情报科学发展趋势的综合计量学科。它的前身是1923年英国图书馆学家 E. W. 胡尔姆首次提出的"书目统计学"，1969年被英国情报学家 A. 普里查德定名为文献计量学。尽管目前这门学科的概念较多，认识不一，但分析国、内外有关文献计量学的各种概念，不难发现它们的共同之处在于：①是一门学科。②采用数学、统计学、计算机科学等方法。③以各类文献（文字交流载体）为基础。④定量对文献及其各种特征进行统计分析。显然，文献计量学的这些共性，决定了它向应用数学、统计学、情报学、图书馆学、计算机科学等多学科交叉渗透和整体融合的目标发展，已逐步成为当代情报科学研究的主流。

二、文献计量学的特点

文献计量学以研究文献的各种计量特征为特点，采取统计分析方法对文献的计量特征进行探讨，以求发现文献情报的客观规律。通常，文献特征分两种类型：一是不可计量特征。指的是具有这种特征的文献，主要由于①抽象化程度较高，缺乏必需的简明性，如文献的学术价值。②移动、重复的次数太少，无统计意义，如文献的载体类型等要素则不可计量。二是计量特征，指的是这类文献因既简明，又以较大频次出现而可计量。通常，上述两种特征之间并无明显的界限，在外部条件变化或研究手段改进的情况下，某些不可计量特征可转化为计量特征。如文献的相关性作为不可计量特征，可运用《科学引文索引》（Science Citation Index，SCI）等工具，对其引证特征进行定量描述。

三、文献计量学的研究对象

实际上，文献系统中存在许多计量现象，这些现象是文献系统数值化特征的一种外部形式和内在联系，从其数据来源和性质来看，它们构成了文献计量特征，成为文献计量学以下四个方面的研究对象。

（一）作者特征

作者作为论文、著作等文献的生产者，具有极易计数的鲜明标志。因而适合作为一个文献计量学指标，用于研究各国或各大城市中的科学团体人数及其在一定时期内的增长率；分析各国科学家在本国人口中的比例和地区分布状况等问题。在这方面研究富有成效的是美国情报学家洛特卡，这位专家通过统计分析文献刊物上的著者索引，较好地研究了作者与著作量的关系，从而创立了文献计量学上著名的洛特卡定律。

（二）引文特征

引文特征是指作者在发表科学文献时，将文献写作过程中参考或引用过的文献列出，以反映文献引用与被引用之间关系而形成的一种重要的文献计量特征。它主要用于定量研究、测定文献之间的相互联系，目前是文献计量特征中最为重要和常用的特征之一。具体分为：

1. 简单引文特征　以统计方法最简单为标志，常可不依赖任何工具来完成统计任务。如统计一种或数种期刊内全部或部分论文中的引文。它的特点在于：

（1）引文数量：指每篇文献、每种期刊和每个学科等引用过的文献数量，可直接反映引文的引用强度。

（2）引文年代：可反映文献被利用状况的变化，常取年或年以上为时间单位，以避免因期刊出版周期不同而导致的混乱。

(3) 引文语种：能具体反映一种学科对外语文献的利用状况。

(4) 引文的文献类型：包括期刊、图书、专利文献等。用来揭示读者的需求行为，是一种重要的文献特征。

(5) 引文的学科：具体用于揭示被统计学科与其他学科之间的交叉渗透程度。

2. 被引特征　是一类能客观反映作者、文献或刊物学术知名度，且应用价值极高的文献特征。通常以一名作者、一篇文献或一种刊物的被引频次为判断依据，因而计量工作量大，涉及的学科和文献多，需借助引证索引来评价。常被人们用来确定经典作家或经典文献。

3. 派生被引特征　由上述特征派生出来的几种重要特征。

(1) 文献耦合：指两篇论文同时引用一篇文献的特征。它反映这两篇论文具有耦合关系，存在一定的相互联系，即这两篇论文同时引用的文献越多，则它们的联系越密切。通常，文献耦合概念可推广应用到期刊。

(2) 同被引：指两篇论文同时被后来文献所引用的特征。它表明两篇论文之间的间接联系，与文献耦合既有区别，又有联系。实际上，科学文献的耦合与同被引又称为双引，都是指两篇论文通过一篇或多篇文献建立的联系。但它们的统计十分困难，必须依靠引证索引的帮助，才能完成有关任务。

(3) 自引：指限于本身范围的引用行为。它起初仅指个人文献的引用，现泛指各种引用行为，以致成为一种常见、多义且应用相当广泛的重要特征。分直接自引和间接自引两种类型，前者是作者引用自己所写的论著，后者是通过他人引用自己所写的文献。在文献计量实践中，利用自引这一特征，可研究作者、刊物或学术团体的学术继承性等问题。

（三）书目特征

书目特征是指人们将文献加工成为书目时，须著录的有关款项和符号。它们包括分类号、书（篇）名、著者、来源等，产生于文献的生产过程之中，具有价值显著、用途广泛和获取方便等优点，可利用目录、索引等书目工具进行统计。常写成 $u(x, y)$ 形式，其中 u 是根据研究所需确定的一个文献集合，x 和 y 至少有一个是随机变量。在文献计量特征研究中，常见以下书目特征：

(1) u（时序，文献量）：这里，u 表示特定学科和文献类型，如物理学期刊、临床药学期刊、中草药杂志等。常用于文献增长规律和学科发展趋势预测的研究，但有时会造成不同文献混淆的问题。因此，要特别注意各类文献的可比性，凡不具备可比性的图书或期刊，不宜将它们混同对待。

(2) u（期刊，相关论文）：其中 u 表示某一学科，相关论文是与这门学科有关的论文。它最早由布拉德福用于研究期刊论文的分散规律，至今用途未变。如家庭用药（16，1），表示有 16 种期刊登载过一篇与家庭用药相关的论文。因此，u（期刊，相关论文）在统计时应先根据研究者能力和研究目的，合理选取一个恰当的时间段，再利用书目工具进行统计。

(3) u（个人论文数，作者）：u 通常表示某一学科，作者则是指发表了特定论文篇数的作者人数。如临床药理学（1，68），临床药理学（16，2），分别表示在临床药理学领域发表1篇论文的作者有68人，发表16篇论文的有2人。这种特征曾被洛特卡用于科技生产率规律的研究。

（四）其他特征

1. 文献量　指文摘刊物对某一学科所报道的文献数量。该数据出自一批经文摘刊物编辑部聘请、对特定学科有较深了解的专家的合力筛选，因而比书目特征更能精确地揭示文献的学术价值，可直接帮助人们利用专家群体的选择探讨文献系统的有关基本规律。

2. 词频特征　在一篇文献或一个数据库中的词汇（尤其是检索词）所出现的频率。研究表明，它可呈现某种规律性的变化，有利于人们深入了解文献规律，现已用于自动标引和检索等文献工作。

3. 文献被利用特征　在文献被利用过程中，往往可获得大量有用的信息，如文献借阅数、借阅率、读者来源分布、利用文献类型、查阅资料重点、情报需求倾向和用户对文献情报服务的评价等，研究者要注意及时收集、规范整理和灵活应用这些信息，使它们真正发挥正向促进作用，以便有效激励药学工作者，不断增强能力，改进工作，稳步提高情报加工处理水平，优化完善情报服务系统，真正实现情报体系的科学管理。

四、文献计量学的研究内容

文献计量学研究文献情报流及其基本特征的数量关系，进而探讨其客观规律，研讨它们在情报工作中的实际应用。由于文献情报流及其基本特征的数量关系包括文献自身分布、文献与著者、文献与所含术语、文献与国别、文献与科学技术、文献与用户、文献与时间、文献与出版者、文献与引用等项目的数量关系，因而对这些关系的研讨，自然成为文献计量学的研究内容。

五、药学文献计量学的应用研究

药学文献计量学是在文献计量学基础上发展起来的一个极富潜力的重要分支学科，它以药学文献为研究对象，运用文献计量学的理论、方法和手段，融合药学、医学、文献计量学、情报学知识于一体，依靠"数据说话"，以求更好、全面地把握药学某些研究领域的动态和发展方向，进而达到研究、揭示药学文献情报规律与特征之目的。目前，药学文献计量学主要进行以下四个方面的应用研究：

（一）引文分析应用研究

引文分析是一种通过研究文献之间的相互引用状况，进而评价科学现象，探讨交流规律，预测传播热点，推动科学发展的方法。这种方法从20世纪60年代应用至今，其理论不断丰富，数据平台日趋完善，特别是SCI的广泛应用，逐步使引文分析方法达到规范完善、适用有效的水准。现根据专科层次药学专业学生的求知需要，着重介绍引文分析在科研和期刊评价领域的应用研究。

1. 科研评价中的引文分析应用　引文分析作为科研评价的定量方法，目前深受各国政府机构和科研管理部门的重视，被广泛应用于科研成果的评价。尤其是以SCI数据为基础的引文分析，能作为一种实用的定量指标和评价手段发挥重要的作用。如在发达国家，科研评价工作相对成熟，常以科研管理部门和科研机构为评价主体，充分利用这种国际通行的评价手段，对国家的整体科研实力、宏观科技政策、大型研究计划等进行评价，以求改善投资水平，优化科研资源配置，提高工作效率。而在我国，通过广泛应用上述评价方法，使近年的SCI论文总数显著增多，即从1991年的7705篇激增到2002年的39013篇（含香港），世界排名也从第15位跃居到第6位。其原因在于，以SCI数据为基础的引文分析，可客观反映学术期刊所发表论文的学术水准和影响力，从而鼓励科技人员以高水平的论文形式展示自己的研究成果，提高国内科技期刊的整体水平，促使我国科学家借助SCI等索引数据库平台走向世界。同时，还可有效避免科研评价中的人为因素或不正之风。但要在引文分析实践中，积极防止转引、崇引、伪引、漏引和不恰当自引等弊病，努力克服自身的局限性，以严谨的科学态度，审慎灵活地用好引文分析方法，不断增强科研评价的综合实力。

2. 期刊评价中的引文分析应用 在期刊评价实践中，引文分析通常采用影响因子进行。实际上，影响因子＝某刊前两年发表的论文在该年的被引用总次数/该刊前两年发表论文的总数。分析这种测算公式，可见一种刊物的影响因子与其刊载的文献被引用率呈正比，即被测刊物的影响因子越大，其刊载的文献被引用率就越高，不仅说明被测刊物的学术水平高，而且所刊载的文献报道影响面广。因此，作者可根据期刊影响因子的排名来决定投稿方向。但要注意的是，由于各学科自身发展特点和特有引文行为的不同，造成各学科之间的 SCI 数据缺乏简单的可比性，故它只能作为一个测度指标对期刊进行客观评价，而不能以此为据来评价科学家的个人成果。

（二）药品不良反应监测研究

从事临床药学实践，不难发现药品应用的双重性，即用之合理的药品，理所当然是人们防治疾病的锐器。而用之不当的药品，则反过来成为引发药品不良反应（ADR）或药源性疾病（DID）的凶器。所以，药品不良反应监测质量的优劣，既关系人民大众的生命安全，更是社会"以人为本"、重视生命和人类进步的标志，深受世界卫生组织（WHO）和国家食品药品监督管理局（SFDA）的重视。

我国的药品不良反应监测工作起始于 20 世纪 80 年代，尽管这项工作起步较晚，但从 1985 年 7 月我国正式颁布、实施首部《药品管理法》后，相继历经 1988 年筹办药品不良反应监测试点，1989 年成立国家药品不良反应监测中心，1998 年 3 月正式加入 WHO 国际药品监测合作计划，2001 年借助新修订的《药品管理法》将药品不良反应监测工作纳入法制化轨道，并于 2001 年 7 月开通国家药品不良反应监测中心的监测信息网络系统，2001 年 11 月建立药品不良反应信息通报制度，有效避免了严重药品不良反应的重复发生，较好地保障了人们的用药安全，明显提升了我国合理用药水准。以此为基础，国家药品不良反应监测中心又于 2003 年初制订了《药品不良反应病例报告规范分级标准》，随着上述法律法规和规章制度的严格实施，我国药品不良反应监测完全实现了电子报表在线上报和软件自动排查重复报告。同时运用先进的监测技术，对重大、突发药品安全信息进行快速应对，从而取得药品不良反应监测的显著成绩，获得 WHO 的关注和认同。

（三）药物经济学研究

药物经济学（pharmacoeconomics）是应用现代经济学知识，结合流行病学、决策学、生物统计学等多学科的研究成果，探讨医药领域有关药物资源利用的经济规律，分析各种药物治疗方案的成本、效益和经济价值，以求运用有限的药物资源实现健康状况的最大改善，进而有效提高药物资源配置和利用效率的一门边缘性应用学科。主要研究药物的治疗成本和治疗效果，既可为临床合理用药、药品资源优化配置、新药研制与开发、临床药学服务、药政管理和医疗保险等医药决策提供参考依据，又能为确保药物资源的充分利用，防止片面追求药物资源的最大节约发挥重要作用。

药物经济学的研究、应用和发展在国外起步于 20 世纪 70 年代，先是由美国明尼苏达大学的 McGhan、Rowland、Bootman 等人于 1978 年提出成本-效益和成本-效果分析概念，随后这门学科在美国、澳大利亚、加拿大等国家得到应用和发展，并迅速推广应用到许多国家的临床合理用药指导、药品价格制订、药品报销目录确立、医药卫生政策制订诸方面。直到

1992年药物经济学杂志的出版,才标志着药物经济学这门独立学科的形成。而在我国药物经济学研究始于1993年,起初只限于理论研讨,近年,才尝试对各种疾病的防治方案进行药物经济学研究与评价,一些药品生产企业则将药物经济学研究成果和评价结论,应用于药品的研究开发和市场营销,从而使药物经济学研究与评价处在自发性起步阶段,亟待政府有关部门的规范和推动。

在药物经济学评价的实践中,由于药物资源消耗可用成本来反映,健康状况改善可按效益来衡量。因此,成本和效益是药物经济学评价的两大要素。成本是指疾病的预防、诊断和治疗所消耗的资源或付出的代价。效益则指实施预防、诊断和治疗措施所产生的有益结果,常可按计量指标的不同,分效益、效果和效用三种。为此形成以下三种药物经济学评价常用方法。

1. 成本-效益分析法(cost-benefit analysis,CBA) 以货币形态方式对疾病预防、诊断或治疗方案(以下简称备选方案)的成本与收益,进行计量、描述和相互比较的一种方法。

2. 成本-效果分析法(cost-effectiveness analysis,CEA) 分别用货币形态计量备选方案成本,以效用指标表示其收益,进而对备选方案的成本和效果进行分析、比较的一种方法。

3. 成本-效用分析法(cost-utility analysis,CUA) 一种将备选方案中的成本用货币形态计量,收益则以效用指标表示,通过比较备选方案的成本和收益,进而比选其经济性的常用方法。

显然,药物经济学的所有研究方法都要进行成本计算,它的研究结果直接受成本的范围界定和测量的影响。药物经济学的服务对象是所有对药物资源配置和利用有经济要求的组织与个人(包括政府有关管理部门、医疗服务提供者即医院或医师、承办医疗保险业务的保险公司、患者等)。因此,从事药物经济学研究与评价,应运用全社会评价观来探讨全社会药物资源配置和利用问题,力求所定价格能真实反映资源的经济价值,提高全社会药物资源配置和利用效率。并从自身立场和利益出发,采用非全社会评价观来分析药物成本,以市场价格计量成本,力求用合理的成本负担实现自身利益的最大化。

(四) 文献调查与统计研究

文献调查与统计研究范围主要涉及新药研究、新技术(方法)应用和期刊、图书统计等方面。

1. 新药研究和新技术(方法)应用方面 通过文献调查,发现从20世纪90年代以来有关新药研究和新技术(方法)应用方面的主要文献有:①1990年,樊德厚等在收集了国内近10年文献中50多个品种溶出度试验条件的基础上,对这些品种的溶出度试验条件进行了归纳整理和列表说明。②1994年,张朝晖等依据1982—1993年的国内文献,总结概述了近10年来应用气相色谱法控制中成药质量的情况。③1995年,刘昌孝根据1994年以来的Scrip杂志资料,分析了1993—1994年新化学实体药物的研究开发情况,提出建立我国新药研究开发体系的构想。④1996年,鲁统部等汇总了1967—1994年CA中有关葡萄糖氧化酶的提纯方法,并对沉淀法、吸附法、离子交换法、凝胶过滤法和亲和色谱法的优缺点进行了比较。⑤2000年,刘玉兰等收集、分析了于1995—1999年在国内三种杂志上发表的343篇有关"医院制剂"的论文,进而展示了我国医院制剂的发展现状既丰富多彩,又正向新药开发迈进。⑥2001年,何斌等全面检索了1990—2000年的中文文献,以了解国内对米非司酮治疗子宫肌瘤研究的主要内容和质量等。

2. 期刊调查和图书评价方面

(1) 期刊调查统计：近年，有关这方面的论文较多，主要有：①1991年，邓道济、周树舫等分别探讨了《中国医院药学杂志》创刊10年的发文概况、稿源、内容及引文情况。②1992年，张明回顾性分析了《中国药学杂志》1988—1990年发表的论文。③1995年，韩凤等将《中国药学杂志》创刊40多年发表的文章分成两个阶段，以比较药物分析的方法和应用情况，评价我国药物分析方法的发展水平；邓开蓉等对《中国药房》1990—1994年30期发表的文章做了综合计量分析。

(2) 图书评价工作：对出版的药学图书开展评价，主要做了这样几项工作：①1993年，陈新谦评介了刘寿山主编的《中药研究文献摘要》第1~4卷。②1994年，陈新谦总结回顾了自己主编的《新编药物学》第1~13版，积极探寻40年来临床用药的变化趋势。③1997年，江纪武从化合物外文名翻译、索引和译名正误等方面，评介了刘嘉森主编的《中药研究文献摘要》第5卷。

第三节　药品信息

按照《中华人民共和国药品管理法》的有关解释，药品（drugs）是指药物、原料药、制剂、药材、成药、中药、化学药、医药等专用于医疗卫生服务的物质。医院药剂科（药学部）设置的临床药学资料室，主要储备的是药品信息。

一、药品信息的概念

药品信息（drugs information，DI）是指有关药品的各种知识信息。它作为药品知识的一种集合，客观反映了药品科学领域特有的基本规律。

药品信息资料归属于科学技术信息资料，是人们从事药品生产、应用实践和科学研究的现场记录，体现了人类与疾病作斗争时应用和发展药品的进程，反映了在人类社会不同发展时代的药品科学技术发展水准。目前，中国药学会全国药品信息网已建立、运行；全国县级以上医院均相应建有规模不等的药品信息资料室。为此，我们应加强管理，确保组织机构、专业人员、仪器设备、基础设施等要素建设，力求满足药品信息工作的需要，充分、有效地发挥药品信息的综合作用。

二、药品信息工作的意义和作用

(一) 药品信息工作的意义

1. 科技信息迅猛增多　伴随现代科学技术的飞速发展，科技信息正在呈几何倍数增长。具体表现为全球每年发行的科技期刊达数万种，发表在科技期刊上的论文每年增长为12%~13%。其中医药科学技术的发展更为明显，每年发表有关药品研究与评价的学术论文达30多万篇。国内的医药卫生科技期刊有数百种，其中药学期刊就有100多种。这些期刊所登载的药品信息浩如烟海，如不及时将这些药品信息转交给有关专门机构加工处理和整理分类，就无法适时向亟须应用药品信息的专业技术人员提供资料，满足所需。因此，要按需组建有关药品信息的专门机构，建立药品信息科学处理的长效机制，力争圆满完成这项工作。

2. 上市药品层出不穷　近年，随着研究开发的力度不断加强，上市的新药年趋增多。

据统计，每年上市的新化合物有 40 多个，新制剂就更多。为此，给有关部门带来了上市药品监测及再评价的大量工作。显然，要优质高效地完成这些工作重任，离不开药品信息提供的科学依据。

3. 药品信息成为知识源　当前，根据医药卫生事业的发展需要，药学科学已分成多个分支学科。为了促进各分支学科的又好又快发展，临床药师务必不断加强学习，更新知识，增强能力，优化素质，想方设法提高所在医疗机构药剂科的药品信息服务水平。正是由于药品信息服务水平直接影响临床药学的质量，故人们把药品信息视为知识源，认为它与物质财富同等重要，则常被称为第二资源或无形财富。

（二）药品信息工作的作用

药品信息工作的主要作用为：

（1）提供资料，沟通信息，有效促进医药科研、教育教学和药品生产又好又快发展。

（2）广收信息，拓展资源，为我国医药科技事业的持续进步和奋力赶超，充分发挥尖兵、耳目作用。

（3）科学整理，丰富内涵，当好医药教学、科研开发、药品生产、综合管理等工作的参谋。

（4）精细管理，适时提供，节省医药科技人员的精力和时间。

（5）接受任务，按需检索，及时为医药科研成果鉴定提供可靠真实的资料依据。

三、药品信息的整理和保管

有利于储存、保管和查找，是药品信息资料整理的基本目的。因此，药品信息资料的整理与保管应围绕这一目标的实现，切实做好以下工作。

（一）药品信息资料的规范整理

（1）准确分类需整理的药品信息资料，合理编制相应的资料索引，为药品信息资料的有序处理奠定坚实的基础。

（2）按需构建规范有序的药品信息资料库。

（二）药品信息资料的智能保管

自觉更新观念，积极创造条件，主动运用计算机数据库、互联网等信息管理技术，逐步使所在医院的药品信息资料管理从传统的库存保管转变为电子化的智能保管，进而确保现存的药品信息长久保存，快速检索，传输敏捷，交流灵便。

四、药品信息的类别

根据药品信息形式多样，内容丰富的特点，通常按信息资料的内容性质、使用价值、加工层次、来源及形式分为以下三类（三次或三级）：

（一）一次文献

一次文献（primary document）是指科技工作者依据本人在科研工作或实际生产中取得的成果，所创作或撰写的原始文献，它是可作为新知识、新发明、新技术和新创造而进行报道的资料，如期刊论文、研究报告、会议文献、学位论文、专利说明书等。具体有：

1. 科研工作者与药厂的资料　包括新发现的药物及其制剂的原始专利资料；药厂为获得这种新药品的生产许可证，向国家食品药品监督管理局的药品审评中心、药品评价中心、药品认证管理中心等职能部门提交的科研资料。

2. 科技期刊 如药学、药事、药理学、医院药学、临床药学等杂志。

(二) 二次文献

二次文献（secondary document）是通过对分散的一次文献进行筛选、压缩和组织编排等加工而形成的文献，如目录、索引、文摘、题录等形式的文摘检索工具。它被誉为"打开知识宝库的钥匙"，是规范管理和查找利用一次文献的工具，也是一种能节省研究者时间，本身却不含有用户需要的详细信息资料。目前，有关药学的二次文献常有《国际药学文摘》、《中国药学文摘》、《化学文摘》等；计算机软件系统，如药品不良反应资料软件、临床用药咨询软件等。

1. 《国际药学文摘》（International Pharmaceutical Abstract，IPA） 由美国医院药师协会（American Society of Hospital Pharmacist）编辑出版的一种具有世界权威性的刊物，于1964年创刊，为半月刊，每年24期。IPA由全世界550多种药学、医学及相关学科的期刊所摘引，故号称"Key to the World's Literature of Pharmacy"。该刊物的优点在于药学专业性强，报道迅速，检索简便。缺点是有些文摘内容过于简单。

(1) 两种索引

1) 作者索引（Author Index）：每半年（6月30日及12月30日）以字母顺序排列出版一次。

2) 主题索引（Subject Index）：累积主题索引也是半年（6月30日及12月30日）出版一次。其药名是 USAN（United States Adopted Names），采用的是非专利名（Nonproprietary Names）。

(2) 主题内容 在 IPA 分成 25 个主题目（Sections）。

1) Adverse Drug Reactions

2) Biopharmaceutics

3) Drug Analysis

4) Drug Evaluations

5) Drug Interactions

6) Drug Metabolism and Body Distribution

7) Drug Stability

8) Environmental Toxicity

9) History

10) Information Processing and Literature

11) Institutional Pharmacy Practice

12) Investigational Drugs

13) Legislation，Law and Regulations

14) Methodology

15) Microbiology

16) Pharmaceutical Chemistry

17) Pharmaceutical Education

18) Pharmaceutical Technology

19) Pharmaceutics

20) Pharmacognosy

21) Pharmacology
22) Pharmacy Practice
23) Preliminary Drug Testing
24) Sociology, Economics and Ethics
25) Toxicity

附:"国际药学文摘"有关资料

《国际药学文摘》SERVICES PROVIDED

International Pharmaceutical Abstracts

Volume 35 SERVICES PROVIDED

JOURNAL LIST—The first issue of each volume (January 15th issue) contains a list of journals covered by IPA in the previous year. The full journal name, the international CODEN designation, and the official journal abbreviation used in the abstract citation are included in this list cross-references to previous titles or CODENs are included.

SUBJECT INDEX—A subject index is included as part of each of the 22 abstract issues published annually. A Cumulative Subject Index is published two times per year as part of the June 30th and December 30th issues. The June 30th Cumulative Index is for issue 1 through 11 and the December 30th Cumulative Index is for issues 13 through 23.

AUTHOR INDEX—Cumulative Author Indexes are published twice yearly as part of the June 30th and December 30th Cumulative Indexes.

MULTI-YEAR INDEXES—Multi-year indexes are also published. The following 3-year issues are available: 1978—80, 1981—83, 1984—86. For details, write to IPA.

INDEX GUIDE—A "Guide to Use of Index" is published with each Cumulative Index and in issue I or each volume. This guide describes and illustrates the 25 IPA is described. The American Hospital Formulary Service Classification is used for pharmacologic and therapeutic nomenclature when appropriate.

ABSTRACTS—Abstracts in and related to pharmacy and pharmaceuticals are published in the 25 sections of IPA described in the "Guide to Use". The citation of each abstract includes an indication of the language (s) in which the abstracted article was printed. The language (s) of the entire article is indicated in italics, e. g., French; a different language that an abstract or summary accompanying the article appeared in is indicated in lowercase abbreviated form, e. g., eng. Languages and their abbreviations that appear in IPA abstracts are listed below:

IPA Language Abbreviations

Afrikaans	af	Catalan	cat	English	eng
Albanian	al	Chinese	ch	Esperanto	esp
Arabic	ar	Croatian	croat	Finnish	fin
Armenian	arm	Czech	cz	Flemish	flem
Azerbaijani	az	Danish	dan	French	fr
Bulgarian	bul	Dutch	dut	Georgian	geor

German	ger	Korean	kor	Serbo-Croatian	ser
Greek	gr	Lithuanian	lith	Slovak	slvk
Hebrw	heb	Norwegian	nor	Slovene	slvn
Hungarian	hun	Persian	per	Spanish	sp
Hindi	hin	Polish	poi	Swedish	sw
Icelandic	ic	Portuguese	push	Thai	th
Indonesian	in	Pushtu	push	Turkish	tur
Italian	it	Rumanian	rum	Ukranian	uk
Japanese	jap	Russian	rus	Vietnamese	viet

A few title only citations allowing more comprehensive representation of subjects of interest to the reader are included in IPA. This results in a greater coverage of articles and in the inclusion of titles of articles not pertinent enough for an abstract but too important for omission.

REFERENCES—The number of references listed in the article abstract is included in parentheses at the end of each abstract.

CE CREDIT—Articles that qualify for continuing education credit by the American Council on Pharmaceutical Education are specified in IPA. The last sentence for an IPA abstract of such an article indicates the number of CE credit hours assigned to the original article. The IPA Subject Index references these abstracts under the entry "CE Credit".

International Pharmaceutical Abstracts (IPA) is the nucleus of the IPA Information System. This system is also a part of online computer system throughout the world. For details on the numerous services available from the system, Write: IPA Information System, 7272 Wisconsin Avenue, Bethesda, MD20814, USA

2.《化学文摘》(Chemical Abstracts, CA) 创刊于1907年，由美国化学会文摘服务处（Chemical Abstracts Service of American Chemical Society，简称CA）编辑出版，1967年改为周刊。CA自称"世界化学、化工的钥匙"，是目前世界上最老、最大的化学文摘志，它收录了全球150多个国家，约14000种科技刊物和26个国家的专利文献。据称CA共收录了世界上95%的化学化工文献以及与化学有关的生物医学、药学方面的文献。它出版速度快，从论文发表到收载出版的时差平均为3个半月。

CA收录的内容自创刊以来有过几次变化，如从1967年出版的66卷起，所出版的各卷内容均定为5个部分（Sections）80类目，其具体分布如下：

five sections：

(1) Biochemistry Sections 生物化学部分1~20目。

　如：1 Pharmacology

　　　4 Toxicology

　　　7 Enzymes

(2) Organic Chemistry Sections 有机化学部分21~34目。

(3) Macromolecular Chemistry Sections 高分子化学部分35~46目。

(4) Applied Chemistry and Chemical Engineering Sections 应用化学与化学工程部分

47～64目。

如：63 Pharmaceuticals

64 Pharmaceutical Analysis

（5）Physical，Inorganic and Analytical Chemistry Sections 物理、无机和分析化学部分 65～80目。

每期化学文摘在期末附有关键词索引、专利号索引、专利对照索引及著者索引等4种索引方式。

每卷有专利号索引、专利对照索引、著者索引、分子式索引、主题索引、环系索引等，索引种类随时期不同略有变化。每5年或10年出版累积索引。

3.《美国医学索引》(Index Medicus, IM)《美国医学索引》1879年创刊。其优点是出版快，论文发表后一般3个月左右可在本刊查到。1980年收录刊物2564种，每年选录文献25万篇。IM每年1卷，每卷12期。

（1）第1期分为Part I 和 Part II 两册。

Part I：前面是索引期刊目录（list of journal indexed），后面是索引。

Part II：为医学主题词表 MeSH（medical subject headings），可查本刊所采用的药名和疾病名。

（2）第2期至第12期都是索引。

（3）从1964年起，IM引用了计算机技术，它的计算机存储库称为MEDLARS（medical literature analysis and retrieval system）。MEDLARS是美国国立医学图书馆（US National Library of Medicine）研制开发的医学文献分析与检索系统，是当今世界上最有权威性的医学文献数据库检索系统。MEDLARS拥有40个数据库，收录了自1965年以来的生物医学书刊中的书目和文献题录近1900万条。并有国内外联机用户4万多个和国际检索中心（包括中国MEDLARS中心）20个。

MEDLINE（MEDLARS on line）：医学文献联机数据库。MEDLINE是MEDLARS系统中最大的数据库，它收录了从1968年至今，来自70多个国家3600多种生物医学期刊中的文献题录700万条。

（4）查阅IM医学主题词表（MeSH）的注意事项

1）因无法将所有的术语全部列入，故着重考虑直接、间接相关的特别概念。

①Direct form of a term（Lung Abscess）。②Inverted form of a term（Anemia, Hemolytic）。③Noun form（Liver）。④Adjective form（Hepatic coma）。⑤Function words which imply the concept in mind（Thinking for Brain）。⑥Terms for techniques, which imply the concept in mind（Electrocardiography for Heart）。⑦Synonyms or near-synonyms（Johne's disease See Paratuberculosis）。⑧ Broader and narrower term（如Erythromycin比Antibiotics更具体）。

2）MeSH是以字母顺序排序的，但用户使用时要考虑各种相关词根的表达。比如：①呼吸科关注Lungs时还要找词根Pulmo-和Pneumo-。②肾科关注Kidney时还要找词根Renal-和Nephr-。

3）历史变化

如：ADRENAL CORTEX 1978，1963—1967；

　　RENAL GLANDS 1968—1977；

4）树状结构（Tree Structures）

如：Abnormalities　　　　　　　　　　$C_{16,13}$
　　Abnormalities，Drug-Induced　　$C_{16,131,42}$
　　Abnormalities，Multiple　　　　$C_{16,131,72}$

树状结构是一种把依字母顺序排列的主题词，按学科和词义范畴进行排列的结构。它的主要作用是方便读者理解和比较上下位主题词的从属关系，以便从广义的主题词中找出狭义的主题词。

4. 科学引文索引（Science Citation Index，SCI）　SCI 创刊于 1955 年，由美国科学情报研究所（Institute for Scientific Information，ISI）主办。据 1987 年统计，已收载原文出版物（source publications）共 3167 种，其中包括 Articles、Meeting、Abstracts、Letters、Editorials、Reviews、Discussions、Books 等。本刊的特点在于通过引文分析，帮助读者评价所选论文、专刊等文献的学术水平，从中了解这些文献的修正或利用价值，达到客观分析科学动态和及时进行情报跟踪的目的。

通常，SCI 的编制方法、索引形式和基本用途均比较独特，实际应用相当简便迅速。它具体由以下四个部分组成：

（1）引文索引（Citation Index）。

（2）来源索引（Source Index）。

（3）机构索引（Corporate Index）：包括地区和单位索引。

（4）轮排主题索引（Permuterm Subject Index）：本索引是取自原条款的主题词编排的索引。

5. 世界制药公司新闻（World Pharmaceutical News）　每周 2 期，内含中国家新闻、公司新闻和产品新闻。

6. 专利　专利是指创造发明人在国家有关法律保护下，在一定时间内对其发明创造的成果所享有的独占实施权。目前，我国有专利局、专利法和专利制，它们从法制化、规范化和精细化的角度，确保我国专利活动正常有序地运行。

（1）专利的特点

1）创造性：只有发明创造的成果，才能申请专利。

2）新颖性：所申请的专利必须从未公开宣布过。

3）实用性：欲申报的专利能解决实际问题，有较强的实用性。

（2）专利制及其特点：专利制是一种专用于保护专利的制度，其实质是利用法律和经济手段推动科技进步与经济发展的制度。它的特点为：

1）法律保护：我国规定的专利保护期限为 15 年。

2）科学审查：严格按申请→初审→公开→审查→公告→异议→批准→实施等步骤，对所申请专利的创造性、新颖性、实用性进行审查。

3）公开报道：专利制度要求发明人以专利说明书的形式公开自己的发明，进而产生以下两种作用：①法律文件作用：公开宣传专利技术的所有权。②技术情报信息作用：有利于促进科技情报的交流。

4）国际交流。

（3）专利文献

1）专利资料种类：具体分为以下类别：①一次资料：专利说明书（specification

patent)。②二次资料：专利文稿、索引等。③分类资料：各种有关的分类表、分类定义、分类索引等。

2）专利文献：各国均有独自的专利资料，因而形成了一种主要的专利检索工具（WPI）。

①世界专利索引（World Patent Index，WPI）：由英国温特公司出版。WPI 由化学领域的中心专利索引（CPI）与机械、电气的综合专利索引（GPI）组成。GPI 共分为 12 个分册，其中 B 辑为药物类。

在此主要介绍 WPI-B 辑的基本内容。

B 辑的知识内容共分以下 7 类：

B1 甾体（steroids）

B2 稠杂环（fused ring heterocyclics）

B3 其他杂环（Other heterocyclics）

B4 天然产物——肽类，体液分析法

B5 其他有机物

B6 无机物

B7 General—tablets dispensers

索引方法：

专利权人索引（Patentee Index）

登记号索引（Accession Number Index）

专利号索引（Patent Number Index）

先按国家代号顺序排列，在同一国家代号内按专利号次排序。

附：专利国家代号

AT 奥地利	DD 前东德	GB 英国	PL 波兰
AU 澳大利亚	DE 前西德	HU 匈牙利	SE 瑞典
BE 比利时	DK 丹麦	IN 印度	SU 前苏联
CA 加拿大	EP 欧洲专利组织	JP 日本	US 美国
CH 瑞士	ES 西班牙	NL 荷兰	
CN 中国	FR 法国	NO 挪威	

②美国化学文摘（CA）的专利索引：ⅰ．专利号索引（Nummerical Patent Index）：编排首先按国家名称的字母顺序排列，在同一国家内按专利号从小到大的顺序排列。ⅱ．专利对照索引（Patent Concordance Index）：在同一国家申请取得专利号后，又在其他国家申请专利，同一个专利在不同国家的专利号不同；CA 只登载首次公布的专利说明书文稿，而其他国家的专利号反映在专利对照索引中。ⅲ．专利索引（Patent Index）：从 1981 年第 94 卷起，把专利号索引和专利对照索引合并为专利索引，随每期 CA 出版。

7.《中国药学文摘》（Chinese Pharmaceutical Abstracts，CPA） 由国家食品药品监督管理局信息中心编辑出版，是一种具有国内权威性的中文药学文献的检索性刊物。它创刊于 1982 年，现为月刊，每期报道 2000 条。每年出版一期年度索引，其主题索引按汉语拼音顺序编排，另附有英文药名索引。该文摘的内容包括国内发行的 700 多种有关期刊的中、西药和其他药学文献（不包括译文），以文摘、提要、简介和题录等形式报道。共有 12 项分类目次：①药学理论，一般性药学综述和历史文献；②生药学和中药材；③药物化学；④药物生产技术；⑤药剂学和制剂技术；⑥药理学和毒理学；⑦生物药剂学；⑧药物分析；⑨临床应用与药物评价；⑩药事管理；⑪制药设备和工厂设计；⑫药品介绍与药品综述。

8. 中国药学主题词表　《中国药学术语词库与主题词表》共收录正式主题词 34 000 余条，非正式主题词近 20 000 条。包括字顺表（主表），树形结构表以及以下五个辅表：英汉主题词对照表、拉汉中草药及药用植物主题词对照索引表、主题词汉语拼音索引表、副主题词表和文献出版物类型表（精装本，分上、中、下三册）。

9. 中文科技资料目录——医药卫生分册　由中国医学科学院医学信息研究所编辑出版，按中国图书分类方法分类：R 医药卫生；R9 药学；R94 药剂学、R95 药事组织、R96 药理学、R97 药品、R98 各科药物。

10. 《生物学文摘》（BA）　本期刊为月刊，提供主题索引、著者索引、生物分类索引、同类索引。是目前医学和药学涉及的生物学研究课题查找有关文献的重要工具。

上述文献检索工具除了出版物以外，目前都建立了计算机联网检索系统，有的还有光盘。

（三）三次文献

三次文献（tertiary document）是在合理利用二次文献的基础上，通过适时归纳、综合一次文献的内容，相应撰写的专著、综述、述评、年鉴、指南、教科书、进展报告、数据手册和百科全书等文献。通常，三次文献以期刊形式出版，可从其刊名上加以识别。如中文期刊名为"动态"、"参考文献"，英文期刊名为"Progress"、"Reviews"、"Trends"、"References"等。

（四）其他资料

指一些难以归类、确需经常使用的资料，如马丁代尔大药典、药学大全等。

1. 马丁代尔大药典（Martindale，the Extra Pharmacopeia）　由大英皇家药学会（Royal Pharmaceutical Society of Great Britain）编辑出版，主编为 James E. F. Reynolds。

本书从 110 年前的 William Martindale's Small Pocket Book 起步，发展至今为有 2000 多页的大卷书，并一直坚持定期修订出版，如 1993 年出版第 30 版，1996 年出版第 31 版，目前最新版本为第 35 版。具有内容新颖全面，资料真实可靠的特点。其具体内容结构为：

（1）Part I Monographys on Drug Ancillary Substances：本部分有 69 章 4300 种药物的专论，按同类药物划归一章的原则进行归类。每章的编排依照药物通用名（generic name）的字母顺序排列，均先介绍本类药物的作用特点、不良反应等，再列出具体药名。

1）药物一般资料：包括通用名、化学结构式、分子式、分子量、计算机编号、收载的法定单位。如 B.P. 为英国药典、U.S.P. 为美国药典、BNF 为英国国家处方集。

2）正文：按 Adverse Effects，Precautions，Pharmacokinetics Use and Administration 等项评述，并附有原文献的作者、主题名和具体期刊，以便读者更深入地了解。

（2）Part II Supplementary Drug and Other Substances：这一部分收载的药物为 862 种，均是一些使用经验较少的、不好分类的和临床已不用但还感兴趣的药物，以及药物治疗需要的毒性物质，其专论内容较简单。

(3) Part Ⅲ Preparations：该部分以专利药名（proprietary name）收载了14个国家的制剂46 000种，它按专利药名的字母顺序排列，内容较简单，只介绍每种制剂有效成分的通用名、厂名和简单的治疗作用。

(4) Directory of Manufacturers：本资料共收载制药企业的厂名和通讯地址3500个。

(5) General Index：总索引共收载按字母顺序排列的通用药名153500个。

2. 药学大全 本资料系药物概要，只收载大量法定、非法定的药物品种与各类辅料。全书分绪论、正文、补充药物及其他物质制剂和药厂指南四部分，其中正文部分有46章，分别介绍每种药物的药典收载情况，剂量、性状、溶解度、配伍禁忌、不良反应、注意事项、体内吸收代谢、制剂、用法等内容，文末均附参考文献。

3. 中国药学大辞典 本辞典是我国第一部收录词量最大的药学辞典，收集词汇近30 000条，涉及药用动物植物矿物、中药和方剂、药用化学物质、化学药物、药剂学、药物化学、中药学和生药学、微生物药学、生物药学、药物分析、药理学和毒理学、医院药学、临床药学、药学史、药事管理、信息科学、药学相关学科和专业、技术和设备、教育学名词等方面内容。堪称我国药学学科的百科全书。

五、药品信息的来源

通常，药品信息的主要来源为相关图书、专业期刊、专利文献、科技报告、政府出版物、技术标准、科技研讨会论文集、学位论文、产品目录及说明书、科技档案、网络等。故医疗机构的药品信息工作可针对以下主要来源来收集药品信息：

（一）国内外期刊

据近期的统计表明，国内医药卫生期刊（含内部交流刊物）有500多种，其中药学期刊为100种以上；国外有关药学的期刊数目就更多。现将公开发行的国内外药学期刊进行列表归纳，详见表13-1、表13-2。

（二）图书

药学图书资料较为系统全面，具体包括药学专著、教材、手册、年鉴、指南、科普读物以及各种官方文件及其汇编等。尽管它们所报道的内容比期刊晚，但却有很广的覆盖范围。概括起来，主要有以下药学图书。

1. 查询药品名称的书籍 如《中国药品通用名称》、《药品通用名别名速查》、《常用药品商品名手册》、《当代药品商品名与别名辞典》、《常见药品商品名与通用名对照速查手册》、《当代药品商品名与别名辞典》（总第三版）、CA-Index Guide、Martindale等。

2. 查询药物相互作用和注射药物配伍的书籍 如《药物不良相互作用的临床意义与处理》、《药物相互作用速查手册》、《安全处方速查手册》、《常用处方药使用指南》、《维得药物手册》、《注射药物相容性手册》包括《抗菌药物分册》、《神经系统和心血管药物分册》、《肠外营养及其他药物分册》、《肿瘤化疗药物及辅助治疗药物分册》、《注射药安全应用速查手册》、《注射剂配伍及使用注意事项》、Handbook on Injectable Drugs（14th edition）等。

3. 有关药动学及给药方案设计的书籍 如《临床药动学》、《个体化用药剂量设计》、《药学临床实践指南》（原著第2版）（L. E. 鲍编. 陆进，常明主译）、《新编药物学》（第16版）、《药物临床信息参考》、《治疗学的药理学基础》（古德曼编. 金有豫主译）、Martindale、Drug Information（US）、PDR、Drug Facts and Comparisons等。

表 13-1 国内公开发行的药学期刊一览表

刊 名	刊 期	主 管	主 办	出 版	地 址	E-mail	网 址
中国药学杂志（1953年1月创刊）	半月刊	中国科学技术协会	中国药学会	中国药学杂志编辑委员会	北京市朝阳区建外大街四号建外SOHO九号楼18层，100022	zgyxzz@cpa.org.cnzgyxzz@yahoo.com.cn	http://zgyxzz.periodicals.nt.cn
药学学报（1953年7月创刊）	月刊	中国科学技术协会	中国药学会	药学学报编辑部	北京市先农坛街1号，100050	yxxb@imm.ac.cn	http://yxxb.periodicals.com.cn
中国中药杂志（1955年7月创刊）	月刊	中国科学技术协会	中国药学会	中国中医研究院中药研究所	北京市东直门内南小街16号，100700	zzzs1391@sohu.comcjcmm@sohu.com	
中草药（1970年1月创刊）	月刊		中国药学会	天津药物研究院《中草药》杂志编辑部	天津市南开区鞍山西道308号，300193	zcyzzbjb@sina.com	http://www.tjipr.com
中文科技资料目录·中草药（1978年创刊）	双月刊		中国药学会	天津药物研究院	天津市南开区鞍山西道308号，300193	zwkjml@mail.china.com	
国外医药·植物药分册（1980年10月创刊）	双月刊		中国药学会	天津药物研究院	天津市南开区鞍山西道308号，300193	wpmed@public.tpt.tj.cn	
中国医院药学杂志（1981年1月创刊）	月刊	中国科学技术协会	中国药学会	中国医院药学杂志编辑部	武汉市胜利街155号，430014	pharmacy@vip.163.com	http://www.chinainto.gov.cn/periodical/zgyyyx/index.htm
药物分析杂志（1981年1月创刊）	双月刊	中国科学技术协会	中国药学会	中国药品生物制品检定所	北京天坛西里2号，100050	ywfx@nicpbp.org.cn	http://www.yxfxzz.periodicals.net.cn
中国海洋药物杂志（1982年1月创刊）	双月刊	中国科学技术协会	中国药学会	山东省海洋药物科学研究所《中国海洋药物杂志》编辑部	山东省青岛莱芜二路2号甲，266003	qdhaiyao@public.qd.sd.cn	
中国新药与临床杂志（1982年3月创刊）	月刊	中国科学技术协会	中国药学会，上海市食品药品监督管理局科技情报研究所	《中国新药与临床杂志》编辑部	上海愚园路532弄50号，200040	xyylc@shyxx.com.cn	http://xyyl.chinajournal.net.http://zgxyylczz.periodicals.com.cn

续表

刊 名	刊期	主管	主办	出版	地址	E-mail	网址
中国现代应用药学杂志（1984年10月创刊）	双月刊	中国科学技术协会	中国药学会	中国现代应用药学杂志编辑	杭州市莫干路文北巷27号，310003	lijingxy@mail.hz.zj.cn XDYD@chizgxdyyyx@periodicals.net.cn	http://xdyd.chinajournal.net.cn
中国临床药理学杂志（1985年1月创刊）	双月刊	中国科学技术协会	中国药学会	北京大学临床药理研究所《中国临床药理学杂志》编辑部	北京市海淀区学院路38号，100191	cjcp@tom.com	
中国药物化学杂志（1990年创刊）	双月刊	中国药学会沈阳药科大学	中国药物化学杂志编辑部		沈阳市文化路103号，110016	zgyh@chinajournal.net.cn	
中国新药杂志（1992年1月创刊）	月刊	SFDA	中国药学会	中国新药杂志社 中国医药科技出版社 中国医药集团总公司	北京市海淀区知青路20号中国医药大厦703、708室，100088	cndj@newdrug.cn	http://www.newdrug.cn
中国药学（英文版）（1992年7月创刊）	季刊	中国药学会	北京大学药学院		北京市海淀区学院路38号，100191	zggy@mail.bjmu.edu.cn	
药物流行病学杂志（1992年9月创刊）	双月刊	中国药学会	中国药学会汉武医药（集团）股份有限公司	药物流行病学杂志社	湖北武汉市兰陵路2号，430014	acjpe077@public.wh.hb.cn ywlxbxzz@periodicals.net.cn（投稿专用）	http://www.cnjpe.org
药物生物技术（1994年创刊）	双月刊	教育部 SFDA 中国科学技术协会	中国药学会 中国药科大学 中国医药科技出版社	药物生物技术编辑部	南京市童家巷24号，210009	ywswjs@cpu.edu.cn	http://ywsw.chinajounal.net/cn

续表

刊名	刊期	主管	主办	出版	地址	E-mail	网址
中国临床药学杂志（1992年2月创刊）	双月刊		中国药学会	中国临床药学杂志社	上海市医学院路138号，200032	cjcpfdu@citiz.net	
中国药学文摘（1982年创刊）	双月刊	SFDA	SFDA信息中心	SFDA信息中心	北京市西城区北礼士路甲38号，100810	zgyxwz@163.com	http://www2.cpi-ac.cn/demo/trip.html
中国药理学报（1980年9月创刊）	双月刊		中国药理学会	中科院上海药物研究所	上海市太原路294号，200031		
中国临床药理学与治疗学	季刊		中国药理学会	皖南医学院弋矶山医院	芜湖皖南医学院弋矶山医院 241001	editors@mail.ahwhptt.net.cn	http://www.cnphars.org/leylxyzlx
中国医药导刊（1999年9月创刊）	双月刊	SFDA	SFDA信息中心	SFDA信息中心	北京市西城区北礼士路甲38号，100810	yydk@public.cpi.gov.vn	
中国药事（1987年创刊）	月刊	SFDA	中国药品生物制品检定所	中国药事编辑委员会	北京天坛西里2号，100050	zhongguoyaoshi@sina.com	http://zhonggys.periodicals.net.cn
中国药房（1990年1月创刊）	月刊	卫生部	中华医院管理学会	中国药房杂志社	重庆市大坪正街129号四环大厦8层，400042	pharmacy@public.cta.cq.cn info@chinapharmacy.com. cnzgydzs8@163.com	http://www.ydzz.com
中国药店（2000年创刊）	月刊	卫生部	全国卫生产业企业管理协会	中国药店杂志社	北京市安外邮局88信箱，100011	zgydzs8@163.com	http://www.ydzz.com
中国药业（1992年1月创刊）	月刊	SFDA	重庆市药品食品监督管理局	中国药业杂志社	重庆市渝中区马蹄街16号，400010	zgyaoye@163.net	
中国药师（1998年6月创刊）	月刊	SFDA	SFDA培训中心武汉药物流行病学培训中心（集团）股份有限公司	中国药师杂志编辑部	湖北武汉市兰陵路2号，430014	acjpe077@public.wh.hb.cn zgys@periodicals.net.cn	

续表

刊 名	刊 期	主 管	主 办	出 版	地 址	E-mail	网 址
药学进展（1959年创刊）	月刊	教育部	中国药科大学	药学进展编辑部	南京市童家巷24号，210009	Yxjz@163.com	http://YXJZ.chinajournal.net.cn
药学教育（1985年创刊）	双月刊	教育部	中国药科大学	药学教育编辑部	南京市童家巷24号，210009	pharmedu@cpu.edu.cn	
药物与人（1987年创刊）	月刊	北京市食品药品监督管理局	中国药学会北京市分会 北京市医药总公司科技咨询开发中心	药物与人杂志社	北京市朝阳区安贞西里仟村商务大厦A座1403室，100029	pharm@163.com info@webmd.cn	
中国药科大学学报（1956年创刊）	双月刊	教育部	中国药科大学	中国药科大学学报编辑部	南京市童家巷24号，210009	cpuxuebao@sohu.com xuebao@cpu.edu.cn	http://zgyd.chinajournal.com.cn http://zgyaokdkxxb.periodicals.com.cn
沈阳药科大学学报（1957年创刊）	双月刊		沈阳药科大学	沈阳药科大学学报编辑部	沈阳市文化路103号，110016	syyd@chinajournal.net.cn	
解放军药学学报（1985年12月创刊）	双月刊	解放军总后勤卫生部	解放军总后勤卫生部药品仪器检验所	解放军总后勤卫生部药品仪器检验所	北京市丰台西路17号，100071		
广东药学院学报（1985年创刊）	双月刊	广东省教育厅	广东药学院	广东药学院	广州市海珠区光汉直街40号，510240	gdcp@gdpc.edu.cn cngdcp@2/cn.com	http://www.gdpc.edu.cn
中国药理学通报（1985年9月创刊）	月刊	中国科学技术协会	中国药理学会	安徽医科大学临床药理研究室	合肥市梅山路81号 安徽医科大学内，230032	cpb@ahmu.edu.cn yaolicpb@shou.com	
中国药物滥用防治杂志（1995年6月创刊）	双月刊	卫生部	中国药物滥用防治协会	中国药物滥用防治杂志编辑委员会	宁波市西北街42号，315010	zhlt@chinajournal.net.cn	http://zylf.chinajournal.net.cn

续 表

刊 名	刊 期	主 管	主 办	出 版	地 址	E-mail	网 址
中国药物依赖性杂志（1992年10月创刊）	季刊	教育部	北京大学	中国药物依赖性杂志编辑部	北京海淀区学院路38号，100191	niddbmu@pub-lic3.bta.net.cn	http://www.nidd.ac.cn
中国药物与临床（2001年创刊）	月刊	卫生部	中华医院管理学会	中国药物与临床杂志编辑委员会	山西省太原市东华门23号，030013	zgywylc@163.com	
中国药品标准（2000年4月创刊）	双月刊	SFDA	国家药典委员会	中国药品标准杂志社	北京市崇文区法华南里11号楼，100061		
中国现代医药杂志（1999年3月创刊）	双月刊	中国航天科技集团公司（原航天部）	北京航天总医院	中国现代医药杂志编辑委员会	北京市丰台区万源北路7号，100076		
中国药理学与毒理学杂志（1986年11月创刊）	双月刊		军事医学科学院毒物药物研究所 中国药理学会 中国毒理学会	中国药理学与毒理学杂志编辑部	北京市太平路27号，100850	CJPT@nic.bmi.ac.cn	http://www.cjpt.ac.cn http://zgylxydl.periodicals.net.cn
中国医院用药评价与分析（2001年2月创刊）	双月刊	卫生部	中国医院协会 中国药房杂志社	中国药房杂志社	北京市朝阳区大屯路安慧北里逸园甲16号（世纪龙都国际公寓）1807室，100101	pharmacybj@163.com pjfx@chinaphar-macy.com	http://www.chi-napharmacy.com
中国生化药物杂志（1976年创刊）	双月刊		全国生化制药情报中心站 中国生化制药工业协会南京生物化学制药研究所 中国药品生物制品检定所	中国生化药物杂志编辑部	南京市草场门大街111号，210036	SHYW@jlonline.com	http://SHYW.chinajournal.net.cn
中国处方药（2001年创刊）	月刊	SFDA	SFDA南方医药经济研究所	中国处方药杂志社	广州市机场路10号丽珠大厦419室，510405	cpdrug@z/cn.com yyjjbfxb@163.com	

续表

刊 名	刊期	主管	主办	出版	地址	E-mail	网址
中国抗生素杂志（1976年创刊）	月刊		中国医药集团总公司四川抗菌素工业研究所	中国抗生素杂志社	四川成都市沙板桥路9号，610051	cjap@antibioticscn.com	
中国医药工业杂志（1970年11月创刊）	月刊		中国医学科学院医药生物技术研究所中国化学制药工业协会 上海医药工业研究所国家发展和改革委员会医药工业信息中心站 中国化学制药工业协会	中国医药工业杂志编辑部	上海市北京西路1320号，200040	cjph@pharmadl.com	http://www.pharmadl.com
药物不良反应杂志（1999年6月创刊）	双月刊	北京市卫生局	北京地坛医院	药物不良反应杂志编辑部	北京地坛公园13号，100011	dadri@sina.com	http://www.cadrj.com
中国执业药师杂志（2003年12月创刊）	月刊	SFDA	SFDA执业药师资格认证中心	中国执业药师杂志编辑部	北京市西城区北礼路38号，100810		
中国药物警戒（2004年7月创刊）	季刊	SFDA	SFDA药品评价中心国家药品不良反应监测中心	中国药物警戒编辑部	北京市西城区三里河一区3号院6号楼，100045	ywjj@cdr.gov.cn	http://www.cdr.gov.cn
数理医药学杂志（1988年创刊）	双月刊		武汉大学中国工业与应用数学学会医药数学专业委员会	数理医药学杂志编辑部	武汉大学医学院，430071	slyyzz@163.com	http://www.chinajournal.net.cn

第十三章 药品信息管理

续表

刊 名	刊 期	主 管	主 办	出 版	地 址	E-mail	网 址
世界临床药物（1983年6月创刊）	月刊	上海市经济工作党委	上海医药工业研究院	世界临床药物编辑部	上海市北京西路1320号，200040	wcd@pharnaldl.com	http://www.pharmadl.com
药学实践杂志（1983年创刊）	双月刊	第二军医大学	第二军医大学	药学实践杂志编辑部	上海市国和路325号，200433	yxsj@smmu.edu.cn	
药学服务与研究（2001年12月创刊）	季刊		第二军医大学长海医院	药学服务与研究杂志社	上海市长海路174号，200433	pharmcr@yaoxue.net	
临床药物治疗杂志（2003年5月创刊）	双月刊	北京市食品药品监督管理局	北京市药学会	临床药物治疗杂志编辑部	北京市朝阳区车大桥12号，100020	zazhi@vip.sina.com	
实用药物与临床（1998年2月创刊）	季刊		辽宁省药学会	实用药物与临床编辑部	沈阳市和平区文化路26号，110004	lnywlch@163.com syywylch2004@yahoo.com.cn	
家庭用药（2000年创刊）	月刊		中国科学院上海生命科学研究院上海药物研究所上海市药理学会	家庭用药编辑部	上海市太原路294号，200031	jtyy@mail.shcnc.ac.cn hxiao@mail.shcnc.ac.cn	http://www.familymedicines.com.cn
儿科药学杂志（1995年8月创刊）	双月刊	重庆市卫生局	中国药学会儿科药学专业组重庆医科大学附属儿童医院	儿科药学杂志编辑部	重庆市渝中区中山二路136号重庆医大儿童医院内，400014	ekyx61@cta.cq.cn	http://ekyx.chinajournal.net.cn
西北药学杂志（1986年创刊）	双月刊		西安交通大学	西北药学杂志编辑部中国药学会陕西分会	西安市朱雀大街南段205号，710061	quqh@xjtu.edu.cn xbyxzz@net.cn	http://XBYZ.chinajournal.
华西药学杂志（1986年创刊）	双月刊	教育部	四川大学中国药学会四川分会	华西药学杂志编辑部	成都市人民南路三段17号，610041	hxyxzz@sohu.com	
中南药学（2003年4月创刊）	双月刊	湖南省食品药品监督管理局	湖南省药学会	中南药学编辑部	长沙市人民中路86号中南大学湘雅二医院，410011	hnyxh@public.cs.hn.cn	http://www.znyx.net

续表

刊 名	刊 期	主 管	主 办	出 版	地 址	E-mail	网 址
华东医药通讯（1990年12月创刊）	月刊		南京军区药学情报中心	华东医药通讯编辑委员会南京总医院药学情报室	南京市中山东路305号，210002		
江苏药学与临床研究（1993年创刊）	双月刊	江苏省食品药品监督管理局	江苏省药学会	江苏药学与临床研究编辑部	南京市中山东路448号，210002		
辽宁药物与临床（1998年2月创刊）	季刊		辽宁省药学会中国医科大学第二临床学院	辽宁药物与临床编辑部	沈阳市和平区文化路26号，110004	lnywycl@163.com	
广东药学（1991年创刊）	双月刊	广东省食品药品监督管理局	中国药学会广东分会	广东药学编辑部	广州市东山区竹丝岗四马路2号，510080	GDPharm@tom.com	
医药导刊（1982年创刊）	月刊		中国药理学会中国医药商业协会湖北医药集团有限公司	医药导刊杂志社	武汉市航空路1号，430030		http://yydb.periodicals.net.cnl http://www.hbsti.ac.cnl periodical
医药世界（2005年创刊）	月刊	卫生部	中华预防医学会	医药世界杂志社	北京市海淀区双榆树白塔庵汉荣家园1007室，100086	yiyaoshijie@vip.sina.com	
实用医药杂志（1984年创刊）	月刊	杂志编委会	实用医药杂志社	实用医药店南路	济南市段163169.217号，250022	SYYY@syyyzz.pernet	http://iodicals.com.cn
中国生物制品学杂志（1988年12月创刊）	双月刊	卫生部	中华预防医学会中国生物技术集团长春生物制品研究所	中国生物技术集团长春生物制品研究所	长春市西安大路137号，130062	zgsw@ccibp.com	
现代医药卫生（1985年1月创刊）	半月刊	重庆市卫生局	重庆厂矿卫生管理协会	现代医药卫生杂志社	重庆市渝中区人民路148号，400015	ggwes@163.net xywmmh@sina.com	http://www.qikan.com

续表

刊 名	刊 期	主 管	主 办	出 版	地 址	E-mail	网 址
国际医药卫生导报	半月刊	广东省卫生厅	国际医药卫生导报	国际医药卫生导报	广州市海珠区新港西路165号，510300	imhgn@sina.com	http://www.imhgn.com.cn
药品评价（2004年4月创刊）	双月刊	江西省食品药品监督管理局	江西省药学会	药品评价杂志社	江西省南昌市北京西路104号，330046	yppj2004@163.com	
临床医药实践（1974年创刊）	月刊		山西医科大学第二医院	临床医药实践编辑部	山西太原五一路382号，030001	SXLC@chinajournal.net.cn	http://SXLC.chinajournal.net.cn
中国天然药物（2003年创刊）	双月刊	教育部	中国药科大学	中国天然药物编辑部	南京市童家巷24号，210009	zgtryw@sohu.com zgtryw@cpu.edu.cn	http://ZGTR.chinajournal.net.cn http://zgtryw.periodicals.net.cn
中成药（1978年8月创刊）	月刊	国家食品药品监督管理局		SFDA信息中心中成药信息站	上海市汉口路239号129～131号，200002	med@stn.sh.cn	http://www.cherb.com.cn
中药材（1978年创刊）	月刊	国家食品药品监督管理局		中药材杂志编辑部	广州市中山二路24号中奥大厦10楼，510080	gdzychn@pub.guangzhou.gd.cn	http://www.wanfangdata.com.cn http://www.periodicals.net.cn
中国实验方剂学杂志（1995年10月创刊）	双月刊	国家中医药管理局	中国中医研究院中药研究所中国中西医结合学会中药专业委员会	中国实验方剂学杂志编辑委员会	北京市东直门内北新仓18号，100700	czd@vip.sina.com	
中医药学刊（1982年创刊）	月刊	卫生部国家中医药管理局	中华中医药学会辽宁中医学院	中医药学刊杂志社	沈阳市崇山东路79号，110032	editor@zyyxk.com	http://www.zyyxk.com
中药研究与信息（1999年3月创刊）	月刊	国家中医药管理局	中国中药协会中国药材集团公司	中药研究与信息编辑部	北京市丰台区南三环东路27号A座1409号	zybj@163.com zybjb@yahoo.com	http://www.sinozgyc.com http://yjxx.chinajournal.net.cn

续表

刊 名	刊期	主管	主办	出版	地址	E-mail	网址
时珍国医国药（1990年10月创刊）	月刊		时珍国医国药杂志社	时珍国医国药杂志社	湖北省黄石市黄石大道874号，435000	shizhechina@163.com	http://SZGY.chinajournal.net.cn http://www.wanfangdata.com.cn
中国基层医药（1994年7月创刊）	月刊	卫生部	中华医学会 安徽医科大学	中国基层医药杂志社	安徽淮南市洞山中路16号，232001	ly646407@msn.com	http://www.cjpmp.com http://zgjcyy.periodicals.net.cn
中药药理与临床（1985年创刊）	双月刊	中国药理学会	四川省中药研究所	四川省中药研究所	重庆市南岸黄角垭，400065	ZYYL@chinajournal.net.cn	http://ZYYL.chinajournal.net.cn
中华中医药杂志（1986年创刊）	月刊	中国科协	中华中医药学会	中华中医药学会	北京市和平街北口樱花路甲4号，100029		
基层中药杂志	双月刊		皖南职业学院 中国自然资源学会天然药物资源专业委员会	基层中药杂志社	安徽省芜湖市邢家山7号，241000	jczy@km169.net	http://jczy.126.com
中药新药与临床药理（1990年6月创刊）	双月刊	SFDA	广州中医药大学	中药新药与临床药理编辑部	广州市机场路12号，510405	zz@adr.com.cn zyxylx@pub.guangzhou.gd.cn	http://www.chinajournal.net.cn
中医药信息（1984年创刊）	双月刊		中国科学技术情报学会 黑龙江中医药大学	中医药信息编辑委员会	哈尔滨市和平路24号，150040	zyyxxbjb@sina.com	http://zyxyylcyl.periodicals.net.cn
中医药学报（1978年创刊）	双月刊		中华中医药学会 黑龙江中医药大学	中医药学报编辑委员会	哈尔滨市和平路24号，150040	zyyxxbjb@sina.com	

续表

刊 名	刊 期	主 管	主 办	出 版	地 址	E-mail	网 址
中国民族民间医药杂志(1992年8月创刊)	双月刊		全国中医药图书情报工作委员会内蒙古中蒙医研究所	中国民族民间医药杂志	昆明市虹山南路218号，650033	CMMY@Yunnan.cn	http://Yunnan.com.cn http://www.news.yn.cn
中国民族医药杂志(1995年创刊)	双月刊	国家中医药管理局		中国民族医药杂志编委会	呼和浩特市健康路15号，010020		
实用中医药杂志(1985年6月创刊)	月刊		重庆医科大学中医药学院	实用中医药杂志社	重庆市渝中区金汤街24号，400013	ZYAO@chinajournal.net.cn	http://ZYAO.chinajournal.net.cn
现代中医药(1981年8月创刊)	双月刊		陕西中医学院	现代中医药杂志社	陕西省咸阳市渭阳中路1号	shxzhzs@163.com	http://XDZY.chinajournal.net.cn
中国中医药信息杂志(1994年创刊)	月刊	国家中医药管理局	全国中医药科学技术信息工作委员会 中国中医研究院中医药信息研究所 中国中医药科技开发交流中心	中国中医药信息杂志编辑委员会	北京市东直门内南小街16号，100700	LXX@mail.cintcm.ac.cn	
中国中医药现代远程教育(2003年5月创刊)	月刊	国家中医药管理局	二十一世纪中医药网络教育中心	中国中医药现代远程教育杂志社	北京朝阳区三里屯南路3号白家庄商务中心C座206室，100020	zhongyuan@ichinamd.com	
中国中医药科技(1994年1月创刊)	双月刊	国家中医药管理局	中华中医药学会	中国中医药科技编辑部	哈尔滨市南岗区阿什河街122号，150001		

续表

刊 名	刊 期	主 管	主 办	出 版	地 址	E-mail	网 址
广州医药（1970年创刊）	双月刊	广州市卫生局	广州市医药卫生科技情报站	广州医药编辑部	广州市东风西路182号，510180	gzyyzz@zlcn.com	
福建医药杂志（1979年2月创刊）	双月刊	福建省卫生厅	中华医学会福建分会	福建医药杂志编辑部	福建省福州市五四路7号，350001	fiyyzz @ yahoo.com.cn	http://fiyy.chinajournals.net.cn http://fiyyzz.periodicals.net.cn
成都医药（1975年创刊）	双月刊	成都市卫生局	成都市医药信息所成都医学会	成都医药编辑部	成都市提督街54号，610016	cdyy @ vip.163.com cdyy-002@yahoo.com.cn	
贵州医药（1976年创刊）	月刊		贵州省医药卫生学会办公室	贵州医药杂志社	贵州省贵阳市市北路11号，550004	gzyy@gz139.com.cn	
安徽医药（1997年创刊）	月刊	安徽省食品药品监督管理局	安徽省药学会	安徽医药编辑部	安徽省合肥市屯溪路253号，230022	ahyy@ada.gov.cn ahyy @ chinajournal.net.cn	
江苏医药（1975年创刊）	月刊	江苏省卫生厅	江苏省人民医院（南京医科大学第一附属医院）	江苏医药编辑部	南京市广州路300号，210029	yiya @ chinajournal.net.cn	http://yiya.chinajournal.net.cn
上海医药（1979年创刊）	月刊		上海医药行业协会	上海医药杂志社	上海市凤阳路250号，200003	shpharm @ vip.163.com syiy @ chinajournal.net.cn	http://syiy.chinajournal.net.cn
河北医药（1972年创刊）	月刊	河北省卫生厅	河北省医学情报研究所 河北省药学会	河北医药杂志编辑部	石家庄市青园街241号，050021	hbyyzz @ yahoo.com.cn hebeiyiyao @ yahoo.com.cn	
淮海医药（1983年1月创刊）	双月刊	安徽省卫生厅	淮海医药杂志社	淮海医药编辑部	安徽省蚌埠市中荣街95号，233000	HHYY @ chinajournal.net.cn	

续表

刊 名	刊期	主管	主办	出版	地址	E-mail	网址
山东医药（1957年创刊）	旬刊	山东省卫生厅	山东卫生报刊社	山东卫生报刊社	济南市经十东路268号，250014		http://www.dswsbks.com.cn
山西医药（1957年6月创刊）	月刊	山西省卫生厅	中华医学会山西分会	山西医药杂志编辑部	山西省太原市东华门23号，030013	sxyyzz@163.com	http://www.zhfsb.netlsxmedical/mainlasp
云南医药（1958年创刊）	双月刊		中华医学会云南分会	云南医药编辑委员会	昆明市人民西路205号，650118		http://www.chinainfo.cn.net/periodical
黑龙江医药（1988年创刊）	双月刊	黑龙江省食品药品监督管理局	黑龙江省医药情报中心站		哈尔滨市动力区和平路120号，150040		
首都医药（1993年创刊）	半月刊	北京市药品监督管理局	北京市药品检验所	首都医药杂志社	北京市新街口东街水东胡同13号，100035	sdyyzz@sina.com	
青海医药杂志（1958年4月创刊）	月刊	青海省卫生厅	青海省医药卫生学会联合办公室	青海医药杂志编辑部	西宁市南川西路69号，810012	qheyzz@public.xn.qh.cn	
天津医药（1959年创刊）	月刊	天津市卫生局	天津市医学科学技术信息研究所	天津医药杂志社	天津市和平区成都道131号，300050	tjyybjb@sina.com.cn	
国外医学·药学分册（1958年创刊）	双月刊	军事医学科学院	军事医学科学院毒物药物研究所	国外医学药学分册编辑部	北京市太平路27号，100850	guol@nic.bmi.ac.cn	
国外医学·抗生素分册（1980年创刊）	双月刊		中国医药集团总公司四川抗菌素工业研究所	中国抗生素杂志社	四川省成都市沙板桥路18号，610051	cjap@antibioticscn.com	http://61.234.83.100/tjyy/index.htm

续表

刊　名	刊　期	主　管	主　办	出　版	地　址	E-mail	网　址
国外医学中医中药分册（1978年创刊）	双月刊	卫生部	中国医学科学院医药生物技术研究所 中国化学制药工业协会 中国中医研究院中医药信息研究所	国外医学中医中药分册编辑部	北京市东直门内南小街16号，100700	quowaiyixue@yahoo.com.cn	

表 13-2　国外主要药学期刊

外文名（出版语种）	中文名	刊期	出版地
International Journal of Pharmaceutics（英文）	国际药学杂志	月刊	荷兰
International Pharmaceutical Abstracts（英文）	国际药学文摘	半月刊	美国
Journal of Pharmaceutical Sciences（英文）	药物科学杂志	月刊	美国
Chemical Abstracts（CA）英文	化学文摘	周刊	美国
Arzneimittel Forschun/Drug Research（德文、英文）	药物研究	月刊	德国
фармация（俄文）	药学	双月刊	俄罗斯
Journal Pharmacy & Pharmacology（英文）	药学与药理学杂志	月刊	英国
Drug（英文）	药物	月刊	澳大利亚
Clinical Pharmacology & Therapeutics（英文）	临床药理与治疗学	月刊	美国
The Journal of Antibiotics（英文）	抗生素杂志	月刊	日本
药剂学（日文）	药剂学	季刊	日本
新药と临床（日文）	新药与临床	月刊	日本
药学杂志（日文）	药学杂志	月刊	日本
The Japanese Journal of Antibiotics（日文）	日本抗生素杂志	月刊	日本
生药学杂志（日文）	生药学杂志	月刊	日本
The Japanese Journal of Pharmacology（日文）	日本药理学杂志	季刊	日本
American Journal of Health-System Pharmacy	美国卫生系统药房杂志	半月刊	美国
American Journal of Hospital Pharmacy（英文）	美国医院药学杂志	月刊	美国
American Journal of Pharmacy（英文）	美国药学杂志	双月刊	美国
Biopharmacy and Drug Disposition（英文）	生物药剂学及药物处置	月刊	美国
British Journal of Clinical Pharmacology（英文）	英国临床药理学杂志	季刊	英国
British Journal of Pharmacology（英文）	英国药理学杂志	月刊	英国
British Journal of Pharmacology and Chemotherapy（英文）	英国药理学与化学治疗杂志	季刊	英国
Canadian Journal of Pharmaceutical（英文）	加拿大药物科学杂志	季刊	加拿大
Clinical Toxicology（英文）	临床毒理学	月刊	美国
Drug Information Journal（英文）	药物信息杂志	季刊	美国
Drug Intelligence & Clinical Pharmacy（英文）	药物知识与临床药剂学	月刊	美国
Drug Interactions（英文）	药物相互作用	双月刊	美国
Drug in the Future（英文）	未来的药物	月刊	西班牙
Drug in Use Adverse Reaction（英文）	药物应用中的不良反应		美国
Drug Metabolism & Pharmacokinetics（英文）	药物代谢与药物动力学杂志		法国
Inpharma（英文）	国际药学	周刊	澳大利亚
Pharmacoepidemiology & Drug Safety（英文）	药物流行病学与药物安全性	季刊	英国
European Journal of Drug（英文）	欧洲药物		

4. 有关血药浓度监测和中毒抢救的书籍 如《解毒药物治疗学》、《常用药物过量处理速查手册》、《中毒与解救速查手册》、《治疗药物监测》、《药学临床实践指南》、Micromedex、Martindale、PDR、Drug Facts and Comparisons 等。

5. 介绍药物剂型和药物使用（服用）方法的书籍 如《中华人民共和国药典临床用药须知》（化学药和生物制品卷、中药卷）、《现代药剂学》、《国家新药新制剂总览》、《当代口服药物手册——最佳服用时间、方式及注意事项》、PDR、Drug Information 等。

6. 有关药品不良反应发生、鉴别、处理和防范的书籍 如《药物不良反应》、《药品不良反应知识问答》、《药害临床防治大全》、Martindale、Meyler's Side Effects of Drug、Side Effects of Drug Annual、Drug-induced Disease: prevention, detection and management（US）等。

7. 有关药物和疾病及化验结果关系的书籍 如《临床用药须知》、《药学临床实践指南》、《新编药物学》、《治疗学的药理学基础》、PDR、Drug Information 等。

8. 有关药物治疗学的书籍 如《临床用药须知》、《国家基本医疗保险药品诠释》、《药学临床实践指南》、《牛津临床药物治疗手册》、PDR、Drug Information、Martindale 等。

9. 有关特殊人群用药的书籍 如《现代老年药学》、《药物儿科剂量用法速查手册》、《妊娠及哺乳期安全用药手册》、《妊娠用药》（日本）、《妊娠妇、授乳妇药物投与时的注意》（日本）、《澳大利亚指南系列》（11本）、Pediatric Dosage Handbook、PDR、Drug Information、Drug in Pregnancy and Lactation（FDA分类）、Micromedex 等。

（三）药厂的产品介绍和药品说明书

这类药学图书资料由药厂负责编写。由于它的内容要通过有关部门批准，因而是药品信息的一个可靠来源。通常，某些国家还定期汇编药品说明书。如美国的《药师案头参考》（Physician's Desk Reference，PDR），该书每年综合汇编一次，主要介绍市场上的新药，内容较全，用途较广，有时还需出补充本。

（四）药典和处方集

常见的有：《中华人民共和国药典》（the Pharmacopoeia of People's Republic of China）、英国药典（BP）、英国副药典（PDR）、英国国家处方集（BNF）、美国药典及处方集（USP&NF）、欧洲药典（EUP）、马丁代尔大药典（Martindale's Extra Pharmacopoeia）、澳大利亚药物处方集（APF）以及日本药局方（JP）"医疗药日本医药品集"和"一般药日本医药品集"。

（五）各种学术会议文献、研究简讯

国内外医药界各专业学科学术交流发表的论文，各国政府出版物。

（六）网络

为了适应药品信息发展的需要，药品信息中心逐步向多层次、多类型发展，相继形成了一些医药卫生专用网络。利用这些网络广泛查阅有关文献和适时收集新药应用资料，可维持和提升药品数据库贮存系统的现代化水准。

现将医药卫生有关网址列举如下：

1. 生物医学核心期刊

American Scientists　　　　　　http://www.amsci.org/amsci/amsci.html
Annual Review Series　　　　　 http://www.annurev.org/series
(of Biochemistry, Genetics,
Immunology, etc) Bio/
Technology　　　　　　　　　　 http://www.enews.com/magazines/biotech

Blood Weekly	http://www.newsfile.com/lb.html
British Medical Journal	http://www.lbjm.com/bjm
Cell	http://www.cell.com/cell/index.html
EMBO Journal	http://www.oup.co.uk/jnls/list/embo jo
European Journal of Biochemistry	gopher://morris.lib.bdel.edu/ll/indexes/toc/springer/ejb
FASEB Journal	http://www.faseb.org/fj/index.html
Gene	http://www.elsevier.nl:80cas/estoc/contents/SAH/03781119.html
Immunology Today	http://www.elsevier.nl:80/section/clinmed/immuno/itowww.html
JAMA: Journal of the American Medical Association	http://www.amaassn.org/journal/standing/jama/jgmahomehtml
Journal of Bacteriology	http://www.asmusa.org/jnlsrc/jbl.htm
Journal of Biological Chemistry	http://www-jbc.stanford.edu/jbc/
Journal of Immunology	http://www.journal.at-home.com/ji/
Journal of Molecular Biology	http://hbuk.co.uk/jmb/
Journal of Physiology	http://www.physiology.cup.cam.ac.uk/publications/jphymenu.html
Journal of Virology	http://www.asmusa.org/jrdsrc/jvl.html
Nature	http://www.nature.com/Nature/
New England Journal of Medicine	http://www.nejm.org/
Oxford Journal	http://www.oup.co.uk/oup/smj/journal/ed/titles/
Proceedings of the National Academy of Sciences USA	http://www.journals.at-home.com/PNAS
Science	http://www.aaas.org/science/science.html
Trends Biochemical Sciences	http://www.elsevier.nl:80/cas/estoc/contents/SAH/09680004.html
Trends in Pharmaceutical Sciences	http://www.elsevier.nl/catalogue/SAI/150/0550/40592/40592.html
Trends in Biotechnology	http://www.elsevier.nl:80/cas/estoc/contents/SAH/01677799.html

2. 医药学数据库

AIDS Patents Database	http://www.patents.cnidr.org/
HIV Database	http://www.hiv-web.lanl.gov/
NCI AIDS Malignancy Bank Databases	http://www.nei.nihgov/amb/amb.html
Breast Cancer Information Core	http://www.nchgr.nih.gov/dir/lab/

	transfer/bic/
Pharminfo Net	http://www.pharminfo.com/
NCI Drug Information System 3D Databases	http://www.ncifcrf.gov.1994/DTP/dis3d.html
The Three-Dimension Drug Struture Databases	http://www.molbio.info.nih.gov/modeling/drugbank.html
Clinical Trials Listing Service (Center Watch)	http://www.CenterWatch.com/

3. 卫生保健

American Red Cross	http://www.intergal.com/Ameered.html
Acupuncture, Qi Cong and Chinese Medicine	http://www.acupuncture.com/acupuncture/
AIDS/HIV Information	http://www.vector.casti.com/QRD/AIDS.html
Best Medical Weds	http://www.poitcom.com/gifs/reviews/hmph.html
Breast Cancer Information Clearinghouse	http://www.nysernet.prg.bcic/
Cancer Net Web info server	http://www.biomed.nus.sg./cancer/welcome.html
Medical Data Analysis	http://www.c3.lanl.gov/cic3/project/Medical/main.html
Medical Matrix	http://www.kume.edu:80/mmatrix/
Trauma & Emergency Medicine Net	http://www.trauma.isumc.edu/
Tuberculosis Resources	http://www.moiepi.stanford.edu/tb.www.html

4. 临床分科信息资源

Anaesthesia Information Resources	http://www.biomed.nus.sg/kkh/anae.html
Cancer Information Resources	http://www.biomed.nus.sg/kkh/cancer.html
Dentistry Information Resources	http://www.indy.radiology.uiowa.edu/Beyond/Dentistry/sites.html
Dermatological Information Resources	http://www.biomed.nus.sg/kkh/othermed.html
Family Medicine Information Resources	http://www.biomed.nus.sg/kkh/family.html
Medical Emergency Resources	http://www.galaxy.einet.net/galaxy/community/Health/Fanergency-Medicine/fritz/norengren/ems.html
Nephrology Information Resources	http://www.ns.gamewood.net/renalnet.

	html
Neurosciences Medical Resources	http：//www.http2.sils.umich.edu/public/nirg/nirgl.html
Neurosurgical Information Resources	http：//www.sunsite.unc.edu/neuro/
Popular WWW I Information Sites	
Food and Drug Administration	http：//www.fda.gov
Centers for Disease Control	http：//www.cdc.gov
Helix	http：//www.helix
NIH Home Page	http：//www.nih.gov
CNN News	http//www.cnn.com
Pharminfo	http：//www.pharminfo.com
Reuter's News Service	http：//www.reutershealth.com
American Medical Association	http：//www.ama-assn.org
Doctor's Guide to the Internet	http：//www.pslgroup.com
MMWR	http：//www.cdc.gov/epo/mmwr/mmwt.html
NEJM	http：//www.nejm.org
Centerwatch Trials	http：//www.centerwatch.com
Drug Infonet	http：//www.druginfonet.com
Health gate	http：//www.healthgate.com
Medwatch（FDA）	http：//www.fda.gov/madbull
MSDS sheets	http：//www.msc.cornell.edu/helpfulda-ta/msds.html
RX List	http：//www.rxlist.com
Newspage	http：//www.prnewswire.com
Regulatory Affairs Homepage	http：//www.medmarket.com/tenants/raps/raps.html

六、药品信息的收集

广泛收集药品资料是药品信息工作的基础，要求准确真实，覆盖全面，联系实际，动态更新，以便适时建立内涵丰富的专用档案，严格按科学规范的标准，利用档案平台加工整理和储存保管各类药品资料与信息。一般，收集药品信息有以下方法。

（一）药品信息检索

1. 检索工具　主要指文献检索工具书。如各种医药文献检索刊物和数据手册、光盘数据库、联机数据库、主面（WWW）信息等。

2. 基本检索方法　具体包括：①关键词检索：将全篇文献中具有实义的词进行关键词检索。②主题词检索：把按严格规定的主题词或叙词进行检索。③题名检索：针对文献的标题进行主题词或关键词检索。④责任者检索：依照编著者索引进行检索。⑤时间检索：根据文献的出版时间进行检索。

3. 传统检索方法

(1) 常用法：利用现有的各种信息文献检索工具进行查阅，可分顺查法和倒查法两种。

(2) 追溯法：即查到一种合适的文献后，再依据作者在文末罗列的参考文献来查所需的信息，以追踪找到一些适用的原始资料。本方法尽管简便、常用，但用户所获的信息却相当有限。

(3) 分段法：又称循环法，是上述两种方法的综合利用。实施时，既用检索工具逐年查阅有关文献，又对科技文献末所附的参考文献从近至远地进行追溯，分期分面地交替查找所需的药品信息。如医疗机构的药学文献不足时，可采取这种方法收集药品信息。

4. 电子计算机检索法 是一种依靠电子计算机和网络来快捷有效收集药品信息的方法。目前，计算机药品信息系统分大型综合类和专科类两种。它们均可按各自的程序储存、供应信息，快速回答用户的问题。如国外的计算机药品信息系统主要有：爱荷华药物信息系统（Iowa Drug Information Service，IDIS）、国际药学文摘系统（IPA）、药物系统（Drugdex）等；国内的计算机药品信息系统主要有：中国药学文摘文献库汉字信息系统、中药文献数据库、药物不良反应微机信息系统（原上海医科大学开发）、药学文献题录数据库（第二军医大学药学院研制）等。

(二) 利用计算机网络

熟练掌握计算机软件应用技术，巧妙利用医药卫生网络平台，有的放矢地进入本章提供的医药卫生有关网址和应用国内外主要常用的药品信息系统，优质高效地检索、收集临床药学实践所需的药品信息，为稳步提升临床药学实践水平贡献力量，尽到责任。

(三) 参加药学各种学术活动

创造条件，抢抓机遇，尽可能参加中国药学会或药学各专业委员会召开的学术会议，或组织的有关评审会、报告会和论文交流会等学术活动，利用参会或活动时机，力争获取更新的药学信息。

(四) 商业渠道

注重从药品营销处获取有关新药、特药和进口药等一次文献资料。由于这些资料的内容尚未登载入相应的刊物和专著中，故要妥善保管，分类整理，规范存档，使其逐步成为一个重要的资料系统和开放的信息资源。

(五) 自觉参加临床医学和药学实践

坚持自觉参加临床科室查房、临床抢救会诊、死亡病例讨论等临床医疗活动，踊跃参与典型病例的个体化用药方案制订、执行、修改和评价；重点病例的药学监护（PC）；体内治疗药物浓度监测（TDM）；药品不良反应（ADR）监测；药物利用评价（DUE）和新药临床观察等临床药学实践，力求在上述两大实践中获取有关文献尚未登载的第一手资料。

七、药品信息的传递

在临床药学的实践中，稳步扩展药品信息的利用面，合理提升其应用效率，离不开扎实抓好信息传递这个重要手段。因此，药品信息管理的重点是采取各种有效措施，适时将大量有针对性的信息传递给有关特定用户，支持、帮助他们认知、理解和内化这些信息，继而转化为临床药学实践的用药思路、决策依据和办事规则，用妥善解决临床用药问题的成效，发挥其蕴含的应用价值。通常，在医院药剂科（药学部），药品信息的传递形式有以下三种：

（一）开展咨询服务

1. 药品信息咨询服务的特点 尽管药品信息咨询服务是临床药师的一项常规工作，但由于这项工作的特定性质，决定了它不同于其他药学业务的特点。

（1）坚持以患者为中心：药品信息咨询工作的第一要义是服务，虽然从表面上看，它的服务对象是医护人员、药学专业技术人员和其他人员，但实质上最终受益者是患者。因为通过这种咨询提供的药品信息，能较好地满足患者利用药物手段防治疾病的特殊需求。所以，药品信息咨询的主要服务对象是患者，要真正抓好这项工作，务必坚持以患者为中心的宗旨，发挥精细诚信服务的特色。

同时，医院的药学信息咨询工作也迫切需要为药学科研服务，在紧扣医院为患者健康保健服务中心目标的前提下，应根据医院的主要业务工作安排咨询任务，选择活动内容，想方设法使院内用户依托通畅咨询，及时获取信息，改进临床用药，提高治疗水平，凭借药品信息资源优势，促进医院的规范建设和事业进步。

（2）注重以知识为基础：随着知识经济时代的迅猛发展，药学信息作为信息的一个重要组成部分，成为临床药学焕发青春，医院实现可持续发展的深厚基础和强劲动力。因此，属于知识密集型的药品信息咨询服务，务必要求承担其工作重任的专业技术人员，注重学习，汲取新知，增强能力，探索规律，以厚实的专业知识基础和规范的信息咨询技能，熟练从事药品信息咨询服务工作，用优质周到和灵敏快捷的服务效果，开辟医院临床药学的发展新路。

（3）主动以高科技为依托：剖析药学信息咨询服务属性，不难发现它是当今信息时代在药学领域的具体体现。由于信息时代构建在高度发达的信息科学技术上，所依靠的支撑是以计算机、信息高速公路和全球信息网络为标志的现代信息技术产物。故在信息时代新生的药学信息咨询服务，更离不开现代信息高技术的支持。显然，我们只有主动依托这些高科技，才能真正做好药品信息咨询服务工作。

2. 药品信息咨询服务的优点 归纳起来，主要有以下两点：

（1）经咨询服务提供的药品信息实用可信，针对性强，能有效解决临床药学实践的实际问题，收到立竿见影的成效。

（2）所提供的药品信息内容具体、表达翔实、针对问题、突出实用，主要使有关医护药专业技术人员和患者受益。

3. 受理药品信息咨询服务的常用方法 在临床药学实践中，受理药品信息咨询服务的常用方法是：①明确提出问题及其归类。②获取附加信息。③查阅有关文献。④准确回答问题。⑤随时访问咨询者。

4. 药品信息咨询服务的方式 自觉以医疗技术人员、患者或消费者、社会公众及政府为服务对象，有的放矢地采取发放发药指导、开设药品信息咨询窗口、定期开展声讯服务、安排资历较深的药师进行门诊接待、运用口头、电话、书面、网络等方式进行用药咨询等措施，开展药品信息咨询服务，认真依照谦虚谨慎、不卑不亢、大胆心细、热情耐心、思维敏捷、实事求是、有问必答、答必有用的咨询要求，适时为医护药等人员排忧解难。同时，及时做好有关咨询内容的综合记录和存档备查工作，对用户提出的建议和意见必须留样（可复制）存档，并详细记录有关复杂数据，完整填写咨询表（表13-3），标出相应关键词，输入咨询系统，以备必要的检索和追溯性分析。现将Ruger和Durgin设计的一个常用处理咨询流程图（图13-1）和我国药学信息咨询记录（表13-3）举例如下，以供大家参考。

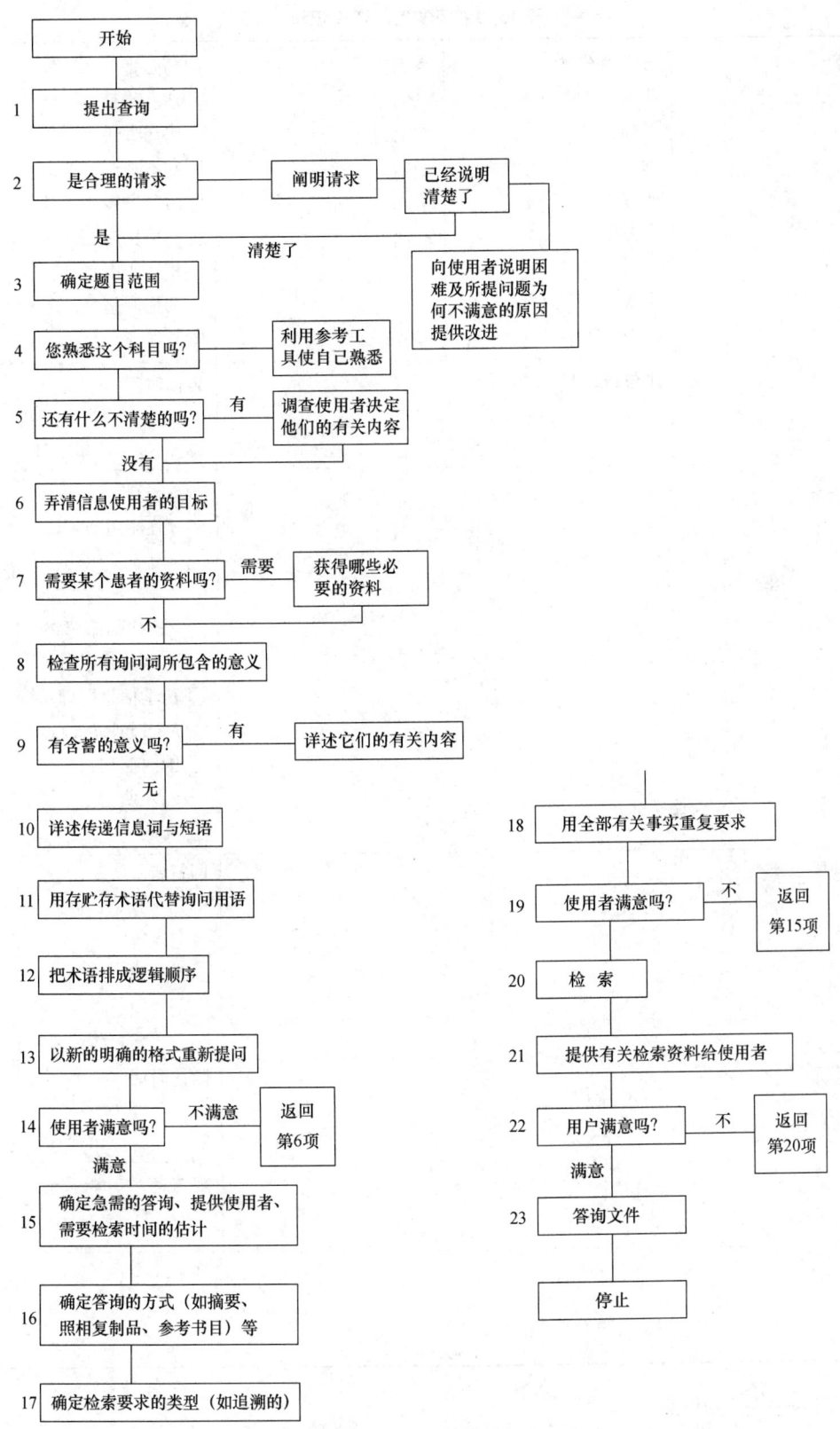

图 13-1 处理咨询流程图

表 13-3 药学信息咨询记录

咨询者	咨询者分类	咨询方式	问题归类
姓名 性别 男 女 年龄	药师 医师 护士 研究生 实习生 患者 家属 其他	电话 网上 书信 来人 其他	□药品信息 □用药方法 □基本理论 □治疗进展 □不良反应 □相互作用 □剂量调整 □其他
电话	单位或地址		咨询时间 年　月　日　时
问题摘要			参考资料 □《临床用药须知》 □《马丁代尔药物大全》 □《新编药物学》 □《现代临床药物学》 □常用药物手册 □药学信息咨询系统 □MicroMedex □国内期刊 □国外期刊 □其他
答复摘要			回答者 签名
			回答时间 年　月　日　时
随访情况			随访时间 年　月　日　时
			随访者
备注			

(二) 提供药品信息

事实上，向用户提供药品信息要求药学技术人员积极主动，内容新颖，形式多样，影响广泛。因为只有这样,才能获得药学信息的"放大效应"。很明显,我们每投放一次药品,只能使一个患者受益。而每传播一次药品信息,往往可产生一系列积极的连锁反应,它除了使医药护人员获取信息,直接受益外,更重要的是通过医药护人员对所获药品信息的正确理解和合理应用,依靠由此激发产生的"放大效应",既让多数患者治愈疾病,恢复健康,又可有效提高医院药物治疗的整体水平。因此,我们应围绕医院临床用药的实际,紧扣当前的新药开发、新药治疗进展、合理用药、药物安全性研究、药品不良反应、药物利用评价等医患群体共同关注的热点问题,采取专题讲座、定期办班、热点讨论、问题剖析、发放药品快报、编写药讯和药物手册等措施,营造临床用药的良好环境,妥善化解上述临床用药的主要矛盾,自觉沿着实用有效的正确导向,切实交流用好药品信息,开创临床药学的新局面。

(三)进行信息交流

主动加强与有关医院、学术团体、医药高校、科研单位、药品生产经营企业、食品药品监督管理局和信息服务机构的联系,努力使这些机构相互了解、通畅交流和密切合作,逐步形成药品信息网络体。并以此为基础,通过合理分工,明确职责,交换资料,沟通信息等举措,充分发挥各入网单位的积极性和专业优势,稳步扩展药品信息资源,促成药品信息系统优质、高效地可持续发展。

【思考题】
1. 简述药学信息的特点及药学信息服务的质量要求。
2. 药学信息服务与临床药学的关系如何?
3. 何谓文献计量学?简述其特点及研究对象。
4. 药品信息分为哪几类?试分别举例说明。
5. 中国药学会主办了哪些药学期刊?
6. 药品信息服务有哪些特点?
7. 如何进行药品信息咨询服务?

(李晓阳)

参 考 文 献

[1] 国家药典委员会. 中华人民共和国药典临床用药须知. 2005 年版. 北京：人民卫生出版社，2005.
[2] 陈新谦，金有豫，汤光. 新编药物学. 第 16 版. 北京：人民卫生出版社，2007.
[3] 胡晋红. 实用医院药学. 上海：上海科学技术出版社，2000.
[4] 严宝霞. 临床药学各论. 北京：北京大学医学出版社，2004.
[5] 李焕德，程泽能. 临床药学. 北京：人民卫生出版社，2003.
[6] 张洪泉，李俊，卜平. 临床药学基础与应用. 北京：科学出版社，2003.
[7] 李焕德. 临床药学. 北京：中国医药科技出版社，2007.
[8] 杨茂春，杨哲，余光琇，等. 现代医院药学管理规程. 北京：中国医药科技出版社，2005.
[9] 郦章安，吴春福. 现代老年药学. 北京：中国医药科技出版社，2001.
[10] 赵克键. 现代药学名词手册. 北京：中国医药科技出版社，2004.
[11] 胡晋红. 医院药学飞速发展带给我们的思考. 中国药学杂志，2005，40（10）：791—793.
[12] 中华人民共和国卫生部令. 处方管理办法. 第 53 号. 2007.
[13] 农英高. 医院合理用药评价方法的思考. 药品评价，2006，3（4）：316—317.
[14] 陈泽莲，徐萍蓉，代国友，等. 以药物治疗为主线的药历模式及内容. 中国医院药学杂志，2007，27（10）：1454—1455.
[15] 吴满平，叶德泳. 改革药学教育　发展我国临床药学事业. 中国临床药学杂志，2004，13（1）：53—55.
[16] 孙淑娟. 探讨我国临床药师的现状与未来. 中国药房，2007，18（1）：1—3.
[17] 陈欣，江滨，史录文. 在我国设置临床药学专业学位的初探. 中国药事，2007，23（3）：13—15.
[18] 沈良斌，昌小璟. 关于临床药学人才培养问题的思考. 药学教育，2007，23（3）：13—15.
[19] 王素霞，成丽，吴勇，等. 新世纪药学人才培养探讨. 华西药学杂志，2007，22（3）：365—366.
[20] 余自成，叶桦，蔡卫民，等. 我国临床药师培养基地建设的几点建议. 中国临床药学杂志，2007，16（4）：256—258.
[21] M. 吉伯尔迪. 朱家壁译. 药物动力学. 第 2 版，北京：科学出版社，1987.
[22] 王维信，王敖格，王健春. 临床药物动力学. 北京：学苑出版社，1998.
[23] 任先达，潘润美. 临床药动学服务. 北京：中国医药科技出版社，2006.
[24] 王广基. 药物代谢动力学. 北京：化学工业出版社，2005.
[25] L. 夏盖尔，吴幼玲，余炳灼. 李安良，吴艳芳主译. 应用生物药剂学与药物动力学（原著第 5 版）. 北京：化学工业出版社，2006.

[26] 曾苏. 临床药物代谢动力学. 北京：人民卫生出版社，2007.
[27] 陈杭，王选，王强力. 药动学模型生理化的研究进展. 中国药学杂志，2007，42 (18)：1364—1367.
[28] 周丽娟，许利平，陈慧娟. 中药复方药代动力学常用研究方法评价. 中华中医药学刊，2007，25 (5)：1041—1042.
[29] 殷文光，李曼玲，刘淑芝. 中药复方药动学研究进展. 中国试验方剂学杂志，2006，12 (32)：60—64.
[30] 马传香，张文生，田蓉. 川芎郁金不同配伍比例对阿魏酸在家兔体内的药代动力学影响研究. 北京中医药大学学报，2006，29 (7)：474—478.
[31] 崔升淼，赵春顺，何仲贵. 葛根黄酮自微乳化给药系统的体内外评价. 中药材，2007，30 (6)：684—687.
[32] 国家药典委员会. 中华人民共和国药典. 2005 年版. 北京：化学工业出版社，2005.
[33] 朱建华. 中西药物相互作用. 北京：人民卫生出版社，2006.
[34] 张鉴，魏爱英，李彦博. 药物不良反应与合理应用. 济南：山东科学技术出版社，2003.
[35] 刘蜀宝. 药剂学. 郑州：河南科学技术出版社，2007.
[36] 吴梧桐. 现代生化药学. 北京：中国医药科技出版社，2001.
[37] 王敏，齐云. Caco-2 细胞模型及其在药物吸收研究中的应用新进展. 中国药学杂志，2007，42 (16)：1201—1203.
[38] 蔡卫民. 药物基因组学与个体化用药. 中国药学杂志，2007，42 (24)：1841—1845.
[39] 叶爱军，刘治军，傅得兴，等. 临床常用天然药物与化学药物的相互作用. 中国药学杂志，2007，42 (23)：1833—1835.
[40] 何鑫，吴卫华，阳国平，等. ABCC2 转运体的研究进展. 中国药学杂志，2007，42 (23)：1764—1767.
[41] 陆榕，孙进，赵春顺，等. 转运蛋白在药物血脑屏障转运中的重要作用. 中国新药与临床杂志，2007，26 (1)：64—69.
[42] 刘治军，傅得兴，孙春华，等. 体内药物相互作用研究进展. 药物不良反应杂志，2006，8 (1)：33—38.
[43] 乔宝安，何建伟，史黎明，等. 2003 年国内药物不良反应报道回顾分析. 西北药学杂志，2006，2 (21)：88.
[44] 麻连荣. 中药不良反应特点引发原因. 中医中药，2007，4 (18)：98—99.
[45] 陈彪. 中药不良反应的研究. 医学信息，2007，9 (20)：1725—1728.
[46] 朱敬，娄红祥. 中药不良反应发生原因及其预防. 中国药物警戒，2007，3 (2)：107—110.
[47] 许建中. 也谈中药不良反应. 中国药房，2007，18 (33)：2619—2620.
[48] 何聪毅. 中药不良反应的主要原因分析及预防. 海峡药学，2007，19 (1)：96—97.
[49] 王蔓琳，徐玉红，李成，等. 2006 年抗菌药品不良反应报告分析. 中国药物警戒，2007，7 (18)：232—236.
[50] 郭涛. 药物研究与开发. 北京：人民卫生出版社，2007.
[51] 张鉴，魏爱英，李彦博. 药物不良反应与合理应用. 济南：山东科学技术出版

社，2003.
[52] 姚明辉. 基础与临床药理学. 北京：人民卫生出版社，2002.
[53] 杨宝峰. 药理学. 第6版. 北京：人民卫生出版社，2004.
[54] 吴梧桐. 现代生化药学. 北京：中国医药科技出版社，2001.
[55] 潘碧云. 临床药师查房与药历的作用. 中国药学杂志，2007，42（24）：1914—1916.
[56] 赵香兰. 临床药代动力学基础与应用. 郑州：郑州大学出版社，2002，335.
[57] 颜敏，吴晔，郭小昕等. 药品上市后再评价技术规范及评价模式探讨. 药物流行病学杂志，2003，12（6）：287—289.
[58] 任经天（译）. 药物警戒计划. 中国药物警戒，2005，2（2）：104—107.
[59] 程鲁榕. 药品呼唤上市后再评价. 中国药物警戒，2005，2（4）：221.
[60] 董铎，陈易新，孙利华. 美国疫苗不良事件报告系统. 中国药物警戒，2005，2（4）：241.
[61] 马盼香，李雅玲，李富华. 细胞色素P-450的研究进展. 吉林医药学院学报，2005，26（3）.
[62] 曹立亚，张承绪，郭晓昕，等. 关于我国药品上市后评价技术工作的思考. 中国药物警戒，2006，3（1）：1.
[63] 竟永华，李行，郭建非. 美国FDA药物肝毒性监测和管理文件简析. 中国药物警戒，2006，3（06）：325.
[64] 于星. 上市后药品再评价. 医药导报，2006，25（12）：1337.
[65] 祝眉娜，李野. 美国上市后药品风险管理及启示. 中国药物警戒，2007，4（6）：375.
[66] 陈易新（译）. WHO关于药物警戒中心建立与运行工作指南. 中国药物警戒，2007，4（3）：130.
[67] 王丽. 治疗药物监测与临床安全用药. 药物不良反应杂志，2004，（5）：294—298.
[68] 吴建中. 治疗药物监测. Clinical Medication Journal，2005，3（1）：41—46.
[69] 王锦秋. 治疗药物监测的研究进展及未来发展方向. 西部医学，2007，19（4）：673—677.
[70] 黎月玲，郑企琨. 治疗药物监测实验室全面质量管理的实施. 广东药学院学报，2003，19（1）：62—65.
[71] 许向阳，朱家壁. 群体药动学的研究进展及应用. 中国医院药学杂志，2007，27（4）：521—524.
[72] 赵刚，田长青，李静. 药动学与药效学结合模型的研究进展. 中国临床药理学与治疗学，2005，10（4）：361—366.
[73] 顿彬，刘会臣. 手性药物对映体在药效学与药代动力学的相互作用. 中国临床药理学杂志，2005，22（1）：66—70.
[74] 蔡卫民. 遗传药理学在个体化用药中的应用前景. 中国药学杂志，2003，38（8）：572—576.
[75] 凌树森. 治疗药物监测新理论与新方法. 北京：中国医药科技出版社，2002.
[76] 吴莱文. 治疗药物监测. 北京：人民卫生出版社，1989.
[77] 高仲阳，徐彦贵. 治疗药物监测技术. 北京：化学工业出版社，2007.
[78] 梁文权. 生物药剂学与药物动力学. 北京：人民卫生出版社，2005.

[79] 黄守坚，黎明涛，陈汝筑. 个体化用药剂量设计. 北京：人民卫生出版社，2004.
[80] 杨学敏，杨开宁，张凤玲. 药物动力学临床实用指南. 北京：军事医学科学出版社，2004.
[81] Schelleman H，Klugel OH，van Duijn CM，et al. Drug-gene interaction between the insertion/deletion polymorphism of the angiotensin-converting enzyme gene and antihypertensive therpy. The Annals Pharmacotherapy，2006，40（2）：212—218.
[82] Trotta R，Donati MB，Iacoviello L. Trends in pharmacogenomics of drugs acting on hypertension. Pharmacological Research，2004，49（4）：351—356.
[83] Liu J，Liu ZQ，Tan ZR，et al. Gly389Arg polymorphism of beta-adrenergic receptor is associated with the cardiovascular response to metoprolol. Clinical Pharmacology and Therapeutics，2003，74（4）：372—379.
[84] Beeks E，Kessles AGH，Broon AA，et al. Genetic predisposition to salt-sensitivity: a systematic review. Journal of Hypertension，2004，22（7）：1243—1249.
[85] 李南方，殷晓娟. 盐敏感相关基因与高血压关系的研究. 医学综述，2004，10（4）：215—216.
[86] 余自成，王宏图，张楠森. 我国药学监护实施中面临的问题及对策. 中国药学杂志，2004，39（1）：67—69.
[87] Hepler CO，Strand LM. Opportunities and responsibilities in pharmaceutical care. Am J Hosp Pharm，1990，47：533.
[88] McElnay J. Getting pharmaceutical care into community practice. Pharm J，1998，261：570.
[89] 胡晋红. 全程化药学服务. 上海：第二军医大学出版社，2001.
[90] 李焕德，张毕奎. 解毒药物治疗学. 北京：人民卫生出版社，2007.
[91] 赵汉臣. 药师手册. 北京：人民军医出版社，2007.
[92] 贾公孚，李涛，许莉. 药物毒副反应防治手册. 北京：中国协和医科大学出版社，2004.
[93] 国家食品药品监督管理局执业药师资格认证中心. 药学综合知识与技能. 北京：中国中医药出版社，2007.
[94] 朱学慧，颜久兴，田慧敏. 合理用药应向深层次发展. 中国临床药学杂志，2002，11（1）：53—54.
[95] 陈国英. 门诊处方不合理用药浅析. 药学实践杂志，2007，25（3）：169—170.
[96] 汪宁，朱志忠，周晨亚，等. 门诊急诊不合理用药处方分析. 医药导报，2007，26（2）：220—222.
[97] 丁玉峰. 论临床剂型因素与合理用药. 医药导报，2007，26（5）：447—250.
[98] 郑鹭，宋毅. 感冒的药疗与用药选择. 中国医院药学杂志，2007，27（6）：854.
[99] 曾繁典. 抗生素及合成抗菌药物的滥用与危害. 中国药物警戒，2004，1（1）：25—27
[100] 陈伟民. 医院内合理使用抗菌药物. 中国药物警戒，2006，3（2）：103—105.
[101] 张永信. 抗菌药合理应用的原则及常用品种定位. 药品评价，2006，3（1）：12—29．9．
[102] 卫生部办公厅. 关于进一步加强抗菌药物临床应用管理的通知. 卫办医发［2008］48

号，2008.

[103] 鱼爱知，杨丽甲. 中药药物警戒的现状及发展方向. 药学实践杂志，2007，25（5）：340—345.

[104] 冯志英，胡容峰，朱金燕. 中药注射剂过敏反应的成果与思考. 世界临床药物，2008，29（197）：308—311.

[105] 邓可刚，何庆. 循证医学证据的检索与利用. 北京：人民卫生出版社，2003.

[106] 杨克虎. 循证医学入门·临床科研方法与实例评价. 北京：人民卫生出版社，2007.

[107] 詹思延. 循证医学实践和教学. 北京：北京大学医学出版社，2006.

[108] 王吉耀. 循证医学与临床实践. 北京：科学出版社，2006.

[109] 王家良. 循证医学. 北京：人民卫生出版社，2005.

[110] 李强. 循证医学——临床证据产生、评价与利用. 北京：科学出版社，2005.

[111] Evidence-Based Medicine Reviews 循证医学数据库

[112] 刘关键，吴泰相，康德英. Meta-分析中的统计学过程. 中国临床康复，2003，7（4）：538—539.

[113] 但汉雷，白杨，张亚历等. Meta-分析方法及其医学科研价值与评价. 中国医学科研管理杂志，2003，16（1）：12—15.

[114] 赵荣生，瞿所迪. 医院药学和循证药学. 中国药学杂志，2007，42（24）：1992—1924.

[115] 范全青，凤元杰. 我国文献计量学研究的计量分析. 嘉兴学院学报，2006，18（4）：131—135.

[116] 高俊宽. 文献计量学方法在科学评价中的应用探讨. 图书情报知识，2005，（2）：14—17.

[117] 庞龙，张培富，杨立英. 引文分析方法在国内外应用的比较研究. 山西大学学报（哲学社会科学版），2006，29（3）：134—137.

[118] 李超. 引文分析在科学评价中的应用与发展. 沈阳师范大学学报（自然科学版），2004，22（4）：309—311.

[119] 邱均平，于琦. 引文测度指标的应用及局限性分析. 现代情报，2006，（11）：2—5.

[120] 侯跃芳，崔雷，吴迪. 应用引文共引聚类—内容词分析法对学科发展的研究. 情报学报，2007，26（2）：309—314.

[121] 汤文璐，王永铭，杜文民，等. 药物经济学的研究概况及发展方向. 中国医学生物技术应用杂志，2003，（1）：15—20.

[122] 田雪莹，孙利华. 药物经济学研究概论. 中国药业，2004，13（2）：16—18.

[123] 郭爱新，刘炳波，徐东霞. 医院药物经济学三种研究方法的比较分析. 数理医药学杂志，2008，21（1）：105—106.

[124] 覃正碧，向继洲，卢祖洵，等. 我国药品不良反应报告和监测及其实施探讨. 中国药房，2007，18（29）：2297—2301.

[125] 杨延风. 药品不良反应报告和监测工作存在的问题及监管对策. 首都医药，2007，（12）：15.

[126] 胡良平. 无处不在的统计研究设计. 中华医学信息导报，2003，（1）：16—17.

[127] 李金昌. 论当前统计研究的重要问题. 浙江统计，2003，（1）：15—17.

[128] 胡良平. 统计研究设计的原理与内容. 中华医学信息导报, 2003, (2): 14.
[129] 胡良平. 统计研究设计用语. 中华医学信息导报, 2003, (3): 14.
[130] 胡良平. 科研统计研究设计的原则. 中华医学信息导报, 2003, (4): 16.
[131] 胡良平. 科研统计研究设计的要素. 中华医学信息导报, 2003, (4): 17.
[132] 刘春雨, 王宏宇. 是非型敏感问题抽样调查的统计研究. 中国计量学院学报, 2006, 17 (3): 251—253.
[133] 汪谋岳. 医学论文结果部分的写作技巧. 中华医学信息导报, 2003, (1): 17.
[134] 汪谋岳. 医学论文参考文献著录注意事项. 中华医学信息导报, 2003, (3): 15.
[135] 易涛, 汤韧, 张宜, 等. 论医院药学信息服务模式. 中国药房, 2004, 15 (6): 341—342.
[136] 易涛, 汤韧, 张宜. 论医院药学信息服务的理论基础和发展方向. 中国药师, 2004, 7 (6): 473—474.
[137] 赵志刚. 药学信息的快速获取与实践经验. 中国药学杂志, 2007, 42 (24): 1928—1930.
[138] 张策, 范青. 药学信息的获取途径以及在医院药学中的应用. 药学服务与研究, 2007, 7 (4): 319—320.